国家卫生健康委员会"十四五"规划教材
全国高等学校药学类专业第九轮规划教材
供药学类专业用

U0292532

中医药学概论

第9版

主　审　王　建

主　编　秦旭华

副主编　许利平　金　华

编　委（以姓氏笔画为序）

王景霞（北京中医药大学）　　　　　　　　　杭爱武（南京中医药大学）

龙泳伶（广州中医药大学）　　　　　　　　　金　华（天津中医药大学）

田　徽（绵阳师范学院生命科学与技术学院）　金　红（湖南师范大学医学院）

任守忠（海南医学院）　　　　　　　　　　　赵　庆（西南医科大学）

刘立萍（辽宁中医药大学）　　　　　　　　　赵志英（中国药科大学）

许利平（首都医科大学）　　　　　　　　　　秦旭华（成都中医药大学）

李　杰（青海大学医学院）　　　　　　　　　高红莉（山东第一医科大学）

辛海量（中国人民解放军海军军医大学）　　　梁丽娜（大连医科大学）

张智华（湖北中医药大学）　　　　　　　　　彭　晋（成都中医药大学）

陈海丰（云南中医药大学）　　　　　　　　　程绍民（江西中医药大学）

人民卫生出版社
·北　京·

图书在版编目（CIP）数据

中医药学概论 / 秦旭华主编 . —9 版 . —北京：
人民卫生出版社，2022.6（2024.1 重印）
ISBN 978-7-117-33067-1

Ⅰ.①中… Ⅱ.①秦… Ⅲ.①中国医药学 – 医学院校
– 教材 Ⅳ.①R2

中国版本图书馆 CIP 数据核字（2022）第 080465 号

人卫智网	www.ipmph.com	医学教育、学术、考试、健康，购书智慧智能综合服务平台
人卫官网	www.pmph.com	人卫官方资讯发布平台

中医药学概论
Zhongyiyaoxue Gailun

第 9 版

主　　编：秦旭华
出版发行：人民卫生出版社（中继线 010-59780011）
地　　址：北京市朝阳区潘家园南里 19 号
邮　　编：100021
E - mail：pmph @ pmph.com
购书热线：010-59787592　010-59787584　010-65264830
印　　刷：人卫印务（北京）有限公司
经　　销：新华书店
开　　本：850×1168　1/16　印张：22
字　　数：636 千字
版　　次：1978 年 10 月第 1 版　2022 年 6 月第 9 版
印　　次：2024 年 1 月第 2 次印刷
标准书号：ISBN 978-7-117-33067-1
定　　价：76.00 元

打击盗版举报电话：010-59787491　E-mail：WQ @ pmph.com
质量问题联系电话：010-59787234　E-mail：zhiliang @ pmph.com
数字融合服务电话：4001118166　E-mail：zengzhi @ pmph.com

出 版 说 明

全国高等学校药学类专业规划教材是我国历史最悠久、影响力最广、发行量最大的药学类专业高等教育教材。本套教材于1979年出版第1版,至今已有43年的历史,历经八轮修订,通过几代药学专家的辛勤劳动和智慧创新,得以不断传承和发展,为我国药学类专业的人才培养作出了重要贡献。

目前,高等药学教育正面临着新的要求和任务。一方面,随着我国高等教育改革的不断深入,课程思政建设工作的不断推进,药学类专业的办学形式、专业种类、教学方式呈多样化发展,我国高等药学教育进入了一个新的时期。另一方面,在全面实施健康中国战略的背景下,药学领域正由仿制药为主向原创新药为主转变,药学服务模式正由“以药品为中心”向“以患者为中心”转变。这对新形势下的高等药学教育提出了新的挑战。

为助力高等药学教育高质量发展,推动“新医科”背景下“新药科”建设,适应新形势下高等学校药学类专业教育教学、学科建设和人才培养的需要,进一步做好药学类专业本科教材的组织规划和质量保障工作,人民卫生出版社经广泛、深入的调研和论证,全面启动了全国高等学校药学类专业第九轮规划教材的修订编写工作。

本次修订出版的全国高等学校药学类专业第九轮规划教材共35种,其中在第八轮规划教材的基础上修订33种,为满足生物制药专业的教学需求新编教材2种,分别为《生物药物分析》和《生物技术药物学》。全套教材均为国家卫生健康委员会“十四五”规划教材。

本轮教材具有如下特点:

1. 坚持传承创新,体现时代特色　本轮教材继承和巩固了前八轮教材建设的工作成果,根据近几年新出台的国家政策法规、《中华人民共和国药典》(2020年版)等进行更新,同时删减老旧内容,以保证教材内容的先进性。继续坚持“三基”“五性”“三特定”的原则,做到前后知识衔接有序,避免不同课程之间内容的交叉重复。

2. 深化思政教育,坚定理想信念　本轮教材以习近平新时代中国特色社会主义思想为指导,将“立德树人”放在突出地位,使教材体现的教育思想和理念、人才培养的目标和内容,服务于中国特色社会主义事业。各门教材根据自身特点,融入思想政治教育,激发学生的爱国主义情怀以及敢于创新、勇攀高峰的科学精神。

3. 完善教材体系,优化编写模式　根据高等药学教育改革与发展趋势,本轮教材以主干教材为主体,辅以配套教材与数字化资源。同时,强化“案例教学”的编写方式,并多配图表,让知识更加形象直观,便于教师讲授与学生理解。

4. 注重技能培养,对接岗位需求　本轮教材紧密联系药物研发、生产、质控、应用及药学服务等方面的工作实际,在做到理论知识深入浅出、难度适宜的基础上,注重理论与实践的结合。部分实操性强的课程配有实验指导类配套教材,强化实践技能的培养,提升学生的实践能力。

5. 顺应“互联网＋教育”,推进纸数融合　本次修订在完善纸质教材内容的同时,同步建设了以纸质教材内容为核心的多样化的数字化教学资源,通过在纸质教材中添加二维码的方式,“无缝隙”地链接视频、动画、图片、PPT、音频、文档等富媒体资源,将“线上”“线下”教学有机融合,以满足学生个性化、自主性的学习要求。

众多学术水平一流和教学经验丰富的专家教授以高度负责、严谨认真的态度参与了本套教材的编写工作,付出了诸多心血,各参编院校对编写工作的顺利开展给予了大力支持,在此对相关单位和各位专家表示诚挚的感谢!　教材出版后,各位教师、学生在使用过程中,如发现问题请反馈给我们(renweiyaoxue@163.com),以便及时更正和修订完善。

人民卫生出版社

2022年3月

主 编 简 介

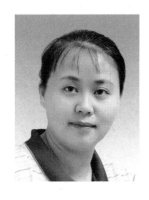

秦旭华

　　成都中医药大学教授,硕士生导师,全国老中医药专家学术经验继承人,全国高等学校中医专业中药学课程联盟理事,全国高等学校方剂学课程联盟理事。从事教学科研和临床工作 20 余年,先后主持和参与国家级、省部级课题共 20 余项,发表学术论文 70 余篇,编写中医药类教材及论著 20 余部,获四川省科学技术进步奖三等奖、四川省教学成果奖三等奖及成都市科学技术进步奖二等奖各 1 项,获 2 项国家发明专利。获成都中医药大学“最受学生喜爱的老师”称号。获成都中医药大学首届本科课堂教学质量奖特等奖。首批国家级一流线上本科中药学课程骨干教师。

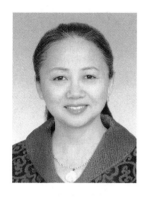

许利平

首都医科大学教授,博士生导师。教育部高等学校中药学类专业教学指导委员会理事,中华中医药学会中药基础理论分会常务委员,中国中医药研究促进会糖尿病专业委员会常务委员,科技部、教育部、国家自然科学基金评审专家。从事高校教学、科研及临床工作38年。主编和副主编专著7部,副主编和参编国家级规划教材《中药学》等多部教材。承担和主研国家级与省部级科研课题20余项,在国内外期刊上发表研究论文100余篇。

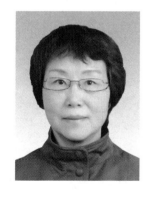

金 华

天津中医药大学教授。国家级精品资源共享课、天津市一流本科线上线下混合式中药学课程主讲教师。中华中医药学会中药基础理论分会常务委员,国家中医药管理局中医师资格认证中心命审题专家。副主编国家级规划教材3部。荣获天津市教学成果奖二等奖1项,天津市科学技术进步奖一等奖1项。

前　言

　　《中医药学概论》(第9版)以"三基""五性""三特定"为教材编写指导方针,以培养新时代药学人才为目的,在《中医药学概论》(第8版)的基础上,由19所全国高等医药院校的专家学者集体研究、修订编写,供药学类专业及相关专业教学使用,以适应新时期药学教学和人才培养的需要。

　　中医药是我国人民的智慧结晶,也是世界传统医学的重要组成部分,对中华民族的繁衍昌盛做出了巨大贡献,并对世界医学的发展产生了重大影响。本教材秉持传承精华、守正创新、立德树人的理念,以继承和发扬中国传统医药基础理论与相关知识为宗旨,紧扣药学人才培养目标,综合考虑执业需求,凸显中医学理、法、方、药体系的思想精髓,突出中医药理论以及辨证用药特色,强理论、厚基础、重运用,传承与创新并重。

　　教材共分为上、中、下三篇,概要介绍中医基础理论、中药学基本知识、方剂学基本知识。上篇为中医基础理论,重点介绍了中医学的基本特点与思维方法、阴阳五行、气血精津液、脏腑经络、病因与病机、诊法、辨证以及防治与养生保健等基本知识。中篇系中药学基本知识,包括中药学基础理论与常用中药,重点介绍200种常用中药的功效与应用,其中要求掌握88种,熟悉50种,了解62种;各节药物按掌握、熟悉、了解三级先后排序;各药的名称、植物拉丁学名、拉丁名以及剂量主要依据2020年版《中华人民共和国药典》(简称《中国药典》)(一部)。下篇为方剂学基本知识,包括方剂学基础理论与常用方剂,简要介绍100首临床常用代表方剂的组成、功效与主治等相关内容,要求掌握30首,熟悉12首,了解58首。多数常用方剂各药所列剂量,主要依据原方剂量按现用计量单位折算而成,非2020年版《中国药典》规定剂量,仅供学习参考。

　　本次修订,保持第8版教材的主体框架结构、编写体例,体现"延续性""稳定性",以执业需求、应用为导向,进一步优化、微调、整合、完善章节内容。为了便于教师好教、学生好学,保留每个章节后的小结与思考题。倘若教学学时少,教师可依据学习要求,关注小结内容,进行归纳讲解;学时充足者,可灵活选取知识拓展表中的药物,归类对比予以介绍。中篇中药和下篇方剂部分,于每节末设有"知识拓展"项,列表增加了国家执业药师考试涉及的中药和部分中成药。同时,应新时代人才培养的要求,本次修订在数字资源中增加了思政及中医药文化内容,中篇中药部分增补了饮片图,均可通过扫描教材二维码进行阅读,以期更好地满足当前教学的需要。

　　本教材的编写,得到了成都中医药大学、首都医科大学、中国药科大学等单位的大力支持,谨在此致以诚挚的谢意! 同时,特别感谢成都中医药大学王建教授对教材的审定。由于时间仓促,不足之处在所难免,希望读者予以批评指正,不胜感激!

编者
2022年2月

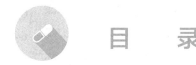

目　录

上篇　中医基础理论

第一章　绪论 …………………………………… 2
第一节　中医药学史概要 ……………………… 2
第二节　中医学的基本特点 …………………… 4
　一、整体观念 ………………………………… 4
　二、辨证论治 ………………………………… 4
第三节　中医学的思维方法 …………………… 5
　一、援物比类 ………………………………… 5
　二、司外揣内 ………………………………… 5
　三、试探与反证 ……………………………… 6

第二章　阴阳五行 ……………………………… 7
第一节　阴阳学说 ……………………………… 7
　一、阴阳的基本概念 ………………………… 7
　二、阴阳学说的基本内容与应用 …………… 7
第二节　五行学说 ……………………………… 9
　一、五行的基本概念 ………………………… 10
　二、五行学说的基本内容与应用 …………… 10

第三章　气血精津液 …………………………… 14
第一节　气 ……………………………………… 14
　一、气的含义 ………………………………… 14
　二、气的运行 ………………………………… 14
　三、气的生理功能 …………………………… 15
　四、气的分类 ………………………………… 15
第二节　血 ……………………………………… 16
　一、血的含义 ………………………………… 16
　二、血的生成及运行 ………………………… 16
　三、血的生理功能 …………………………… 17
第三节　精 ……………………………………… 17

　一、精的含义 ………………………………… 17
　二、精的生成 ………………………………… 17
　三、精的生理功能 …………………………… 18
第四节　津液 …………………………………… 18
　一、津液的含义 ……………………………… 18
　二、津液的生成与输布排泄 ………………… 18
　三、津液的生理功能 ………………………… 19
第五节　气血精津液间的关系 ………………… 19
　一、气与血的关系 …………………………… 19
　二、气与津液的关系 ………………………… 19
　三、血与津液的关系 ………………………… 20
　四、精与气、血、津液的关系 ……………… 20

第四章　脏腑经络 ……………………………… 22
第一节　五脏 …………………………………… 23
　一、心 ………………………………………… 23
　二、肺 ………………………………………… 24
　三、脾 ………………………………………… 25
　四、肝 ………………………………………… 26
　五、肾 ………………………………………… 27
第二节　六腑 …………………………………… 28
　一、胆 ………………………………………… 28
　二、胃 ………………………………………… 28
　三、小肠 ……………………………………… 29
　四、大肠 ……………………………………… 29
　五、膀胱 ……………………………………… 29
　六、三焦 ……………………………………… 29
第三节　奇恒之腑 ……………………………… 30
　一、脑 ………………………………………… 30
　二、女子胞(附：精室) ……………………… 30
第四节　脏腑之间的关系 ……………………… 30
　一、脏与脏的关系 …………………………… 30
　二、脏与腑的关系 …………………………… 32
　三、六腑之间的关系 ………………………… 33

第五节　经络 ……………………………… 33
　一、经络的含义 …………………………… 33
　二、经络系统的组成 ……………………… 34
　三、十二经脉 ……………………………… 34
　四、奇经八脉 ……………………………… 36
　五、经络的功能作用 ……………………… 37

第五章　病因与病机 ……………………… 40

第一节　病因 ……………………………… 40
　一、六淫 …………………………………… 40
　二、疫疠 …………………………………… 43
　三、七情 …………………………………… 43
　四、饮食劳逸 ……………………………… 44
　五、其他病因 ……………………………… 45
第二节　发病与病机 ……………………… 47
　一、发病 …………………………………… 47
　二、病机 …………………………………… 48

第六章　诊法 ……………………………… 54

第一节　望诊 ……………………………… 54
　一、望神 …………………………………… 54
　二、望面色 ………………………………… 55
　三、望形态 ………………………………… 56
　四、望头颈、肢体皮肤 …………………… 56
　五、望排出物 ……………………………… 57
　六、望小儿指纹 …………………………… 57
　七、望舌 …………………………………… 58
第二节　闻诊 ……………………………… 59
　一、听声音 ………………………………… 60
　二、嗅气味 ………………………………… 60
第三节　问诊 ……………………………… 60
　一、问寒热 ………………………………… 61
　二、问汗 …………………………………… 62
　三、问疼痛 ………………………………… 62
　四、问饮食 ………………………………… 63
　五、问睡眠 ………………………………… 63

　六、问二便 ………………………………… 64
　七、问经带 ………………………………… 64
第四节　切诊 ……………………………… 65
　一、脉诊 …………………………………… 65
　二、按诊 …………………………………… 67

第七章　辨证 ……………………………… 70

第一节　八纲辨证 ………………………… 70
　一、表里辨证 ……………………………… 71
　二、寒热辨证 ……………………………… 72
　三、虚实辨证 ……………………………… 72
　四、阴阳辨证 ……………………………… 73
第二节　气血津液辨证 …………………… 75
　一、气病辨证 ……………………………… 75
　二、血病辨证 ……………………………… 76
　三、气血同病辨证 ………………………… 77
　四、津液病辨证 …………………………… 77
第三节　脏腑辨证 ………………………… 78
　一、心与小肠病辨证 ……………………… 78
　二、肺与大肠病辨证 ……………………… 80
　三、脾与胃病辨证 ………………………… 81
　四、肝与胆病辨证 ………………………… 82
　五、肾与膀胱病辨证 ……………………… 84
　六、脏腑兼病辨证 ………………………… 85
第四节　其他辨证 ………………………… 86
　一、六经辨证 ……………………………… 86
　二、卫气营血辨证 ………………………… 87

第八章　防治与养生保健 ………………… 90

第一节　预防与治则 ……………………… 90
　一、预防疾病采取的措施 ………………… 90
　二、治则 …………………………………… 91
第二节　养生保健 ………………………… 93
　一、理论原则 ……………………………… 93
　二、养生方法 ……………………………… 95

中篇　中药学基本知识

第九章　中药学基础理论 …… 98

第一节　中药的性能 …… 98
一、四气 …… 98
二、五味 …… 99
三、归经 …… 100
四、升降浮沉 …… 101
五、毒性 …… 101

第二节　中药的功效 …… 102
一、含义 …… 102
二、功效的分类 …… 103

第三节　影响中药作用的要素 …… 104
一、中药的品质要素 …… 104
二、中药的合理应用 …… 107

第十章　常用中药 …… 114

第一节　解表药 …… 114
一、发散风寒药 …… 114
麻黄(115)　　桂枝(115)
荆芥(116)　　防风(116)
羌活(116)　　紫苏(117)
生姜(117)　　白芷(118)
细辛(118)
二、发散风热药 …… 119
薄荷(119)　　桑叶(119)
菊花(120)　　柴胡(120)
葛根(121)　　牛蒡子(121)
蝉蜕(122)　　升麻(122)

第二节　清热药 …… 125
一、清热泻火药 …… 125
石膏(125)　　知母(126)
栀子(126)　　夏枯草(127)
芦根(127)
二、清热燥湿药 …… 127
黄芩(128)　　黄连(128)
黄柏(129)　　龙胆(129)
苦参(130)

三、清热凉血药 …… 130
地黄(130)　　玄参(131)
牡丹皮(131)　赤芍(132)
水牛角(132)
四、清热解毒药 …… 132
金银花(133)　连翘(133)
板蓝根(134)　白头翁(134)
大青叶(134)　蒲公英(135)
鱼腥草(135)　败酱草(135)
马齿苋(136)　重楼(136)
五、清虚热药 …… 136
青蒿(137)　　地骨皮(137)
银柴胡(137)

第三节　泻下药 …… 141
一、攻下药 …… 141
大黄(142)　　芒硝(142)
番泻叶(143)　芦荟(143)
二、润下药 …… 143
火麻仁(144)　郁李仁(144)
三、峻下逐水药 …… 144
甘遂(144)　　芫花(145)
牵牛子(145)

第四节　祛风湿药 …… 147
一、祛风湿散寒药 …… 147
独活(147)　　威灵仙(148)
木瓜(148)
二、祛风湿清热药 …… 149
防己(149)　　秦艽(149)
豨莶草(150)
三、祛风湿强筋骨药 …… 150
桑寄生(150)　五加皮(151)

第五节　化湿药 …… 153
苍术(154)　　广藿香(154)
豆蔻(154)　　砂仁(155)
草果(155)

第六节　利水渗湿药 …… 156
茯苓(157)　　薏苡仁(157)
车前子(158)　茵陈(158)
泽泻(159)　　滑石(159)
金钱草(159)　猪苓(160)
绵萆薢(160)　石韦(160)

第七节　温里药 ································ 162
　　附子(163)　　　　干姜(163)
　　肉桂(164)　　　　吴茱萸(164)
　　丁香(165)　　　　花椒(165)

第八节　理气药 ································ 166
　　陈皮(167)　　　　厚朴(167)
　　枳实(168)　　　　香附(168)
　　木香(169)　　　　薤白(169)
　　沉香(169)　　　　青皮(170)

第九节　消食药 ································ 172
　　山楂(172)　　　　麦芽(173)
　　神曲(173)　　　　莱菔子(173)

第十节　驱虫药 ································ 174
　　槟榔(175)　　　　使君子(175)
　　苦楝皮(176)

第十一节　止血药 ······························ 177
　　白及(178)　　　　地榆(178)
　　三七(179)　　　　艾叶(179)
　　仙鹤草(180)　　　　槐花(180)
　　白茅根(180)　　　　茜草(181)
　　蒲黄(181)　　　　小蓟(181)

第十二节　活血化瘀药 ····················· 183
　　川芎(184)　　　　丹参(184)
　　红花(185)　　　　益母草(185)
　　延胡索(186)　　　　郁金(186)
　　牛膝(186)　　　　莪术(187)
　　桃仁(187)　　　　土鳖虫(188)
　　苏木(188)　　　　水蛭(188)

第十三节　化痰药 ······························ 191
　　半夏(192)　　　　桔梗(192)
　　川贝母(193)　　　　浙贝母(193)
　　瓜蒌(193)　　　　天南星(194)
　　旋覆花(194)　　　　竹茹(195)
　　竹沥(195)　　　　昆布(196)

第十四节　止咳平喘药 ····················· 198
　　苦杏仁(198)　　　　百部(199)
　　桑白皮(199)　　　　紫苏子(199)
　　枇杷叶(200)　　　　葶苈子(200)
　　紫菀(200)　　　　款冬花(201)

第十五节　安神药 ······························ 202
　　酸枣仁(202)　　　　远志(203)

　　龙骨(203)　　　　柏子仁(204)
　　首乌藤(204)

第十六节　平肝潜阳药 ····················· 205
　　石决明(206)　　　　牡蛎(206)
　　珍珠母(207)　　　　赭石(207)
　　蒺藜(207)

第十七节　息风止痉药 ····················· 209
　　羚羊角(209)　　　　牛黄(210)
　　天麻(210)　　　　钩藤(210)
　　地龙(211)　　　　僵蚕(211)

第十八节　开窍药 ······························ 213
　　麝香(213)　　　　冰片(214)
　　石菖蒲(214)　　　　苏合香(215)

第十九节　补虚药 ······························ 216
　　一、补气药 ······························ 217
　　人参(217)　　　　黄芪(217)
　　白术(218)　　　　党参(218)
　　甘草(219)　　　　西洋参(219)
　　二、补血药 ······························ 220
　　当归(220)　　　　熟地黄(220)
　　阿胶(221)　　　　何首乌(221)
　　白芍(222)
　　三、补阴药 ······························ 222
　　麦冬(222)　　　　枸杞子(223)
　　龟甲(223)　　　　女贞子(223)
　　南沙参(224)　　　　鳖甲(224)
　　北沙参(224)　　　　玉竹(225)
　　黄精(225)
　　四、补阳药 ······························ 225
　　鹿茸(226)　　　　淫羊藿(226)
　　杜仲(227)　　　　菟丝子(227)
　　续断(227)　　　　紫河车(228)
　　巴戟天(228)　　　　冬虫夏草(228)
　　补骨脂(229)　　　　益智(229)

第二十节　收涩药 ······························ 233
　　五味子(233)　　　　山茱萸(234)
　　乌梅(234)　　　　桑螵蛸(234)
　　肉豆蔻(235)　　　　海螵蛸(235)

第二十一节　涌吐药 ·························· 237
　　常山(238)　　　　胆矾(238)

第二十二节　攻毒杀虫去腐敛疮药 ········· 239

硫黄(240)　　　　　　升药(240)

硼砂(240)　　　　　　炉甘石(241)

下篇　方剂学基本知识

第十一章　方剂学基础理论 …………… 246

第一节　方剂与治法 ………………… 246
一、方剂与治法的关系 …………… 246
二、主要治法 ……………………… 246

第二节　方剂的组成 ………………… 248
一、组方目的 ……………………… 248
二、组方原则 ……………………… 248
三、组成变化 ……………………… 249

第三节　方剂的应用形式与用法 …… 250
一、方剂的剂型 …………………… 250
二、方剂的用法 …………………… 253

第十二章　常用方剂 …………………… 255

第一节　解表方 ……………………… 255
麻黄汤(256)　　　　　桂枝汤(256)

九味羌活汤(256)　　　香薷散(257)

银翘散(257)　　　　　桑菊饮(257)

柴葛解肌汤(257)　　　败毒散(258)

第二节　和解方 ……………………… 260
小柴胡汤(260)　　　　蒿芩清胆汤(261)

四逆散(261)　　　　　逍遥散(261)

痛泻要方(262)　　　　半夏泻心汤(262)

大柴胡汤(262)

第三节　清热方 ……………………… 264
白虎汤(265)　　　　　清营汤(265)

清热地黄汤(265)　　　龙胆泻肝汤(266)

左金丸(266)　　　　　香连丸(266)

导赤散(267)　　　　　黄连解毒汤(267)

五味消毒饮(267)　　　普济消毒饮(268)

仙方活命饮(268)　　　青蒿鳖甲汤(268)

第四节　泻下方 ……………………… 271
大承气汤(271)　　　　大黄牡丹汤(272)

大黄附子汤(272)　　　麻子仁丸(272)

十枣汤(273)　　　　　黄龙汤(273)

第五节　祛湿方 ……………………… 274
平胃散(275)　　　　　藿香正气散(275)

茵陈蒿汤(276)　　　　三仁汤(276)

八正散(276)　　　　　二妙散(277)

五苓散(277)　　　　　真武汤(277)

苓桂术甘汤(278)　　　萆薢分清饮(278)

独活寄生汤(278)

第六节　温里方 ……………………… 280
理中丸(281)　　　　　吴茱萸汤(281)

四逆汤(281)　　　　　当归四逆汤(282)

第七节　理气方 ……………………… 283
越鞠丸(284)　　　　　半夏厚朴汤(284)

金铃子散(284)　　　　枳实薤白桂枝汤(285)

旋覆代赭汤(285)

第八节　消食方 ……………………… 287
保和丸(287)　　　　　枳实导滞丸(288)

枳术丸(288)　　　　　枳实消痞丸(288)

第九节　理血方 ……………………… 290
血府逐瘀汤(290)　　　补阳还五汤(291)

桂枝茯苓丸(291)　　　桃核承气汤(291)

复元活血汤(292)　　　生化汤(292)

失笑散(292)　　　　　十灰散(293)

小蓟饮子(293)

第十节　化痰止咳平喘方 …………… 295
二陈汤(296)　　　　　半夏白术天麻汤(296)

温胆汤(296)　　　　　清气化痰丸(297)

贝母瓜蒌散(297)

麻黄苦杏仁甘草石膏汤(297)

小青龙汤(298)　　　　止嗽散(298)

第十一节　平肝息风方 ……………… 299
镇肝熄风汤(300)　　　天麻钩藤饮(300)

羚角钩藤汤(301)　　　牵正散(301)

第十二节　安神方 …………………… 302
酸枣仁汤(303)　　　　甘麦大枣汤(303)

天王补心丹(303)　　　安神补心丸(304)

第十三节　开窍方 …………………… 305
安宫牛黄丸(306)　　　苏合香丸(306)

第十四节　补虚方 …………………… 307
四君子汤(308)　　　　补中益气汤(308)

生脉散(309)　　参苓白术散(309)

四物汤(310)　　当归补血汤(310)

六味地黄丸(310)　　二至丸(311)

沙参麦冬汤(311)　　肾气丸(311)

第十五节　固涩方 ……………………… 314

玉屏风散(314)　　四神丸(315)

缩泉丸(315)　　金锁固精丸(315)

完带汤(316)

第十六节　驱虫方 ……………………… 317

乌梅丸(317)

参考文献 ……………………………………… 319

中药中文名索引 ……………………………… 320

中药拉丁名索引 ……………………………… 325

方剂索引 ……………………………………… 328

上篇

中医基础理论

第一章

绪　　论

第一章
教学课件

中医药学概论是介绍中医药基础理论及相关知识的一门综合课程，主要包括中医学基础理论与基本诊断和辨证方法、中药学基础理论与常用中药，以及方剂学基础理论与常用方剂。

中医学，是以中医药理论与实践经验为主体，研究人类生命活动中健康与疾病转化规律及其预防、诊断、治疗、康复和保健的综合性学科。其内容主要包括阴阳学说、五行学说、气血精津液、脏腑经络、病因病机、四诊、辨证以及防治与养生保健等。

中药学，是研究中药基础理论和各味中药的来源、采制、性能、功效、临床应用等相关知识的学科。其基础理论主要包含中药性能理论（又称中药药性理论）、功效理论、配伍理论以及用药理论等方面。

方剂学，是研究与阐明方剂基本理论及其临床应用等相关知识的学科。方剂是针对具体病证，按照组成原则选择药物，酌定用量，规定适宜剂型及用法的中药组合。方剂基本理论主要包括治法、组方原则、配伍规律等内容。

学习中医药学相关知识，便于正确理解和认识我国传统医药为中华民族的繁衍昌盛所做出的巨大贡献，并为进一步发展和创新中医药学奠定基础。

第一节　中医药学史概要

中医药学历经数千年，通过历代无数医家的努力得以不断丰富发展，从而逐渐形成其独具特色的理论体系。

早在商周之时，中医药学便有了萌芽。在已出土的殷商时期甲骨文中，便有大量关于疾病的名称。据《周礼·天官》记载，周代已有了"食医（营养医）、疾医（内科）、疡医（外科）、兽医"的医学分科，并有"以五味、五谷、五药养其病，以五气、五声、五色眡（视）其死生"的记述。这说明当时的医疗技术已达到一定水平。

大约成书于春秋战国时期的《黄帝内经》，是我国现存最早的医学典籍之一。该书以当时的先进哲学思想为指导，对春秋战国以前的医疗成就和治疗经验进行总结，系统地阐述了人体生理、病理以及疾病的诊断、治疗和预防等问题，从而推动了医学科学的发展。其中许多内容已大大超越了当时的世界水平。例如，在血液循环方面，提出"心主身之血脉"的观点，认识到血液在脉管内"流行不止，环周不休"，这些认识比英国哈维在公元1628年发现血液循环早1 000多年。因此，《黄帝内经》奠定了中医学的理论基础，标志着中医学独特的理论体系基本形成。据传由秦越人所著的《难经》是另一部重要医学典籍，从生理、病理、诊断、治疗等方面，解释了《黄帝内经》的一些疑难问题，并补充其不足，使中医学理论有了新的发展，故而备受后世医家推崇。

东汉著名医家张仲景在《黄帝内经》《难经》等理论基础上，进一步总结了前人的经验，并结合自己的临床实践,写成《伤寒杂病论》(后世将其分为《伤寒论》和《金匮要略》两书),确立了辨证论治的理论体系,并且创造性地融理、法、方、药于一体,为临床医学及方剂学的形成和发展奠定了基础。成书不晚于东汉末期的《神农本草经》,为我国现存最早的药物学专著,为中药学的发展奠定了一定基础。全书共收载药物 365 种,对药物的四气五味、有毒无毒、配伍法度及服药方法等均有论述。如书中所载黄连治痢、常山截疟、麻黄平喘、水银疗疥疮等,均验之有效,这也是世界药物学上的最早记载。

西晋王叔和所著的《脉经》是我国现存最早的脉学专著。该书集汉以前脉学之大成,对脉学的形成发展起了极为重要的推动作用,并且对世界医学的发展也有一定的影响。至 17 世纪,《脉经》被译成多种文字,先后流传到欧洲许多国家。晋代葛洪所著的《肘后备急方》为早期的方剂学专书,所收载之方剂多价廉而效著,为民间所乐用。

隋唐时期,中医药学有了很大的发展。隋代巢元方编著的《诸病源候论》是我国第一部病因病机证候学专书,全书共列疾病证候 1 720 论,包括内科、外科、眼科、妇科、儿科等多科疾病,内容十分丰富。唐显庆四年(公元 659 年)颁行了由苏敬等编撰的《新修本草》,是我国第一部由政府颁发的药典,也是世界上最早的国家药典,较欧洲《纽伦堡药典》早 800 多年。该书载药 850 种,并附有图谱及文字说明。这种图文对照的方法,开创了世界药学著作的先例。唐代孙思邈的《备急千金要方》《千金翼方》及王焘的《外台秘要》等,不仅论述了大量的医学内容,还汇集了历代名方和一些海外传来的方剂,使汉至唐代的诸多名家方剂得以传世。

宋金元时期,由于众多学术派别的涌现,学术争鸣成风,使中医药理论得以极大丰富。如陈言的《三因极一病证方论》,在病因学方面提出了著名的"三因学说"。《太平圣惠方》载方 16 834 首,《圣济总录》载方近 20 000 首,均以集方之多而传世。而《太平惠民和剂局方》则可算是第一部由政府颁发的成药药典。该书所收方剂均为全国所献,复经太医局验证有效,再颁行全国,并作为修制成药的依据。唐慎微所著的《经史证类备急本草》载药 1 746 种,药后附方 3 000 余首,使宋以前的许多本草知识由于该书的引用而得以保存。金元时期出现了以刘完素、张从正、李杲、朱震亨为代表的医学流派,后人称为"金元四大家"。刘完素以火热立论,用药以寒凉为主,后世称其为寒凉派。张从正认为病由邪生,故治病主要以汗、吐、下三法攻邪祛病,后世称之为攻下派。李杲提出了"内伤脾胃,百病由生"的论点,治疗以补益脾胃为主,后世谓之补土派。朱震亨倡"相火论",谓"阳常有余,阴常不足",治病多以滋阴降火为主,后世谓其养阴派。四家虽立论不同,但各有发明,都从不同角度丰富了中医学的内容。同时,在这一时期以李杲为代表的许多医家,还发展并完善了中药的升降浮沉和归经等药性理论,促进了中药理论的发展。

明清时期,随着温病、汇通等学派的兴起,中医药学在许多方面取得了突破。明代伟大的医家、药学家李时珍,历时 27 年写成巨著《本草纲目》,载药 1 892 种,附图 1 100 余幅,附方 11 000 余首。该书综合了 16 世纪以前动物学、植物学、矿物和冶金学等多学科知识,其影响远远超出了本草学的范围,并于 17 世纪末以多种文字译本传至海外。明末清初吴有性的《温疫论》,揭示了"温疫"的传染途径是从口鼻而入。清代叶桂的《外感温热篇》创卫气营血辨证,吴瑭的《温病条辨》创三焦辨证,从而推动了温病学理论的形成和发展,完善了中医对外感疾病的诊治方法。此外,清代医家王清任重视解剖,著《医林改错》,纠正了古代医书在人体解剖方面的一些错误,并且发展了瘀血致病的理论,成为早期试图汇通中西医学的代表医家之一,为中医理论发展做出了贡献。

中华人民共和国成立后,中医药工作者在整理和研究历代医学文献的基础上,撰有大量特色专著、教材及相关研究资料,并运用现代科技手段研究中医药,在经络与脏腑实质的研究、临床诊治手段、中药及复方物质基础、药理学研究等方面取得了不少成果。可以断言,随着研究工作的深化,中医药的发展必将取得长足的进步,使其更好地为中国人民和世界人民的医疗、保健事业服务。

第二节　中医学的基本特点

中医学在几千年的发展过程中,受古代哲学思想和思维方法的影响,对人体生理、病理以及疾病的诊断、治疗等方面的认识独具特色,逐步形成了以整体观念、辨证论治为主要特点的理论体系。

一、整体观念

整体观念,就是强调在观察分析和研究处理问题时,必须注重事物本身的统一性、完整性和联系性。中医学非常重视人体本身的统一性、完整性及其与自然界的相互关系,形成了独特的整体观念,即人体是一个有机的整体,人与自然密切相关。这一观念始终贯穿于中医对生理、病理、诊断、治疗等方面的认识。

(一)人体是一个有机的整体

人体虽然是由若干不同的脏器和组织所组成,然而任何局部都是整体的一个组成部分,这些组成部分之间是相互联系的,共同使人体构成一个有机整体,从而使各脏器和组织之间不仅在生理上相互协调,在病理上也相互影响。中医学认为,在组织结构上,人体是以五脏为中心,通过经络的联络作用,将六腑、形体组织、五官九窍等联系在一起的有机体,如肝与胆相表里,肝在体合筋、开窍于目等。在生理功能上,不同脏腑虽各有其生理功能,但相互之间又协调配合,共同完成人体正常的功能活动,如心主血脉,肺朝百脉,脾主统血,肝主藏血,几方面协调统一,共同维持人体血液的正常运行。在病理情况下,脏腑功能失常,可以通过经络反映于体表、组织或器官;体表、组织和器官有病,也可以通过经络影响所属脏腑。如肝火上炎可见面红目赤、肝血不足可导致视力减退,就是因为肝的经脉上行连目系,即肝开窍于目。正是由于脏腑与组织、器官之间这种生理、病理上的相互联系与影响,决定了在诊治疾病时,可通过五官、形体、舌脉等外在变化,来推测体内脏腑病变,做出相应的诊断和治疗。如临床上常用清泻肝火的方法治疗暴发火眼,用补肝养血之品治疗雀目等病证。

(二)人和自然界的统一性

人类生活在自然界,自然界的季节气候、昼夜晨昏、地区方域等因素的运动变化,必然直接或间接地影响人体,机体的生理活动也随之发生相应的变化,以适应自然。当这些变化超越了一定的范围,便会发生相应的病理改变,即所谓“人与天地相应”。如季节气候:春夏温热,阳气升发,故人体腠理开泄而汗出以散热,脉多浮大;秋冬寒凉,阳气收藏,故人体腠理密闭而少汗,脉多沉小。昼夜晨昏变化对人体的影响是:人体早晨阳气初生,运行于外;至中午最盛,推动着人体的各种功能活动;傍晚、入夜则阳气内敛,便于人们休息。地理环境方面,如我国南方偏于湿热,人体腠理多疏松;北方偏于燥寒,人体腠理多致密。当人们易地而居时,环境突然改变,初期多感不适,需经过一段时间方能慢慢适应。同时中医学认为,人类对自然的适应不是被动的,而是主动的、积极的。古人提出“动作以避寒,阴居以避暑”“夏则虚敞,冬则温密”“屋宇清洁无秽气,不生瘟疫病”等,都是我国古代劳动人民改造和适应自然环境的简单而有效的方法,从而提高健康水平,减少疾病的发生。

人类适应自然变化的能力是有一定限度的。当自然界的变化过于剧烈,超出人体适应调节的范围,就可能发生疾病。加之季节、环境等因素具有不同特点,因而受其影响所发生的疾病也有差异。如春季多温病,夏秋季多痢疾、腹泻、疟疾,冬季多伤寒;北方易受风寒,南方多患湿热等。

二、辨证论治

辨证论治是中医认识疾病和治疗疾病的基本原则。所谓辨证,就是将四诊(望、闻、问、切)所收集的各种病情资料进行分析、综合,辨清其病因、病位、病性及邪正之间的关系,最终概括、判断出某种性质的“证”。所谓论治,则是根据辨证的结果,选择和确定相应治疗原则和治疗方法的过程。辨证是决定治疗的前提和依据,论治是治疗疾病的具体手段和方法,治疗效果又是对辨证是否正确的检验。因此,辨证和论治是诊治疾病过程中相互关联、不可分割的两个环节,是理论和实践的有机结合,是中医理、法、方、药在临床上的具体体现。由于辨证是对疾病某一阶段病因、部位、性质等做出的高度概括,故而更能全面、深刻地反映疾病的本质,因此在诊治疾病时,中医更为强调辨证。如感冒,由于致病因素和机体反应性的不同,常常区分为风寒表证和风热表证两种不同证候。欲诊治感冒,就必须辨清其是属于风寒还是风热,才能确定是采取辛温解表还是辛凉解表之法,遣用相应方药。所以,辨证论治不同于头痛治头、脚痛医脚的局部对症疗法,有利于减少治疗用药的盲目性。

正因为论治是在辨证的指导下进行的,所以在临床治疗时还可采取"同病异治""异病同治"的方法。所谓"同病异治",是指同一种疾病,由于表现的"证"不同,可采用不同治法。如麻疹初起,疹发不透,应发表透疹;中期肺热明显,常须清肺泻热;而后期多为余热未尽,肺胃阴伤,又宜养阴清热。所谓"异病同治",则是指不同的疾病,在其发展过程中如果出现了同一性质的"证",便可采取相同治法。如久痢脱肛、子宫下垂等虽是不同的病,但均属中气下陷证,就都可以用升阳举陷法治疗。可见,中医治病不是针对"病"的差别,而是主要着眼于"证"的异同。这种针对疾病发展过程中不同性质的矛盾,用不同方法去解决的思想,正是辨证论治的精髓所在。

第三节　中医学的思维方法

方法,是人们为了实现一定的目标所采取的手段和步骤的总和。中医学在观察和认识人体生理、病理时,除了具有许多一般科学研究普遍采用的思维方法外,还有一些自身颇具特色的思维方法。

一、援物比类

援物比类是运用形象思维,根据被研究对象与已知对象的某些属性相似或类同,推论两者在其他属性上也有可能相似或类同,并由此推导出被研究对象某些性状特点的认知方法,又称为"取象比类"。中医学有很多基本知识是借助这一方法产生的。如自然界存在风吹树动或树倒的现象,故而中医认为人体四肢、头部不自主地摇动或突然昏倒,均为"风"所致。

在科学研究过程中,人们为了变未知为已知,常常把生疏的对象与熟悉的事物相比类,以启发思维,触类旁通,所得出的结论往往能提供假说,经过进一步的检验可能形成确实的知识。因此,援物比类方法有其重要的认识意义。然而,事物之间存在着同一性与差异性。同一性提供了比类的逻辑依据,而差异性则限制着比类结论的正确性。若要推导的属性正好是两个对象之间的不同点,那么结论就有可能是错误的。因此,比类的方法是一种或然性的推理,对其得出的结论还必须加以检验。

二、司外揣内

司外揣内是指通过观察事物的外在表象,以推测分析其内在变化的认知方法,又称为"以表知里"。由于事物的内外是一个整体,相互之间有密切联系,故内在的变化可通过某些方式从外部表现出来,即所谓"有诸内者,必形诸外";反之,观察表象,则可在一定程度上测知内在的变化。中医理论中有关人体生理、病理的许多认识,皆构建于此。如通过观察分析脉象、舌象、面色及心胸部症状等,以了解心主血脉功能的正常与否,并由此做出诊断,以决定治疗。

司外揣内方法与现代控制论的"黑箱"方法有相似之处。所谓"黑箱"方法,就是在不打开研究对象的情况下,通过对其输入和输出信息之间相互关系的比较研究,以推测其内部的变化及性质。由于此法没有肢解对象,没有破坏对象固有的各种联系,因而可以从总体上较好地把握对象的属性和变化,较之还原分析方法"失真"较少。但是应当看到,由于这种方法是在没有打开"黑箱"的情况下进行的,故对"黑箱"内部许多细节的了解,远不如还原分析方法那样细致精确,很大程度上限制了对总体认识的深入,这也是司外揣内方法所存在的局限性。

三、试探与反证

试探,是通过对研究对象不断地试验,并根据试验结果对原设想做出适当调整或修改,消除误差,以寻求逐步逼近的一种认知方法。反证,是指从结果来证明已有的结论或追溯及推测原因的一种逆向的认知方法。这两种认知方法在中医学中都被广泛应用。试探法常常运用于诊治疑难病证,如明

绪论　思政及中医药文化

代张介宾在《景岳全书·传忠录》中说:"若疑其为虚,意欲用补而未决,则以轻浅消导之剂,纯用数味,先以探之,消而不投,即知为真虚矣。疑其为实,意欲用攻而未决,则以甘温纯补之剂,轻用数味,先以探之,补而觉滞,即知有实邪也。假寒者,略温之必见烦躁;假热者,略寒之必加呕恶,探得其情,意自定矣。"这就是试探法在临床上的运用。中医认识病因的"审证求因"法是典型的反证法,即通过对症状和体征的审察,去追溯推求病因。中医学关于"六淫"的认识,大多是这样形成的。

思考题

1. 何谓辨证论治?
2. 为何"同病"还用"异治"?
3. 如何理解整体观念?

第一章
目标测试

(秦旭华)

第二章

阴 阳 五 行

学习要求

1. **掌握**　阴阳五行的基本概念和阴阳五行学说的基本内容。
2. **熟悉**　阴阳五行学说在中医学中的应用。
3. **了解**　阴阳属性的划分规律及其相对性与绝对性;事物五行归类的依据和方法。

第一节　阴　阳　学　说

阴阳学说,是研究阴阳的内涵及其运动变化规律,并用以解释宇宙间事物的发生发展变化的一种古代哲学理论。阴阳学说渗透到医学领域,逐渐与中医学的具体内容融为一体,形成了中医学的阴阳学说。中医学的阴阳学说,是用阴阳的运动规律解释人体的生命活动、病理变化,指导临床实践的一种基本理论。

一、阴阳的基本概念

阴阳,是对自然界相互关联的某些事物或现象对立双方的概括。它既代表相互关联但性质相反的两种事物或现象,又可用于说明同一事物或现象内部相互对立的两方面。阴阳学说认为,凡属相互关联而又相互对立的事物或现象,都可以根据阴阳的属性来加以概括。一般而言,凡是运动的、外向的、上升的、温热的、明亮的、兴奋的都属于阳的特性;而相对静止的、内守的、下降的、寒冷的、晦暗的、抑制的皆属于阴的特性。如天在上属阳,地在下属阴;白昼明亮属阳,夜晚黑暗属阴;水性冷凝向下属阴,火性温热炎上属阳;气具有推动、温煦作用,主动,故属阳,血具有滋润、濡养作用,主静,故属阴。因此,阴和阳的属性,可以作为区分事物或现象属性的标准。

事物的阴阳属性不是绝对的,而是相对的。其相对性主要表现在以下两方面。其一,阴阳两方在一定的条件下可以发生相互转化,阴可以转化为阳,阳可以转化为阴。如寒证转化为热证,热证转化为寒证,病证的寒热性质变化了,其阴阳属性当然也要随之改变。其二,阴阳具有无限可分性,即所谓阴阳之中又有阴阳,"阴阳互藏"。如昼为阳,夜为阴,昼又可分为上午与下午,上午阳益趋旺而为阳中之阳,下午阳渐衰减而为阳中之阴;夜又可分为前半夜与后半夜,前半夜阴越趋盛而为阴中之阴,后半夜阴渐衰阳渐复而为阴中之阳。正如《素问·阴阳离合论》指出"阴阳者,数之可十,推之可百,数之可千,推之可万。万之大,不可胜数,然其要一也"。

二、阴阳学说的基本内容与应用

阴阳之间的关系极其复杂,但也有规律可循。概括而言,主要包括以下四方面。

(一) 阴阳对立

阴阳对立,是指自然界相互关联着的一切事物或现象,都存在着相互对立的阴阳两方面。如上与下、左与右、明与暗、动与静、升与降、出与入、寒与热、水与火、柔与刚等,皆属于阴阳对立之例。阴阳对立普遍存在,只要阴阳得到确认,其属性就是对立的。同时,相互对立的阴阳双方,任何一方对另一方又具有抑制、约束和排斥作用。如水可以制火、动可以制静、柔可以克刚等。正是由于阴阳这种相互对立、相互制约、相互排斥的矛盾斗争贯穿于一切事物发展的始终,进而在一定范围内取得统一,才促进了事物的发展,维持了事物阴阳之间的协调平衡。

阴阳对立统一的观点,在中医学中有广泛的应用。中医学认为,在人体的组织结构方面,可分为阴阳两大类,并且认为阴阳之中又有阴阳。如体表肌肤属阳,体内脏器属阴。就体表而言,背为阳,腹为阴;肢体外侧属阳,内侧属阴。就脏腑而言,六腑为阳,五脏为阴,故六腑当属阴中之阳,五脏当属阴中之阴。但五脏之中,又可再分阴阳,心肺居上属阳,其中,心为阳中之阳,肺为阳中之阴;肝肾居下属阴,肝为阴中之阳,肾为阴中之阴。如《素问·宝命全形论》所言"人生有形,不离阴阳"。

在生理方面,人的正常生命活动正是阴阳双方对立统一的结果,如血与气分属于阴、阳,气有生血、行血和统血的功能,血有载气和养气的作用,两者相互对立而又相互协调,从而维持了人体阴阳的平衡。这种生理状况下的阴阳平衡,称之为"阴平阳秘"。一旦这种阴阳平衡遭到破坏,出现偏盛偏衰,就会发生病理改变,即称之为"阴阳失调"。尽管临床上病理表现错综复杂,都可用阴阳加以认识。如果阴阳不能相互为用而分离,人的生命也就终止了。

中医在诊断与治疗方面,首先从总体上将疾病概括为阴证、阳证。所谓:"善诊者,察色按脉,先别阴阳"。一般而言,表证、实证、热证属阳证;里证、虚证、寒证属阴证。治疗上则根据阴阳对立制约的原理,确立相应治则,遣方用药。如针对热证,采用寒凉的药物治疗,即所谓"热者寒之";针对寒证,用温热的药物治疗,即"寒者热之"。

(二) 阴阳消长

阴阳消长,是指事物或现象中相对立的阴阳两方面,并非处于静止不变的状态,而始终是处于"阳消阴长"或"阴消阳长"的不断运动变化之中。如一年四季的气候变化,由夏至秋及冬,阴气渐长而阳气渐消,气候由炎热逐渐转凉变寒,这是"阳消阴长"的变化过程;从冬至春及夏,阳气渐长而阴气渐消,气候从寒冷逐渐转暖变热,这又是"阴消阳长"的变化过程,从而形成一年春夏秋冬,四季更迭,循环往复。

人体的生理活动也贯穿着阴阳消长过程。就物质与功能而言,物质居于体内属阴,功能表现于外属阳,当机体在进行各种功能活动的时候,必然要消耗一定数量的营养物质,此即"阴消阳长"的过程;在化生各种营养物质的时候,又必须消耗一定的能量,此即"阳消阴长"的过程。对正常人体而言,无论是"阴消阳长"还是"阳消阴长",总体上维持着相对的平衡,古人称为"阴平阳秘"。

阴阳的消长是阴阳双方在数量上的变化,是事物阴阳运动的量变过程,需在一定的范围、限度内进行。由某种原因导致阴阳之间的消长变化超越了一定范围、限度,形成阴或阳的偏盛偏衰,导致阴阳的消长失调,就属于病理状态。阴阳偏盛是阴或阳的某一方超过正常水平,表现为相应寒或热的病理变化,即所谓"阳胜则热,阴胜则寒"。因阴阳偏盛是阴或阳有余亢盛的病理变化,故其导致的疾病性质属实,临床上分别称为实热、实寒,治疗宜遵循"损其有余"或"实则泻之"原则。同时,阴阳中的某一方偏盛,必然抑制或损伤另一方而使之偏衰,如《素问·阴阳应象大论》所载"阴胜则阳病,阳胜则阴病"。阴阳偏衰是阴或阳的某一方低于正常水平的病理变化,由于阴阳中的某一方偏衰,不能制约另一方,必然导致另一方的相对偏亢,故阴阳偏衰也表现为寒或热,即所谓"阳虚则寒,阴虚则热"。因为阴阳偏衰是阴或阳的虚损不足,所导致的疾病性质属虚,临床分别称为虚热、虚寒,故治疗宜遵循"补其不足"或"虚则补之"原则。因此,将阴阳失调作为疾病的基本病机。

(三) 阴阳互根

阴阳互根,是指阴阳相互依存、相互促进、互为根基。阴或阳任何一方不能脱离对方而单独存在,都以其对方的存在作为自己存在的前提和条件。如上为阳,下为阴,没有上,就无所谓下,没有下,也就无所谓上;热为阳,寒为阴,没有热,就无所谓寒,没有寒,也就无所谓热。再如人体最本质的生理功能是兴奋与抑制,兴奋属阳,抑制属阴,没有兴奋,也就无所谓抑制;没有抑制,也就无所谓兴奋,两者之间也是互根互用的。在人体的生理活动中,物质与功能虽分属阴、阳,但外在功能(阳)是内在物质(阴)的表现,内在物质(阴)是外在功能(阳)的基础,正如《素问·阴阳应象大论》所言:"阴在内,阳之守也;阳在外,阴之使也。"

阴阳互根,不仅表现为阴阳之间的相互依存,还表现为阴阳之间相互促进、相互为用。如物质与功能之间,一方面,人体的消化吸收功能旺盛,化生的精、气、血、津液等物质充足,则形体脏腑组织生长发育健壮,即"阴根于阳",阳能促阴;另一方面,精、气、血、津液等物质充足,形体脏腑组织生长发育健壮,则相应地产生和表现更加旺盛的生理功能,此即"阳根于阴",阴能促阳。

由于某些原因,阴阳双方的互根互用关系遭到破坏,就会出现两种情况:一是阴阳互损。阴阳双方的一方虚损到一定程度,因不能资助另一方或促进另一方的生化,而导致另一方也不足。如阳虚至一定程度时,因"无阳则阴无以生",以致阴精化生不足而同时出现阴虚的病理变化,称为"阳损及阴";阴虚至一定程度时,因"无阴则阳无以化",以致阳气化生不足而同时出现阳虚的病理变化,称为"阴损及阳"。阳损及阴和阴损及阳,最终导致阴阳俱虚。二是阴阳离决。如果阴阳互根关系遭到彻底破坏,有阴无阳,称为"孤阴";有阳无阴,称为"独阳"。"孤阴不生,独阳不长",以致"阴阳离决,精气乃绝"。

此外,阴阳的互根互用,又是阴阳转化的内在根据。因为阴和阳是指相互关联事物的对立双方,或本是一个事物内部的对立双方,所以阴和阳可以在一定的条件下,各自向着自己相反的方向转化。

(四) 阴阳转化

阴阳转化,是指相互对立的阴阳双方在一定条件下可以向其对立的方面转化,即阴可以转化为阳,阳可以转化为阴,是事物总的阴阳属性的改变。如果说"阴阳消长"是一个量变的话,那么"阴阳转化"则是一个质变的过程。正如《素问·阴阳应象大论》指出的"重阴必阳,重阳必阴""寒极生热,热极生寒"。即阴"重"可以转化为阳,阳"重"可以转化为阴;寒"极"时,便有可能向热的方向转化,热"极"时,便有可能向寒的方向转化。阴阳的转化必须具备一定的条件,这里的"重"和"极"就是促进转化的条件。从四季气候变迁来看,由春温发展到夏热之极点,就是向寒凉转化的起点;秋凉发展到冬寒之极点,就是逐渐向温热转化的起点。

在人体生理活动过程中,机体的物质与功能之间,亦表现为阴阳的相互转化,营养物质(阴)不断转化为功能活动(阳);功能活动(阳)又不断转化为营养物质(阴)。再如气与血、物质的分解与合成、兴奋与抑制、情绪的高涨与低落,都呈现出相互转化、相互交替的过程。

在疾病发展过程中,由阳转阴或由阴转阳的证候变化是经常可见的。如某些急性热病,由于热毒极重,大量耗伤机体元气,在持续高热与汗出的情况下,可以突然出现体温下降、面色苍白、四肢厥冷、脉微欲绝等阳气暴脱的危候,疾病由阳证急剧转化为阴证。若抢救及时,处理得当,则元气可恢复,四肢渐温,阳气渐生,病情又可转危为安。前者是由阳转阴,后者是由阴转阳。

综上所述,阴阳学说的基本内容有阴阳对立、阴阳消长、阴阳互根与阴阳转化。阴阳的对立与互根,阐明事物的对立统一关系;阴阳的消长与转化,是事物运动变化的基本形式。阴阳的对立统一是在阴阳的不断消长、转化过程中实现的;而阴阳的消长与转化是以阴阳的对立与互根为基础的。阴阳消长是在阴阳对立与互根基础上表现的量变过程;阴阳转化是在量变基础上的质变。两者既有区别,又相互联系,不可分割。

第二节　五行学说

五行学说是研究木、火、土、金、水的概念、特性、生克规律,并用于阐述宇宙万物的运动变化及其相互联系的古代唯物主义哲学思想。五行学说认为,宇宙间的一切事物都是由木、火、土、金、水五种基本物质所构成的,自然界各种物质和现象的发展变化,都是这五种物质不断运动和相互作用的结果。

五行学说运用于中医领域,主要用于阐述人体脏腑生理、病理及与外在环境的相互关系,从而指导临床诊断和治疗。

一、五行的基本概念

"五",是指木、火、土、金、水五种基本物质,最初又称为"五材";"行",是指运动变化。因此,五行是指木、火、土、金、水及其所构成的五大行类事物之间的相互联系和运动变化。就性质而言,五行是以木、火、土、金、水五种物质的基本特性及其五行之间的相互资生、相互制约规律来认识世界、解释世界和探求自然规律的一种自然观和方法论。

二、五行学说的基本内容与应用

(一) 五行的特性

五行的特性,是古人在长期的生活和生产实践中,对木、火、土、金、水五种物质特性的朴素认识基础上,进行引申、归纳而逐渐形成的理论。现将五行特性归纳如下。

1. 木的特性　"木曰曲直",木具有能屈能伸、向上向外伸长舒展的特性,用来形容具有生长、升发、条达、舒畅等作用和性质的事物及现象。凡具有这类特性的事物和现象,都归属于木。

2. 火的特性　"火曰炎上",是指火具有温热、升腾、向上的特性。因此,凡具有温热、升腾作用和特性的事物和现象,都归属于火。

3. 土的特性　"土爰稼穑",土具有播种和收获的特性,是孕育、长养、承载万物的基础。因此,凡具有生化、承载、受纳作用和特性的事物和现象,都归属于土。

4. 金的特性　"金曰从革",金具有坚劲、清肃、收杀的特性。故凡具有清洁、肃降、收敛等作用或性质的事物,都归属于金。

5. 水的特性　"水曰润下",水具有滋润万物,向下流行的特性。凡具有寒凉、滋润、向下运动的作用或性质的事物,都归属于水。

五行的特性,虽然来源于对木、火、土、金、水特性的具体观察,但实际上已超过了它们本身,而具有更为广泛、抽象的涵义,是五种物质不同属性的概括。

(二) 五行归类

五行学说把自然界的各种事物或现象,最终归成五大行类。这种归类具体可分为以下两种情况。

1. 取象比类法　取象,即采取事物的形象。比类,通过比较,将形象相同的个体进行归类。如某事物具有与木相类似的特性,该事物就被归属于木行;另一事物具有与火相类似的特性,就被归纳到火行。如以五行的特性来说明五脏的生理功能,肝属木,木性柔和,可曲可直,枝叶条达,有升发的特性;肝在生理上喜条达而恶抑郁,有升发疏泄的功能,故以肝属木。心属火,火性温热、升腾,其性炎上;心阳有温煦作用,心主神明,心主行血,故以心属火。脾属土,土有生化万物的特性;脾有运化水谷,输布精微,营养五脏六腑、四肢百骸之功,为气血生化之源,故以脾属土。肺属金,金性清肃、收敛;肺有清肃功能,肺气以肃降为顺,故以肺属金。肾属水,水性润下,有寒润、下行、闭藏的特性;肾有藏精、主水等功能,故以肾属水。有关方位、季节等与五行间的相配关系,见表2-1。

2. 推演络绎法　即根据已知事物的五行特性,推演归纳其他相关的事物,从而确定这些事物的五行归属。自然界以秋季为例,秋季气候偏干,秋季属金,燥与秋季密切关联,所以燥也随秋季而被纳入金行;结合人体,肝属木行,肝与胆相表里、肝主筋、开窍于目,所以胆、筋、目等便随肝属木而被纳入木行;心属火行,心与小肠相表里、心主血脉、开窍于舌,故小肠、脉、舌等也被归入火行。将五行属性推演和归类,亦如表2-1所示。五行学说不但将人体的内脏及组织结构分属于五行,还将自然界的五方、五季、五气、五味、五色等与人的五脏生理系统联系起来,认为同一行的事物之间有着"同气相求"的关系。这样,就把自然现象与生命活动密切地融贯成为一体,体现了人与自然环境的联系性和统一性,昭示了"人与天地相应"的整体观念。

表2-1 五行属性推演和归类列表

自然界						五行	人体						
五音	五味	五色	五化	五气	五季	五方		五脏	六腑	五官	五体	五液	五志	五声
角	酸	青	生	风	春	东	木	肝	胆	目	筋	泪	怒	呼
徵	苦	赤	长	暑	夏	南	火	心	小肠	舌	脉	汗	喜	笑
宫	甘	黄	化	湿	长夏	中	土	脾	胃	口	肉	涎	思	歌
商	辛	白	收	燥	秋	西	金	肺	大肠	鼻	皮毛	涕	悲	哭
羽	咸	黑	藏	寒	冬	北	水	肾	膀胱	耳	骨	唾	恐	呻

(三) 五行的生克乘侮

1. 生克制化　五行的生克制化是指木、火、土、金、水五行之间相互资生、相互制约的正常关系。事物之间正因为存在着相生和相克的联系,才能维持自然界的生态平衡,在人体维持生理平衡,故说"制则生化"。

(1)相生:是指木、火、土、金、水之间存在着有序的依次资生、助长和促进关系。五行相生的规律和次序是:木生火、火生土、土生金、金生水、水生木。在五行相生关系中,任何一行都具有"生我"和"我生"两方面的关系,"生我"者为母,"我生"者为子,故相生关系又被比喻为"母子关系"。以火为例,因木生火,故"生我"者为木,木为火之"母";由于火生土,故"我生"者为土,土为火之子(图2-1)。

中医学运用五行的相生理论,说明五脏之间的生理、病理关系。生理上五脏相互资生,肝生心,即木生火,如肝藏血可以济心;心生脾,即火生土,如心阳可以助脾;脾生肺,即土生金,如脾的健运可以益肺;肺

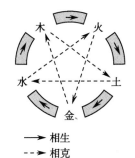

图2-1 五行相生相克示意图

生肾,即金生水,如肺气清肃下行有助于肾的纳气;肾生肝,即水生木,肾所藏之精能滋养肝血等。病理上五脏病变可按相生关系传变,通常称为"母子相及"。母病及子,即肝病传心,心病传脾,脾病传肺,肺病传肾,肾病传肝。如肾阴虚不能潜藏肝阳,临床上通常称之为"水不涵木"。子病犯母,又称"子盗母气",即肝病传肾,肾病传肺,肺病传脾,脾病传心,心病传肝。由此确定的治疗原则是"虚则补其母"和"实则泻其子"。如滋水涵木法、培土生金法及肝旺泻心法等,即是五行相生理论在治疗上的具体运用。

(2)相克:是指木、火、土、金、水之间存在着有序的递相克制、制约关系。五行相克的规律和次序是:木克土、土克水、水克火、火克金、金克木。在五行相克关系中,任何一行都具有"克我"和"我克"两方面的关系,"克我"者为"所不胜","我克"者为"所胜",故相克关系又称为"所胜""所不胜"。以木为例,由于木克土,故"我克"者为土,土为木之"所胜";由于金克木,故"克我"者为金,金为木之"所不胜"(图2-1)。其他四行亦可类推。

中医学运用五行的相克理论,以说明五脏之间的相互制约关系。肾制约心,即水克火,如肾阴承制着心阳,使其不至于亢盛;心制约肺,即火克金,如心阳可以制肺,使其不至于过寒;肺制约肝,即金克木,如肺的肃降抑制着肝的升发,使其不至于太过;肝制约脾,即木克土,如肝之疏泄可以制脾,使其不至于壅塞;脾制约肾,即土克水,如脾之健运可以调控肾的主水功能,使水湿不至于泛滥。

(3)制化:是指五行之间既相互资生,又相互制约,维持事物间的协调平衡。正所谓"生中有

制""制中有化",即"生中有克""克中有生"之意。没有生,就没有事物的发生和成长;没有克,就不能维持事物间的正常协调关系。五行的生克制化规律是,五行中一行亢盛时,必然随之有制约,以防止亢而为害;而克制之中又蕴含着相互资生,以免制约太过而损伤。以相生关系来看,木生火,火生土,而木又克土;火生土,土生金,而火又克金;土生金,金生水,而土又克水;金生水,水生木,而金又克木;水生木,木生火,而水又克火,所以"生中有制"。以相克关系来看,木克土,土克水,而水又生木;土克水,水克火,而火又生土。依此类推,故言"制中有化"(图2-1)。由此可见,五行中任何一行都受着其他四行的不同影响,任何一行又可以不同方式影响其他四行。只有这样,自然界才能维持协调平衡,人体也才能维持其正常的生理状态。

2. 乘侮　乘侮是指五行之间的生克制化关系遭到破坏后出现的不正常相克现象。

(1)相乘:是指五行相克太过为害。五行之间相乘的次序与相克同,即木乘土,土乘水,水乘火,火乘金,金乘木。导致五行相乘的原因有"太过""不及"两方面。"太过"是指五行中某一行过于亢盛,对其所胜进行了超过正常限度的克制,引起其所胜行的虚弱,从而导致五行之间的协调关系失常,如"木旺乘土"。"不及"是指五行中某一行过于虚弱,难以抵御其所不胜行正常限度的克制,使其本身更显虚弱,从而导致五行之间的协调关系失常,如"土虚木乘"。

(2)相侮:是指五行反克为害。因而,相侮又称"反克"或"反侮"。五行之间相侮的次序与相克的次序相反,即木侮金,金侮火,火侮水,水侮土,土侮木。导致五行相侮的原因亦有"太过""不及"两方面。"太过"是指五行中某一行过于强盛,使原来克制它的一行不仅不能克制它,反而受它的反向克制,如肝火旺而犯肺,称为"木火刑金"。"不及"是指五行中某一行过于虚弱,不仅不能制约其所胜的一行,反而受其所胜行的"反克",如"木虚土侮"。

相乘与相侮都属于相克异常的现象,在生命过程中则属于病理情况。由于一行太强,或一行太弱,或两者同时并存所导致。其区别仅在于作用的方向相反,相乘是顺着相克次序的异常克制太过,相侮是逆着相克次序的反向克制。故根据相乘相侮的原因,确定"抑强""扶弱"的治疗原则。具体治法如抑木扶土法、培土制水法、佐金平木法、泻南补北法等。

小结

阴阳五行是我国古代用以认识自然和解释自然的宇宙观和方法论。

阴阳学说是以"一分为二"的观点来说明相互关联的事物或一个事物的两方面。它既可以代表相互关联但性质相反的两种事物、现象,又可以代表同一事物或现象内部对立着的两方面。阴阳学说的基本内容包括对立制约、互根互用、阴阳消长、阴阳转化。它们之间存在着相互联系、相互影响、互为因果的关系。中医学用阴阳学说来说明人体的形体结构、生理功能、病理变化,并有效地指导疾病的诊断和治疗。

阴阳五行
思政及中医
药文化

五行学说着重以"五"为基数来归纳自然界的客观事物,并用生克制化理论来说明其相互联系及其运动变化。五行学说的基本内容包括相生、相克、制化、相乘、相侮。自然界的客观事物正因为存在着相互资生而又相互制约的生克制化规律,才得以滋生、发展和变化。中医学用五行学说来说明五脏的生理功能及其相互关系;说明疾病的病因、发病、传变;判断疾病的预后,指导疾病的诊断和治疗。

思考题

1. 何为阴阳? 阴阳学说的相对性体现在哪些方面?
2. 阴阳学说的基本内容是什么?

3. 请用阴阳学说举例说明人体病理变化。

4. 五行学说的基本内容是什么？

5. 五行学说在人体生理方面的应用主要体现在哪些方面？

第二章
目标测试

（李 杰 彭 晋）

第三章

气血精津液

学习要求

1. **掌握** 气、血、精、津液的基本概念;气、血的生理功能。
2. **熟悉** 气、血、精、津液的生成;气、精的分类;血液的组成;精、津液的生理功能;气与血的关系。
3. **了解** 气的运动形式;血的运行;津液的输布与排泄。

气、血、精、津液是构成人体和维持人体生命活动的基本物质。气,是人体内活力很强、运行不息、无形可见的极细微物质,既是人体的重要组成部分,又是机体生命活动的动力。血,是运行于脉内的红色液态物质。精,有广义和狭义之分:广义之精泛指人体内一切有用的精微物质;狭义之精是指生殖之精,与肾关系密切。津液,是人体内正常水液的总称。气、血、精、津液既是脏腑经络及组织器官生理活动的产物,又是脏腑经络及组织器官生理活动的物质基础。

气、血、精、津液是人体生命活动的物质基础,其运动变化规律也是人体生命活动的规律。气、血、精、津液的生成和代谢,有赖于脏腑经络及组织器官的生理活动,而脏腑经络及组织器官的生理活动,又必须依靠气的推动、温煦等作用,以及血、精、津液的滋养和濡润等作用。因此,气、血、精、津液与脏腑经络及组织器官的生理和病理有着密切的关系。

第一节 气

气是古代人们对自然现象的一种朴素认识。古人认为,气是构成整个宇宙的最基本物质,宇宙间的一切事物,都是由气的运动变化所产生的。

一、气的含义

中医学把人体看成自然界的一部分,亦认为气是构成人体的基本物质,并以气的运动变化来阐释人体的生命活动。概括起来,气的含义有二:一是指构成人体和维持人体生命活动的精微物质,如水谷之气、呼吸之气等;二是指脏腑、经络的生理功能,如脏腑之气、经络之气等。两者之间是相互联系的。

二、气的运行

气的运动形式各种各样,但可归纳为升、降、出、入4种基本形式。气的升降出入运动,称为"气机"。气机是人体各种生理活动的基础,而且只有在脏腑、经络等组织器官的生理活动中,才能得到具体的体现。如肺的功能,呼气是出,吸气是入;肺气宣发属升,肃降属降。脾胃的功能,脾主升清,胃主降浊。虽然各脏腑生理活动体现的运动形式有所侧重,但从整个机体的生理活动来看,气的升和降、出和入,必须对立统一、协调平衡。

气的升降出入运动的协调平衡,称为"气机调畅"。只有气机调畅,才能维持正常的生理活动。若气的升降出入运动的平衡失调,即为"气机失调",就会发生病变。如气运行不畅,阻滞不通,称为

"气滞";气升发不及或下降太过,称为"气陷";气下降不及或升发太过,称为"气逆";气失于外达而阻闭于内,称为"气闭";气失于内守而外泄,称为"气脱"。气的升降出入运动一旦止息,就意味着生命活动的结束。

三、气的生理功能

气在人体所产生的功能活动主要表现为推动、温煦、防御、固摄、气化等方面。

(一)推动作用

气是一种活力很强的精微物质。人体的生长发育,各脏腑、经络等组织器官的生理活动,血的生成和运行,津液的生成、输布和排泄等,均有赖于气的激发和推动。若气的推动作用减弱,机体各方面的生理活动也随之减弱,从而影响人体的生长发育或出现早衰,血和津液的生成减少,运行迟缓或停滞,出现血虚、血瘀、痰湿、水饮等病理变化。

(二)温煦作用

气的温煦作用是指气对机体具有温暖、熏蒸的功能。气是人体热量的来源。人体正常体温的维持,脏腑、经络等组织器官的生理活动,血和津液的运行等,都要依赖气的温煦作用。若气的温煦作用失常,可出现体温低下,畏寒喜热,四肢不温,脏腑功能衰退,血和津液运行迟缓等寒象;若气滞不通、气聚过多,也可致气郁化火,出现恶热喜冷,发热、心烦躁扰等热象。

(三)防御作用

气的防御作用是指气既能护卫肌表、防御外邪的侵犯,又能与侵入人体的病邪作斗争,驱邪外出,使身体康复。若气的防御功能减弱,全身的抗病能力必然随之下降,则易受邪而患病,并且患病后难以痊愈。所以,气的防御功能与疾病的发生、发展及转归都有着密切的关系。

(四)固摄作用

气的固摄作用是指气对体内的液态物质有统摄、控制作用,对腹腔的脏器有固摄作用。如固摄血液,使其循脉运行,不致溢出脉外;固摄汗液、尿液、唾液、胃液、肠液、精液、月经、白带等,控制其分泌排泄量,防止其无故流失;固摄胃、肾、子宫、大肠等脏器,使其不致下移。若气的固摄作用减弱,则可导致出血、自汗、尿失禁、流涎、泛吐清水、泄泻、滑精、早泄、崩漏、带下,以及胃、肾、子宫的下垂和脱肛等。

气的固摄作用和推动作用相辅相成,相互协调,调节和控制着体内液态物质的正常运行、分泌和排泄。

(五)气化作用

气化指通过气的运动而产生的各种变化。气化作用实际上是体内物质转化和能量转化的过程。气能促使精、气、血、津液的化生和相互转化,如食物先转化成水谷精微,再化生成精、气、血、津液;津液经代谢,转化为汗和尿而排出体外;经消化、吸收后的食物残渣,转化成粪便排出等,都是气化作用的具体表现。若气化功能异常,就会影响气、血、津液的新陈代谢,导致各种代谢异常。

四、气的分类

气充沛于全身而无处不到,根据其生成、分布和功能特点不同,而有不同的名称。

(一)元气

元气又名"原气""真气",是人体最基本、最重要的气。

元气根源于肾,由肾中精气所化生,以禀受于父母的生殖之精为基础,又赖后天水谷精气的培育而成。故元气的盛衰与肾、脾胃的功能密切相关。元气发于肾,以三焦为道路通达全身,内而五脏六腑,外而肌肤腠理,无处不到。元气推动人体的生长发育,调节和激发脏腑、经络等组织器官的生理活动,是人体生命活动的原动力,是维持生命活动的最基本物质。元气充沛,则脏腑活力旺盛,机体强健而少病。若先天禀赋不足,或后天失养,或久病耗损,均可导致元气虚衰,致使人体生长发育迟缓,各脏腑组织功能低下,从而发生种种病变。

(二)宗气

宗气又名"大气"。宗气由肺从自然界吸入的清气和脾胃从饮食物中运化而来的水谷精气在胸中结合而成,故宗气的盛衰与肺、脾胃的功能密切相关。宗气积聚于胸中,上出咽喉,贯注心肺之脉;下蓄丹田,经气街注入足阳明经而下行至足。

宗气的主要功能:一是上出喉咙,有促进肺司呼吸的作用;二是贯通心脉,以推动气血的运行。凡语言、声音、呼吸的强弱,以及气血的运行、心脏搏动的强弱和节律、肢体的活动和寒温等均与宗气的盛衰密切相关。若宗气不足,可出现气短、喘促、呼吸急迫、气息低微、肢体活动不便、心脏搏动无力或节律失常等症。

(三)营气

营气是血脉中具有营养作用的气,因其富于营养,又称为"荣气"。营气与血的关系密切,营气行于脉中,又能化生血液,故常"营血"并称。营气与卫气相对而言,属于阴,故又称为"营阴"。

营气主要是来自脾胃运化的水谷精气,由水谷精气中的精华部分所化生。营气分布在血脉之中,成为血液的组成部分;营气循脉上下,运行全身,为人体五脏六腑、四肢百骸提供营养,是脏腑、经络等组织器官的生理活动必需的物质基础。若宗气不足,营气亏虚,常出现头晕目眩、唇淡无华、妇女月经量少或经闭等症。

(四)卫气

卫气是运行于脉外的气。卫气与营气相对而言,属于阳,故又称"卫阳"。卫气主要来自脾胃运化的水谷精气,由水谷精气中活力最强、卫外最有力的部分组成。卫气经肺的宣发,运行于脉外、皮肤之中、分肉之间,熏于肓膜,散于胸腹。

卫气的主要功能:一是护卫肌表,抗御外邪;二是温煦脏腑,润泽皮毛;三是调节肌腠的开合,控制汗液的排泄,维持体温的相对恒定。

营气和卫气,皆以水谷精气为其主要的生成来源。营在脉中,卫在脉外;营主内守而属于阴,卫主外卫而属于阳,两者之间必须协调,才能维持正常的腠理开合、体温调节和防御能力。若营卫不和,则可出现恶寒发热、无汗或汗多、抗御外邪能力低下。

第二节　血

一、血的含义

血是循行于脉中的富有营养的红色液态物质,是构成人体和维持人体生命活动的基本物质。血必须在脉中正常运行,才能发挥其生理功能。

二、血的生成及运行

(一)血的生成

血主要由营气和津液所组成。营气和津液都来源于脾胃化生的水谷精微,故称脾胃是"气血生化之源"。血液生成的过程,是饮食物经胃的腐熟和脾的运化,转化为水谷精微,水谷精微经脾的升清而上输于肺,通过心肺的气化作用,注之于脉,化而为血。水谷精微是血液化生的主要来源。此外,精血同源,精血可相互资生和转化,精可化血。肾中精气充盈,肝有所养,则肝血充盈。

(二)血的运行

血在脉中循环运行,心、肺、肝、脾、脉构成了血的循环系统。心主血脉,心气是推动血液运行的基本动力;肺主宗气和朝会百脉,循行于周身的血脉均要汇聚于肺,通过肺气的作用,血液才能布散于全身;脾主统血,血液的循行有赖于脾气的统摄,使之不致溢出脉外;肝主藏血,肝脏根据人体动静的不同情况,以调节脉管中的血液流量,使脉中循环的血量维持相对恒定水平。所以,血液的正常运行,是在各脏相互配合下进行的,其中任何一脏功能失常,都可引起血液运行失常而发生疾病。此外,脉道是否通利、血的或寒或热等,也直接影响着血液运行。若推动因素增加,或固摄不足,则血的运行加速,甚则溢出脉外,导致出血;反之,则血的运行变慢,可出现血行滞涩、血瘀等病变。

三、血的生理功能

血具有营养和滋润全身的生理功能。血液含有人体所需的各种营养成分,通过气的推动,循着经脉运行于全身,而全身各脏腑组织器官都依赖于血液的营养和滋润,以维持正常的生理功能。血的营养和滋润作用,具体表现在面色的红润、肌肉的丰满壮实、皮肤毛发的润泽有华、感觉和运动的灵活自如等方面。若血虚,则可出现头昏目眩,面色不华或萎黄,肌肤干燥,毛发干枯,肢体或肢端麻木、活动不灵活等病变。

血是神的主要物质基础,心神活动的正常与否有赖于血液的濡养。血气充盈,血脉和利,则精力充沛,神志清晰,思维敏捷;若血虚、血热或血运失常,可表现出程度不同的神志症状。

第三节　精

一、精的含义

精是禀受于父母的生命物质与后天水谷精微相融合而形成的一种精华物质,是人体生命的本原,是构成人体和维持人体生命活动的最基本物质。

中医学的精有多种含义。总体来说,精可以分为狭义之精和广义之精两类。狭义之精,是指具有繁衍后代作用的生殖之精,如《素问·上古天真论》提出男子"二八肾气盛,天癸至,精气溢泻,阴阳和,故能有子"。这是精的本始含义,也是中医学精概念产生的始基。广义之精,是泛指人体内一切有用的精微物质,包括先天之精、生殖之精、水谷之精、脏腑之精、血、津液等。一般说来,精的概念范畴,仅限于先天之精、生殖之精、水谷之精及脏腑之精,并不包含血、津液。

二、精的生成

精的生成来源有先天之精和后天之精之分。

先天之精禀受于父母,与生俱来,为生育繁殖,构成胚胎的原始物质。诚如《灵枢·决气》所说:"两神相搏,合而成形,常先身生,是谓精。"古人通过对生殖繁衍过程的观察和体验,认识到男女生殖之精相结合能产生一个新的生命个体。所以,将父母遗传的生命物质谓之先天之精,先天之精主要秘藏于肾。

后天之精来源于水谷,又称"水谷之精"。古人通过对饮食物水谷消化吸收乃至糟粕排泄过程的观察,认识到人体必须吸收饮食物中的精华物质才能得以维持生命。脾气运化,变饮食物水谷为水谷之精,是人出生后赖以维持生命活动的精微物质,故称后天之精。脾胃运化水谷之精微,输布到五脏六腑而成为五脏六腑之精,以维持脏腑的生理活动,其盈者亦藏于肾中。

人体之精,以先天之精为本,但先天之精又要后天之精的不断培育和充养,才能充分发挥其生理功能;后天之精则需要先天之精的活力资助,才能源泉不断。人之精根源于先天而充养于后天,两者相互依存,相互为用,共同维持人体的生命活动和生殖能力。

三、精的生理功能

精既是脏腑功能活动的物质基础,又是脏腑功能活动的产物。精的生理功能主要有以下四个方面。

(一)繁衍生殖

生殖之精与生俱来,为生命起源的原始物质,具有生殖以繁衍后代的作用。这种具有生殖能力的精称之为"天癸"。当形体发育成熟到一定年龄,肾中精气逐渐充盈并能产生"天癸",则人体具备了生殖能力。在生殖过程中,父母将生命物质通过生殖之精遗传给后代,而具有生命遗传功能的先天之精与后天之精相辅相成,同藏于肾,在肾中密切结合而成肾精,所以生殖之精实由肾精化生。精是繁衍后代的物质基础,肾精充足,则生育能力强,肾精不足,就会影响生育能力。

(二)促进生长发育

人之生始于精,由精而成形,精是胚胎形成和发育的物质基础。人出生以后,犹赖肾精的充养,肾精能够促进和维持人体的生长发育。肾中精气的盛衰决定着机体的生命过程,随着精气由盛而衰的变化,人体则从幼年、青年、壮年而步入老年,呈现出生、长、壮、老、已的生命运动规律。病理上,肾精衰少与某些先天性疾病、生长发育不良、生殖功能低下及衰老密切相关。

(三)生髓化血化气

肾藏精,精生髓,脑为髓海,故肾精充盈,则脑髓充足而肢体行动灵活,耳目聪敏。精血同源,精可以转化为血,是血液生成的来源之一,故精足则血旺,精亏则血虚。精也可以化气,精是气的化生本原。先天之精和后天之精分藏于脏腑之中,而为脏腑之精。脏腑之精充盈,则化气充足,机体正气充足,生命活动旺盛;若脏腑之精亏虚,则化气不足,机体正气虚衰,影响人体的生命活动。

(四)濡养脏腑,促进机体生理功能

精能滋润、濡养人体各脏腑形体官窍。先天之精与后天之精充盈,肾精也充盈。肾中精气是生命活动的基础,是机体物质代谢和生理功能的原动力。因此,全身脏腑形体官窍得到精的充养,机体各种生理功能才能得以正常发挥。

第四节　津　　液

一、津液的含义

津液是机体内一切正常水液的总称,包括各脏腑组织器官内的液体及其正常的分泌物,津液也是构成人体和维持人体生命活动的基本物质。

津和液同属于水液,同源于饮食物水谷,均有赖于脾胃而生成,但在性状、功能及其分布部位等方面又有区别。一般而言,性质较清稀,流动性大,主要布散于体表皮肤、肌肉和孔窍,并能渗注于血脉起滋润作用的称为津;性质较稠厚,流动性小,灌注于骨节、脏腑、脑、髓等组织起濡养作用的称为液。津和液可以互相补充、互相转化,故常以津液并称。

二、津液的生成与输布排泄

(一)津液的生成

津液的生成主要是通过胃对饮食物水谷"受纳腐熟",小肠"分清泌浊",然后"上输于脾",清者经脾运化,成为津液,再散津于肺而布散全身。

(二)津液的输布

津液的输布主要是通过脾的运化,肺的通调水道和肾的蒸腾气化而实现的;还与肝的疏泄,三焦

的决渎、水道通利有关。

（三）津液的排泄

津液的排泄主要是通过肺将宣发至体表的津液化为汗液而排出，通过肺在呼气时带走部分水液，通过肾将下输膀胱的水液蒸腾气化后形成尿液而排出，通过大肠排出粪便时，带走一些残余的水分。

津液的生成、输布和排泄是一个复杂的生理过程，是许多脏腑组织器官相互协调配合的结果，其中肺、脾、肾三脏尤为重要。各相关脏腑，特别是肺、脾、肾的功能失常，均可影响津液的生成、输布和排泄，破坏津液代谢的平衡，从而形成伤津、脱液等津液不足的病变，或形成内生水湿、痰饮、水肿等津液运行障碍，水液停滞积聚的病变。

三、津液的生理功能

津液有滋润和濡养的生理功能，能润泽皮毛、肌肤，滋润和濡养各脏腑组织器官，润滑和保护眼、鼻、口等孔窍，充养骨髓、脊髓、脑髓，滑利关节等。津液是血液的重要组成部分，同时有滋养和滑利血脉的作用；其在自身代谢的过程中，又通过汗液和尿液，将人体代谢废物不断地排出体外。

第五节　气血精津液间的关系

一、气与血的关系

气属阳，血属阴，气与血相互资生、相互依存、相互制约、协调配合，共同维持人体正常的生理活动。两者之间的关系可概括为"气为血帅""血为气母"。

（一）气为血帅

1. 气能生血　血的组成及生成过程中，均离不开气和气的运动变化。从饮食物转化为水谷精气，水谷精气转化为营气和津液，营气和津液转化为血，每一阶段的变化，都是气所作用的结果。此外，精转化为血，也需气的作用。气足则血充，气虚则血少。临床上治疗血虚病证时常配以补气。

2. 气能行血　血液的运行主要靠气的推动，气行则血行。若气虚则血行无力；气滞则血行不畅，甚至阻滞脉络而导致血瘀；若气机逆乱则血液妄行，导致各种出血。临床上针对血行失常病证，分别配合补气、行气、降气等治法。

3. 气能摄血　气对血液有统摄和约束的作用，使其循行于血管之中，而不致溢出脉外。若气虚不能统摄血液，则可导致各种出血病证，治疗时须补气摄血，使血流归经，才可达到止血的目的。

（二）血为气母

1. 血能载气　血是气的载体，气必须依附于血而运行全身。若气失去依附，则浮散无根而发生气脱。所以，大出血时往往气随血脱，治宜益气固脱。

2. 血能养气　血为气的功能活动提供了物质基础，使气不断地得到补养而保持充盈。若血虚时，气亦虚衰，治宜养血益气。

二、气与津液的关系

气属阳，津属阴，气与津液的关系，和气与血的关系相似。

（一）气能生津

津液的生成，主要源于脾胃运化的水谷精微之气。脾胃之气旺，则化生津液之力强，人体津液就充盈。若脾胃之气虚衰，则化生津液之力弱，人体津液就缺乏，常表现为气阴两虚之证。

(二) 气能行津

津液的输布和排泄,全赖于气的升降出入运动。主要是肺气的宣降、脾气的运化、肝气的疏泄和肾中精气的蒸腾气化。若气虚、气滞,可致津液停滞,称为"气不行水";津液停聚,又可致气机不利,称为"水停气滞",两者互为因果。

(三) 气能摄津

气的固摄作用控制着津液不致随意外泄,维持着津液的代谢平衡。若气虚固摄无力时,可致津液渗泄过度,出现多汗、多尿、尿失禁等。

(四) 津能载气

津液亦是气的载体,气只有依附于津液而存在。在大汗、大吐、大泻等津液大量丢失时,可出现气随津脱,所谓"吐下之余,定无完气",正是此理。

三、血与津液的关系

血与津液都来源于水谷精气,两者可相互渗透、相互转化。津液渗注于脉中,即成为血液的组成部分;血的一部分渗于脉外,又化为津液,故称为"津血同源"。

若失血过多,脉外的津液大量渗注于脉内,可致脉外的津液不足,出现口渴、尿少、皮肤干燥,称为"耗血伤津";若津液大量耗损,不仅渗入脉内的津液不足,甚至脉内血液的一部分亦可渗出于脉外,形成血脉空虚,称为"津枯血燥"。因此,临床上对于失血的患者不宜再采用"汗法"治疗,所谓"夺血者无汗""衄家不可发汗""亡血家不可发汗";反之,若汗出太过或吐泻伤津的患者,则不应运用破血、逐血之法,所谓"夺汗者无血"。

四、精与气、血、津液的关系

1. 精能化气,气能生精　精与气相互资生、相互依存。肾精与肾气互生互化,常合称为肾中精气。肾精化生元气,水谷精微化生宗气、营气、卫气。全身各脏腑之气都依赖于精的滋养,而精的生成又依赖于气的充盈。所以,精盈则气盛,气足则精充;若精亏则气衰,气虚则精不足。气不仅能生精,又能固精。气失固摄,则精关不固,出现早泄、滑精。

2. 精与血、津液的资生与转化　三者之间具有相互资生、相互转化的关系,称为"精血同源"。同时亦具有互损关系,血、津液亏虚可致精亏,精亏也可致血、津液亏损。

小结

气、血、精、津液是构成人体和维持人体生命活动的基本物质。

气是人体内活力很强、运行不息、无形可见的极细微物质,既是人体的重要组成部分,又是机体生命活动的动力。气的种类有元气、宗气、营气、卫气。气的运动可归纳为升、降、出、入4种基本运动形式。气的生理功能有推动、温煦、防御、固摄、气化作用。

血是循行于脉中的富有营养的红色液态物质,是构成人体和维持人体生命活动的基本物质。血的生理功能有营养、滋润全身作用,血是神的主要物质基础。

精是禀受于父母的生命物质与后天水谷精微相融合而形成的一种精华物质,是人体生命的本原,是构成人体和维持人体生命活动的最基本物质。精有狭义、广义之分:狭义之精,是指具有繁衍后代作用的生殖之精;广义之精,是泛指人体内一切有用的精微物质。精的来源有先天之精和后天之精之分。精的功能有繁衍生殖、促进生长发育、生髓化血化气、濡养脏腑的作用。

津液是机体内一切正常水液的总称,包括各脏腑组织器官内的液体及其正常的分泌物,津液也是构成人体和维持人体生命活动的基本物质。津液的生理功能是滋润、濡养作用,是血液的重要组成部分。津液的输布和排泄主要是通过脾的运化、肺的通调水道和肾的蒸腾气化而实现的;还与肝的疏泄,三焦的决渎、水道通利有关,其中肺、脾、肾三脏尤为重要。

气血精津液思政及中医药文化

气与血的关系是①气为血帅:气能生血、气能行血、气能摄血。②血为气母:血能载气、血能养气。

气与津液的关系是气能生津、行津、摄津,津能载气。

思考题

1. 精、气、血、津液的生理功能各有哪些?
2. 津与液有何区别?
3. 气与血的关系如何?
4. 气与津液的关系如何?

**第三章
目标测试**

（李　杰　彭　晋）

第四章

脏 腑 经 络

第四章
教学课件

学习要求

1. **掌握** 脏腑、经络的概念；五脏、六腑、奇恒之腑的分类。
2. **熟悉** 五脏、六腑、经络各自的生理功能。
3. **了解** 脏腑之间的关系；经络系统的组成。

脏腑，是人体内脏的总称，根据生理功能特点的不同，分为五脏(心、肺、脾、肝、肾)六腑(胆、胃、大肠、小肠、膀胱、三焦)和奇恒之腑(脑、髓、骨、脉、胆、女子胞)3 类。

脏腑学说：是研究脏腑的生理功能、病理变化及其与形体、官窍、精、气、血、津液之间相互关系的学说。

经络：是运行全身气血、联络脏腑肢节、沟通上下内外的通路，是构成人体的重要组成部分。

经络学说：是研究人体经络系统的生理功能、病理变化及其与脏腑相互关系的学说。脏腑经络学说是中医学理论体系重要的组成部分。

中医学认为，脏、腑、奇恒之腑在形象和功能上都具有不同的生理特点。从形象上看，五脏属于实体性器官；从功能上看，五脏主"藏精气"，即生化和贮藏气血、津液、精气等精微物质，主持复杂的生命活动。所以《素问·五脏别论》说："五脏者，藏精气而不泻也，故满而不能实。"满，指精气盈满；实，指水谷充实。满而不能实，就是说五脏贮藏的都是精气，而不是水谷或代谢后的糟粕。所谓"腑"通"府"，有府库之意。从形象上看，六腑属于中空管腔性器官；从功能上看，六腑主"传化物"，即受纳和腐熟水谷，传化和排泄糟粕，主要是对饮食物起消化、吸收、输送、排泄的作用。所以《素问·五脏别论》说："六府者，传化物而不藏，故实而不能满也。"六腑传导、消化饮食物，经常充盈水谷，而不贮藏精气。因传化不藏，故虽有积实而不能充满。所谓奇恒之腑，是指不同于六腑的腑。奇者异也，恒者常也。由于奇恒之腑形多中空、与腑相近，又内藏精气而类于脏，似脏非脏，似腑非腑，故被称为"奇恒之腑"。《素问·五脏别论》说："脑、髓、骨、脉、胆、女子胞，此六者，地气之所生也，皆藏于阴而象于地，故藏而不泻，名曰奇恒之府。"

脏腑学说研究的对象，除内脏的生理功能外，还包括脏腑与形体、官窍之间的相互联系。所谓"形体"，其广义者，泛指具有一定形态结构的组织，包括头、躯干和脏腑在内；其狭义者，指皮、肉、筋、骨、脉 5 种组织结构，又称为五体。所谓"官窍"，官指机体有特定功能的器官，如耳、目、口、鼻、舌，又称为五官，它们分属于五脏，为五脏的外候。窍，有孔穴、苗窍之意，是人体与外界相通连的窗口。窍有七窍、九窍之称，七窍指头面部七个孔窍(眼二、耳二、鼻孔二、口)。九窍又称为九官，指七窍加前阴、后阴而言。官必有窍，窍多成官，故官窍并称。

中医学对脏腑生理、病理的认识，古称"藏象"。"藏"是指藏于体内的脏腑，"象"是指人体内在脏腑的生理功能和病理变化反映于机体外部的征象。

"藏象"一词，蕴含了中医学认识人体脏腑生理功能独特的思维方法，它依据"有诸内必形诸外"的原理，运用"司外揣内"的法则，通过人体反映于外的征象来考察人体内在脏腑的变化。因此，藏象是指隐藏在人体内部的脏腑，其生理功能、病理变化表现于外的征象。藏象学说是通过对人体表现于外的生理、病理现象的观察,来探求人体内部各脏腑组织的生理功能、病理变化及其相互关系的学说。

藏象学说的特点:主要是以阴阳五行学说为指导的五脏中心论。藏象学说受阴阳学说的影响,以阴阳来区分脏腑,脏为阴,腑为阳,一阴一阳配一脏一腑,由经络相互络属而成表里。又以五行学说为指导,将脏腑概括为五大系统。五脏各有外候与形体诸窍形成特定的联系,与精神情志有密切的关系。脏腑的生理功能相互协调、相互为用,并与自然界的变化息息相关,以保持机体内外环境的相对平衡与稳定。如肝与胆相表里,足厥阴肝经与足少阴胆经的经脉相互络属,肝开窍于目,主筋,其华在爪,在志为怒。肝、胆、目、筋、爪构成肝系统,将情志变化的"怒"分属于肝,将五行中的木配属于肝。且依据五行归类进行推衍,即心属火、肺属金、脾属土、肝属木、肾属水。藏象学说中的脏腑,其名称多与现代医学的脏器相同,也具有一定的现代解剖学概念,同时在功能上部分还具有现代医学中生理学、病理学的含义。如肾不但是解剖学意义上的"肾",更主要的是具有藏精、主生长发育与生殖、主水、主纳气、主骨生髓等生理功能。肾与膀胱相表里,肾、膀胱、骨、髓、脑、发、耳、二阴构成了肾系统。肾的病证可见生长发育迟缓、阳痿不育或宫寒不孕、水肿气喘、骨软无力、头晕健忘、发白早脱、耳鸣耳聋、二便失常等病理表现。

总之,中医学认为人体是以五脏为中心,结合六腑、奇恒之腑、气、血、精、津液、形体、官窍,通过经络相互络属共同组成的一个有机整体。同时气、血、精、津液周流全身,又是脏腑、经络等组织器官进行生理活动的物质基础。脏、腑、气、血、精、津液、形体、官窍的生理功能相互协调、相互为用,以维系体内外环境的相对平衡和稳定,维持人体的正常生命活动。

第一节　五　脏

心、肺、脾、肝、肾称为五脏,加上心包络称为六脏。但习惯上把心包络附属于心,称五脏即概括了心包络。五脏具有化生和贮藏精气的共同生理功能,同时又各有专司,且与躯体官窍有着特殊的联系,形成了以五脏为中心的特殊系统。其中,心的生理功能起着主宰作用。

一、心

心位于胸中,有心包卫护于外。心为五脏之首,是人体生命活动的主宰。心的主要功能,是主血脉和主神志。心在体合脉,开窍于舌,在志为喜,在液为汗,其华在面。

（一）生理功能

1. 主血脉　血指血液;脉指脉管,是血液运行的通道。心主血脉,包括主血和主脉两方面,是指心有推动血液在脉管中运行以营养全身的功能。心与脉直接相连,互相沟通,血液在心和脉中不停地流动,周而复始,如环无端。心、脉、血三者共同组成一个循环于全身的系统,其中心起着主导作用。血液在脉管内正常运行,主要依赖于心气的推动,同时还有赖于血液的充盈和脉道的通利。心气充沛,血脉充盈,血行流畅,则脉象和缓有力;心气不足,血脉空虚,血流不畅,则脉象细弱无力;血脉瘀阻,则脉象涩、促、结、代。

2. 主神志　亦称主神明、心藏神。神有广义和狭义之分。广义的神是指人体生命活动的外在表现。心对人体生命活动起着主宰的作用,人体的五脏六腑在心的指挥和调节下,彼此协调,才能共同完成人体的生命活动。狭义的神是指人的精神、意识、思维活动。神志与五脏有关,但主要归属为心的生理功能。血液是神的主要物质基础,心主神的功能与心主血脉的功能密切相关。心的气血充盈,血行畅通,则神志清晰,思维敏捷,精力充沛。若心的气血不足,血行迟缓,则可出现精神萎靡,反应迟钝,甚至神志恍惚等。

（二）与体窍志液等的关系

1. 在体合脉　心合脉,指全身血脉都归属于心。

2. **在窍为舌**　心经的别络上系舌本,心的气血与舌相通,舌的功能是主司味觉和表达语言,其功能的正常发挥有赖于心主血脉和主神志的功能。心的气血充足,则舌体红润灵活,味觉灵敏,语言流利。若心有病变,亦可从舌上反映出来,故称"心开窍于舌"。

3. **在志为喜**　喜为心之志,心的生理功能与精神情志"喜"有关。一般来说,喜有益于心的功能。若暴喜或喜乐过度,则可使心神受伤,心气涣散,即喜则气缓,神志不宁,甚或伤及五脏。

4. **在液为汗**　汗为津液化生,津液是血的重要组成部分,血为心所主,故称"汗为心之液"。

5. **其华在面**　"华"是光彩的意思。心的功能正常与否,可以从面部的色泽反映出来。心气旺盛,心血充盈,则面部红润光泽。

附:心包络

心包络,简称心包,是心的外围组织,具有保护心脏的作用。在经络学说中,手厥阴心包经与手少阳三焦经相表里,故心包络亦被视为脏。若外邪侵犯心脏时,常先侵犯心包,心包受邪,又必然会影响心的功能而出现心的症状。如高热引起的神昏谵语等症,称为"热入心包";痰浊引起的神志异常,称为"痰蒙心包"或"痰迷心窍"。

二、肺

肺位于胸中,上通喉咙。肺的主要生理功能是主气、司呼吸,主宣发肃降,通调水道,朝百脉,主治节。肺外合皮毛,开窍于鼻,在志为忧,在液为涕,其华在毛。

(一) 生理功能

1. **主气、司呼吸、主声音**　肺主气,包括主一身之气和呼吸之气两方面。肺主一身之气,指肺有主持、调节全身之气的作用。肺主呼吸之气,指肺通过呼吸,进行着体内外的气体交换,呼浊吸清,以保证人体新陈代谢的正常进行。

肺司呼吸,指肺有呼吸功能。呼吸功能是肺主气作用的基础。肺的呼吸功能正常,才能保证气的生成,促使气机调畅。若肺的呼吸功能减弱,影响宗气的生成和气的运动,可出现呼吸无力、气短、懒言、语音低微等气虚证候;若肺的呼吸功能丧失,其主气功能无法行使,生命活动也就终结。

肺与咽喉相通,"咽喉为肺之门户"。咽喉的通气和发音,都依赖于肺气的作用。肺气和则呼吸利,声音能彰;若肺有病变,可出现喉痒、音哑等。

2. **主宣发肃降,通调水道**　"宣发",即宣布发散,指肺气向上升宣和向外布散的作用。肺主宣发的功能有三:一是通过肺排出体内的浊气;二是将脾转输至肺的水谷精微和津液布散于全身,外达于皮毛;三是宣发卫气,调节腠理的开合,将津液的代谢产物化为汗液排出体外。若肺气失宣,可出现呼气不利、胸闷、咳嗽、鼻塞、无汗等。

肃降即清肃下降,指肺气向下通降和使呼吸道保持洁净的作用。肺主肃降的功能亦有三:一是通过肺气的下降作用,能充分吸入自然界的清气;二是将吸入的清气和由脾转输至肺的津液、水谷精微向下布散;三是肃清肺和呼吸道内的异物,保持洁净。若肺失肃降,可出现呼吸短促、喘息、咳痰。

宣发与肃降,生理上相互协调、相互制约,病理上相互影响。

通调水道,"通调"即疏通调节,"水道"即水液运行的通道。肺通过宣发和肃降对体内水液的输布、运行和排泄起着疏通和调节作用,称为肺主通调水道。肺气宣发,将水液布散全身,并调节汗液的排泄;肺气肃降,将水液向下输送,经肾和膀胱的气化作用,生成尿液排出体外。若肺失宣降,则通调功能失调,可发生水液停聚而生痰、生饮,甚则水肿。

3. **朝百脉,主治节**　肺朝百脉,指全身的血脉都朝会于肺,也就是指全身的血液都通过百脉汇聚于肺,通过肺的呼吸作用进行气体交换,然后在心气和肺气的共同作用下输布全身。

治节**即治理调节,指肺具有治理调节全身脏腑及其功能的作用。肺主治节的功能有四:一是肺主呼吸,人体的呼吸运动是有节律的一呼一吸;二是随着肺的呼吸运动,调节全身之气的升降出入运动;三是通过调节气的升降出入运动,辅助心脏,推动和调节血液的运行;四是肺的宣发和肃降,治理和调节津液的输布、运行和排泄。

(二) 与体窍志液等的关系

1. **在体合皮**　皮毛,包括皮肤、汗腺、毫毛等组织,为一身之表,依赖于肺所宣发的卫气和津液的**温养与润泽**,是人体抵御外邪的第一道屏障。

2. **在窍为鼻**　肺主呼吸,鼻联于肺,是呼吸出入的门户,故鼻为肺窍。鼻的通气和嗅觉功能,主要依赖于肺气的作用。肺气和调,呼吸通利,嗅觉才能正常。外邪袭肺,多从鼻而入,故称"肺开窍于鼻"。

3. **在志为忧**　忧、悲为肺之志。忧、悲则气消,易于伤肺;而肺虚时,也易产生忧、悲的情绪。

4. **在液为涕**　涕源于鼻,鼻为肺窍,故肺有病变,可反映于涕。

5. **其华在毛**　肺宣发卫气,输布水谷精微以温养和润泽皮毛。

三、脾

脾位于中焦,主要功能是主运化、升清和统摄血液。脾主肌肉、四肢,开窍于口,在志为思,在液为涎,其华在唇。

(一) 生理功能

1. **主运化**　运即转运输送,化即消化吸收。脾主运化,是指脾具有把水谷化为精微,并吸收转输至全身的生理功能,包括以下两方面。

(1) 运化水谷:指对饮食物的消化、吸收。饮食入胃,脾助胃将水谷化为精微,后经过脾的转输和散精功能,将水谷精微布散全身,以营养五脏六腑及各组织器官,故称"脾为后天之本""气血生化之源"。若脾运化功能失常,可出现食欲缺乏、腹胀、便溏等。

(2) 运化水液:指脾对水液的吸收、转输和布散作用。脾将饮食物水谷中的水液,清者吸收散精于肺而布散全身;多余或含浊的水液,通过脾的运化、肺的通调、肾的气化共同作用而排出体外。若脾运化水液的功能减退,水湿停滞,可产生湿、痰、饮等病理产物,出现痰饮、喘咳、泄泻、水肿等。

2. **主升清**　脾主运化的功能,主要依赖于脾气的作用。脾气的运行特点,以上升为主,故称"脾气主升""脾以升为健"。水谷精微等营养物质,称之为"清"。脾气将水谷精微上输于心、肺、头、目,通过心肺的作用化生气血以营养全身。脾气的升举,还具有防止人体内脏下垂的作用。若脾不升清,可出现神疲乏力、头目眩晕、腹胀腹泻、脱肛或内脏下垂等病证。

3. **主统血**　脾统血,指脾具有统摄血液在经脉中运行,防止溢出脉外的功能。脾能统血,是由于脾为气血生化之源,气能摄血。如脾气健运,则气血充盈,气的固摄作用健全,血液不致外溢;若脾失健运,脾气的固摄功能减退,血不归经而导致出血,称为"脾不统血",多见于慢性出血的病证。

(二) 与体窍志液等的关系

1. **在体合肉、主四肢**　脾主运化,为气血生化之源,全身的肌肉、四肢都要依赖脾所运化的水谷精微来充养。因此,肌肉的丰满或瘦削、四肢的运动正常与否,与脾气的盛衰密切相关。脾气健运,营养充足,则肌肉丰满、壮实,四肢轻劲有力。

2. **在窍为口**　脾开窍于口,是指食欲、口味与脾的运化功能有关。脾气健运,食欲旺盛,口味正常。

3. **在志为思**　思为脾之志。思虑过度,所欲不遂,可导致气滞、气结,影响脾的运化和升清。

4. **在液为涎**　涎为口津,可润泽口腔,帮助吞咽和消化。

5. **其华在唇**　口唇色泽能反映出脾主运化的功能和化生气血的状况。脾气健运,则口唇红润有光泽。

四、肝

肝位于胁部,肝的主要生理功能是主疏泄和主藏血。肝开窍于目,主筋,在志为怒,在液为泪,其华在爪。

(一) 生理功能

1. 主疏泄　"疏"即疏通,"泄"即升发、开泄。肝主疏泄,是指肝具有疏通、条达、升发的特性,调畅人体全身气机的功能。气机,即气的升降出入运动。气的升降出入运动协调平衡,称为"气机调畅",是保证机体多种生理功能正常发挥的重要条件。肝的疏泄功能表现在以下几方面。

(1) 调畅气机:肝主疏泄直接影响气机调畅,所以,肝的疏泄功能,协调气血的正常运行。肝的疏泄功能正常,气血和调。肝的疏泄功能异常,一方面表现为疏泄不及,使气机郁结,若气行阻滞,则胸胁、两乳或少腹胀痛不适;若血行瘀阻,则胸胁刺痛,或成癥积、肿块。另一方面表现为升发太过,令肝气上逆,可见面红目赤、头目胀痛、烦躁易怒,血随气逆,可见吐血、咯血甚则薄厥。

(2) 调节情志:人的精神情志活动,除了由心所主之外,还与肝的疏泄功能密切相关。肝的疏泄功能正常,气机调畅,气血和调,则精神愉快,心情舒畅。若肝的疏泄功能失常,气机失调,就可引起情志的异常变化,常表现为抑郁和亢进两方面。肝气抑郁则见胸胁胀满、郁闷不乐、多疑善虑等;肝气亢盛则见急躁易怒、失眠多梦、头胀头痛、目眩头晕等。另外,情志活动异常,又常常影响肝的疏泄,导致肝气郁结和疏泄太过的病变,故有"郁怒伤肝"之说。

(3) 促进消化:肝的疏泄功能正常,是保持脾胃升降协调的重要条件。肝失疏泄,可致脾胃升降失常,影响其纳运功能,出现嗳气、呕恶、腹痛、腹泻等症状;肝的疏泄还调节着胆汁的分泌与排泄,帮助脾胃对食物消化吸收,肝气郁结,影响胆汁的分泌与排泄,可出现口苦纳呆,甚或见黄疸等。

(4) 疏通水道:水液的运行有赖于气的推动,肝主疏泄,调畅气机,通利三焦,疏通水道。若肝失疏泄,三焦气机阻滞,水道不利,水液不行,可见痰饮、水肿等病变。

(5) 调理冲任:冲脉为血海,其血量主要靠肝的疏泄来调节;任脉为阴脉之海,与肝经脉相通。肝的疏泄影响着冲任二脉的通利协调。肝的疏泄正常,则任脉通利,冲脉充盈,月经应时,孕育正常;肝失疏泄,则冲任失调,气血不和,可致经行不畅、痛经、经闭、不孕等。

2. 主藏血　肝藏血,指肝具有贮藏血液、调节血量及防止出血的功能。肝内贮藏血液,首先可濡养自身,以制约肝阳,避免肝阳升腾太过、亢逆为害。其次能调节人体各部分的血量分配,当活动剧烈或情绪激动时,肝就把贮藏的血液向外输布;而安静休息及情绪稳定时,外周的血液需用量相对减少,部分血液便归藏于肝。此外,肝藏血还有防止出血的作用。肝藏血的功能失常,可致血液亏虚或血液妄行,还可引起机体许多部位血液濡养不足的病变。

(二) 与体窍志液等的关系

1. 在体合筋　筋即筋膜。有连接和约束骨节、肌肉,主持运动的功能。筋司运动,有赖于肝血的滋养。肝血充盈,筋得所养,关节运动灵活有力。

2. 在窍为目　肝的经脉上联目系,目的视力有赖于肝气疏泄和肝血濡养,肝的功能正常与否,可表现在目的病变上,故有"肝开窍于目""目为肝之外候"之说。

3. 在志为怒　怒为肝之志。怒则气上,突然大怒或经常发怒,可致肝的阳气升发太过而伤肝;反之,肝的阴血不足,肝的阳气升发太过,若稍有刺激即易发怒。

4. 在液为泪　肝开窍于目,泪从目出,泪有濡养、滋润、保护眼睛的功能,故泪为肝之液。

5. 其华在爪　肝血养筋,爪为筋之余,故肝血的盛衰可影响爪甲的荣枯。肝血充足,则爪甲坚韧明亮,红润光泽。

五、肾

肾位于腰部,故称"腰为肾之府"。肾的主要生理功能是藏精,主水,主纳气。肾主骨生髓,开窍于耳和二阴,在志为恐,在液为唾,其华在发。

（一）生理功能

1. 主藏精　肾藏精,是指肾对精气有摄纳、贮存、封藏的生理功能。肾所藏的精,按其来源可分为先天之精和后天之精。先天之精禀受于父母,是形成生命的原始物质,与生俱来,具有促进生长发育和生殖的功能,所以说"肾为先天之本"。后天之精指出生之后,摄入的饮食物经脾胃运化而生成的水谷精微及脏腑在生理活动中化生出的精气,是维持人体生命活动的基本物质。先天之精与后天之精是相互依存、相互为用的。先天之精依赖于后天之精的不断培育和充养,才能充分发挥其生理功能;后天之精又必须依赖于先天之精的活力资助,才能不断地摄入和化生。两者相辅相成,共同维持人体的生命活动和生殖能力。

精能化气,气能生精,肾精所化之气,称为肾气。肾精和肾气互生互化,互为体用,密不可分,常合称为"肾中精气"。肾所藏精气的主要功能是主持人体的生长、发育和生殖。

肾中精气是人体生命活动之本。从阴阳属性的角度,可把肾中精气的生理功能概括为肾阴和肾阳两方面:对人体各脏腑组织器官起滋养、濡润作用的称为肾阴;对人体各脏腑组织器官起推动、温煦作用的称为肾阳。肾阴和肾阳,是人体各脏阴阳的根本,又称元阴和元阳、真阴和真阳。肾阴和肾阳之间相互制约、相互依存、相互为用,维持着肾脏本身及各脏的阴阳相对平衡。若这种相对平衡遭到破坏而又不能自行恢复时,则可形成肾阴虚、肾阳虚或肾阴阳两虚的病理状态。若肾阴不足,则虚热内生,可见五心烦热、潮热盗汗,头晕目眩或男子遗精,女子梦交,舌红少津,脉细数等;若肾阳不足,则阴寒内盛,可见形寒肢冷、腰膝冷痛,小便频数,阳痿早泄,宫寒不孕等。由于肾阴、肾阳为其他脏腑阴阳的根本,若其他脏腑有病,发生阴阳失调,日久必然影响于肾,导致肾中精气损伤,所以临床有"久病及肾"之说。

2. 主水　肾主水,是指肾具有主持和调节人体水液代谢的功能。人体的水液代谢与肺、脾、肾三脏有关,但主要是肾对水液的蒸腾气化作用。肺的通调,脾的运化,均有赖于肾的气化作用,尿液的生成和排泄更与肾的气化直接相关。因此,肾中精气的蒸腾气化,主宰着整个水液代谢。若肾的气化失常,开合不利,可致少尿、水肿等。若气不化水,关门失约,可致小便清长、尿多、尿频等。

3. 主纳气　肾主纳气,是指肾具有摄纳肺所吸入之清气而行调节呼吸的功能。人的呼吸虽为肺所主,但吸入之气必须下归于肾,由肾为之摄纳,呼吸才能通畅、调匀。只有肾气充足,摄纳正常,才能使肺的气道通畅,呼吸均匀。若肾气虚,摄纳无权,则见呼多吸少,呼吸困难,动则气喘,称"肾不纳气"。

（二）与体窍志液等的关系

1. 在体合骨　肾主骨生髓,是指肾精具有促进骨骼生长发育和滋生骨髓、脊髓和脑髓的作用。骨、髓、脑的生成及其功能,都与肾精有密切关系。肾藏精,精能生髓,髓居骨中,骨赖髓以充养。肾精充足,则骨髓生化有源,骨髓充盈,骨骼得髓滋养而发育正常,坚强有力。髓除骨髓外,还有脊髓、脑髓,均由肾中精气所化生。脊髓上通于脑,脑为髓海,由髓聚而成,所以脑的功能与肾有关。齿为骨之余,也由肾中精气所充养。牙齿的生长与脱落,与肾中精气的盛衰密切相关。肾中精气充足,牙齿坚固而不易脱落。

2. 在窍为耳和二阴　耳的听觉功能主要依赖肾中精气的充养。肾中精气充盈,髓海得养,则听觉灵敏;肾中精气虚衰,髓海失养,则听力减退,耳鸣耳聋,故说"肾开窍于耳"。二阴,即前阴和后阴。前阴包括尿道和外生殖器,是排尿和生殖的器官;后阴即肛门,是排泄粪便的通道。尿液的排泄虽属膀胱的功能,但必须依赖肾的气化才能完成。粪便的排泄虽属大肠的传化功能,但亦与肾的气化有关。

3. 在志为恐　恐为肾之志,恐则气下,易于伤肾,使肾气不固,可致二便失禁。

4. 在液为唾　唾为肾精所化,咽唾可滋养肾精。多唾或久唾,则耗损肾精。

5. 其华在发　发的生长依赖于精血的滋养。肾藏精,精能化血,精血充足,发长而润泽,故说"肾其华在发"。由于发有赖于血的濡养,故又称"发为血之余"。

第二节　六　腑

六腑是胆、胃、小肠、大肠、膀胱、三焦的总称。它们的共同生理功能是"传化物",其生理特点是"泻而不藏""实而不能满"。饮食物入口,通过食管入胃,经胃的腐熟下传于小肠,经小肠的分清泌浊,其清者(精微、津液)由脾吸收,转输于肺,而布散全身,以供脏腑经络生命活动之需要;其浊者(糟粕)下达于大肠,经大肠的传导,形成大便排出体外;而废液则经肾之气化形成尿液,渗入膀胱,排出体外。

六腑的生理特性是受盛和传化水谷,具有通降下行的特性。每一腑都必须适时排空其内容物,才能保持六腑通畅,功能协调,故有"六腑以通为用,以降为顺"之说。突出强调"通""降"二字,通和降的太过与不及均属于病态。

一、胆

胆附于肝,为六腑之一,又属奇恒之腑。胆的主要生理功能是贮存、排泄胆汁和主决断。

(一) 贮存、排泄胆汁

胆汁生成于肝,为肝之余气所化,贮存于胆。胆汁依赖肝的疏泄,注入小肠,以助食物的消化,使脾胃的运化功能得以正常进行。肝的疏泄正常,胆汁排泄畅达,脾胃运化健旺。肝的疏泄失职,胆汁排泄不利,可影响脾胃运化;还可导致胆汁上逆而口苦、呕吐黄绿苦水;胆汁外溢则出现黄疸。

(二) 主决断

胆主决断是指胆具有判断事物、做出决定措施的功能。胆与肝相表里,肝主谋虑、胆主决断的功能必须相互配合,才能做出正确的决断。若胆气豪壮,则善于应变,判断准确,当机立断;若胆气虚弱,则善恐易惊,胆怯怕事,谋虑不决。

胆的形态似腑,胆汁直接帮助食物的消化,故为六腑之一。因胆藏精汁,而无传化水谷的功能,故又属奇恒之腑。

二、胃

胃位于膈下,上口为贲门接食管,下口为幽门通小肠。胃分三部,分别称为上脘、中脘、下脘,合称胃脘。胃的主要生理功能是受纳、腐熟水谷和主通降。

(一) 受纳、腐熟水谷

受纳即接受、容纳,腐熟指水谷经胃初步消化后变成食糜的过程。水谷入口,经过食管,容纳于胃,故称胃为"水谷之海"。水谷经过胃的腐熟,下传于小肠,其精微经脾的运化而营养全身。若胃受纳、腐熟水谷的功能失调,可出现胃脘胀痛,纳呆厌食,嗳腐食积,或多食善饥等。

(二) 主通降

胃主通降,是指胃具有使食糜向下输送至小肠、大肠,并促使糟粕排泄的功能。胃气以降为和,以通为用,从而保证水谷的不断下输和消化吸收。胃主降浊是其受纳的前提。若胃失通降,则胃气郁滞,可出现脘胀食减,大便秘结,还可导致胃气上逆而发生嗳气、呕逆等。

三、小肠

小肠位于腹中,上端接幽门与胃相通,下端接阑门与大肠相连。小肠的主要生理功能是受盛化物和泌别清浊。

(一) 受盛化物

受盛,即接受,以器盛物之意。化物,具有彻底消化、化生精微之意。小肠受盛化物是指小肠接受经胃初步消化的食物后,须让食物在小肠停留一定的时间,以利进一步消化吸收,并将水谷化为精微,分成清浊两部分。

(二) 泌别清浊

泌即分泌,别即分别。泌别清浊,是指小肠对食物进一步消化的同时,进行分清别浊的功能。其中清者,即精微物质,经脾上输于肺,以营养全身;浊者,即食物残渣糟粕,下输大肠,形成粪便;并将剩余的水液经肾的气化渗入膀胱,形成尿液,故有"小肠主液"之说。如小肠有病,除影响消化吸收功能外,还会出现大小便的异常。

四、大肠

大肠亦位于腹中,上端在阑门处与小肠相接,下端紧接肛门。大肠的主要生理功能是传化糟粕。传化,即传导、变化。大肠接受小肠下输的食物残渣,向下传导;同时吸收其中的部分水液,将糟粕变化为粪便,经肛门排出体外。大肠的功能失调,主要表现为传导失常和粪便的改变,如腹胀、腹泻、痢疾或便秘等。

五、膀胱

膀胱位于小腹。膀胱的主要生理功能是贮存和排泄尿液。水液经肾的气化生成尿液,下输于膀胱。当膀胱内的尿液贮存到一定量时,再经肾和膀胱的气化作用而排出体外。若膀胱气化失常,可出现小便不利或癃闭;若膀胱失去约束,又可见尿频、尿失禁等。

六、三焦

三焦的含义有二:其一为六腑之一;其二为单纯的部位概念。

(一) 六腑三焦的生理功能

作为六腑之一,三焦的主要生理功能是通行元气和运行水液。

1. 通行元气　元气是人生命活动的原动力,根源于肾,通过三焦而充沛于全身,所以说三焦是元气运行的通道。三焦通行元气的功能,关系到全身的气化作用。

2. 运行水液　三焦具有疏通水道、运行水液的作用,是水液升降出入的通路。三焦的水道通利,水液才能正常代谢。

(二) 部位三焦的功能特点

作为部位的概念,三焦是上、中、下三焦的合称。上焦、中焦、下焦的划分和各自的功能特点如下。

1. 上焦如雾　上焦为膈以上,包括心、肺和头部。上焦主宣发卫气,输布水谷精微和津液,发挥营养和滋润作用,如雾露之溉,故称"上焦如雾"。

2. 中焦如沤　中焦为膈以下、脐以上的部分,包括脾、胃。中焦主受纳腐熟水谷,运化水谷精微和津液,化生气血,如酿酒一样,故称"中焦如沤"。

3. 下焦如渎　下焦为脐以下,包括肝、肾、小肠、大肠、膀胱、女子胞和阴部。其中的肝按其部位应归中焦,但因其生理功能和肾关系密切,一同划归下焦。下焦主泌别清浊、排泄糟粕和尿液,有如水浊不断向下疏通、向外排泄一样,故称"下焦如渎"。

第三节 奇 恒 之 腑

脑、髓、骨、脉、胆、女子胞,总称为奇恒之腑。由于它们的形态似腑、多为中空的管腔性器官,而功能似脏,都是贮藏阴精的器官,似脏非脏,似腑非腑,故名奇恒之腑。其中除胆为六腑之外,其余的都没有表里配合,也没有五行的配属,但与奇经八脉有关。脑、髓、骨、脉、胆、女子胞六者之中,胆既属于六腑,又属于奇恒之腑,已在六腑中述及;骨、髓和脉分别于肾、心的有关内容中介绍;故本节只叙述脑、女子胞两者。

一、脑

脑位于颅内,由髓汇集而成。脑的主要生理功能是主精神、意识、思维和感觉,古人有"脑为元神之府"的论述。但以五脏为中心的藏象学说,将脑的功能分属五脏而统归于心。因此,对于精神、意识、思维、情志方面的病证,常以心为主,按照五脏功能来辨证论治。

二、女子胞(附:精室)

女子胞,又称胞宫,主要指子宫、卵巢,位于小腹内,为女性的生殖器官。其主要生理功能是主月经和孕育胎儿。

(一) 主月经

女子到 14 岁左右,肾中精气旺盛,天癸至,任脉通,太冲脉盛,女子胞发育成熟,月经来潮。到 40 多岁,肾中精气渐衰,天癸渐绝,冲、任二脉的气血也逐渐衰少,月经紊乱,而至绝经。所以,女子胞在女子发育成熟后主月经,它和肾、天癸、冲脉、任脉的关系密切并受其制约和调节。

(二) 孕育胎儿

月经正常来潮后,女子胞就具备了生殖和养育胎儿的能力;受孕之后,女子胞就成为保护胎元、孕育胎儿的主要器官。

附:精室

奇恒之腑在女子为六个,而在男子为五个,其实,男女皆有"胞",不应只将女子胞规定为奇恒之腑之一。为了弥补男子的奇恒之腑也有六个,明清医家加了"精室"。

精室又名男子胞,为生殖之精的产生和贮藏之处。位置在直肠之前,膀胱之后,关元和气海之间,主要包括现在解剖学所说的睾丸、附睾、前列腺和精囊腺等。精室与肾相通,为肾之外系——睾丸之所系。督脉、任脉、冲脉同起于此。其主要生理功能是产生生殖之精和分泌排泄精液,故精室的功能主要与肝、肾二脏及督脉、任脉、冲脉的关系密切。

第四节 脏腑之间的关系

人是一个有机的整体,脏与脏、脏与腑之间在生理上相互关联,在病理上相互影响。

一、脏与脏的关系

(一) 心与肺

心与肺之间的关系,主要是气和血的关系。

心主血脉,上朝于肺;肺主宗气,贯通心脉。血的运行虽为心所主,但必须依赖肺气的推动;宗气要贯通心脉,又必须得到血的运载,才能敷布全身。肺朝百脉,助心行血,是血液正常运行的必要条件;而只有正常的血液循行,才能保证肺司呼吸的正常进行。由于宗气具有贯心脉、行呼吸的功能,从而加强了血液循行和呼吸之间的密切联系。若肺气虚弱,宗气不足,则运血无力,心血瘀阻;若心气不足,心阳不振,血行不畅,则肺失宣降,肺气上逆。

(二) 心与脾

心与脾之间的关系,主要是血液的生成和运行的关系。

心血赖脾气健运以化生,而脾气的运化功能又赖心血的滋养和心阳的推动。血在脉内循行,既赖心气的推动,又靠脾气的统摄,使血行脉中而不致溢出脉外。若思虑过度,不仅暗耗心血,而且影响脾的运化功能;若脾气虚弱,化源不足,或脾不统血,血液妄行,可致心血不足;若心血不足,无以滋养于脾,又可致脾气虚弱;最终均可形成心脾两虚证。

(三) 心与肝

心与肝之间的关系,主要表现在血液和情志两方面。

心主血,是全身血液运行的枢纽;肝藏血,是贮藏血液和调节血量的场所,两者互相配合,以完成生理的血液环流。全身血流充盈,则肝有所藏,心有所主。若血液不足,则肝无所藏,心无所主,故心血不足与肝血亏虚往往并见。

心主血,肝主疏泄,肝的疏泄功能正常,血行不致瘀滞,有助于心血运行;而心血充足,肝血亦旺,肝得阴血濡养,疏泄才能正常。

心藏神,主持精神活动,肝主疏泄,调畅情志。人的精神活动虽由心所主,但与肝的疏泄功能亦密切相关,只有在肝的疏泄功能正常、气机调畅的情况下,气血平和,心情舒畅,精神活动才能正常。血液是精神的物质基础,心、肝都赖血液的滋养。心、肝又常以阳用事,情志所伤,多易化火伤阴。

(四) 心与肾

心与肾的关系主要体现在水与火、精与血两方面。

心在五行属火,位居于上而属阳;肾在五行属水,位居于下而属阴。从阴阳、水火的升降理论来说,在下者以上升为顺,在上者以下降为和。心火必须下降于肾,与肾阳共同温煦肾阴,使肾水不寒;肾水必须上济于心,与心阴共同涵养心阳,使心火不亢。心肾阴阳升降的动态平衡,维持着心肾功能的协调,称为“心肾相交”或“水火既济”。心肾阴阳升降的平衡失调,心肾的功能就会失去协调,而发生病变。若肾阴不足,不能上济于心,而导致心火偏亢,称为“心肾不交”;若心阳不振,不能下温于肾,而导致水寒不化,上凌于心,称为“水气凌心”。

心主血,肾藏精,精血可相互资生、相互转化。

(五) 肺与脾

肺与脾的关系主要体现在气的生成和水液代谢两方面。

肺吸入的自然界清气和脾运化的水谷精气,是构成人体之气的主要部分,所以,气的生成与脾、肺两脏关系密切。肺气有赖于脾所运化的水谷精微以充养;脾所运化的水谷精微则需肺气的宣降而输布全身。若脾气不足,则肺失滋养;反之,肺气不足,病久也可影响及脾,终致肺脾两虚。

肺主宣降,通调水道,脾主运化水液,共同参与水液代谢。肺的宣降和通调,有助于脾的运化;脾转输水液于肺,是肺通调水道的前提,也是肺中津液的来源。若脾失健运,水液停聚,则生痰成饮,影响肺的宣降而咳喘痰多,故有“脾为生痰之源,肺为贮痰之器”之说。

(六) 肺与肝

肺与肝的关系,主要表现在气机的调节方面。

肺居上焦,其气肃降,肝居下焦,其气升发;肝升肺降,相互协调,以维持人体气机的升降运动。若肝升太过,或肺降不及,则气火上逆致咳逆上气,甚则咯血,称“肝火犯肺”;反之,肺失清肃,也可引起肝失疏泄,气机不畅,症见咳嗽的同时,还可见胸胁胀痛、头晕目眩等。

(七) 肺与肾

肺与肾的关系主要体现在水液代谢和呼吸运动两方面。

肾主水,肺为水之上源。肺的宣降和通调水道,有赖于肾的蒸腾气化;肾主水的功能,有赖于肺的宣降和通调水道。若肺失宣降,通调失职,必累及于肾,可致尿少、水肿;若肾的气化失司,关门不利,则水泛而肿;肾失气化,必然影响肺气肃降,可见喘促、咳逆不得平卧。

肺司呼吸,肾主纳气,肺的呼吸功能需肾的纳气功能协助。肾气充盈,吸入之气才能经肺之肃降下纳于肾,故有"肺为气之主,肾为气之根"之说。若肾气虚衰,摄纳无权,或肺气久虚,久病及肾,肾不纳气,皆可出现呼多吸少、气不得续、动则气喘的"肾不纳气"之证。

此外,肺、肾两脏的阴液还有相互资生的关系,临床上肺阴虚可伤及肾阴,肾阴虚可影响肺阴,常常形成肺肾阴虚。

(八) 肝与脾

肝与脾的关系主要表现在饮食物的消化和血液化生两方面。

肝之疏泄可协调脾胃的升降,有助于脾胃的消化。若肝失疏泄,则影响脾胃的运化,形成肝脾不调的病证,可见精神抑郁、胸胁胀满、不思饮食等。

脾生血统血,肝藏血。肝血有赖于脾气的化生,脾气健运,生血有源,统血有力,则肝血充足,方能贮藏血液,调节血量。若脾失健运,生血不足,或脾不统血,失血过多,均可致肝血不足,形成肝脾两虚。

(九) 肝与肾

肝与肾的关系主要表现在精与血互生和阴液互养两方面。

肝肾同居下焦,肝藏血,肾藏精。肝血有赖于肾精的滋养,肾精亦需肝血所化之精来不断填充。精能生血,血能化精,精与血都化源于脾胃运化的水谷精微,故有"精血同源""肝肾同源"之说。在病理上,肝肾亦相互影响,同盛同衰。若肾精亏损,可致肝血不足;若肝血不足,亦可致肾精亏损。

肝肾阴液息息相通,相互滋养。肾阴充盈,滋养肝阴,可制约肝阳使之不亢,称"水能涵木";肝阴又可资助肾阴再生,若肾阴不足,"水不涵木",可致肝阴不足,肝阳上亢。反之,肝火太盛,既可耗伤肝阴,又可下劫肾阴,形成肝肾阴虚的病理状态。

(十) 脾与肾

脾与肾的关系主要表现在先天与后天相互资生和水液代谢两方面。

脾为后天之本,肾为先天之本。脾主运化,化生精微,有赖于肾阳的温煦;肾藏精,肾中精气有赖于脾所运化的水谷精微的培育和充养。脾与肾之间存在着先天温养后天、后天滋养先天的关系。若肾阳不足,不能温煦脾阳;或脾阳久虚,进而损及肾阳,均可导致脾肾阳虚。

脾主运化水液,须有肾阳的温煦蒸腾气化;肾主水,又赖脾气的制约,脾肾两脏相互协调,共同完成水液代谢。脾虚不运或肾虚不化,均可致水肿、尿少。

二、脏与腑的关系

脏与腑之间的关系,主要是阴阳表里互相配合的关系。脏为阴,腑为阳;阳者为表,阴者为里。一脏一腑、一阴一阳、一里一表相互配合,由其经脉互为络属,使得脏与腑在生理功能上相互联系,病理变化上相互影响。

(一) 心与小肠

手少阴心之经脉属心络小肠,故心与小肠相表里。

表现在病理方面,如心有实火,可移热于小肠;小肠有实热,亦可循经上炎于心。

(二) 肺与大肠

手太阴肺之经脉属肺络大肠,故肺与大肠相表里。

肺气肃降,有助于大肠传导功能的发挥;大肠传导功能正常,亦有助于肺的肃降。若肺失肃降,津液不能下达,大肠传导功能受阻;反之,若大肠实热,腑气不通,又可影响肺的肃降。

（三）脾与胃

足太阴脾之经脉属脾络胃，故脾与胃相表里。

脾与胃，运纳协调，升降相因，燥湿相济，共同完成食物的消化吸收及水谷精微的输布，以滋养全身，化生气血、津液，故称脾胃为"后天之本"。脾主运化，胃主受纳，两者相互为用，协调配合。脾主升清，胃主降浊，脾升胃降不仅是水谷精微输布和食物残渣下行的动力，而且是人体气机上下升降的枢纽。脾喜燥恶湿，胃喜润恶燥，两者必须燥湿相济，各得所宜，方能维持其功能正常，完成对饮食的纳运消化过程。脾与胃在病理上亦相互影响，若脾为湿困，运化失职，清气不升，即可影响胃的受纳与降浊；若饮食失节，食滞胃脘，浊气不降，亦可影响脾的运化与升清。

（四）肝与胆

足厥阴肝之经脉属肝络胆，故肝与胆相表里。

胆附于肝，胆汁来源于肝，胆汁的贮藏和排泄，有赖于肝的疏泄；而胆汁排泄畅通，有利于肝主疏泄功能的发挥。肝与胆在生理上密切相关，病理上互相影响。肝病及胆，胆病及肝，常肝胆同病。此外，肝主谋虑，胆主决断，谋虑后必当决断，而决断又来自谋虑，肝胆相济，勇敢乃成。

（五）肾与膀胱

足少阴肾之经脉属肾络膀胱，故肾与膀胱相表里。

肾与膀胱同居下焦。肾为水脏，膀胱为水腑。膀胱的贮尿和排尿功能，依赖于肾的气化和固摄作用。肾气充足，固摄有权，膀胱开合有度，则小便排泄正常。肾气不足，若膀胱气化不利，可见小便不利或癃闭；若膀胱失其制约，可见小便失禁、遗尿、尿频。

三、六腑之间的关系

六腑之间的关系，主要体现于饮食物的消化、吸收和废物排泄过程中的相互联系和密切配合。

饮食入胃，经胃的腐熟，下传于小肠。胆排泄胆汁进入小肠助消化。小肠泌别清浊，清者为水谷精微和津液，经脾的运化和转输，以营养全身；浊者为剩余的水液和食物残渣，水液经肾的气化，一部分渗入膀胱形成尿液，再经肾和膀胱的气化排出体外；食物残渣下传大肠，经大肠吸收水液和向下传导，形成粪便，排出体外。六腑传化水谷，需要不断地受纳、消化、传导和排泄，虚实更替，宜通而不宜滞，所以有"六腑以通为用""腑病以通为补"之说。

六腑之间在病理上亦相互影响，如胃有实热，消灼津液，可使大肠传导不利；大肠传导失司，亦可影响胃的和降，使胃气上逆。又如胆火炽盛，常可犯胃，使胃失和降；脾胃湿热，熏蒸肝胆，可使胆汁外溢，出现黄疸。

第五节　经　　络

经络学说是中医理论体系的重要组成部分，是研究人体经络系统的生理功能、病理变化及其与脏腑相互关系的学说。几千年来，经络学说一直指导着中医各科的临床实践，尤其在针灸、推拿等方面，有着十分重要的作用。

一、经络的含义

经络是运行全身气血、联络脏腑肢节、沟通上下内外的通路，是经脉和络脉的总称，是人体结构的重要组成部分。

"经"是经络系统的主干；"络"是经脉别出的分支。两者在体内的循行方向和分布深浅各不相同。从经络循行的走向来看，经脉是直行的干线，络脉是横行的分支；从经络分布的深浅来看，经脉分布在较深部位，络脉分布在较浅部位。经络内属于脏腑，外络于肢节，沟通于脏腑与体表之间，把人体的五脏六腑、四肢百骸、五官九窍、皮肉筋脉等组织联结成一个有机的整体,使人体各部的功能活动保持相对的协调和平衡。

二、经络系统的组成

经络系统是由经脉和络脉组成的。其中经脉包括十二经脉和奇经八脉,以及附属于十二经脉的十二经别、十二经筋、十二皮部。络脉有十五络、浮络、孙络等。如图 4-1 所示。

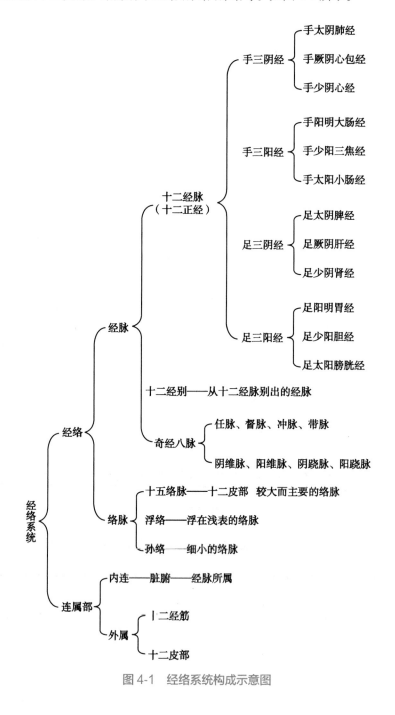

图 4-1　经络系统构成示意图

三、十二经脉

(一) 十二经脉的名称

十二经脉的名称是古人根据阴阳消长所衍化的三阴三阳,结合经脉循行于上肢和下肢的特点,以及与脏腑相属络的关系而确定的。

　　十二经脉是经络学说的主要部分。十二经脉即手三阴(肺、心包、心),手三阳(大肠、三焦、小肠),足三阴(脾、肝、肾),足三阳(胃、胆、膀胱)的总称,又称十二正经。它们是手太阴肺经、手厥阴心包经、手少阴心经、手阳明大肠经、手少阳三焦经、手太阳小肠经、足太阴脾经、足厥阴肝经、足少阴肾经、足阳明胃经、足少阳胆经、足太阳膀胱经。

　　十二经脉加上奇经八脉中的任、督二脉,合称十四经脉。十四经脉循行分布示意图如图4-2、图4-3、图4-4所示。

(二) 十二经脉在体表的分布规律

　　十二经脉纵贯全身,它们左右对称地分布于头面、躯干和四肢,在体表有一定的分布规律。

　　阴经属脏,分布于四肢的内侧和胸腹;阳经属腑,分布于四肢的外侧和头面、躯干。手经行于上肢,足经行于下肢。即手足三阳经在上、下肢的外侧,其排列次序为阳明在前,少阳居中,太阳在后。手足三阴经在上、下肢的内侧,其排列次序为太阴在前,厥阴居中,少阴在后。但足三阴经在小腿下半部和足背部,其排列次序为厥阴在前,太阴居中,少阴在后。至内踝上8寸处足厥阴经同足太阴经交叉后,循行在太阴和少阴之间,便成为太阴在前,厥阴居中,少阴在后(表4-1)。

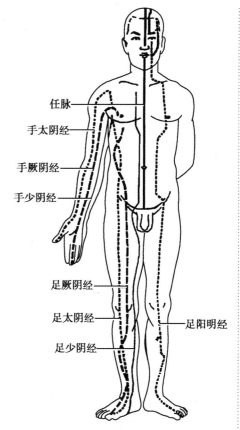

图 4-2　十四经脉循行
分布示意图(正面)

十四经脉循行图

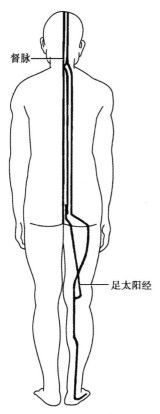

图 4-3　十四经脉循行分布
示意图(背面)

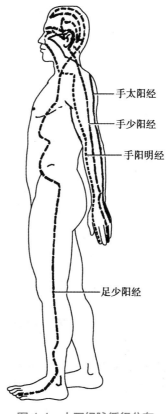

图 4-4　十四经脉循行分布
示意图(侧面)

表 4-1　十二经脉体表分布规律

阴经（属脏）	阳经（属腑）	循行部位（阴经行于内侧，阳经行于外侧）	
手太阴肺经	手阳明大肠经	上肢	前缘
手厥阴心包经	手少阳三焦经		中线
手少阴心经	手太阳小肠经		后缘
足太阴脾经	足阳明胃经	下肢	前缘
足厥阴肝经	足少阳胆经		中线
足少阴肾经	足太阳膀胱经		后缘

注：在小腿下半部和足背部，肝经在前缘，脾经在中线，至内踝上 8 寸交叉之后，则脾经在前缘，肝经在中线

（三）十二经脉的走向

十二经脉有一定的顺逆循行方向，并且相互衔接，彼此沟通，构成一个周而复始、如环无端的传注系统。

十二经脉的循行走向是：手三阴经从胸走手，手三阳经从手走头，足三阳经从头走足，足三阴经从足走腹（胸）（图 4-5）。

（四）十二经脉的交接规律

十二经脉的交接有一定的规律：阴经与阳经多在四肢部交接；阳经与阳经（指同名经）在头面部交接；阴经与阴经（即手足三阴经）在胸腹部交接。由于十二经脉通过手足阴阳表里经的联接而逐经相传，即从手太阴肺经开始，依次传至足厥阴肝经，再传至手太阴肺经，首尾相贯，环流不止，气血通过经脉，内到脏腑器官外达肌表，营养全身。其流注次序见图 4-6。

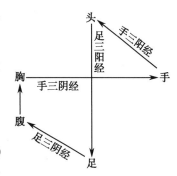

图 4-5　十二经脉循行走向

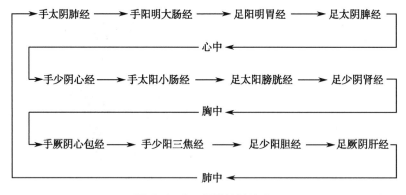

图 4-6　十二经脉流注次序

四、奇经八脉

"奇经"是十二经脉之外的特殊通路，与十二经脉不同，既不直属脏腑，又无表里相配，"别道奇行"。

"八脉"是任脉、督脉、冲脉、带脉、阴跷脉、阳跷脉、阴维脉、阳维脉的总称，故称奇经八脉。

（一）奇经八脉的分布

八脉之中，督、任二脉均起于胞中，同出会阴。其中督脉行于腰背正中，上至头面，在生理上能总督一身阳经，故称"阳脉之海"，并与脑、髓、肾有密切联系。任脉行于胸腹部正中，上抵颏部，在生理上能总任一身阴经，故称为"阴脉之海"，并与妊娠有关，故又称"任主胞宫"。由于任、督二脉各有其循行的部位和所属腧穴，故与十二经脉相提并论，合称为"十四经脉"。

冲脉也起于胞中,下出会阴,并足少阴经挟脐而上,环绕口唇,十二经脉均来汇聚,故称为"十二经脉之海",亦称"血海"。由于督、任、冲三脉均起于胞中,同出会阴,称为"一源三歧"。带脉起于胁下,束腰而前垂,统束纵行诸经。阴维脉起于小腿内侧,沿腿股内侧上行,与六阴经相联系,至咽喉与任脉汇合,主一身之里。阳维脉起于足跗外侧,沿膝股外侧上行,与六阳经相联系,至项后与督脉汇合,主一身之表。阴维脉与阳维脉维络一身表里之阴阳。阴跷脉起于足跟内侧,随足少阴等经上行,至目内眦与手足太阳经、阳跷脉汇合;阳跷脉起足跟外侧,随足太阳膀胱经上行,到达目内眦,与手足太阳经、阴跷脉汇合,再沿足太阳经上额,于项后汇合于足少阳经。阴跷脉与阳跷脉主宰一身左右的阴阳,共同调节肢体的运动和眼睑的开合功能。

(二) 奇经八脉的功能

奇经八脉纵横交叉于十二经脉之间,其生理功能主要是沟通十二经脉之间的联系,调节十二经脉气血,对十二经脉中的气血有蓄积和渗灌的作用。奇经与肝、肾等脏及女子胞、脑、髓等奇恒之腑的关系较为密切,相互之间在生理、病理上均有一定的联系。

五、经络的功能作用

经络在生理、病理、诊断、治疗、预防各方面都有重要意义。经络学说贯穿于中医学的整个理、法、方、药之中,成为指导临床各科的基础理论之一。

(一) 生理功能

经络具有运行气血、濡养脏腑组织,联络脏腑、沟通上下内外,协调阴阳、维持机体平衡的作用。经络循行全身,通达表里,贯穿上下,使人体构成一个有机的整体;经络传注气血,周流全身,以营养各组织器官,发挥抗御外邪、保卫机体的作用,从而维持人体正常的生理活动。

(二) 病理反应

在疾病的情况下,经络具有传注病邪、反映病候的作用。外邪侵袭人体,常以经络为途径,从皮毛腠理内传五脏六腑,脏腑之间又因经络的沟通联系而使病变相互影响。经络不仅是外邪由表入里的传变通路,也是脏腑之间、脏腑与体表组织器官之间病变传递的途径。病邪可以通过经络由表达里,或由里达表;脏腑的病证也可沿着经络的通路反映到体表的特定部位或与其相应的孔窍。

(三) 经络诊断

由于经络有一定的循行部位和脏腑络属,它可以反映所属脏腑的病证,以判断疾病的部位,推究疾病的原因,明确疾病的性质,因而经络在临床上用于疾病的诊断有着重要的意义。

(四) 经络治疗

经络学说还广泛用于指导临床各科的治疗,特别是针灸、推拿和药物治疗。针灸与推拿治疗常采用"循经取穴"的方法治疗某一脏腑组织的病变。主要是通过刺激经络上分布的腧穴,以激发疏通经气,恢复调节人体脏腑气血的功能,从而达到治病的目的。药物治疗也是以经络为基础,根据某些药物对某些脏腑经络的特殊作用,形成"药物归经"理论,对临床用药有一定的指导作用。

(五) 预防保健

临床上可以用调理经络的方法预防疾病。保健灸法是中医自古以来防病治病的手段之一。如古今把足三里穴称为防病治病的保健强壮穴。

小结

脏腑是人体内脏的总称,根据生理功能特点分为三类:五脏(心、肺、脾、肝、肾)、六腑(胆、胃、大肠、小肠、膀胱、三焦)、奇恒之腑(脑、髓、骨、脉、胆、女子胞)。

五脏共同的生理特点:五脏形多属实体性器官,功能主"贮藏精",即生化和贮藏气血、津液、精气等精微物质,主持复杂的生命活动。

六腑共同的生理特点:六腑形多属中空管腔性器官,功能主"传化物",即受纳和腐熟水谷,传化和排泄糟粕,主要是对饮食物起消化、吸收、输送、排泄的作用。

奇恒之腑共同的生理特点:奇恒之腑形多中空、与腑相近,又内藏精气而类于脏,似脏非脏,似腑非腑,故被称为"奇恒之腑"。五脏、六腑的生理功能如表4-2所示。

表4-2　脏腑主要生理功能及表里关系

脏腑	内容	生理功能	与体窍志液等的关系				
			体	窍	志	液	华
五脏	心	心主血脉、主神志	脉	舌	喜	汗	面
	肺	肺主气、司呼吸、主声音;主宣发肃降、通调水道;朝百脉、主治节	皮	鼻	忧	涕	毛
	脾	脾主运化、主升清、主统血	肉、四肢	口	思	涎	唇
	肝	肝主疏泄、主藏血	筋	目	怒	泪	爪
	肾	肾主藏精、主水、主纳气	骨,髓,脑	耳,二阴	恐	唾	发
六腑	三焦	主通行元气、运行水液	与五脏阴阳表里配合关系				
	胆	主贮存、排泄胆汁和主决断	肝				
	胃	主受纳、腐熟水谷和主通降	脾				
	小肠	主受盛化物、泌别清浊	心				
	大肠	主传化糟粕	肺				
	膀胱	主贮存和排泄尿液	肾				

奇恒之腑中脑主精神、意识、思维和感觉。女子胞主月经和孕育胎儿。胆既属六腑,又属奇恒之腑。

脏与脏的关系主要体现为:心与肺主要是气和血的关系。心与脾主要是血液的生成和运行的关系。心与肝主要是血液运行与贮藏和情志活动的关系。心与肾主要是水与火、精与血的关系。肺与脾主要是气的生成和水液代谢的关系。肺与肝主要是气机调节的关系。肺与肾主要是水液代谢和呼吸运动的关系。肝与脾主要是饮食物的消化和血液化生的关系。肝与肾主要是精与血互生和阴液互养的关系。脾与肾主要是先天与后天相互资生和水液代谢的关系。

六腑之间的关系,主要体现于饮食物的消化、吸收和废物排泄过程中的相互联系和密切配合。

经络是运行全身气血、联络脏腑肢节、沟通上下内外的通路,是经脉和络脉的总称,是人体结构的重要组成部分。

经络系统是由经脉和络脉组成的。经脉包括:十二经脉和奇经八脉,以及附属于十二经脉的十二经别、十二经筋、十二皮部。络脉有十五络、浮络、孙络等。

十二经脉又称十二正经。即手太阴肺经、手厥阴心包经、手少阴心经、手阳明大肠经、手少阳三焦经、手太阳小肠经、足太阴脾经、足厥阴肝经、足少阴肾经、足阳明胃经、足少阳胆经、足太阳膀胱经。

奇经八脉是任脉、督脉、冲脉、带脉、阴跷脉、阳跷脉、阴维脉、阳维脉的总称。

在生理方面:经络具有运行气血、濡养脏腑组织,联络脏腑、沟通上下内外,协调阴阳、维持机体平衡的作用。在病理方面:经络具有传注病邪、反映病候的作用。在临床上,经络还应用于诊断、治疗、预防保健等方面。

脏腑经络
思政及中医
药文化

思考题

1. 五脏、六腑共同的生理特点有哪些不同?
2. 五脏、六腑各自的主要生理功能有哪些?
3. 水液代谢与哪些脏腑关系密切?
4. 经络系统主要包括哪些?
5. 经络的主要生理功能有哪些?
6. 十二经脉指的是什么?

第四章
目标测试

(李 杰)

第五章

病因与病机

第五章
教学课件

学习要求

1. **掌握** 六淫的概念、六淫致病的共同特点、六淫的性质与致病特点；七情的概念、七情内伤的致病特点；痰饮、瘀血的基本概念、形成原因和致病特点；正气、邪气的基本概念，发病的基本原理；邪正盛衰对虚实变化和疾病转归的影响；阴阳偏盛、偏衰、互损、格拒和亡失的基本病机；气虚、气机失调、血虚、血瘀、血热、血寒和气血关系失调的病机。
2. **熟悉** 疫疠的概念及其致病特点；疾病寒热转化、虚实转化的病机。
3. **了解** 饮食失宜、劳逸失度的致病特点；外伤病因的基本内容；影响发病的因素和发病的类型；津液不足、津液代谢障碍的病机。

第一节　病　因

病因是指凡能破坏人体相对平衡状态而引起疾病的原因，又称"致病因素"。致病因素有多种多样，诸如气候异常、疫疠传染、精神刺激、饮食劳逸失度、持重努伤、跌仆金刃外伤、虫兽所伤等，均可成为病因而导致疾病的发生。此外，在疾病过程中，原因和结果又是相互作用、相互影响的，在某一病理阶段是结果，而在新的阶段则可能成为原因，如痰饮、瘀血等。鉴于病因的多样性，宋代医家陈言所著《三因极一病证方论》明确提出六淫邪气为外因；七情所伤为内因；饮食、劳倦、虫兽、金刃等为不内外因。这种将致病因素和发病途径结合起来的分类方法，对于临床辨别病证具有一定的指导意义，故广为后世接受。

病因学说是研究各种致病因素的概念、形成、性质、致病特点及其所致病证临床表现的学说，是中医理论体系的重要组成部分，在中医学中占有非常重要的地位。

中医学认为，任何疾病的发生，都是某种病因作用于机体的结果。不同的病因作用于机体所表现出来的症状、体征也各不相同，因此，中医学认识病因，除了解可能成为病因的客观条件之外，主要是以疾病的临床表现为依据，通过分析症状、体征等来推求病因，从而为治疗用药提供依据。这种方法称为"辨证求因"，或称"审证求因"，这是中医学特有的认识病因的方法。

一、六淫

(一) 六淫的基本概念

六淫，即风、寒、暑、湿、燥、火6种外感病邪的统称。通常情况下，风、寒、暑、湿、燥、火是自然界6种不同的气候变化，称为"六气"。由于六气的不断运动变化，决定了一年各季气候的不同，即春风、夏暑(火)、长夏湿、秋燥、冬寒。人体在正常情况下具有适应外界气候变化的调节功能，所以正常的六气并不使人致病。只有四时气候急剧变化，或出现反常气候，所谓太过或不及，超过人体适应能力，或人体的正气不足，抵抗力下降，不能适应气候变化，六气才成为致病因素，侵犯人体而发病。这种情况下的六气，就称为"六淫"。由于六淫是指能够导致疾病发生的不正之气，故又称其为"六邪"，为一切外感病的主要致病因素。

（二）六淫致病的共同特点

1. 外感性 六淫致病多先侵犯肌表，或从口鼻而入，或肌表口鼻同时侵入，之后由表入里，由浅入深，故又称为"外感六淫"。

2. 季节性 由于气候变化有季节性的特点，六淫致病也同样有这一特点，如春季多风病，夏季多暑病，长夏初秋多湿病等。

3. 区域性 由于气候变化有区域性的特点，故六淫致病也同样有这一特点，如西北多燥病，东北多寒病等。另外，久居湿地易受湿邪而为病，长时间在高温环境下作业，又常有燥热或火邪为病等。

4. 相兼性 六淫邪气既可单独侵犯人体致病，又可两种以上邪气共同侵犯人体为病。如风寒感冒、湿热泄泻、风寒湿痹等。

5. 转化性 六淫在发病过程中，不仅可以相互影响，而且在一定的条件下可以相互转化，如寒邪入里可以化热，湿邪郁久可以化火伤阴等。

（三）六淫的性质和致病特点

1. 风邪的性质及致病特点 风为春天的主气，但一年四季皆有风。当"风"使人发生疾病时，称为"风邪"。风邪侵犯人体多从皮毛而入，是六淫中最主要的致病因素，常为寒、湿、燥、火（热）等邪致病的先导，故称为"六淫之首"。风邪的性质和致病特点如下。

(1)风为阳邪，其性开泄，易袭阳位：风为阳邪，具有升发、向上、向外的特点，故风邪伤人，易侵犯人体上部（头、面）和肌表，并使皮毛腠理开泄，出现发热、恶风、汗出、头痛、咳嗽、流涕等症状。正如《素问·太阴阳明论》所载"故犯贼风虚邪者，阳受之""伤于风者，上先受之"。

(2)风性主动，善行而数变：风性主动、善行，指风邪具有善动不居、游走、动摇不定的特点。风邪致病常表现为病位游移、行无定处。如风邪为主引起的风痹，以关节肌肉游走性疼痛为其特征，故又称为"行痹"。"数变"，指风邪致病具有变幻无常和发病迅速的特性。如风瘾疹，症见皮肤瘙痒、起风团，发无定处，此起彼伏，时隐时现等。总之，以风邪为先导的外感性疾病，通常具有发病急、变化多、转变快、病位不定的特点。故《素问·风论》说："风者，善行而数变。"

(3)风为百病之长，易兼诸邪：风邪是外感致病的先导，如《素问·骨空论》谓"风者，百病之始也"。寒、湿、燥、热诸邪常依附于风而侵犯人体，如外感风热、风寒、风湿等，故称其为"百病之长"。

2. 寒邪的性质及致病特点 寒为冬季的主气。当寒侵袭人体使其发病时，称为"寒邪"。寒邪伤人致病有伤寒、中寒之别。寒邪伤于肌表，郁遏卫阳者，称为"伤寒"；寒邪直中于里，伤及脏腑阳气者，称为"中寒"。寒邪的性质和致病特点如下。

(1)寒为阴邪，易伤阳气：寒性清冷，故为阴邪。《素问·阴阳应象大论》谓"阴胜则寒""阴胜则阳病"。感受寒邪，最易损伤阳气，出现全身或局部的寒象。如寒邪束于肌表，卫阳被遏，津液不化，可表现为恶寒、无汗、鼻塞流涕等；若寒邪直中脾胃，阳气受损，则脾胃受纳运化功能失常，可见吐泻清稀、脘腹冷痛等。

(2)寒性凝滞："凝滞"，即凝结、阻滞不通之意。人身气血之所以运行不息，畅通无阻，全赖阳气的温煦推动。一旦阴寒之邪侵犯人体，阳气受损，经脉气血失于阳气的温煦，加之寒性凝滞，易使气血运行不畅。而气血阻滞，不通则痛。故疼痛是寒邪致病的重要征象，如寒邪束于肌表，经脉气血凝滞不通，常见头身肢节疼痛等。

(3)寒性收引："收引"，有收缩、牵引之意。寒邪侵袭机体，因其性主收引，可致气机收敛，腠理缩闭，经络、筋脉拘急收引，出现肢体屈伸不利，或冷缩不仁等。

3. 暑邪的性质及致病特点 暑为夏季的主气。当"暑热"侵袭人体使其发病时，就称为"暑邪"。暑邪致病具有明显的季节性，主要发生在夏至以后、立秋以前。而且暑邪纯属外邪，并无内暑之说。暑邪的性质和致病特点如下。

(1)暑为阳邪,其性炎热:暑为盛夏火热之气所化,具有酷热之性,火热属阳,故暑为阳邪。暑邪伤人,则机体阳气偏盛,多出现一系列明显的阳热症状,如高热、面赤、肌肤灼热等。且暑热上炎,易于上扰心神,故暑邪致病还常见心烦,甚则昏迷等。

(2)暑性升散,易伤津耗气:"升散",即上升、发散之意。暑为阳邪,阳性升发,故暑邪侵犯人体,可致腠理开泄而多汗。汗出过多,则易耗伤津液;津液亏损,失于濡润,可见口渴喜饮、唇舌干燥、小便短赤、大便干结等。大量出汗,气随津泄而耗散,可见气短、神疲乏力等气虚之象。故有"暑必伤津""暑必耗气"之说。

(3)暑易夹湿:暑季常多雨潮湿,且热蒸湿动,空气中湿度大增,故暑邪致病,常兼夹湿邪为患。临床表现除发热、烦渴外,还可见四肢困倦、胸闷呕恶、不思饮食、大便溏泄不爽等湿阻症状。暑易夹湿,虽为暑湿并见,但仍以暑热为主,湿居其次。

4. 湿邪的性质及致病特点　湿为长夏的主气。长夏正当夏秋之交,气候潮湿,为一年之中湿气最盛的季节。当"湿"这种自然界气候使人发生疾病时,就称之为"湿邪"。湿邪伤人,除与季节有关外,还与工作、生活环境有关。如长期涉水淋雨、水中作业、居处潮湿等,也能成为感受湿邪的条件。湿邪的性质和致病特点如下。

(1)湿为阴邪,易阻遏阳气:湿与水同类,由水所化。水性寒而属阴,故湿为阴邪。阴盛则阳病,湿邪侵犯人体,易困遏及损伤阳气。脾主运化水湿,且性喜燥恶湿,故湿邪外感,常易困脾,而使脾阳不振,运化无权,水湿停聚,发为腹泻、水肿、不思饮食等。因此,湿邪最易损伤脾阳。

(2)湿性重浊:"重",有沉重、重着之意。湿邪伤人,易于困遏阳气,以致清阳不升,加之水湿同类,本有重力,故其临床症状大都具有沉重感,或重着不移的特征,如头重如裹、周身困重、四肢酸楚沉重等。"浊",有秽浊、污浊之意,多指分泌物、排泄物秽浊不洁,如面垢眵多、浊涕浓痰、大便溏泄、下利黏液脓血、小便混浊、妇女白带过多、湿疹流水等。

(3)湿性黏滞,易阻气机:"黏滞",即黏腻、停滞。湿邪致病,其黏腻停滞的性质主要表现在两方面:一是湿邪侵入人体,留滞于脏腑经络,最易阻滞气机,从而使气机升降失常。二是湿邪致病,黏腻难解,病多缠绵难愈,病程较长或反复发作,如湿痹、湿疹等。因湿邪黏腻难去,故其病多表现为起病缓、传变慢、病程长、难速愈。

(4)湿性趋下,易袭阴位:"阴位"指人体腰以下部位。湿性类水,水性就下,且其质重浊,故湿邪有下趋之势,易于侵袭人体的腰以下部位,如水肿多以下肢为明显。若湿邪下注妇女多见带下,阴部湿疹等。故《素问·太阴阳明论》云"伤于湿者,下先受之"。

5. 燥邪的性质及致病特点　燥为秋天的主气,多见于气候干燥的秋季,故又称为秋燥。当"燥"侵袭人体使其发病时,就称之为"燥邪"。燥邪伤人,多自口鼻而入,侵犯肺卫。燥邪为病,还有温燥、凉燥之分。初秋为温燥,深秋为凉燥。燥邪的性质和致病特点如下。

(1)燥性干涩,易伤津液:燥邪为干燥枯涩之病邪,故外感燥邪最易耗伤人体的津液,导致津亏失润的病变。其临床表现多集中在头面官窍、皮肤、毛发及二便等,如口鼻干燥、两目干涩、皮肤干燥、毛发不荣、小便短少、大便干结等。故《素问·阴阳应象大论》云"燥胜则干"。

(2)燥易伤肺:肺为娇脏,性喜柔润而恶燥。燥性干涩而易伤津,故使肺之阴津受损;且燥邪伤人,多从口鼻而入,鼻为肺之窍,"天气通于肺",故燥邪侵犯,最易伤肺。因此,燥邪为病常出现干咳少痰、痰黏难咳,或痰中带血,甚则喘息胸痛等。

6. 火邪的性质及致病特点　火(热)气候虽旺于炎热的夏季,但不像暑热那样具有明显的季节性,在其他季节中,也可以出现火热气候。当"火热"侵袭人体使其发病时,就称之为"火热邪气"或"温热邪气"。一般温邪、热邪、火邪、暑邪同属阳热邪气,性质基本相同。但温、热、火、暑有所区别,除暑邪具有明显的季节性之外,温、热、火尚有程度上的不同,故而有"温为火之渐,火为热之极"的说法。外感火热致病,多为直接感受温热邪气所致。此外,人体感受风、寒、湿、燥等邪气,在一定的条件下,也可以转化为火热邪气而致病,即所谓"五气化火"。火热邪气的性质和致病特点如下。

(1)火为阳邪,其性炎上:火热邪气具有燔灼、亢奋、躁动、升腾及上炎之性,故为阳邪。火热之邪伤人,常表现出一系列火热征象,如高热、肌肤灼热等。且因火邪具有蒸腾炎上的特性,故以头面部的火热症状表现尤为突出,如口舌生疮、牙龈肿痛、面红等。此外,火热还具有躁动之性,故易上扰心神而出现心烦,甚至神昏、谵语等。

(2)火性燔灼,易伤津耗气:火为阳邪,具有烧灼蒸迫之性,既可直接灼伤津液,又可蒸迫津液外泄而大汗出,并可伴口渴喜饮、咽干舌燥、小便短赤、大便干结等症状。由于阳盛机体代谢亢奋,消耗大量阳气,可见少气懒言、神疲乏力等征象。

(3)火性急迫,易生风动血:"急迫",有急疾、迫促之意。其特点表现在三方面:一是火热邪气致病,多具发病急骤,传变迅速的特点;二是易于生风,热邪燔灼肝经,耗竭津液,筋脉失养,引动肝风表现为高热、四肢抽搐、角弓反张等;三是易于动血,火热邪气伤人,可使血行加速,甚至灼伤脉络,迫血妄行,而致各种出血,如吐血、衄血、便血、尿血、皮肤发斑、妇女月经过多等。

(4)火毒结聚,易致肿疡:肿疡,即痈肿疮疡。火热邪气入于血中,可结聚于局部,使气血壅聚不散,进而败血腐肉,形成痈肿疮疡。其临床表现除火热邪气致病的常见症状外,往往有局部红肿热痛,甚至化脓溃烂等。

二、疫疠

(一)疫疠的基本概念

疫疠,又称瘟疫、疫气、疠气、异气、疫毒等,是一类具有强烈传染性的病邪。疫疠为病,长幼相似,一方有病,如差役之不可免,故名疫气;又以其病颇重,"如有鬼厉之气",故又名之为疠气。

(二)疫疠的致病特点

1. 发病急骤,病情危笃　疫疠为病,具有发病急骤、来势凶猛、病情危笃、变化多端、传变较快的特点。大多颇似六淫中的火热致病,具有一派热盛之象,但毒性比火邪强烈,致病力极甚,死亡率极高。

2. 传染性强,易于流行　疫疠为病,具有强烈的传染性和流行性,可以通过呼吸等多种途径在人群中散在传播,形成疫疠的广为流传。同时,由于疫疠可以皆相染易,故感染同一种疫疠为病者,不分年龄、性别,其病情和症状表现大致相同。

3. 一气一病,病状相似　疫疠是一大类具有强烈传染性和致病性邪气的总称,其所致疾病的种类很多。每一种疫疠所导致的疾病,都有别于其他种类疫病的临床特征和病变规律。因此,一种疠气具有导致相应疫病的特异性。

三、七情

(一)七情的基本概念

七情,即喜、怒、忧、思、悲、恐、惊7种情志活动,是人体对外界客观事物的不同情感反应。在一般情况下,七情属于人的正常生理活动,并不是致病因素。但如果受到剧烈的精神刺激,或某种情志活动过度,超过了人体生理所能调节的范围,引起阴阳失调,气血不和,经脉阻塞,脏腑功能紊乱,便可导致疾病的发生。因七情致病不是由口鼻、皮毛而入,而是直接影响内脏而发病,病自内生,故属内伤病因。

(二)七情的致病特点

1. 直接伤及内脏　由于精神情感与五脏有着密切的生理病理联系,故异常情感波动容易伤及脏腑。就七情对脏腑的损及而言,有两种情况:一是造成特异性损伤,即根据五脏与五志的生理病理联系而致损伤,如喜伤心、怒伤肝、悲忧伤肺、思伤脾、惊恐伤肾。二是造成普遍性损伤,或谓非特异性损伤。由于心主神明,肝主疏泄、调畅情志,故情志所伤尤易伤及心肝两脏。

2. 影响脏腑气机　七情致病,主要是导致脏腑气机紊乱,升降出入运动失常,脏腑功能活动失调。

(1)怒则气上:指过度愤怒而伤肝,肝气疏泄太过,导致肝气上逆,气血不宁,甚者血随气逆,以致气血冲逆于上,蒙蔽神明的病变。临床可见面红目赤、头痛头晕、急躁易怒,甚则吐血。

(2)喜则气缓:指暴喜过度而伤心,气机弛缓,导致心气涣散而不收,神气失守的病变。临床可见精神不能集中,心悸不安,手足无力,甚至喜笑不休、失神狂乱等。

(3)悲则气消:指过度悲哀忧愁而伤肺,导致肺气耗伤,气失鼓动振奋,神气消沉的病变。临床可见少气懒言、精神萎靡、意志消沉、胸闷气短等。

(4)恐则气下:猝然遭恐怖事件,或长期恐惧不释,易使气泄下行,导致肾气不固,精气泄下的病变。临床可见二便失禁、滑精、滑胎等。

(5)惊则气乱:突然受惊,易致心气紊乱,心神失常的病变。临床可见心悸不安、惊惶失措、失眠易惊,甚至神志错乱等。

(6)思则气结:指思虑过度,长期凝神集思而伤脾,导致中焦脾胃气机郁结,升降失常、纳运不健的病变。临床可见脘腹胀满、食少腹胀、大便不调等。

(7)忧则气郁:忧虽亦为肺志,往往是与悲、思等相兼为病。如过度悲忧多表现以气机郁滞不行为主。其临床表现除忧心忡忡、少气懒言外,还可见胸闷、叹息等。

3. 影响病情变化　精神情感异常,不仅可以引起疾病,而且对整个病理进程都可产生影响。不良情绪可影响治疗效果,情感异常波动又可加重病情,或促使其恶化。但这种影响是双向的,正常良好的情感活动有协助治疗和促进康复的积极意义。这一特点,是其他病因所没有的。

四、饮食劳逸

人类饮食要有一定的节制,劳逸需要合理安排,否则会影响人体生理功能,使气机紊乱或正气损伤,进而发生疾病。饮食失宜,主要包括饥饱失常、饮食不洁、饮食偏嗜等。由于饮食物主要是依靠脾胃的纳运功能进行消化吸收,故饮食失宜,主要损伤脾胃。劳逸失度,包括过劳和过逸。

(一)饮食失宜

1. 饥饱失常　饮食要有节制,以适量为宜,过饥过饱都会发生疾病。

(1)过饥:是指摄食不足,如饥而不得食,渴而不得饮,或因脾胃功能虚弱,食欲不佳而纳少,因而水谷精微缺乏,以致气血生化乏源。一方面因气血亏虚,导致脏腑组织失养,功能活动衰退;另一方面又因正气不足,抗病能力减退,易使外邪入侵。

(2)过饱:是指饮食过量,如暴饮暴食,或中气虚弱而强食,脾胃难以消化转输,均可导致消化不良而致病。所谓"饮食自倍,肠胃乃伤"。其轻者,可表现为食积不化,症见脘腹胀满疼痛、嗳腐吞酸、呕吐、泄泻等;其甚者,可因脾胃久伤或营养过剩,而发展为消渴、肥胖、胸痹等病。

2. 饮食不洁　是指进食不洁净的食物,多由于缺乏良好的卫生习惯,进食陈腐变质,或被疫毒、寄生虫等污染的食物所造成。饮食不洁所致的病变以胃肠病为主。若进食腐败变质食物,则胃肠功能紊乱,出现脘腹疼痛、恶心呕吐、肠鸣腹泻或痢疾等。若进食被寄生虫污染的食物,可致各种寄生虫病,如蛔虫病、蛲虫病等,常表现为腹痛时作、嗜食异物、面黄肌瘦等。若进食被疫毒污染的食物,可致疠气为病,甚至传染他人。

3. 饮食偏嗜　是指特别喜好某种性味之食物或专食某种食物。这种不良摄食习惯无法确保机体获得各种必需的营养物质,日久促使疾病的发生。

(1)寒热偏嗜:良好的饮食习惯要求寒热适中。如偏好生冷寒凉之品,易耗伤脾胃阳气,导致寒湿内生;如偏嗜辛温燥热之品,可使胃肠积热,发生口渴、口臭、便秘或痔。

（2）偏嗜五味：五味，指酸、苦、甘、辛、咸。五味与五脏，又有某种亲和性。如果长期嗜好某性味之食物，易于造成与之相应的内脏功能失调。

（3）专食某物：专食某种或某类食品，或厌恶不食某类食品，或膳食中缺乏某些食物等，久而久之，可造成机体某些营养成分的缺失，而导致瘿瘤、佝偻病、夜盲症等疾病的发生。

（二）劳逸失度

劳动与休息的合理调节，是保证人体健康的必要条件。若劳逸失度，可致脏腑气血失调而发生疾病，属于内伤病的致病因素之一。

1. 过劳　即过度劳累，包括劳力过度、劳神过度和房劳过度 3 方面。

（1）劳力过度：是指较长时间的过度用力，劳伤形体而积劳成疾，或病后体虚，勉强劳作而致病。其致病特点表现在两方面：一是过劳而耗气，易致气虚，症见气短懒言、神疲乏力、喘息汗出等。二是外损形体，体力劳动，主要是筋骨、关节、肌肉的运动，若过劳日久而积劳成疾，则症见腰膝疼痛、关节屈伸不利等。

（2）劳神过度：又称"心劳"。是指长期脑力劳动过度，思虑劳神过度而积劳成疾。由于心藏神，脾主思，故用神过度，长思久虑，则易耗伤心血，损伤脾气，以致心神失养，心神不宁而心悸、健忘、失眠、多梦；脾失健运则纳少、腹胀、便溏等。

（3）房劳过度：又称"肾劳"。是指房事太过，或手淫恶习，或妇女产育过多等，耗伤人体肾中精气而致病。症见腰膝痠软、眩晕耳鸣、精神萎靡、性功能减退等。

2. 过逸　即过度安逸，是指长期体力上的不活动和脑力上的松懈，引起气机不畅，主要表现为脾胃功能的呆滞不振，症见纳少、腹胀、形体虚胖等。久则影响气血运行和津液代谢，形成气滞血瘀、水湿痰饮导致眩晕、胸痹、中风等病变的发生。此外，过度安逸，阳气失于振奋，会使脏腑组织功能减退，久则体质虚弱，正气不足，抗病力下降。

五、其他病因

除前述六淫、疫疠外感病因与七情、饮食劳逸等内伤病因外，还有痰饮、瘀血、结石等病理产物以及外伤等因素也可导致疾病发生。

（一）痰饮与瘀血

痰饮与瘀血都是在疾病过程中所形成的病理产物，但又能倒果为因，作为一种病邪，直接或间接地作用于某些脏腑组织而引起疾病，形成多种病证，故痰饮、瘀血又称继发性致病因素，或病理产物性致病因素。

1. 痰饮　痰和饮都是人体水液代谢障碍所形成的病理产物。一般以较稠浊的称为痰，较清稀的称为饮。只是两者同出一源，故常并称为痰饮。

（1）痰饮的形成：痰饮是水液停聚，不能正常布散、流通和排泄而成。多因肺、脾、肾及三焦功能失调，影响了水液的正常输布所致。如肺失宣降，津液不布，水道不利，则聚水而生痰饮；脾失健运，水湿内生，可以凝聚酿生痰饮；肾阳不足，气化无力，水液不化，内停而化生痰饮；三焦水道不利，津液失布，亦能聚湿生痰。此外，肝主疏泄气机，若气机郁滞，亦可影响三焦水道通利而致痰饮内生。同时，外感湿邪、火邪伤人、恣食肥甘厚味、七情内伤、血液瘀滞，均可导致痰饮的生成。因此，凡与津液代谢密切相关之脏腑的功能失调，以及对津液代谢有影响的致病因素，均可导致痰饮的生成。

（2）痰饮的致病特点：痰饮可随气升降，流窜全身，外而经络、肌肤、筋骨，内而脏腑，全身各处，无处不到，从而产生各种不同的病证。概括而言，其致病特点有以下几方面。

1）阻滞气机运行：痰饮为有形之邪，其随气流行，滞于经脉，停于脏腑，均可阻滞气机，影响气血运行。若痰饮流注经络，则出现肢体麻木、屈伸不利，甚至半身不遂，或形成瘰疬痰核、阴疽流注等。若痰饮留滞于脏腑，可使脏腑气机升降失常。如痰饮阻肺，可见胸闷气喘、咳嗽吐痰等；痰饮停胃，则见恶心呕吐等。

2) 影响水液代谢：痰饮本为人体水液代谢障碍所形成的病理产物。一旦形成之后，可作为一种继发性致病因素反过来作用于人体，影响肺、脾、肾等脏腑的功能活动，导致水液代谢失常，使水液进一步停留于人体，加重水液代谢障碍，从而形成恶性循环。

3) 易于蒙蔽心神：痰为浊物，易蒙蔽清窍，或扰乱神明，出现头晕目眩、精神不振，甚至出现神昏谵妄，或引发癫、狂、痫等精神病证。

4) 致病范围广，变幻多端：痰浊致病，由于其致病面广，发病部位不一，且易兼夹其他邪气致病，症状可千奇百怪，变幻多端，临床表现甚为复杂。故有"百病多由痰作祟""怪病多痰"之说。

2. 瘀血　是指体内有血液停滞，包括离经之血积存体内，或血运不畅，阻滞于经脉及脏腑内的血液，均称为瘀血。瘀血既是血液运行失常的病理产物，又是具有致病性的"死血""恶血""败血"。

(1) 瘀血的形成：造成瘀血的原因有两大类，一是各种不利于血液运行的因素，致使血行迟缓不畅，迟缓至极，凝聚停留而为瘀血。常见的因素有气虚、气滞、血寒、血热以及脉道损伤不利等。气为血帅，气虚或气滞则不能推动血液运行；寒邪客于血脉则凝滞不畅，血行受阻；血热搏结，煎灼血中津液，使血液黏稠而运行不畅。二是造成各种出血的因素，使血已离脉，却又停留于皮下或脏器，未能及时消散而成为瘀血，即所谓"离经之血"。如各种内外伤、撞击挤压伤，造成内出血；气虚失摄或血热妄行，以致血溢脉外等。

(2) 瘀血的致病特点：瘀血形成之后，停积体内不散，不仅失去血液的濡养作用，而且可导致新的病变发生，概括而言，其致病特点有以下几方面。

1) 易于阻滞气机：气能行血，血能载气。瘀血易导致和加重气机阻滞，使局部或全身气血运行不畅，进而加剧血瘀气滞、气滞血瘀的恶性循环。

2) 影响血脉运行：瘀血为血液运行失常的病理产物。瘀血形成以后，无论其瘀滞于脉内，还是留积于脉外，均可影响心、肝、脾等脏腑功能，导致局部或全身气血运行失常。

3) 影响新血生成：瘀血阻滞体内，日久不散，就会严重地影响到气血的运行，脏腑组织失养，势必影响新血的生成，因而有"瘀血不去，新血不生"之说。

4) 部位固定，病证繁多：清代王清任《医林改错》所列瘀血病证就达50余种。瘀血的病证虽然繁多，但其临床表现归纳起来则有以下几个特点：一是疼痛，多为刺痛，痛处固定不移，拒按，夜间痛甚；二是肿块，外伤肌肤，局部可见青紫肿胀，淤积于体内，久聚不散，则可形成癥积，按之有块，固定不移；三是出血，其血色多呈紫黯色，并伴有块状。此外，还可见面色黧黑，肌肤甲错，唇甲青紫，舌质紫暗，或有瘀点、瘀斑，舌下络脉曲张，脉象细涩、沉弦或结代等。

(二) 结石

1. 结石的概念　是指体内湿热浊邪蕴结不散，或久经煎熬而形成的砂石样的病理产物。一般而言，结石较小者可以排出体外，临床表现不明显；结石较大者则难以排出体外，滞留于体内成为病理产物性致病因素。临床可表现为疼痛、出血等症状。常见的结石有肝、胆结石，肾、膀胱结石，胃结石等。

2. 结石的形成　结石的成因较为复杂，常见的影响因素有：

(1) 饮食不当：饮食偏嗜肥甘厚味，影响脾胃运化，内生湿热，蕴结于肝胆，久瘀而为肝胆结石；湿热下注，蕴结于下焦，气机不利，可发为肾结石或膀胱结石。若空腹多吃柿子等食物，影响胃的受纳通降，可形成胃结石。此外，由于某些地域的水质中含有某种过量的矿物质或杂质，也是促进结石形成的重要原因之一。

(2) 情志内伤：情志失调，肝胆气郁，使肝失疏泄，胆气不达，胆汁排泄不畅，胆汁蕴结，日久煎熬浓缩，形成结石。

(3) 服药不当：长期服用钙、镁、铋等药物，其与浊物、水湿、热邪相合，导致脏腑功能失调，酿成结石；或药物沉积于体内而形成结石。

(4)体质差异：由于先天禀赋的差异，或久病体虚，使机体对某些物质代谢异常，从而形成易患结石的体质。

(5)寄生虫感染：人体感染的寄生虫死亡虫体或虫卵往往成为结石核心，尤其是胆道蛔虫是我国胆石症的主要原因，蛔虫进入胆道后，其残骸、角皮、虫卵可成为结石的核心。

3. 结石的致病特点

(1)多发于空腔性脏器：结石多发生在脏器的管腔内，如胆囊、胆管、肾盂、输尿管、膀胱及胃腔等。因为上述管腔型脏器，其主要功能是传导和化物，以降为顺，以通为用。若通降失常，浊物水湿内停，则易酿成结石。

(2)易阻滞气机：结石为有形的病理产物，留滞于脏器的管腔内，易阻滞气机，影响气血、水谷、水液的代谢。如胃内结石，阻滞气机，影响水谷的腐熟和传输；胆内结石，影响肝胆气机疏泄以及胆汁的正常排泄；肾、膀胱结石则致气化不利，影响尿液排泄，导致水液代谢失常。

(3)病程较长：由于结石为湿热蕴结，日久煎熬而成，长期滞留，缓慢增大，除胃柿石外，其余结石的形成过程均较长。

(4)疼痛：结石停留体内，影响气血的运行，故常常发生疼痛。其疼痛具有阵发性、间歇性的特点。发作时剧痛难忍，甚者绞痛，而缓解时如常人。如胆结石发生梗阻时可见右胁部绞痛；肾结石发生梗阻时可见腰或少腹绞痛。结石亦可呈持续性疼痛，可表现为胀痛、酸痛、隐痛等。

(5)损伤脉络：结石留阻于肾或膀胱，可损伤其脉络，使血溢脉外，出现血尿。

(三)外伤

1. 外伤的概念　外伤，主要指机械暴力等外力所致损伤，也包括烧烫、冷冻、虫兽蛇叮咬等意外因素所致形体组织或内脏气血的创伤。外伤的范围较为广泛，包括跌打损伤、持重努伤、压扎撞击、金刃(枪弹、手术)所伤、烧烫伤、冷冻伤、虫兽所伤等。广义的外伤还包括溺水、雷击、化学伤等。

2. 常见外伤的致病特点　外伤致病，多有明显的外伤史，轻者仅伤及肌肤，可使肌肉、血脉破损而见局部青紫、肿痛或出血；重者可损及筋骨，皮开肉绽，损及内脏，表现为筋肉撕裂、关节脱臼、骨折，甚或出血过多，危及生命。常见的外伤类型，根据其损伤性质分为外力损伤、烧烫伤、冻伤、虫兽所伤等。

第二节　发病与病机

发病，即疾病的发生(包括疾病复发)。病机，指疾病发生、发展及其变化和转归的机制，也可称为"病变机制"。它揭示了疾病发生、发展与变化、转归全过程中的本质特点及其基本规律。

一、发病

发病，即疾病的发生过程。人体在一定的致病因素作用下，机体出现正气与致病邪气之间的斗争，使人体某些平衡协调状态遭到破坏，出现脏腑、经络、组织器官的功能活动异常或气、血、津液的耗损与代谢失常等，且表现出一定的临床症状，并不同程度地影响正常的生活与劳动能力，便会发生疾病。

发病学说是研究疾病发生的途径、类型、机制、规律以及影响发病诸因素的理论。研究发病机制，对养生防病等具有非常重要的意义。

(一)正气不足与发病

正气，泛指人体的抗病能力和康复能力，是人体各种生理功能的总和。中医的发病学说十分重视人体的正气，强调人体正气在发病过程中的主导作用，认为正气不足是疾病发生的内在根据。若正气充足,卫外固密,病邪难以侵犯人体,疾病则无从发生,或虽有邪气侵犯,正气亦能抗邪外出而免于发病。正如《素问·刺法论》所说:"正气存内,邪不可干。"只有在人体正气相对虚弱,卫外不固时,邪气方能乘虚而入,从而发生疾病。故《素问·评热病论》说:"邪之所凑,其气必虚。"

（二）邪气与发病

邪气,泛指各种致病因素。中医学强调人体正气在发病过程中的主导作用,但并不排除邪气对疾病发生的重要作用。任何邪气都具有不同程度的致病性,在正气不足的前提下,或超过正气抗邪的限度时,邪气入侵则是疾病发生的重要条件,尤其是在某些特殊情况下,邪气对疾病的发生甚至可能起主导作用。如高温、高压电流、化学毒剂、枪弹伤、冻伤、毒蛇咬伤,即使正气强盛,也难免被伤害。

（三）环境与发病

疾病的发生与内、外环境有密切的关系。外环境主要是指生活、工作环境,包括气候变化、地域特点、工作条件、居处环境等。内环境主要是指人体内部的差异性,包括体质特点、精神状态等。内环境决定人体正气的强弱,外环境则主要与不同病邪的形成有关,但其变化也可干扰人体正气而发生疾病。

1. 外环境与发病　人类生活的外环境包括气候变化、地域环境、生活和工作环境,与疾病的发生有密切的关系。

（1）气候变化:四时气候的异常变化,是滋生和传播邪气的重要条件。天人相应,人体脏腑、经络之气随着季节气候的演变,在不同的时令各有旺衰,对不同气候的适应能力也有差别。因此,不同的季节就有不同的易感之邪和易患之病,如春易伤风、夏易中暑、秋易伤燥、冬易病寒等。部分疾病的发生和流行,也与季节气候有关。如麻疹多发生在冬春季,痢疾多发生在夏秋季。

（2）地域特点:不同地域,由于气候特点及水土等自然条件差异,常可影响人体的正气,或滋生不同的邪气,出现不同的常见病和多发病。如北方气候寒冷,易生寒邪而致病等。有些地区由于食物、饮水中缺乏人体必需的某些物质,常可导致地方病发生。如水土缺乏碘质,可致瘿瘤病等。

（3）生活与工作条件:不良的生活、工作环境对人体影响甚大。如久居阴暗潮湿之处,易受寒湿邪气所伤,可致关节疼痛之类的疾病。特别是周围环境不良,如工业废气、废物、粉尘过多、杀虫剂的广泛使用等,严重危害人体的健康。

2. 内环境与发病　人体自身的体质、精神状态,也是影响发病与否的前提条件。

（1）体质特点:体质是指人体生命过程中,在先天禀赋和后天获得的基础上所形成的形态结构、生理功能和心理状态方面综合的、相对稳定的固有特质。个体的差异性、易感性,与疾病的发生亦有着密切的关系。一般来说,体质壮实,正气强盛,健康少病;体质较弱,正气较虚,易于患病。此外,不同的体质类型对某些致病因素和某些疾病具有不同的易感性。如瘦人多火,易患痨嗽;肥人多痰湿,易患中风等。

（2）精神状态:精神状态的好坏,是影响人体正气的重要因素之一。人的精神状态受情志因素的直接影响。若情志舒畅,精神愉快,气血调和,则脏腑功能协调,正气旺盛而健康少病。如果情志异常波动,或多思善虑,非忧即怒;或痴情妄想,所愿不得;或境遇变化,情绪低沉;或意外刺激,情绪紧张等,均可严重影响人体的精神状态,导致气血失调,脏腑功能失常,易于感邪受病。

二、病机

疾病的发生、发展与变化,与患病机体的体质强弱和致病邪气的性质密切相关。病邪作用于人体,机体的正气必然奋起抗邪,形成正邪相争,破坏人体阴阳的相对平衡,从而产生全身或局部的多种多样的病理变化。尽管发生疾病的机制错综复杂,但从总体来说,离不开邪正盛衰、阴阳失调、气血津液失常等病机变化的一般规律。

（一）邪正盛衰

邪正盛衰,是指在疾病过程中,致病邪气与机体抗病能力之间相互斗争所发生的盛衰变化。邪正斗争的消长盛衰,不仅关系疾病的发展与转归,还决定疾病的虚实病理变化,从某一角度来看,许多疾病的发展过程,就是邪正斗争及其虚实变化的过程。

1. **邪正盛衰与虚实变化** 在疾病的发展变化过程中,正气和邪气之间不断地进行斗争,必然会导致邪正双方力量的盛衰变化。随着体内邪正的消长盛衰,在疾病过程中则相应地表现出虚实病理变化。故《素问·通评虚实论》说:"邪气盛则实,精气夺则虚。"

(1)实证与虚证:实,主要是邪气亢盛。实证,是指以邪气亢盛为矛盾主要方面,正气未衰的一种病理变化。邪气亢盛,包括外感六淫、内伤饮食、虫积,或痰饮、瘀血等病理产物留滞于体内等。由于邪气虽盛,但正气未衰,正气尚能积极地与邪抗争,从而形成正邪激烈相争,病理反应强烈,并表现出一系列以亢奋、有余、不通为特征的实性病理变化。这种病机变化多见于外感病的初期和中期,或由于痰、食、水、饮、瘀血等留滞于体内所引起的疾病。

虚,主要是正气不足。虚证,是指以正气虚损为矛盾主要方面,邪不亢盛的一种病理变化。正气不足,包括机体精、气、血、津液等物质的亏损,脏腑、经络等生理功能减退,抗病能力低下等。由于机体正气衰弱,邪亦不盛,邪正相争无力,难以出现强烈的病理反应,从而表现出一系列以衰退、虚弱、不固为特征的虚性病理变化。这种病机变化多见于素体虚弱或疾病后期,以及多种慢性疾病的过程中。

(2)虚实错杂:邪正盛衰,不仅可以产生单纯虚证或实证的病理状态,还可以形成多种复杂的虚实病理变化。凡是邪气盛而损及正气,或正气本虚而致实邪内生或外感邪气者,可致"虚实夹杂"性病变。其中,以邪实为主,兼有正气不足者,称为"实中夹虚";以正虚为主,兼有痰饮、水湿、瘀血等实邪内生,或外感邪气者,称为"虚中夹实"。

凡是邪气久留而大伤正气,或正气不足而变生实邪者,可以导致"虚实转化"病变。若先有实邪为病,继而耗伤正气,邪气虽去而正气大伤,转化为以正虚为主的虚性病变,称为"由实转虚"或"因实致虚";若先有正气不足,因推动、气化无力,而后生痰饮、水湿、瘀血等病理产物积聚于体内,则可转化为以邪实为主的实性病变,称为"因虚成实"或"因虚致实"。疾病虚实性质的转化,大多是有条件的,如失治、误治,或邪气积聚,或正气严重亏损等,均可以成为病变性质转化的重要因素。因此,应当动态地观察和分析疾病的虚实变化。

(3)虚实真假:一般而言,在疾病发展变化的过程中,疾病的本质和现象大多是一致的。但在特殊情况下,由于正邪斗争的复杂性,人体功能活动和代谢的严重紊乱,也可以出现疾病的本质与现象不一致的情况,因而表现出"虚实真假"的病变。如本为实性病变,由于邪气深结不散,气血瘀积于体内,经络阻滞,气血不能通达于外,而出现四肢逆冷、面色不华的似虚非虚的假虚现象,即称为"大实有羸状"的"真实假虚"。或本为虚性病变,由于正气虚弱,推动无力,功能活动失于鼓动而出现腹胀、喘满等似实非实的假实现象,则称为"至虚有盛候"的"真虚假实"。因此,分析病机的虚实变化,还必须透过现象看本质,才能准确把握疾病的虚实性质。

2. **邪正盛衰与疾病转归** 在疾病的发生发展及其转归的过程中,邪正的消长盛衰不是固定不变的。邪正双方在其相互斗争的过程中所产生的消长盛衰变化对疾病的转归起着决定性的作用。

(1)正胜邪退:是在邪正消长盛衰变化过程中,疾病趋于好转或痊愈的一种转归,也是许多疾病最常见的一种结局。这是因为患者的正气比较充盈,抗御病邪的能力较强,能较快地祛除病邪;或因及时得到正确治疗,脏腑、经络等组织器官的病理损害逐渐得到恢复,精、气、血、津液等被耗伤的物质逐渐得到充实,正气日渐恢复,机体的阴阳两方面趋于相对平衡,疾病即告好转或痊愈。

(2)邪胜正衰:是在邪正消长盛衰变化过程中,疾病趋于恶化,甚至死亡的一种转归。这是由于患者机体的正气衰弱,抗邪无力;或由于邪气过于强盛,严重损伤人体的正气,以致机体抗邪能力日渐低下,不能抵御邪气的致病作用,机体受到的病理性损害逐渐加重,则病情日趋恶化。若进一步发展,正气大衰,邪气独盛,脏腑、经络、气血等生理功能严重衰惫,则可致阴阳离决,生命活动终止而死亡。

(3)正虚邪恋:是疾病后期,正气已虚,邪气未尽,正气一时无力尽邪,邪气留恋不去,病势缠绵的一种转归。这是由于正气素虚,疾病过程中虽奋起抗邪,但正气先已力竭,以致无力尽邪;或因邪气强盛,消耗正气,加之治疗未能彻底,以致正气未复,邪恋不去;或为某些性质缠绵黏着的邪气所伤,病程较长,正气日趋损伤,邪气羁留难去等。这种转归常常是许多疾病由急性转为慢性,或留下某些后遗症的主要原因之一。

(4)**邪去正虚**:是疾病后期,病邪已经祛除,但正气耗伤,有待逐渐恢复的一种状态,多见于急、重病的后期。这是因为在疾病过程中,邪气亢盛,病势急剧,正气受到较重损伤;或由于治疗措施过于峻猛,如大汗、大下等,邪气虽被祛除,但正气亦已大伤;或由于素体虚弱,大病之后,正气虚弱更甚,此时正气尚需一段时间的调养才能逐渐恢复。

(二)阴阳失调

阴阳失调,指机体阴阳双方失去相对的协调平衡,形成以阴阳偏盛或偏衰为核心的一系列病理变化。阴阳失调,是对一切疾病病变机制的高度概括,是病机的总纲。阴阳失调与疾病的寒热性质变化密切相关。疾病过程中,都存在着病性或寒或热,或寒热错杂的变化。因此,阴阳失调,是阐释病性寒热变化的具有普遍性的基本病机,正如明代张介宾《景岳全书》所说“寒热者,乃阴阳之化也”。

阴阳失调的病理变化虽然复杂,但主要表现不外阴阳偏盛、阴阳偏衰、阴阳互损、阴阳格拒、阴阳亡失5方面。

1. **阴阳偏盛**　是指以阴邪或阳邪偏盛为主,属于“邪气盛则实”的实证。

(1)**阳偏盛**:即阳胜,是指机体在疾病过程中所表现的一种以阳气偏盛,机能亢奋,热量过剩为特点的病理状态。一般来说,其病机特点多表现为阳盛而阴未虚的实热性病理变化。形成阳偏盛的主要原因,多是由于感受阳热邪气,或虽感受阴邪,但阴邪从阳化热;或因情志内伤,五志过极而化火;或由气滞、血瘀、食积等郁而化热所致。

由于阳是以热、动、燥为其特点,阳偏胜,多表现有热象,如壮热、面红、目赤、烦躁、口渴、脉数等,即“阳盛则热”。但应注意,阳偏盛病变还有“阳胜则阴病”“重阳必阴”的发展趋势。“阳胜则阴病”,是指阳盛则伤阴。一般而言,阳偏盛的病变必然会导致不同程度的阴液耗损,而矛盾的主要方面仍是以阳盛为主的实热。如果病变进一步发展,大量耗伤人体阴液,不但加重了阳热证的表现,同时可出现阴虚之证。“重阳必阴”与“热极生寒”是指由阳转阴,乃阳气亢盛至极,病变性质由阳(热)转化为阴(寒)。

(2)**阴偏盛**:即阴胜,是指机体在疾病过程中所表现的一种以阴气偏盛、功能障碍或减退、产热不足以及阴寒性病理产物积聚为特点的病理状态。其病机特点多表现为阴盛而阳未衰的实寒性病理变化。形成阴偏盛的主要原因,多是由于感受阴寒邪气,或是过食生冷之物,寒阻阳气,阳不制阴等而致阴寒内盛。

阴常以寒、静、湿为其特点,阴偏胜时可出现形寒肢冷、水肿、身体蜷缩等,即“阴盛则寒”。但需指出,阴偏盛病变还有“阴胜则阳病”“重阴必阳”的发展趋势。“阴胜则阳病”,即阴盛则阳虚。阴偏盛的病变必然会导致不同程度的阳气耗损,其矛盾的主要方面仍是以阴盛为主的实寒。如果病变进一步发展,机体的阳气严重受损,亦可表现为阳衰。“重阴必阳”与“寒极生热”是指由阴转阳,系阴寒邪气亢盛至极,病变性质由阴(寒)转化为阳(热)。

2. **阴阳偏衰**　亦称阴阳亏损,指阴或阳过于虚衰的病变,属于“精气夺则虚”的虚证。

(1)**阳偏衰**:即阳虚,是指机体在疾病过程中,阳气受损,功能活动减退或衰弱,温煦作用低下,热能不足的一种病理状态。其病机特点多表现为阳气不足,阳不制阴,阴相对偏盛的虚寒性病理变化。形成阳偏衰的主要原因,多由于久病耗伤阳气,或先天禀赋不足,或后天失于调养,或饮食劳逸损伤所致。

阳气不足,一般以脾肾阳虚为主,其中尤以肾阳为诸阳之本,所以,肾阳虚衰(命门之火不足)在阳偏衰的病机中占有极其重要的地位。由于阳气的虚衰,阳虚则不能制阴,阳气的温煦功能减弱,脏腑、经络等组织器官的功能活动也因之而减退,血和津液的运行迟缓,水液不化而阴寒内盛,这是阳虚则寒的主要机制。

(2)阴偏衰:即阴虚,是指机体精、血、津液等物质亏耗,以致阴不制阳,使阳相对偏盛,功能虚性亢奋的病理状态。其病机特点多表现为阴液不足及滋养、宁静功能减退,以及阳相对偏盛的虚热证。形成阴偏衰的主要原因,多是由于阳邪伤阴,或五志过极,化火伤阴,或因久病耗伤阴液所致。

阴液不足,一般以肝肾之阴虚为主,其中尤以肾阴为诸阴之本,所以肾阴不足在阴偏衰的病机中占有极其重要的地位。由于阴液不足,不能制约阳气,导致阴虚内热、阴虚火旺和阴虚阳亢等多种表现。

3. 阴阳互损　是指在阴或阳任何一方虚损的前提下,病变发展影响到相对的一方,形成阴阳两虚的病机。由于肾藏精气,内寓真阴真阳,为全身阳气阴液之根本,因此,无论阴虚或阳虚,多在损及肾脏阴阳及肾脏本身阴阳失调的情况下,才会发生阳损及阴或阴损及阳(阴阳互损)的病理变化。

(1)阴损及阳:是指由于阴液亏损,累及阳气,生化不足或无所依附而耗散,从而在阴虚的基础上又导致阳虚,形成以阴虚为主的阴阳两虚病理状态。

(2)阳损及阴:是指由于阳气虚损,无阳则阴无以生,累及阴液,其生化不足,从而在阳虚的基础上又导致阴虚,形成以阳虚为主的阴阳两虚病理状态。

4. 阴阳格拒　是阴阳失调中比较特殊的一类病机。其机制主要是由某些原因引起阴或阳的一方偏盛至极,因而壅遏于内,将另一方排斥格拒于外,迫使阴阳之间不相维系,从而出现真寒假热或真热假寒等复杂的病理现象,属于疾病的深重阶段。

(1)阴盛格阳:又称格阳,是指阴寒之邪壅盛于内,逼迫阳气浮越于外,使阴阳之气不相顺接,相互格拒的一种病理状态。阴寒内盛是疾病的本质,但由于格阳于外,可出现面红、烦热、口渴、脉大等假热之象,故称为真寒假热之证。

(2)阳盛格阴:又称格阴,是指邪热内盛,深伏于里,阳气被遏,郁闭于内,不能外达于体表而格阴于外的一种病理状态。阳盛于内是疾病的本质,但由于格阴于外,可出现四肢厥冷、脉沉伏等假寒之象,故称为真热假寒之证。

5. 阴阳亡失　主要是指机体的阴液或阳气突然大量亡失,功能活动严重衰竭,导致生命垂危的一种病理状态。

(1)亡阳:是指机体的阳气突然大量脱失,而致全身功能活动严重衰竭的一种病理状态。阳气的大量消耗是引起亡阳的最直接病机。如邪气过盛,正不敌邪,阳气突然脱失;或素体阳虚,正气不足,因过度疲劳,消耗阳气过多;或过用汗、吐、下法,以致阳随阴泄,阳气外脱;或慢性消耗性疾病,长期大量耗散阳气等,均可致阳气外脱。

(2)亡阴:是指机体的阴液突然大量消耗或丢失,而致全身功能活动严重衰竭的一种病理状态。一般来说,阴液的大量消耗是引起亡阴的最直接病机。如热邪炽盛,或热邪久留,大量煎灼阴液;或大吐、大汗、大泻等,直接耗伤大量阴液;或因久病,长期损伤阴液,阴液日渐耗竭等,均可致阴液亡脱。

(三)气血津液失常

气血津液失常是气、血、津液等基本物质出现虚损、运行失常、功能紊乱以及相互关系失调等病理变化的总称。概括而言,主要包括有气的失常、血的失常、津液代谢失常。

1. 气的失常　主要包括气虚和气机失调两方面。

(1)气虚:是指气的生化不足,或消耗太过导致脏腑功能活动减退,抗病能力下降的病理状态。其临床表现以少气懒言、疲倦乏力、脉虚无力为主要特点。

(2)气机失调:是指气的升降出入失常而引起的气滞、气逆、气陷、气闭、气脱的病理变化。

1)气滞:是指气机郁滞,运行不畅的一种病理状态。气滞多属于邪实为患,脏腑气滞以肺、肝、脾、胃为多见,其临床表现以闷、胀、疼痛为共同特点。

2)气逆:是指气的上升太过或下降不及,以致气逆于上的一种病理状态。气逆多属于邪实为患,常发生在肺、胃、肝等脏腑。

3)气陷:是指以气虚升举无力而下陷为特征的一种病理状态,多由气虚进一步发展而致。气陷与脾气虚损关系最为密切,故又称为"中气下陷",主要表现为内脏下垂。

4)气闭:是指气的出入运动障碍,脏腑经络气机闭塞不通的一种病理状态。临床表现以发病急骤、突然昏倒、不省人事为主要特点。

5)气脱:是指气不内守,大量外脱,以致全身功能突然衰竭的一种病理状态。临床表现以面色苍白、汗出不止、目闭口开、全身瘫软、二便失禁、脉微欲绝或虚大无根为主要特点。

2. 血的失常　主要包括血虚、血瘀和出血3方面。

(1)血虚:是指血液不足而致其濡养功能减退的一种病理状态。血虚可表现为全身或局部失养、功能活动减退、精神衰惫等一派虚弱表现。

(2)血瘀:是指血液运行迟缓,甚则血液停滞不畅的一种病理状态。临床常见刺痛、痛有定处,或局部形成癥积、皮肤黏膜青紫等表现。

(3)出血:是指血液不循常道,溢出脉外的一种病理状态。出血主要有吐血、咯血、便血、尿血、衄血等。

3. 津液代谢失常　是指机体津液代谢发生异常,导致津液的生成、输布、排泄发生紊乱或障碍的病理过程。津液代谢失常与肺、脾、肾三脏功能失常有密切关系。常见的津液代谢失常包括津液不足和水湿停聚两方面。

(1)津液不足:是指津液亏少,导致脏腑、组织、官窍失于濡润所产生的一系列干燥枯涩的病理状态。津液不足可包括伤津和脱液两方面。津较清稀,流动性较大,主要分布在皮毛、孔窍、肌肉并充盈血脉,以滋润作用为主。因此,一般而言,伤津主要是丧失水分。伤津的临床表现以口、鼻、皮肤干燥不润等为主要特点。液较稠厚,流动性较小,主要分布在脏腑、骨髓、脑髓、脊髓和关节之中,含有大量的精微物质,以濡养作用为主。因此,一般而言,脱液主要是丧失精微物质。脱液的临床表现以形瘦骨立、大肉尽脱等为主要特点。

虽然伤津与脱液在病机和临床表现方面有所区别,但津和液本为一体,伤津主要是丢失水分,伤津未必脱液;脱液不但丢失水分,同时损失精微营养物质,故脱液必兼伤津。伤津乃脱液之渐,脱液乃伤津之甚。

(2)水湿停聚:是指机体水液代谢失常,水液输布、排泄障碍,导致水湿内生,酿痰成饮的病理状态。多由肺、脾、肾三脏功能失常所致。

由于水湿痰饮皆为有形之邪,一旦形成,不但加重肺、脾、肾等脏腑的功能失调,而且会进一步影响气血的运行。

小结

中医学根据病因来源、形成、发病途径及致病特点不同,将病因分为以下几方面。

(1)外感病因:包括六淫、疫疠两部分。六淫致病理论是采用"取象比类"的方法,将风、寒、暑、湿、燥、火等自然界现象及人体对其的反应进行综合分析,总结了致病因素的特性、致病特点、致病规律等。

(2)内伤病因:包括七情内伤、饮食失宜、劳逸失度3方面。

(3)病理产物致病因素:是由于致病因素的作用,致使机体的功能失常而形成某些病理产物,这些病理产物又给机体带来新的损害,形成致病因素,包括痰饮、瘀血、结石等。

（4）其他病因：包括外伤等。

中医学认识病因的方法，除直接观察了解发病过程中可能作为致病因素的客观条件外，更主要的是以病证的临床表现为依据，通过分析其症状、体征来推求病因，通常称为"辨证求因"或"审证求因"。因此在学习病因时应掌握和熟悉病因的特性、致病特点和致病规律，以更准确地辨识致病因素，为治疗用药提供依据。

疾病的发生主要与正气和邪气两方面的因素有关。正气不足是发病的内在依据，而邪气是发病的重要条件。疾病的发生和变化过程，就是在一定条件下正邪斗争的过程，正胜邪负人体就无病，邪胜正负人体就发生疾病。影响发病的因素包括气候、地域、生活与工作条件等外环境及人的体质、精神状态等内环境。

病机的主要内容包括邪正盛衰、阴阳失调、气血津液失常等。邪正盛衰是贯穿疾病发展变化全过程的普遍矛盾。邪正双方力量的消长变化决定着疾病的虚实和转归。邪气盛则实，精气夺则虚；正胜邪退则病愈，邪胜正衰则病进。阴阳失调是一切疾病发生、发展变化机制的高度概括，阴阳的偏盛、偏衰及发展变化，可形成实热、实寒，虚热、虚寒及阴阳格拒、阴阳互损和阴阳亡失等病理类型。阴盛则寒，阳盛则热；阴盛则阳病，阳盛则阴病。气血津液失常同邪正盛衰、阴阳失调一样，不仅是脏腑、经络等各种病理机制的基础，也是分析研究各种临床疾病病机的基础。

病因与病机
思政及中医
药文化

思考题

1. 六淫致病的共同特点是什么？又各具什么致病特点？
2. 疫疠与六淫邪气在致病上有何不同？
3. 七情致病的特点有哪些？
4. 痰饮、瘀血、结石是怎样形成的？其各自的致病特点是什么？
5. 中医学认为人体发病与哪些因素有关？
6. 虚证和实证形成的主要病理机制是什么？
7. 阴阳失调的基本病机是什么？
8. 气的失常包括哪几方面的内容？
9. 血的失常包括哪几方面的内容？

第五章
目标测试

（梁丽娜）

第六章

诊　法

第六章
教学课件

学习要求

1. **掌握**　望面色、舌色、苔色的表现及其主病。
2. **熟悉**　望神、问寒热、问汗的内容。
3. **了解**　望形态、头颈肢体皮肤、排出物、小儿指纹；闻诊；问疼痛、饮食、睡眠、二便、经带；切诊。

　　中医临床常用诊病方法包括望、闻、问、切 4 种,简称四诊。望诊是以目察病的诊病方法;闻诊是听声音和嗅气味的诊病方法;问诊是通过询问以收集病情的诊病方法;切诊是用手切按脉搏或其他部位的诊病方法。

　　中医学认为人体是一个有机的整体。生理上,内在脏腑与外在形体官窍、四肢百骸密切相关;病理上,内脏的功能失调必然会反映于外,全身病变也可通过官窍等局部反映出来,即所谓"有诸内者形诸外"。因此,中医诊病通过观察患者外在的、局部的表现,进而推测内脏的变化,以确定病情。

第一节　望　诊

　　望诊是医生运用视觉对人体的全身情况、局部表现、排出物以及舌象等进行有目的的观察,以测知健康状况、了解病情的诊病方法。

一、望神

　　望神是通过观察人体生命活动的整体表现来判断病情的方法。由于神的含义有广义和狭义之分,广义的神是指人体生命活动的外在表现,狭义的神是指人的精神、意识、思维活动,故临床望神,包括观察整体外在表现的神气旺衰和精神、意识错乱的神志异常两方面。

　　(一) 神气旺衰

　　根据神气的旺衰,一般分为得神、少神、失神、假神 4 种。得神,又称有神,是精充气足神旺的表现,表明为机体脏腑功能和调;若患病则表明病多轻浅,预后良好。少神,又称神气不足,是精气不足、神气欠佳的表现,多属正气不足,脏腑功能轻度受损所致,可见于轻病或恢复期的患者;素体虚弱者,平时亦多出现少神。失神,又称无神,是精亏气损神衰的表现,提示人体精气衰竭、脏腑功能严重受损,多见于疾病的危重阶段,预后不良。假神,是指危重患者精神出现暂时"好转"的假象,并非佳兆,俗称"回光返照""残灯复明",说明脏腑精气极度衰竭,正气将脱,阴阳即将离决,常为临终前的预兆。

　　得神、少神、失神、假神的临床表现归纳如表 6-1 所示。

　　(二) 神志异常

　　主要见于以精神失常、意识错乱为主要临床表现的疾病,包括癫病、狂病、痫病 3 种疾病,多因痰浊蒙蔽、扰乱心神所致。三者的临床表现及病机见表 6-2。

表 6-1 得神、少神、失神、假神比较

	得神	少神	失神	假神
神志	神志清楚,语言清晰	精神不振,嗜睡健忘	精神萎靡,语言失伦,或神志昏迷	本已神志不清,却突然精神转佳
目光	目光明亮,两眼灵动	两眼乏神,双目少动	目暗睛迷,瞳神呆滞,或目翻上视	目光晦暗,却突然转亮
面色	面色红润,表情自然	面色淡白,少华面色	晦黯无华,表情淡漠	本已面色枯槁,却突然颧赤如妆
形态	肌肉不削,动作灵活,反应灵敏	肌肉松弛,倦怠乏力,动作迟缓	肌肉瘦削,动作失灵,循衣摸床,撮空理线	本已久病卧床不起,忽思下床活动
呼吸	呼吸均匀	呼吸气少	呼吸不匀,或喘促息涌,或气微息弱	
饮食	饮食正常	食欲降低	饮食减少,或不欲食	本不能食,而突然食欲增强

表 6-2 癫病、狂病、痫病的比较

	临床表现	病机
癫病	神志痴呆,表情淡漠,喃喃自语,哭笑无常	痰气郁结,蒙蔽心神
狂病	神志昏狂,呼号怒骂,打人毁物,不避亲疏,登高而歌,弃衣而走,妄行不休,力逾常人	痰火扰乱心神
痫病	猝然昏仆,不省人事,口出异声,口吐涎沫,四肢抽搐,醒后如常	肝风夹痰,蒙蔽清窍

二、望面色

望面色,是通过观察患者面部颜色和光泽以诊断疾病的方法。颜色是指色调,中医学主要观察青、赤、黄、白、黑五色;光泽是指明亮度。

中国人正常面色应为红黄隐隐,明润含蓄,为人体气血充盈、脏腑功能正常的表现。由于禀赋遗传、地域环境以及季节、昼夜等因素的影响,面色可见偏青、偏赤等变化,属生理性变异,如春季面色稍青、夏季面色稍赤、长夏面色稍黄、秋季面色稍白、冬季面色稍黑等,不得概作病论。

根据患者面部五色变化,不仅可以确定不同脏腑的病变,而且可以推断疾病性质的寒热虚实。

1. 青色 主寒证、痛证、瘀血、惊风等病证。因寒性凝滞,或痛则不通,或瘀血阻滞,或惊风则经脉拘挛,均致面部脉络阻滞不通,血行不畅,故见面青。

2. 赤色 主热证。因为热性炎上,热迫血行,致使面部脉络扩张,血脉充盈,故见面赤。若满面通红为实热证,两颧潮红娇嫩为虚热证。但面赤有时亦可主寒证,如久病重病患者面色苍白,却时而颧赤如妆,游移不定,为戴阳证,是阴盛格阳、虚阳上越所致,属真寒假热证。

3. 黄色 主脾虚气血不足、湿证等病证。因为脾虚失运,气血生化不足,无以上荣于面,故见面黄;或因湿邪困脾,脾失运化,亦见脾土之黄色。

一身面目俱黄,称为黄疸,其中黄而鲜明如橘子色者,称为阳黄,多由湿热蕴结所致;黄而晦黯如烟熏者,称为阴黄,多由寒湿困阻所致。

4. 白色 主虚证、寒证、脱血、夺气等病证。因为气血亏虚,甚至大量失血,阳气暴脱,则气血不能上充面部脉络,故见面白;寒凝血涩,或阳气虚弱,推动无力,血液运行于面部减少,故亦见白色。

5. 黑色 主肾虚、寒证、痛证、水饮、瘀血等病证。因肾属水,其色黑,肾阴虚则虚火灼精;肾阳虚则阴寒内盛、水饮内停,或寒凝血瘀、凝滞不通则痛,故除肾虚见面黑外,寒证、痛证、水饮、瘀血皆可见面黑。

必须指出,临床望面色时应当注意,无论表现为何色,只要有光泽即为善色,说明虽病但脏腑精气未衰,病多较轻,易于治疗,预后较好;若面色晦黯枯槁,即为恶色,说明脏腑精气衰败,病多较重,不易治疗,预后不良。

三、望形态

望形态是指观察患者形体和姿态的表现,以诊察病情的方法。

(一) 望形体

望形体主要是观察人体外形的强弱胖瘦等表现,以了解脏腑功能的盛衰、气血之盈亏,从而判断疾病之虚实、预后的好坏等。

形体肥胖,伴畏寒喜温、神疲乏力等,多为阳虚气弱。形体肥胖,常兼头晕、胸闷、肢麻等,为阳虚失运、痰湿内生之故,多易患胸痹、中风等病证,故有"胖人多阳虚""胖人多痰湿"之说。

形瘦食少,伴面色萎黄,多为中气虚弱。形瘦食多,为胃火亢盛。形体消瘦,伴颧红、潮热、盗汗,多为阴虚火旺,易患痨嗽等病,故有"瘦人多阴虚""瘦人多火"之说。

(二) 望姿态

望姿态是观察患者的动静姿势和异常动态的诊病方法。观察动静姿态,可判断病性的寒热、虚实;观察某些异常动作,有助于判断脏腑功能的正常与否。

一般而言,凡姿态多动向外的、强硬拘挛的、仰面的、伸展的,多属阳证、热证、实证;而喜静向里的、软弱弛缓的、伏俯的、蜷曲的,多属阴证、寒证、虚证。

另外,一些特殊的异常动态可用于判别相应病变。如四肢抽缩牵动,屈伸交替,动而不止,称为四肢抽搐,多为肝风内动之征,可见于痫病及高热惊风等患者。颈项强直,脊背反折后弯如张弓,称为角弓反张,亦属肝风内动之象,多因高热燔灼肝经所致,也可见于破伤风、狂犬病、痫病等患者。

四、望头颈、肢体皮肤

望头颈、肢体皮肤等局部的异常表现,可以诊断相应的疾病。

(一) 望头颈

1. 鼻渊　鼻内久流黄绿色浊涕腥臭者,多由外感风热或胆经蕴热所致。

2. 痄腮　腮部突然肿起,面赤咽痛,具有传染性,为外感温毒所致。

3. 瘿瘤　颈前结喉处有肿物突起,或大或小,可随吞咽移动。多为肝气郁结、痰浊凝结所致;或因地方水土因素所致。

4. 瘰疬　颈侧颌下有肿块如豆,累累如串珠状。可由肺肾阴虚,虚火灼津为痰,凝结于颈而成;亦可因外感风火时毒,导致气血壅滞,结于颈部而成。

(二) 望肢体皮肤

1. 乳痈　妇女乳房红肿热痛,甚至溃破流脓,称为乳痈,可发于妊娠期和哺乳期,尤以哺乳期居多。多因肝气不舒,胃热壅滞或外感邪毒所致。

2. 乳癖　指乳房内有肿块,可为一侧或双侧,局部有轻度压痛或胀痛感。多为肝肾不足,肝郁失疏所致。

3. 斑疹　斑和疹皆为皮肤上出现的红色点状样病变,其中点大成片,平摊于皮下,摸之不碍手,压之不褪色者为斑;点小如粟粒,高出于皮面,摸之碍手,压之褪色者为疹。两者皆因热入营血所致,多见于外感温病。

4. 湿疹　皮肤出现红斑,迅速形成丘疹、水疱,密集成片,皮肤瘙痒,搔破渗液,出现红色湿润糜烂面,多因外受风、湿、热邪,客于肌肤而发。

5. 疮疡　泛指多种致病因素侵袭人体所引起的皮肤疾患,常见痈、疽、疔、疖 4 种,其临床表现及意义见表6-3。

表6-3　痈、疽、疔、疖的比较

	临床表现	临床意义
痈	患处红肿高大,根盘紧束,灼热疼痛,易于化脓溃破,溃口易敛	湿热火毒内蕴
疽	患处漫肿,皮色不红,局部不热少痛,脓成难溃,疮口难敛	寒痰凝滞,气血亏虚
疔	疮形如粟,顶白坚硬根深,局部麻木痒痛,好发于颜面及手足等处	风热火毒蕴结
疖	形小而圆,红肿热痛不甚,患部表浅,好发于头面发际之处	湿热遏阻肌表

五、望排出物

排出物包括分泌物、排泄物及呕吐物等病理产物。分泌物如泪、涕、痰、涎等;排泄物如大小便、经血等。由于排出物的变化与脏腑功能及感邪的性质密切相关,所以望排出物可以诊察脏腑的盛衰及邪气的性质。

望排出物时,应注意观察其形、色、质、量等方面的变化,以测其寒、热、虚、实。一般而言,排出物色白、量多、质稀者,多属虚证、寒证;色黄、量少、质稠者,多属实证、热证。如痰白而清稀或多泡沫者,多为肺中有寒;痰黄黏稠而有块者,多为肺热;小便清长量多,多属下焦虚寒证;小便黄赤短少,多属下焦实(湿)热证。

六、望小儿指纹

望小儿指纹是指观察3岁以内小儿示指掌侧前缘浅表络脉形色变化的诊病方法。由于示指掌侧前缘的络脉,是从手太阴肺经在寸口部的分支而来,也就是说,就3岁以内的小儿而言,望指纹与诊寸口脉具有相同的意义,可借以判断疾病的寒热虚实等。因此,望小儿指纹作为儿科的常用诊法之一,更为方便易行。

(一)方法及正常形色

1. **三关划分**　指纹的部位分为风关、气关、命关,即从指根向指尖方向,示指掌端第1节称风关,第2节称气关,第3节称命关,如图6-1所示。

2. **诊察方法**　医生用一手之拇、示两指执患儿示指末端,再用另一手拇指桡侧,从其示指的命关向风关推按几次,用力适中,使指纹气血流畅,然后观察其形色变化。

3. **正常形色**　小儿指纹的正常形色表现为色泽浅红,隐现于风关之内,不浮不沉,隐约不显,单枝斜形,粗细适中。

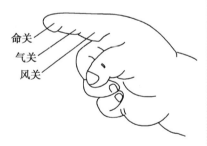

图6-1　小儿示指三关示意图

(二)形色主病

望小儿指纹,应注意观察其浮沉、颜色、长短、形状等方面的变化,以判断病位的表里、病性的寒热、脏腑气血的虚实盛衰以及病情的轻重预后。其表现及临床意义见表6-4。

表6-4　小儿指纹临床表现及临床意义

	临床表现	临床意义
浮沉	指纹浮露显见	表证
	指纹沉隐不显	里证
颜色	指纹色鲜红	外感表证
	指纹色紫红	热邪郁滞

续表

	临床表现	临床意义
颜色	指纹色紫黑	血络闭郁,病情危重
	指纹色青	惊风,痛证
	指纹色淡白	虚证,见于疳积病
长短	指纹见于风关	邪气初入,病证轻浅
	指纹见于气关	病邪深入,病情较重
	指纹见于命关	病邪深入脏腑,病多危重
	指纹直达指端,称为透关射甲	病情凶险,预后不良

七、望舌

望舌是通过观察舌象变化以诊察疾病的方法,又称为舌诊。由于诸多脏腑通过经络,与舌发生直接或间接的联系,故通过望舌则可了解脏腑功能的正常与否,并进一步推断气血之盈亏,疾病的预后好坏。

根据长期临床实践的总结,中医学认为舌面的不同区域分属不同脏腑。舌尖属心肺,因心肺居上焦;舌中属脾胃,因脾胃居中焦;舌边属肝胆,因肝胆之经脉布两侧;舌根属肾,因肾居下焦。临证诊病时,可根据舌面特定区域的病理改变,推测相应脏腑的病变,为确定脏腑病位提供依据。舌面脏腑分属如图 6-2 所示。

正常舌象一般表现为,舌质荣润,颜色淡红,大小适中,柔软灵活;舌苔薄白,均匀有根。简言之,淡红舌,薄白苔为正常舌象。

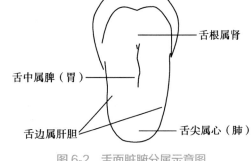

图 6-2　舌面脏腑分属示意图

望舌主要应注意观察舌质、舌苔两方面。

(一)望舌质

望舌质的内容,主要包括舌色、舌形、舌态等几方面。

1. 舌色　病理舌质颜色主要分为淡白舌、红舌、绛舌、紫舌、青舌几种。

(1)淡白舌:即舌色较正常浅淡,缺少血色。主气血不足,或阳虚寒证。若舌色淡白而舌体瘦薄,多属气血不足。若舌色淡白而舌体胖嫩,则属阳虚寒证。

(2)红舌:即舌色较正常加深,或呈鲜红色,主热证。若舌质红,苔黄厚,甚至舌生芒刺,为实热证;若舌质红,舌苔少,甚至光剥无苔,或有裂纹,为虚热证。

(3)绛舌:即舌色较红舌更深或略带暗红色。亦主热证,或为血瘀。若舌绛,舌面有红点,或生芒刺,多为里热炽盛;若舌绛少苔或无苔,或有裂纹,多为阴虚火旺。若舌绛少苔而润,或见瘀点、瘀斑,则多属血瘀。

(4)紫舌:即舌色为绛紫或青紫色。其临床意义是既可主热证,也可主寒证。若舌绛紫而干燥,甚至燥裂起刺,则属热证。若舌淡紫或青紫而湿润,则为寒证。

(5)青舌:即舌色呈青色,缺少血色,如牛之舌。主寒证,瘀血。若舌青紫而滑润,舌体胖嫩,则多属阳虚寒凝;若舌边青,或见瘀点、瘀斑,则属内有瘀血。

2. 舌形　望舌形主要观察舌体胖瘦、齿痕、点刺、瘀斑、裂纹等。常见异常舌形表现及其主病见表 6-5。

3. 舌态　常见病理舌态有强硬、痿软、歪斜、颤动等。常见异常舌态表现及其主病见表 6-6。

表 6-5　异常舌形表现及其主病

舌象特征		主病
胖瘦	舌体较正常宽大,舌边有齿痕	阳虚水停
	舌体较正常瘦薄而淡白	气血亏虚
点刺(芒刺)	舌面见红色、白色、黑色的星点,甚至突出高起如刺,摸之棘手	火热炽盛
瘀点、瘀斑	舌面出现的青紫色或紫黑色斑点,不高出于舌面	血行不畅
裂纹	舌面见纵横各形的裂沟或纹理,深浅不一,深者如刀割剪碎,浅者似横直皱纹	热盛伤津,阴虚液涸,血虚失养

表 6-6　异常舌态表现及其主病

舌象特征		主病
强硬	舌体强直板硬,卷伸不利,运动不灵	热入心包,高热伤津,风痰阻络,肝阳上亢
痿软	舌体痿废不灵,软弱无力,难以随意屈伸	气血虚弱,热邪伤津,阴液亏涸
歪斜	舌体不正,伸舌时偏向左侧或右侧	风邪中络或中风偏枯
颤动	舌体不自主地震颤抖动	气血虚衰,阴液亏虚,热极生风,肝阳化风

(二)望舌苔

舌苔是舌面上形成的一层苔状物。望舌苔主要应观察苔色和苔质两方面变化。

1. 苔色　舌苔的颜色变化,主要有白苔、黄苔、灰黑苔等几种。

(1)白苔:通常主表证、寒证,但有时亦主热证。若苔白而薄少,称薄白苔,多是外感表证;若苔白而厚腻,称厚白苔,多为寒湿内阻;若苔如白粉堆积,称积粉苔或粉白苔,则属瘟疫热毒内蕴之征。

(2)黄苔:通常主里证、热证,但特殊时亦见于寒证。若外感疾病,舌苔由白转黄,则提示病邪由表入里;若苔黄而干燥,甚至焦裂,多为热甚伤津;若苔淡黄而滑润,舌质淡而胖嫩,称为黄滑苔,多因阳虚水停所致,则属虚寒证。

(3)灰黑苔:既可主寒证,又可主热证。若舌苔灰黑而湿润,多属寒湿内盛;若舌苔灰黑而干燥,多属热盛伤津。

2. 苔质　常见苔质变化有厚薄、润燥、腐腻、剥落等几种。

(1)厚薄:舌苔较少,透过舌苔能隐约见底者,称为薄苔,说明病邪表浅,多属表证。舌苔较多,透过舌苔不能见底者,称厚苔,表明病邪较深,多属里证。

(2)润燥:舌面滋润有津,称为润苔,说明津液未伤。舌面干燥少津,称为燥苔,多属燥热伤津所致。

(3)腐腻:苔质疏松,颗粒粗大,根底松浮,揩刮易去,形如豆腐渣堆积舌面,称为腐苔,多为阳热有余,蒸腾腐浊之气上泛舌面所致。苔质致密,颗粒细腻,紧贴舌面,揩刮难落,形如油腻黏液涂附舌面,称为腻苔,多由湿浊内蕴,阳气被遏所致。

(4)剥落:舌苔部分或全部剥离脱落,即称为剥落苔。舌苔不规则片状剥落,界限清楚,形似地图者,称为地图舌。舌苔出现剥落,多属胃气不足、胃阴损伤所致。若舌苔全部脱落,舌面光洁如镜,称为光剥舌,又称镜面舌,则属胃气大伤、胃阴枯竭。

第二节　闻　诊

闻诊是指医生运用听觉和嗅觉,辨别患者声音和气味变化的诊病方法。闻诊包括听声音和嗅气味两方面。

一、听声音

听声音包括诊察患者的发声、语言、呼吸、咳嗽、呃逆、嗳气、呕吐等各种声响的变化。

(一) 声音异常

一般而言,发声高亢有力,其声连续,前轻后重,多属实证、热证。因为实热证属阳盛气实,阳主动,功能亢进,故声高有力。发声低微细弱,声音断续,前重后轻,多属虚证、寒证。因虚寒证是阳衰阴盛,阴主静,功能低下,故声低乏力。

若发声异常,声音嘶哑者,称为音哑;完全不能发音者,称为失音。音哑和失音,实际上只是轻重之别。其中新病音哑或失音,属实证,多是外感风寒或风热,或痰浊塞滞,肺气不宣所致,即所谓"金实不鸣"。久病音哑或失音,属虚证,多是肺肾阴虚,肺失滋润所致,即所谓"金破不鸣"。

(二) 语言异常

"言为心声",故语言异常多属于心的病变,为神明之乱。

1. 谵语　神志不清,语无伦次,声高有力者,称为谵语,属实证,多为热扰心神。可见于温病邪陷心包、阳明腑实、热入营血,以及内伤痰热扰乱等病证。

2. 郑声　神志不清,语言重复,时断时续,声音低弱者,称为郑声,属虚证,多是心气大伤、精神散乱的表现。

3. 语言謇涩　舌体强硬、谈吐不利者,称为语言謇涩,多属舌体脉络受到影响,或风痰阻络,或高热伤津,脉络失养所致。可见于温病热入心包或痰蒙心窍,以及中风患者。

(三) 呼吸声

1. 气粗与气微　呼吸气粗而快,属热证、实证,多见于外感病证。呼吸气微而慢,属虚证、寒证,多见于内伤正气不足。

2. 喘与哮　呼吸困难,短促急迫,甚至张口抬肩,鼻翼扇动,不能平卧者,称为喘;呼吸急促似喘,声高断续,喉间痰鸣者,称为哮。喘病与哮病,多由痰饮停肺,肺失宣降所致;或因肺肾气虚,肾不纳气所致。

(四) 咳嗽声

咳嗽是肺系疾病的主要症状之一,多因肺失宣降、肺气上逆所致。

1. 百日咳　咳声阵发,发则连声不绝,终止时作"鹭鸶叫声",兼有呕恶咯血等,称为百日咳,又称"顿咳"。常见于小儿,多由风邪与伏痰搏结,郁而化热,阻遏气道所致。

2. 白喉　咳声如犬吠样,喉间有白膜,不易剥去,此为白喉,多属肺肾阴虚,火毒攻喉。

(五) 呃逆、嗳气、呕吐

胃中气逆向上,自咽喉而出,若声短而急,频频作呃者称呃逆;其声音较沉长而缓者称嗳气;伴食物等从口而出者称为呕吐。三者皆因胃气上逆所致。

二、嗅气味

嗅气味包括嗅患者体内所发出的各种气味以及分泌物、排泄物等的气味。

一般认为,凡气味臭秽者,多属热证;无臭或略有腥臭者,多属寒证。酸腐臭味者为有宿食。病室有血腥臭,多提示有失血。若有尸臭恶味,多是脏腑败坏之绝症。尿臊臭(氨味),可见于水肿病晚期患者;小便有烂苹果样气味(酮体气味),多见于消渴病患者,均属病情较重的表现。

第三节　问　诊

问诊是医生询问患者或陪诊者,了解疾病的发生、发展、治疗经过,以及现在症和其他与疾病有关的情况,以诊察疾病的方法。

问诊的内容极为丰富,为了便于临床掌握,明代医家张景岳在前人的问诊要点基础上,结合自己的体会,将问诊的内容总结成《十问歌》,后人又将其略加修改补充成为:"一问寒热二问汗,三问头身四问便,五问饮食六问胸,七聋八渴俱当辨,九问旧病十问因,再兼服药参机变,妇女尤必问经期,迟速闭崩皆可见,再添片语告儿科,天花麻疹全占验。"从而形成了较为完整的问现在症的内容。

一、问寒热

问寒热是询问患者有无怕冷和发热的感觉。怕冷有恶寒和畏寒之分,恶寒是指患者自觉寒冷,虽覆被加衣、近火取暖仍不能解其寒;畏寒是指患者经常自觉怕冷,但加衣被或近火取暖可以缓解。发热指患者体温升高,或体温正常,但患者自觉全身或局部有热感。根据寒热出现的不同情况,临床上一般分为恶寒发热、寒热往来、但寒不热、但热不寒4种。

(一)恶寒发热

患者恶寒与发热同时并见,称为恶寒发热,可见于外感表证。根据恶寒与发热轻重的不同及兼症的不同,常见有以下3种情况。

1. 表寒证　恶寒重、发热轻,兼有无汗、身痛等症,为外感寒邪束表。因寒为阴邪,束表伤阳,故恶寒甚于发热。

2. 表热证　发热重、恶寒轻,兼有口渴、面红等症,为外感热邪所致。因热为阳邪,易致阳盛,故发热重于恶寒。

3. 风邪袭表证　发热轻、恶风,兼有汗出、脉浮缓等症,为外感风邪侵袭肌表。所谓"恶风",是指以遇风觉冷,避风可缓为特点的一种怕冷感觉。因风性开泄,使腠理开张,故恶风汗出。

(二)寒热往来

恶寒与发热交替发作,称为寒热往来,多见于半表半里证。临床上主要有以下两种类型。

1. 伤寒少阳证　症见寒热往来,发无定时,兼见口苦、咽干、目眩、胸胁苦满、不欲饮食、脉弦等。

2. 疟疾　症见寒热往来,发有定时,每日发作一次,或2日、3日发作一次,兼有寒栗鼓颔、头痛剧烈、口渴、多汗等。

(三)但寒不热

但寒不热是患者只有寒冷而无发热的感觉。但寒不热常分为实寒证与虚寒证两种类型。

1. 实寒证　新病突然怕冷、脘腹或其他局部冷痛剧烈、脉沉迟有力等,多因寒邪直中于里,侵犯脏腑或其他局部所致。

2. 虚寒证　久病体弱畏寒、面白肢冷、脉沉迟无力等,多因久病阳气虚衰,不能温煦所致。

(四)但热不寒

患者只有发热而无怕冷的感觉,称为但热不寒,可见于里热证。根据热势的高低、发热的时间及特点等,主要可分为以下几种类型。

1. 壮热　患者身发高热,持续不退(体温超过39℃),称为壮热。常见有满面通红、口渴饮冷、大汗出、脉洪大等症,属里实热证。

2. 潮热　患者定时发热或按时热甚,如潮汐之作,有一定规律,称为潮热。按其发热的时间及兼症的不同,常见有阳明潮热、阴虚潮热、湿温潮热3种。

(1)阳明潮热:发热时间为日晡热甚(日晡为申时,即下午3~5时),故又称为"日晡潮热",常兼见腹胀便秘等,属阳明腑实证。

(2)阴虚潮热:发热时间为午后或入夜,其发热特点为五心烦热(心胸烦热、手足心发热)、骨蒸(热自骨内向外透发的感觉),又称"骨蒸潮热",兼见颧红、盗汗等,属阴虚证。

(3)湿温潮热:发热时间为午后热甚,其特点是身热不扬(即肌肤初扪之不觉很热,但扪之稍久即感灼手),兼见头身困重、胸脘痞闷、苔腻等,属湿热蕴结,见于湿温病。

3. 低热　患者轻度发热,其热势较低,多在 37~38℃,又称微热。常见于内伤病的阴虚内热、气虚发热和温热病后期的余邪未尽。

二、问汗

问汗即询问患者有无汗出异常的情况。询问时主要应了解有汗、无汗,出汗的时间、部位,汗量的多少及其主要兼症等,借以辨别疾病的表里寒热虚实。

1. 自汗　以日间汗出、活动尤甚为特点的汗出异常,称为自汗。常兼有畏寒、神疲乏力等表现,多属阳气虚。

2. 盗汗　以睡时汗出、醒则汗止为特点的汗出异常,称为盗汗。常兼有潮热、颧红、舌红少苔等表现,多属阴虚。

3. 绝汗　即亡阴、亡阳时所出现的汗出异常。亡阳之汗表现为大汗淋漓,汗出如珠,冷汗清稀,兼见面色苍白、四肢厥冷、脉微欲绝等。亡阴之汗表现为大汗不止,汗出如油,热汗而黏,兼见身热口渴、呼吸气粗、脉细数疾等。

三、问疼痛

疼痛是临床上最常见的自觉症状之一,可发生于机体的各部位。疼痛形成的机制不外两方面:一方面是"不通则痛",是因有形之邪阻滞,如感受外邪、气滞血瘀、痰浊凝滞、虫积食积等,阻经闭络,使气血运行不畅而致,此属实。另一方面是"不荣则痛",是因机体组织失于滋养,如气血不足或阴精亏损等,使经脉空虚、脏腑失养而致,此属虚。

(一)问疼痛的性质

询问疼痛的性质,有助于确定疾病的性质。常见疼痛的特点及其临床意义如表 6-7 所示。

表 6-7　不同性质的疼痛比较

	疼痛特点	临床意义
剧痛	疼痛剧烈,痛无休止	实证
隐痛	疼痛较轻,隐隐作痛,绵绵不休	虚证
胀痛	痛处胀满,或兼痛处走窜不定	气滞
刺痛	痛如针刺,痛处固定不移	血瘀
灼痛	痛处灼热,得凉痛减	热证
冷痛	痛处寒凉,得温痛减	寒证
重痛	痛处有沉重感	湿邪困阻
绞痛	疼痛剧烈如刀绞	瘀血、虫积、结石等实邪阻闭气机

(二)问疼痛的部位

问疼痛的部位,有助于判断疾病的位置。

1. 头痛　根据头痛部位不同,可判断病在何经。如头后脑部疼痛连项者,属太阳经头痛,因为足太阳膀胱经行于头后和项部;前额疼痛连眉棱骨者,属阳明经头痛,因为足阳明胃经行于头前额部;两侧头痛,痛以太阳穴附近为甚者,属少阳经头痛,因为足少阳胆经行于头侧;头巅顶疼痛,属厥阴经头痛,因为足厥阴肝经上达头顶部;头痛连齿者,属少阴头痛,因为足少阴肾主骨,齿为骨之余。

2. 躯体疼痛　躯体不同部位的疼痛,可能说明相应脏腑的疾病。如胸痛多属心肺病变,脘痛与胃腑病变有关,胁肋疼痛多是肝胆病变,腰痛多是肾脏疾患,腹痛则与脾、大肠、小肠、膀胱、胞宫等多个脏腑病变有关。

3. 四肢关节痛　多见于痹证,为外感风、寒、湿三气所致。由于感邪的偏重有所不同,临床表现特点各异,故又分为行痹、痛痹、著痹(或着痹)、热痹等几种。若关节疼痛以游走窜痛为特点者,称为行痹,是以感受风邪为主;若关节疼痛剧烈且喜热畏寒者,称为痛痹,是以感受寒邪为主;若关节疼痛,以痛处沉重不移为特点者,称为著痹,是以感受湿邪为主;若关节疼痛,以红肿热痛为特点,称为热痹,是风寒湿邪郁而化热或外感湿热所致。

四、问饮食

问饮食包括询问饮水的多少、食欲的好坏等方面的情况。

(一) 问饮水情况

通过询问饮水情况,能了解机体津液的盛衰变化和输布障碍与否。例如,口不渴,说明津液未伤,可见于寒证;若口渴、饮水量多,说明津液大伤,可因燥邪、热邪伤津,或发汗、吐泻、利尿太过,伤耗津液所致;若虽有口干或口渴,但又不想饮水或饮水不多,是津液轻度损伤或津液输布障碍的表现,可见于阴虚、湿热、痰饮、瘀血内停的病证。

(二) 问进食情况

食欲的好坏和食量的多少,与脾胃功能是否正常直接相关。

1. 纳呆　指患者不思进食,食量减少,或食之无欣快感的表现,又称“纳少”“纳差”“不欲食”。纳呆乃是脾胃受纳、运化水谷功能降低的表现,常见于脾胃气虚、湿邪困脾、饮食积滞、肝胆湿热等病证。

2. 多食易饥　指患者食欲过于旺盛,进食量多且易饥饿的表现,又称为“消谷善饥”。多属胃腑腐熟功能亢进,常因胃火炽盛所致。

3. 饥不欲食　指患者有饥饿感,但不欲食或进食不多的表现,多属胃阴虚。

4. 除中　若久病、重病之人,本不能食,而突然食欲增强者,称为“除中”,是脾胃之气将绝的征兆,属病之危候。

五、问睡眠

询问睡眠情况的好坏,可以了解机体阴阳的消长、盛衰变化以及心神的功能变化。

(一) 失眠

患者经常性地不易入睡,或睡后易醒,或彻夜不眠,以致睡眠减少的表现,称为失眠,又称“不寐”“不得眠”等。其是因阴虚阳盛,阳不入阴,神不守舍,心神不安所致。

询问失眠的特点及其兼症,有助于判别疾病的性质。若不易入睡,伴心烦多梦、潮热盗汗、腰膝酸软、头昏耳鸣等,为心肾不交。若睡后易醒,伴心悸、纳少乏力、面白舌淡等,为心脾两虚。若睡后时时惊醒,伴眩晕、胸闷、心烦、口苦恶心、苔黄腻等,为胆郁痰扰。若夜卧不安,辗转反侧难以入睡,伴脘腹胀闷、嗳气酸腐、舌苔厚腻等,为饮食积滞,即所谓“胃不和则卧不安”。

(二) 嗜睡

患者自觉神疲困倦,睡意很浓,时时不自觉地入睡,称为嗜睡,又称“多眠”。多由于机体阳虚阴盛或邪气蔽阻心神,神气不能外达所致,可见于心肾阳虚、脾气虚弱、痰湿困脾等。若神志蒙眬、疲惫易睡、精神萎靡,伴腰部冷痛、肢冷膝凉等,为心肾阳虚。若饭后神疲困倦欲睡,伴食少腹泻、少气懒言、形体瘦弱等,为脾气虚弱。若困倦欲睡,伴头重如裹、四肢困重、胸脘闷胀、苔腻等,为痰湿困脾。

六、问二便

问二便主要是询问大小便的排便次数、量、质以及排便时的感觉等方面有无异常情况。由于二便的排泄可以直接反映消化功能和水液代谢的情况,故询问二便正常与否,可了解各相关脏腑的功能,进而判断疾病的寒热虚实。

(一)问大便

主要询问大便的便次、便质和排便感等方面的情况。

1. 泄泻   患者便次增多,便质稀软不成形,或呈水样的表现,称为泄泻。其中大便稀软不成形,称为溏泄,多属脾失健运所致;黎明前腹痛作泻,泄后则安,称为五更泻,为脾肾阳虚;腹泻清稀如水,称为水样泻,为小肠泌别失司所致。

2. 便秘   患者大便燥结,排出困难,甚则多日不解的表现,称为便秘,可因胃肠热结、阴寒内结、阴虚失润、气血不足等导致。

3. 里急后重   腹痛窘迫、时时欲泻、肛门重坠、便出不爽者,称为里急后重,多见于痢疾患者,是因湿热内蕴,肠道气滞所致。

4. 便血   大便中带血,其中先便后血,其色黑褐如柏油者,称为远血;先血后便,其色鲜红者,称为近血。

(二)问小便

主要询问小便时的尿量、尿次和排尿感等方面的情况。

1. 消渴   患者尿多,兼口渴多饮而消瘦,为消渴病,属肾阴虚。

2. 淋证   患者小便频数,并见尿急尿痛、小便短赤等,属膀胱湿热。

3. 癃闭   小便不畅,点滴而出者为"癃";小便不通,点滴不出者为"闭"。多由于湿热、瘀血、结石等阻滞膀胱,或老年肾虚,膀胱气化不利而成。

4. 余沥不尽   指排尿后小便点滴不尽的表现,多属肾气不固所致。

七、问经带

问经带是指询问女性患者的月经、带下情况。由于妇女在生理上有月经、带下、妊娠、产育等特点,故在病理上也就存在着相应的特殊病理反应,尤其是月经、带下的异常,为妇科常见疾病。

(一)问月经

月经是指成熟女性有规律的周期性子宫出血,正常周期为 28 天左右,每个月 1 次。问月经的情况,应注意询问月经的周期、经量、经色、经质及其兼症等方面。月经异常变化可分为月经先期、后期和先后不定期等。

1. 月经先期   月经周期连续 3 个月提前 8~9 天以上者,称为月经先期。若兼经色深红、质黏稠,舌红脉数等,则属血热;若兼经色淡红、质清稀,量多,舌淡脉弱等,则属气虚失摄。

2. 月经后期   月经周期连续 3 个月延后 8~9 天以上者,称为月经后期。若经色紫黯、有块、量少,多为寒凝血滞;若经色淡红、质稀、量少,多为血虚。

3. 月经先后不定期   月经周期紊乱,或先或后,差错在 8~9 天以上者,称为月经先后不定期。多见于肝郁气滞、脾肾虚损。

4. 经闭   女子年逾 18 岁,月经尚未来潮,或曾来而中断,停经在 3 个月以上者,称为经闭。多因肝肾不足、气血虚弱所致;或因肝气郁结、瘀血、痰浊等阻滞而成。

5. 崩漏   非月经期的阴道出血,突然大量下血不止,谓之"崩";出血长期淋漓不断者,称为"漏"。常因血热迫血妄行,或脾肾虚损,气不摄血所致。

（二）问带下

带下是指妇女阴道内流出的一种色白、无臭味、黏稠的液体，常称为"白带"，有濡润阴道壁的作用。若带下量多、淋漓不断，或颜色、质地、气味等出现异常变化，则为带下病，有白带、黄带、赤带等几种。问带下的情况，应注意从量、色、质、味等几方面进行，带下异常如表6-8所示。

表6-8 带下异常的比较

类型	临床表现	临床意义
白带	色白，量多淋漓，质清稀，无臭或腥臭	寒湿下注
黄带	色黄，量多，质黏稠，气味臭秽	湿热下注
赤带	色红，或赤白相间，黏稠，微有臭味	肝郁化热，损伤胞络

第四节 切 诊

切诊是指医生用手对患者体表一定部位进行触、摸、按、压，从而获得重要辨证资料的一种诊察方法，通常包括脉诊和按诊两部分。

一、脉诊

脉诊是医生运用手指切按患者脉搏以探测脉象、诊断疾病的一种方法。

脉象的形成，首先依赖心脏的搏动，推动血液沿着脉管循环运行，同时也与其他脏腑功能活动密切相关。如肺朝百脉，帮助血液运行于全身；肝藏血，有贮藏、调节循环血量的作用；脾主生血、统血，能维持血液正常运行；肾藏精，精与血相互资生。故脏腑功能、气血盛衰变化都可从脉象反映出来，通过切脉可了解全身脏腑气血盛衰的变化，达到诊断疾病的目的。

（一）诊脉部位

临床常用诊脉部位在腕后桡动脉处，名曰寸口，又称气口或脉口。

寸口部为脉之大会，因为寸口脉为手太阴肺经之脉，肺朝百脉，全身脏腑气血循行都要流经肺而会于寸口，故五脏六腑之气血盛衰、脏腑功能强弱都可在寸口反映出来。肺经起于中焦，与脾同属太阴经，而脾胃为气血生化之源，以营养全身脏腑、经络，所以脏腑、经络的气血盛衰变化可通过太阴的经脉而反映于寸口。

寸口诊脉分寸、关、尺三部，两手各有寸、关、尺三部，共六部脉，以分候不同脏腑。其相应关系是：左寸候心，右寸候肺；左关候肝，右关候脾与胃；左尺候肾，右尺候肾（命门）。

长期的临床实践证明，这种分配方法对于分析病情、指导治疗有一定的参考价值。当然，临证时也不必拘泥，应与病证相参，灵活运用。

（二）诊脉方法

1. 布指 诊脉时患者取坐位或仰卧位，平展前臂，手臂与心脏近于同一水平，直腕仰掌，腕下放松软布枕，使血液流行无阻，不致影响脉搏。医生用左手切患者的右手脉，右手切患者的左手脉。先以中指按掌后高骨（桡骨茎突）内侧，以定关位，然后示指放在中指之前定寸位，无名指按在中指之后定尺位。寸关尺部位如图6-3所示。切脉时，三指弯曲呈弓形，使指头平齐，以指腹按触脉体。若诊小儿脉时，由于小儿寸口部短，不容三指同时切按，故可用一指（拇指或示指）诊脉，而

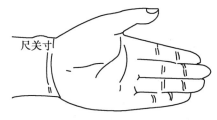

图6-3 寸关尺部位示意图

不必细分三部,称为"一指定关法"。

2. 指法 三指用同等力度同时切按寸关尺三部脉,称为总按。若以一个手指单独切按寸、关、尺中某一部脉象,则称单按。轻用指力按在皮肤上为"举",又称浮取或轻取;重用指力按至筋骨间为"按",又称沉取或重取;指力不轻不重,按到肌肉,或挪移手指,时举时按,仔细推寻为"寻",又称中取。

寸口脉有寸、关、尺三部,每部可分浮、中、沉三候,三三为九,故称三部九候。

3. 注意事项 诊脉的时间最好是清晨。因为清晨人体内外环境比较安静,未受饮食、劳作、情绪变化等因素的影响,气血平静,诊脉较为准确。临床诊脉时应在一种安静的环境下进行,让患者休息片刻,令其气息调匀。医生平心静气,调匀呼吸,全神贯注地切脉。保持均匀平稳的呼吸,便于计算脉动次数,一呼一吸称为一息,一息脉来4~5次为正常脉象。

另外,每次切脉的时间不应少于1分钟,必要时可延长至3~5分钟。以便了解有无促、结、代等节律失常的脉象。时间过短,草率从事,容易造成漏诊、误诊。

(三)正常脉象

正常人的脉象,又称平脉、常脉。平脉表现为:三部有脉,不浮不沉,一息四至(闰以太息五至,相当于每分钟70~80次),从容和缓,柔和有力,尺脉沉取有力,节律一致,并随生理活动和气候环境的不同而发生相应变化。

1. 平脉的特点 正常脉象,具有胃、神、根3个特点。脉来不浮不沉,一息四至,从容和缓,节律一致,为脉之有胃,说明胃气充盈。脉象柔和有力,是脉之有神,心血充盈、心神健旺的反映。尺脉沉取应指有力,为脉之有根,是肾之精气充盈的表现。脉之胃、神、根三者关系密切,一般有胃,也就有神、有根,说明心、脾(胃)、肾三脏功能健旺。因此,临床诊脉时体察脉象之胃、神、根,对于了解病机及推断预后有着重要意义。

2. 生理性变异 正常脉象可随人体内外环境的变化而发生相应的变化。如小儿脉较数,青壮年脉多有力,老年人脉多较弱;女性脉稍软弱而略快,男子脉常有力而稍缓;形瘦之人脉常浮,形胖之人脉常沉;情志喜时脉略缓,怒时脉略急;饮食之后脉多数而有力,饥饿之时脉象稍缓而无力等。又如春季脉稍弦,夏季脉稍洪,秋季脉稍浮,冬季脉稍沉;南方之人脉多濡软而略数,北方之人脉多沉实。另外,有些人脉不见于寸口,而从尺部斜向手背,名为"斜飞脉";若脉出现在寸口的背侧,称"反关脉",两者均是桡动脉解剖位置的生理变异,不属病脉。

(四)常见脉象及意义

人体脉搏在病理因素的影响下,表现出的异常脉象变化,称为病理脉象,简称病脉。常见病理脉象及其主病见表6-9。

表6-9 常见病理脉象及其主病

	脉象	主病
浮脉	轻取即得,重按稍减而不空	表证,亦主虚阳外越
沉脉	轻取不应,重按始得,"如石投水"	里证
迟脉	脉来迟慢,一息不足四至	寒证,亦可见于热证
数脉	脉来较快,一息五至以上	热证,亦见于真寒假热证
虚脉	举之无力,按之空虚,三部脉举按皆无力	虚证
实脉	轻取重按,脉象均大而长,搏指有力,三部脉举按皆有力	实证

续表

脉象		主病
细脉	脉细如线,细直而软,但应指明显	诸虚劳损,亦见于湿阻、热闭等实证
洪脉	脉形阔大,来盛去衰,状若波涛汹涌	阳盛实热,亦见于虚劳、失血、久泄等虚证
滑脉	往来流利,应指圆滑,如珠走盘	实热,痰饮,食滞
涩脉	往来艰涩,脉行不畅,如轻刀刮竹	气滞血瘀、痰阻食积,伤精血少
弦脉	端直以长,挺然指下,如按琴弦	肝胆病,痛证,痰饮,疟疾
缓脉	一息四至,来去怠缓乏力	湿病,脾胃虚弱
代脉	脉来缓,时一止,止有定数,良久方来	脏气衰微,或主风证、痛证,七情惊恐,跌仆损伤
结脉	脉来迟缓,时而一止,止无定数	阴寒偏盛,气、血、痰、食停滞,癥瘕积聚
促脉	脉来急数,时而一止,止无定数	阳热亢盛,气滞血瘀,痰食停滞

（五）真脏脉

　　凡无胃、神、根之脉,称为真脏脉,又称怪脉、败脉、死脉、绝脉,属脏腑之气衰竭、胃气败绝的重危脉象。关于怪脉古有釜沸脉、鱼翔脉、虾游脉、解索脉、雀啄脉等名称,但无论何种怪脉,其表现大多为脉来乍疏乍数,或至数不清不齐,或全无冲和之象。真脏脉多见于疾病后期,虽属危候,但随着医学技术的不断发展,现认为并非一定主死。真脏脉绝大部分是心律失常的脉象,其中以心脏器质性病变为主,亦有少数功能性的。因此,对出现真脏脉的患者仍应积极救治。

二、按诊

　　医者用手切按患者的肌肤、手足、胸腹等部位,以诊察病情的方法,称为按诊。

　　按诊的手法大致可分触、摸、按三类。触,是以手轻轻接触患者局部,以了解凉热、润燥等情况。摸,是以手来回寻抚局部,以探明局部肿物的形态、大小等。按,是以手重压局部,以了解深部有无压痛、肿块等。在临床上,各种手法应综合运用。

　　按诊时,医生应注意：体贴患者,手法要轻巧,避免用力过猛；要求患者积极配合,随时反映自己的感觉；边检查边观察患者的表情变化,了解其痛苦所在。

　　按诊的应用范围较广,临床上常用的有按肌肤、按手足、按胸腹等。

（一）按肌肤

　　身热,肌肤初按热甚,久按热反转轻者,是热在表；若久按其热反甚,是热自内向外蒸发,为热在里。皮肤按之干燥者,多是津液损伤；按之滋润者,说明津液未伤。肌肤肿胀,按之凹陷,不能即起者,为水肿；按之凹陷,举手即起者,为气肿。疮痈患者,患处按之坚硬,无波动感,说明脓未成；按之顶软,有波动应手感者,内必成脓。

（二）按手足

　　一般而言,手足躯体俱热者,多属热证；手足躯体俱冷者,多属寒证。但四肢厥冷,而胸腹按之灼热者,为邪热炽盛,闭郁阳气于内不能外达四肢所致,属真热假寒证。

　　若手足背热甚于手足心热者,为外感发热；手足心热甚于手足背热者,为内伤发热。额上热甚于手心热者为表热,手心热甚于额上热者为里热。

（三）按胸腹

　　胸腹按诊临床常见异常表现及其临床意义见表6-10。

表 6-10　胸腹按诊简表

	临床表现	临床意义
按虚里 (即心尖搏动处)	按之应手,搏动和缓有力	宗气充盈
	按之搏动微弱无力	宗气内虚
	按之弹手,洪大而搏,甚至其动应衣	宗气外泄,证属危候
按胁肋	右胁下按及肿块,或软或硬	气滞血瘀
	右胁胀痛,摸之热感,手不可按	肝痈
	左胁下触及肿块	疟母
按腹部　腹痛	腹部疼痛胀满喜按	虚证
	腹部疼痛胀满拒按	实证
臌胀	叩之声音重浊,按之有波动感	水臌,为水液内停
	叩之声音空响,按之无波动感	气臌,为气机阻滞
肿块	痛有定处,按之有形,固定不移	癥积,病属血分
	痛无定处,按之无形,聚散不定	瘕聚,病属气分

小结

中医诊病方法有望、闻、问、切 4 种。

望诊主要有望全身情况、局部表现、排出物、舌象等几方面。望全身情况包括望神、色、形、态,以了解整体脏腑功能、阴阳气血的盛衰变化;望局部表现主要包括望头颈、肢体皮肤等部位,以诊断相应部位的具体病变;望排出物包括望分泌物、排泄物及呕吐物等病理产物,借以测知病变性质的寒、热、虚、实;望舌通过观察舌质、舌苔两部分,为推断疾病的病位、病性、预后等提供依据。

闻诊包括听声音和嗅气味两部分。听声音应了解发声、语言、呼吸、呕吐、呃逆、嗳气、咳嗽等各种声响的变化,嗅气味包括嗅患者体内所发出的各种气味以及分泌物、排泄物等的气味。通过听患者的声音和嗅气味的变化,以判断患病的寒热虚实。

问诊通常需对寒热、汗、疼痛、饮食、睡眠、二便、经带等"现在症"进行询问。询问患者的寒热感觉,有助于了解机体的阴阳盛衰变化;问汗出有无,汗出时间、部位及汗量多少等,以辨别疾病的表里寒热虚实;问疼痛的部位、性质等,可以推断病变的脏腑、经络病位和疾病的性质;问饮食的多少、好恶情况,有助于推测津液的运行、盛衰以及脾胃等脏腑功能的正常与否;询问睡眠情况的好坏,可以了解机体阴阳的消长、盛衰变化以及心神的功能变化;询问大小便的便次、便量、便质以及排便感等方面情况,则可借以了解各相关脏腑的功能,进而判断疾病的寒热虚实;询问女性患者的月经、带下情况,对于诊断辨证妇科常见的月经、带下疾病有重要意义。

诊法　思政及中医药文化

切诊包括脉诊和按诊两部分。脉诊主要是通过切按寸口脉象的变化,以了解全身脏腑气血盛衰的变化,达到诊断疾病的目的。按诊包括切按肌肤、手足、胸腹等部位,以诊察病情。

思考题

1. 哪些面色可主寒证？
2. 苔色异常有哪些？各有何主病？
3. 谵语与郑声有何不同？
4. 哪些病证可致发热？应如何进行鉴别？
5. 患者口渴,是否都属热邪伤津所致？
6. 浮、沉、迟、数、虚、实脉的脉象与主病怎样区别？

第六章
目标测试

（程绍民　秦旭华）

辨　证

第七章
教学课件

学习要求

1. **掌握**　八纲辨证各基本证型。
2. **熟悉**　气血辨证。
3. **了解**　八纲之间的关系,津液辨证、脏腑辨证、六经辨证、卫气营血辨证、三焦辨证的内容。

辨证是在中医基本理论指导下,对四诊所得的资料进行分析、归纳,辨明各种临床表现之间的内在联系和相互关系,从而对疾病处于某一阶段的病因病机做出判断的过程。简而言之,辨证就是辨析疾病的证候。辨证论治是中医学的特点和精华,是中医在诊治疾病时应遵循的基本原则,只有在准确辨证的基础上,才能订立相应的治法,进行正确的论治。

在中医学中,症、证、病具有不同的含义。"症",是指疾病的临床表现,包括症状和体征,如发热、眩晕、头痛、水肿等。任何疾病,总是要通过若干症状或体征表现出来。但"症"仅仅是疾病的现象,而不是疾病的本质,不可与"证"混淆。

"证",是对疾病处于一定阶段的病因、病位、病性、病势等方面所做出的病理概括,从某一角度反映了疾病的本质。如一患者外感风寒后,初起属于风寒表证,若未及时治疗,过一段时间则可入里化热而成为里实热证。当然"症"与"证"之间是有联系的,即"证"是由一组特定的、有内在联系的"症"所构成,如恶寒发热,无汗,鼻塞清涕,苔薄白,脉浮紧,为表寒证。所以,"症"与"证"的关系是现象和本质的关系,"症"是辨证的前提,而"证"是辨证的结果、论治的依据。

"病",是对病理全过程特点与规律所作的概括,如感冒、痢疾、胸痹、经闭等。故病与证之间具有纵横交错的关系,一个病可包括若干证,而同一证又可见于不同的病。例如,感冒一病,有风寒证、风热证之不同;瘀血证,可见于胸痹、经闭等不同疾病之中。正是由于"病"与"证"的概念不同,所以临床上才有"同病异治""异病同治"之说,其前提就是"证"的异同。病虽同而证不同,则需"同病异治"。如同是感冒病,有风寒证、风热证之分,治则有辛温解表、辛凉解表之异。反之,病虽异但证相同,则可"异病同治",如胸痹、经闭属不同疾病,但同由瘀血所致者,皆可用活血化瘀法治之。

在长期的临床实践中,中医学逐渐形成了诸多辨证方法。常用辨证法有八纲辨证、气血津液辨证、脏腑辨证、经络辨证、六经辨证、卫气营血辨证及三焦辨证等。其中,八纲辨证是各种辨证的总纲;脏腑辨证是其他辨证方法的基础,气血津液辨证为其补充,主要适用于内伤杂病辨证,为内、妇、儿科所常用;六经辨证、卫气营血辨证、三焦辨证属外感病的辨证方法;经络辨证更常应用于针灸、推拿之中。

第一节　八纲辨证

八纲辨证是以阴阳、表里、寒热、虚实 8 个纲领辨别疾病病位、病性及邪正盛衰的辨证方法。

早在《黄帝内经》中就有八纲辨证内容的散在论述,后经历代医家不断丰富完善,至明代张景岳在其所著《景岳全书·传忠录》中,明确提出了"二纲六变",即阴阳为"二纲",表、里、寒、热、虚、实为

"六变",从而使八纲成为一种辨证纲领,得到后世医家的推崇,并沿用至今。

八纲辨证作为一种最基本的辨证方法,在临床辨证过程中,有执简驭繁、提纲挈领的作用。因为无论病证的表现如何错综复杂、千变万化,但究其病位不外属表属里,病性不外属寒属热,病势不外邪正盛衰之属虚属实,疾病类别不外属阴属阳。因此,八纲辨证作为各种辨证方法的总纲,广泛运用于中医临床各科。

一、表里辨证

表、里是辨别病位内外和病势深浅的两个纲领。

表和里是一个相对的概念,如以体表与脏腑相对而言,体表为表,脏腑为里;脏与腑相对而言,腑属表,脏属里等。所以辨外感病,凡邪深一层,则病入里一层;邪外透一层,则病出表一层。辨别表证、里证,不仅可以确定病位所在,还可了解病势的进退,以判断疾病的轻重变化,从而为采用解表法或和里法治疗提供依据。因此,辨别表、里证有重要的临床意义。

(一) 基本证型

根据病邪的深浅,表里证候常见证型有表证、里证、半表半里证 3 类。

1. 表证　是指六淫邪气经皮毛、口鼻侵入所产生的病情较为轻浅的一类证候,一般见于外感病的初期阶段。表证往往具有起病急、病程短、病位浅、病情轻的特点。

2. 里证　是指病邪深入脏腑、气血、骨髓所致的一类证候,多见于外感病的中、后期或内伤杂病。里证的形成常因外邪不解,内传入里,侵犯脏腑;或外邪直接侵犯脏腑所致,称为"直中";或情志、饮食、劳倦等因素内伤,直接导致脏腑功能失调而发病。

3. 半表半里证　是指邪正相争于表里之间所形成的证候,多见于外感病,为邪气由表内传,而尚未完全入里的阶段。在六经辨证中称为少阳证。

表里证候的临床表现见表 7-1。

表 7-1　表里证候的临床表现

	表证	里证	半表半里证
寒热情况	发热恶寒	但寒不热,或但热不寒	寒热往来
兼症	头身疼痛,鼻塞、流清涕,喷嚏,喉痒,咳嗽	神昏谵语,胸痛喘促咳痰,腹痛便溏,嗳气、呕吐,大便秘结,尿黄赤短少	胸胁苦满,心烦喜呕,默默不欲饮食,口苦,咽干,目眩
舌象	舌苔薄白	舌苔厚腻	苔白
脉象	脉浮	脉沉	脉弦

(二) 表证与里证的关系

在疾病发展变化的过程中,患者若表现为表证与里证同时并见,称为表里同病。如既外感风寒,又内伤饮食而发病,其临床表现既有恶寒发热、头身疼痛、鼻塞流清涕等表证,又可见脘腹胀痛、腹泻、呕吐酸腐等症状。

在一定条件下,表里之间可以相互传变,形成表里出入的病理变化。若表邪不解,内传入里,出现里证,称表证入里。如外感风寒表证,初见恶寒发热、鼻塞清涕等症,继而不恶寒反恶热,并见烦躁、渴饮、舌红苔黄、尿赤等症,表明表寒入里化热。若某些里证,病邪从里透达肌表,称里邪出表。如里证内热烦躁,咳逆胸闷,继见发热汗出,疹子透露,而后烦热减轻,表明治疗、护理得当,机体正气增强而抗邪向外透达。

表里出入的变化,对于预测疾病的发展转归有着重要意义。一般而言,表证入里,表示病势加重;里邪出表,反映邪有出路,病势减轻,预后较好。

二、寒热辨证

寒、热是辨别疾病性质的两个纲领。寒热的产生是由于阴阳偏盛偏衰所致,所以辨别寒热,实际上就是辨别阴阳之盛衰。辨明病证的寒热性质,有助于临床确定相应治法,即"寒者热之""热者寒之"。因此,临床辨证必须辨明病性之寒热。

(一) 基本证型

寒证是机体阴盛或阳虚所表现的证候。感受寒邪,或过食生冷,或久病伤阳,或过服寒凉等,皆可导致机体阴寒内盛或阳气虚弱而引起寒证。临床上寒证有实寒证和虚寒证之分。

热证是机体阳盛或阴虚所表现的证候。外感热邪,或过食辛辣,以致阳热偏盛;寒邪入里,或七情过激,或饮食积滞等,郁而化热;久病伤阴,或房劳伤精等,以致阴虚阳亢,皆可导致热证。临床上热证有实热证和虚热证之分。

寒证、热证的临床表现见表 7-2。

表 7-2　寒热证候的临床表现

	寒证	热证
寒热情况	怕冷肢凉,冷痛喜温	发热肢温
面色	面色白	面红目赤
口渴	口淡不渴,或渴喜热饮	口渴欲饮
分泌物	色白清稀量多	色黄黏稠
二便	小便清长,大便稀溏	小便黄赤,大便干结
舌象	舌淡苔白而润滑	舌质红
脉象	脉迟或紧	脉数

(二) 寒证与热证的关系

疾病除有单独的寒证或热证外,还可形成寒热错杂、寒热转化、寒热真假等证候。

寒热错杂是指患者寒证、热证同时并见。如胃脘冷痛、喜暖怕冷、呕泛清涎,同时又见尿频、尿痛、小便短赤、尿道灼热等症,为寒在脾胃,热在膀胱。寒热错杂多因机体阴阳偏盛偏衰不一致而产生。

寒热转化是指寒证与热证在一定条件下互相转化,即寒证化热、热证转寒。如外感风寒,患者始见鼻塞流清涕、咳嗽痰白清稀、舌苔薄白等,若继而出现黄涕、咳黄稠痰、舌红苔黄等,则说明寒证转化为热证。再如某高热患者,由于大汗亡阳,可突然出现四肢厥冷、体温下降、面色苍白、脉微欲绝等,即为热证转化为寒证。

寒热真假是指寒证、热证在一定病理阶段所出现的某些表现与其本质相反的情况,即所谓真寒假热、真热假寒。例如:若患者身热却反欲盖衣被,面虽红却颧赤如妆,口渴却欲热饮,脉虽数大但按之乏力无根等;同时还见小便清长、大便稀溏、四肢厥冷、舌淡苔白等真寒之象,此属真寒假热证,又称"阴盛格阳"。若患者虽四肢不温甚至厥冷,但不恶寒反恶热,且胸腹灼热;虽神志昏沉,但口臭气粗;虽有大便下利,但其气味臭秽,或夹燥屎;脉虽沉迟,但按之有力;而且同时还见口燥咽干、渴喜冷饮、小便短赤、舌红苔黄等,此属真热假寒证,又称"阳盛格阴"。

三、虚实辨证

虚、实是辨别邪正盛衰的两个纲领。虚指正气不足,实指邪气太盛。《素问·通评虚实论》说:"邪气盛则实,精气夺则虚"。通过辨虚实,掌握邪正双方力量对比的动态变化,可为治疗提供依据,确定采用"虚则补之"或"实则泻之"的方法。

（一）基本证型

虚证是指机体正气不足所表现的证候,即阴、阳、气、血、精、津亏虚的证候。先天禀赋不足、饮食失调、七情太过、劳倦过度、房事不节、久病伤正等,均可导致正气亏损而形成虚证。

实证是指邪气亢盛所表现的证候。凡外感六淫或疫疠之邪侵袭,阻滞脏腑经络;或脏腑功能失调,以致痰饮、水湿、瘀血、气滞、食积、虫积等停滞,皆可形成实证。

虚证与实证的临床表现见表 7-3。

表 7-3　虚实证候的临床表现

	虚证	实证
病程	多为久病,病程长	多为新病,病程短
体质	多瘦弱	多壮实
神情	身倦神疲乏力	烦躁
声音	气息声低,气短息微	声高气粗
胀满疼痛	隐隐作胀,疼痛绵绵,喜按	胀满,疼痛剧烈,拒按
舌象	舌质娇嫩,舌苔薄少	舌质苍老,舌苔厚腻
脉象	虚细无力	实大有力

（二）虚证与实证的关系

虚证与实证之间在疾病发展过程中可相互联系,从而出现虚实错杂、虚实转化、虚实真假等情况。

虚实错杂是指患者虚证、实证同时并见,亦称虚实夹杂。例如:患者既见咳嗽气喘、胸部胀满、痰涎量多等痰湿阻肺之症,又见腰膝酸软、形寒肢冷、息短少气等肾阳虚衰之症,此即虚实错杂之上实下虚证。

虚实转化是指在疾病发展过程中,虚证和实证之间发生的相互转化。例如:初病实证,若失治、误治,病程迁延日久,致使正气损伤,逐渐演变成虚证,此即实证转化为虚证。若脾虚之证,运化失职,以致出现水肿、痰饮等,此即为因虚致实,临床上视作虚证转化为实证。

虚实真假是指疾病某些阶段所出现的真实假虚、真虚假实的证候。例如:患者虽然神情淡漠少言,但言语时声高气粗;虽身倦少动,但稍动却觉舒适;虽脘腹疼痛,但按之痛剧;虽脉沉细,但重按有力等,此即为真实假虚,又称为"大实有羸状"。若患者虽腹部胀满,但却时胀时缓;虽有疼痛,但却痛而喜按,按之痛减;舌苔虽厚,但舌苔无根,舌质胖嫩;脉虽弦大,但却重按无力等,此即为真虚假实,又称为"至虚有盛候"。

四、阴阳辨证

阴阳是归类病证的纲领。任何疾病,无论其临床表现如何错综复杂,皆可以用阴或阳来加以概括;无论证候性质如何千变万化,不外属阴证、阳证。故阴阳是八纲辨证的总纲。此外,阴阳辨证还包括辨别阴精阳气的虚衰变化所形成的证候,即阴虚、阳虚、亡阴、亡阳的证候。

（一）阴证与阳证

凡符合"阴"的一般属性所表现的证候,可概括为阴证。一般而论,里证、虚证、寒证均属阴证的范围。

凡符合"阳"的一般属性所表现的证候,可概括为阳证。一般而论,表证、实证、热证均属阳证的范围。

阴证、阳证的临床表现见表 7-4。

表 7-4　阴证与阳证的临床表现

	阴证	阳证
神志	精神萎靡,神疲乏力	神志烦躁,谵语发狂
面色	淡白或晦黯	红赤
声音	气息声低气微	语声粗壮,呼吸急促
寒热	畏寒肢冷	发热
口渴	口淡不渴	口渴引饮
二便	小便清长,大便稀溏	小便黄赤,大便秘结
舌象	舌淡胖嫩,舌苔白润	舌红苔黄
脉象	细弱,或沉迟无力	浮、数、洪大有力

（二）阴虚证与阳虚证

阴虚证是指阴液亏虚、阳气偏亢所形成的证候,又称为虚热证。阴虚证多由热病之后、五志化火、房事不节、过服温燥等原因,消耗机体阴液,以致阴不制阳、虚热内生而形成。

阳虚证是指阳气亏损、虚寒内生所形成的证候,又称为虚寒证。阳虚证多由阴寒所伤、久病耗损、过服寒凉等原因,耗伤机体阳气,以致失于温煦,虚寒内生而形成。

阴虚证与阳虚证的临床表现见表 7-5。

表 7-5　阴虚证与阳虚证的临床表现

	阴虚证	阳虚证
形体	形体消瘦	形体肥胖,肢体浮肿
心神	心烦失眠	神疲懒言,倦卧嗜睡
面色	两颧潮红	面色淡白、㿠白
寒热	五心烦热,骨蒸潮热	畏寒肢冷,冷痛喜温
汗出	盗汗	自汗
口渴	口燥咽干,渴不欲饮	口淡不渴,或渴喜热饮
二便	小便短少,大便干结	小便清长,大便稀溏
舌象	舌红少津、少苔	舌淡胖、苔白滑
脉象	细数	沉迟无力

（三）亡阴证与亡阳证

亡阴证是指机体阴液突然大量消耗,以致全身功能严重衰竭所形成的证候。邪热极盛,消灼阴液;或大量失血,阴血衰少;或汗出、吐泻太过,阴津脱失等,是导致亡阴证的常见原因。

亡阳证是指机体阳气过度消耗,以致全身功能严重衰竭所形成的证候。阴寒极盛,阳气暴伤;或大汗淋漓,阳随汗泄;或大量出血,气随血脱;或吐泻太过,气随液脱等,是导致亡阳证的常见原因。

亡阴证与亡阳证的临床表现见表 7-6。

表 7-6　亡阴证与亡阳证的临床表现

	亡阳证	亡阴证
面色	面色苍白	面赤颧红
汗出	冷汗淋漓,汗出清稀味淡	汗热,味咸而黏
肢体	四肢厥冷	肌热肢温
呼吸	呼吸微弱	呼吸急促
舌象	舌淡白而润	舌红干燥
脉象	脉微欲绝,或浮大无根	脉细数疾,按之无力

亡阴证和亡阳证在临床表现上虽然有所不同,但由于机体的阴和阳存在着互根互用的关系,阴亡则阳无所依附而外越,阳亡则阴无以化生而耗竭,故亡阴可迅速导致亡阳,亡阳也可继而出现亡阴,最终导致"阴阳离决,精气乃绝"而死亡。

第二节　气血津液辨证

气血津液辨证是运用脏腑学说中有关气血津液的理论,对四诊收集的资料进行分析综合,以辨别气、血、津液失调所致病证的辨证方法。因此,气血津液辨证也是一种临床上常用的、概括性较强的辨证诊断方法。

中医学认为气血津液既是脏腑功能活动的物质基础,又是脏腑功能活动的产物。生理上,气血津液的生成和作用的发挥与脏腑正常生理功能密切相关,是脏腑正常生理功能的客观反映。病理上,脏腑发生病变不但能引起本脏气血津液的失调,而且可以影响周身气血津液发生变化;反之,气血津液发生病变,也必然会影响到相应的脏腑组织器官,从而产生多种病理变化。由于气血津液与脏腑功能活动密切相关,故掌握气血津液辨证的一般规律,就能为其他各种辨证方法尤其是脏腑辨证打下良好的基础。但是,临床运用气血津液辨证方法时,尚须结合脏腑功能特点,分析其属何脏何腑,方能使辨证结论准确而具体。

气血津液辨证的具体内容,包括气病辨证、血病辨证、津液病辨证等方面。

一、气病辨证

气具有推动、温煦、防御、固摄、气化等作用,是激发和调控人体生命活动的原动力。气包括元气、宗气、营气、卫气和脏腑经络之气。人体的气机调畅(升降出入运动协调平衡)极其重要。气的病证很多,引起气病的原因不外乎六淫、七情、饮食劳逸等诸方面,临床上主要表现为气机功能减退和气机运行失调两方面,常见证候主要有气虚证、气陷证、气脱证、气滞证、气逆证等。

(一) 气虚证、气陷证、气脱证

气虚证主要是指全身或脏气不足,多表现为全身或某一脏腑功能衰退的证候。气虚无力升举,清阳不升,反而下陷所表现的虚弱证候称为气陷证。若见元气亏虚已极,气息奄奄欲脱的危重证候则为气脱证。

气虚类证候以气虚证为病理基础,造成气虚证的原因很多,多见于先天不足,后天饮食失调,致元气生成匮乏;久病、重病或劳累过度而使元气损耗;以及年老体弱、精气不足等。辨别气虚证候,还须根据各脏腑的功能特点,进一步分析,以确定气虚病变的脏腑部位。临床上以心气虚、肺气虚、脾气虚、肾气虚证较为多见。

气虚类证候的临床表现见表 7-7。

表 7-7　气虚类证候的临床表现

证候	主症	兼症	舌脉
气虚证	神疲,乏力,气短,动则加重	面色无华,少气懒言,声低息短,倦怠乏力,自汗,动则诸症加剧	舌淡,脉虚弱
气陷证	腹部坠胀,脏器下垂,脱肛,子宫脱垂	气短,头晕眼花,久泻久痢	舌淡,脉虚弱
气脱证	病势危重,气息微弱,汗出不止,面色苍白	神志蒙眬或晕厥,呼吸微弱,面色苍白,大汗淋漓,四肢厥冷,二便失禁,口开目合,手撒身软	脉微欲绝

（二）气滞证、气逆证

气滞证指人体某一部位或某一脏腑经络气机运行障碍，壅滞不畅所形成的证候。临床常见肝气郁滞证、胃肠气滞证、肝胃气滞证等。

气逆证指人体气机升降失常，气上逆而不顺降所出现的证候。最常见的气逆病证，多指肺、胃之气上逆，以及由于肝气升发太过所致的肝气上逆等。

引起气机运行不畅的病因甚多，如感受外邪、情志内伤、饮食失调、跌仆外伤，以及痰饮、瘀血等病理产物的阻滞，气虚推动无力等，均可使气机的运行失畅或发生障碍，从而导致某些脏腑、经络功能障碍，或血液、津液循行输布不畅。

气滞证与气逆证的临床表现见表7-8。

表7-8　气滞证与气逆证的临床表现

证候	主症	分析
气滞证	胸胁脘腹等处胀闷或胀痛、窜痛，痛胀常随气行而舒	胸胁脘腹等处胀闷或疼痛（胀痛、窜痛、攻痛），部位不定，时轻时重，精神因素可致痛胀加重，痛胀常随气行（嗳气、太息、肠鸣矢气）而舒，脉弦
气逆证	咳嗽气喘，或呕吐、呃逆、嗳气，或头痛眩晕，或伴出血	肺气上逆：咳嗽、喘息 胃气上逆：呃逆、嗳气、呕吐 肝气上逆：头痛眩晕、易怒，甚至昏厥 血随气逆：咯血、吐血、颅内出血等

二、血病辨证

血液循行于周身经脉之中，遍布于机体脏腑内外，脏腑功能失调，或外邪侵扰，使血的生成或运行障碍，就会出现相应的血液为病的临床证候。临床常见的血证主要有血虚、血瘀、血热、血寒等。血液为病，易致出血，多见于血瘀、血热证候中，而出血过多或日久，又是导致血虚的重要原因。

（一）血虚证、血脱证

血虚证指血液不足，不能濡养机体的病理表现。可表现为全身性的血液亏损，也可表现为血液对人体某一部位的营养或滋润作用减弱。

血脱证指突然大量出血或长期反复出血，以致血液脱失，人体功能严重失养的危重证候。

形成血虚（血脱）的原因，多由于失血过多，新血未充；或脾胃功能低下，血液生化不足；或久病不愈、七情内伤过度，阴血耗损；或瘀血内阻，新血不生所致。

辨别血虚证候，也应根据各脏腑的功能特点，予以进一步分析，以确定血虚病变的脏腑部位，临床上以心血虚、肝血虚证较为常见。

血虚证与血脱证的临床表现见表7-9。

表7-9　血虚证与血脱证的临床表现

证候	主症	兼症	舌脉
血虚证	面色淡白或萎黄，唇、舌、睑、甲淡白，头晕	心悸健忘，失眠多梦，或手足麻木，或妇女月经量少色淡或月经后期，甚至经闭	舌淡，脉细无力
血脱证	突然面色苍白，眩晕，心悸	大失血或严重血虚患者，突然出现面色苍白，心悸、气短	舌质枯、色淡，脉微或芤

（二）瘀血证、血热证、血寒证

凡血液运行不畅，停滞于经脉或脏腑之内，或体内存留离经之血未能消散者，均称为瘀血。

由瘀血所引起的病证，称为瘀血证。形成瘀血的原因很多，气虚、气滞、血寒、血热等原因均可使血液运行不畅而成瘀血。气虚无力推动血行,气滞阻碍血液运行,血寒使血液凝滞不畅,血热煎熬血液浓稠等,均可使血行不畅而成瘀。此外,跌打损伤使血离经脉,存积于体内而未及时消散,亦可形成瘀血。

血热证指邪热内迫血分形成的证候。多由外感热邪、五志郁而化火、脏腑火热炽盛等原因引起。

血寒证指寒邪客于血脉,以致血行不畅所表现的证候。多因外感寒邪、侵犯血脉,或阴寒内盛、凝滞脉络而成。

瘀血证、血热证、血寒证的临床表现见表7-10。

表 7-10 瘀血证、血热证、血寒证的临床表现

证候	主症	兼症	舌脉
瘀血证	疼痛:刺痛、痛处固定拒按、痛而夜甚 肿块:肿块质硬,青紫 出血:血色紫黯,夹有血块	面色晦黯、唇色紫黯,皮肤干燥无光泽,甚者肌肤甲错,或有瘀点、紫斑	舌紫暗,多有瘀点,脉细涩
血热证	各种出血如咯血、吐血、衄血、尿血、便血、皮下出血,月经先期、崩漏、血色鲜红质稠	心烦失眠或烦躁发狂,身热夜甚,口干不欲饮,伴发热、烦渴或生疮疖	舌质红绛,脉数
血寒证	手足或少腹、巅顶等处冷痛,肤色、经色紫黯	喜暖恶寒;肤色紫黯发凉,形寒肢冷,月经后期,经色紫黯,夹有血块	舌紫暗,脉沉迟、弦涩

三、气血同病辨证

气为阳,血为阴,气与血相互依存、相互资生、相互制约。两者的关系为"气为血之帅,血为气之母"。气对于血,具有化生、温煦、推动、统摄的作用。

若气虚无以生化,血必因之亏少,表现为气血两虚证;气滞无以推动,血必因之而瘀阻,表现为气滞血瘀证;气虚无力统摄,血必因之而外溢,表现为气不摄血证。血对于气,具有濡养和运载等作用,故血虚无以载气,气可随之而虚少,严重血虚或失血使气无以附载,可致阳气浮越,涣散而不收,表现为气随血脱证。故气血同病辨证主要包括上述4种类型。

气血同病证常见证候的临床表现见表7-11。

表 7-11 气血同病证常见证候的临床表现

证候	主症	兼症	舌脉
气血两虚证	神疲乏力,气短懒言,眩晕,面色淡白或萎黄	心悸,失眠健忘,唇甲色淡,或食少乏味,或手足麻木	舌淡而嫩,脉象细弱
气不摄血证	吐血、便血、尿血、崩漏、衄血(齿衄、肌衄)等慢性出血	面色淡白,神疲乏力,气短懒言,食少纳呆,头晕心悸,皮下青紫色斑块	舌质淡白,脉虚软细弱
气随血脱证	大失血时,出现面色苍白,大汗淋漓,气少息微	四肢厥冷,神情淡漠或昏愦,甚则晕厥	舌淡,脉细微无力
气滞血瘀证	局部胀满、走窜疼痛,或刺痛,痛处固定、拒按	情志抑郁,性情急躁,局部肿块固定,肿胀青紫,面色晦黯,肌肤甲错,妇女可见经闭或痛经,经色紫黯有块,乳房胀痛等	舌紫暗或有瘀斑,脉弦涩

四、津液病辨证

津液是人体内正常水液的总称。津液具有滋润和濡养功能,是构成人体、维持生命活动的基本物质。津液的病证可概括为津液不足和水液内停两方面,后者又包括水肿和痰饮两种病证。

津液不足证又称津伤、津亏,是指脏腑组织失去津液滋润濡养所形成的病理现象。多因燥热伤

津,或大汗、吐泻、失血等引起。

　　水肿是指全身或局部水液停聚的病理现象。其中,水肿性质属实者,称为阳水;性质属虚者,称为阴水。水肿的形成多因肺、脾、肾三脏功能失调,以致津液的输布和排泄发生障碍,使全身或局部停积过量水液而为病。

　　痰饮是机体水液代谢障碍形成的病理产物,稠浊者为痰,清稀者为饮。多由外感六淫,或饮食、劳逸、七情内伤,使肺、脾、肾、三焦等脏腑气化功能失常,水液代谢障碍凝聚而生。痰饮停滞于某些脏腑组织之间所表现的病证,分别称为痰证、饮证。直接视之可见,如咳嗽之咳痰为有形之痰;停滞在脏腑经络等组织中,视而不见者,为无形之痰,但可通过其所表现的症状,运用辨证求因的方法确定。

　　津液病证常见证候的临床表现见表7-12。

表 7-12　津液病证常见证候的临床表现

证候	主症	兼症	舌脉
津液不足证	肌肤、口唇、舌咽干燥,便干	皮肤干瘪缺乏弹性,眼窝凹陷,口渴欲饮,小便短少而黄	舌红少津有裂纹,或少苔甚至光剥无苔,脉细数
水肿	肢体浮肿,或腹大如鼓,按之凹陷,小便短少不利	若头面、眼睑先肿,继而波及全身者,属阳水;若足部先肿,腰以下肿甚者,属阴水	舌淡胖,苔白滑或腻,脉濡或沉弦
痰饮	咳喘痰多,痰质黏稠,或咳吐清稀痰涎,眩晕,体胖,或局部有圆滑包块	胸闷,心悸气短;或腹满纳呆,头晕目眩;或神昏、癫狂;或胸满而喘,咳唾引痛;或脘痞呕恶,呕吐清水;或四肢麻木,重者半身不遂	舌质淡胖、苔白滑或腻,脉沉弦或濡或滑

第三节　脏腑辨证

　　脏腑辨证是在藏象理论指导下,对四诊搜集的病情资料进行分析归纳,以判断脏腑病变部位、性质、正邪盛衰等情况的一种辨证方法。尽管中医的辨证方法甚多且各具特色,但脏腑辨证以其具有概念确切、内容具体、系统完整等特点,更易于临床掌握运用,因而成为中医辨证体系中极为重要的一种基本辨证方法,为内、外、妇、儿等临床各科所普遍采用。

　　脏腑辨证的内容包括脏病辨证、腑病辨证、脏腑兼病辨证3部分,其中五脏病证是脏腑辨证的主要内容,六腑病证多根据表里关系而归属于相应脏病之中。

一、心与小肠病辨证

　　心居胸中,与小肠相表里,其主要生理功能是主血脉,主藏神。心的病变主要表现在心脉和神志异常两方面,常见症有心悸、怔忡、心痛、脉结或代;心烦、失眠、多梦、健忘,甚至神昏、谵妄、癫狂等。心病证候有虚、实两类。

(一)心病虚证类

　　心病虚证有气、血、阴、阳诸虚。主要包括心气虚证、心阳虚证、心阳暴脱证、心血虚证和心阴虚证。

　　心脏的阳气虚弱,甚至衰竭脱失所表现的一类证候,按其程度的轻重分别称为心气虚证、心阳虚证、心阳暴脱证。多由禀赋不足,或久病体虚,或老年正气亏虚,或暴病伤正,以致阳气虚弱,甚至暴脱而成。

　　心阴血不足,心失所养的一类证候中,若因心血不足、失于濡养所表现的证候,称为心血虚证;心阴亏虚、失于滋养所表现的证候,称为心阴虚证。心阴、心血虚证的形成,常由久病耗损阴血,或失血过多,或阴血生成不足,或情志不遂,暗耗阴血等因素所致。

第七章 辨　证　79

心病虚证常见证候的临床表现见表 7-13。

表 7-13　心病虚证常见证候的临床表现

证候	相同症	不同症
心气虚证		神疲乏力,气短,动则尤甚,舌淡苔白,脉虚弱
心阳虚证	心悸,胸闷,自汗,面色淡白	面色㿠白,畏寒肢冷,心胸憋闷或痛,舌质淡胖或紫暗,苔白滑,脉沉弱或结代
心阳暴脱证		冷汗淋漓,四肢厥冷,面色苍白,神志模糊或昏迷,呼吸微弱,口唇青紫,舌质淡紫、青紫,脉微欲绝
心血虚证	心悸怔忡,失眠多梦	头晕健忘,面色淡白无华或萎黄,唇色淡白,脉细弱
心阴虚证		五心烦热,潮热盗汗,颧红,舌红少津,少苔,脉细数

(二) 心病实证类

心病实证类主要包括痰迷心窍证、痰火扰心证和心火亢盛证。

若痰浊阻闭心窍,以致神志异常所表现的证候,称为痰迷心窍证。多因情志不遂,气郁痰凝;或感受湿邪,酿生痰浊,以致痰浊阻闭心神而成。

若痰火扰乱心神,以致神志异常所表现的证候,称为痰火扰心证。常由忧思郁怒日久,气郁化火,煎熬津液为痰;或外感热病,灼津为痰,致使痰火扰乱心神而成。

心经火热炽盛所形成的实热证候,称为心火亢盛证。火热暑邪内侵,或情志郁结,气郁化火,或过食辛热、温补之品化热,是导致本证的常见原因。

心病实证常见证候的临床表现见表 7-14。

表 7-14　心病实证常见证候的临床表现

证候	主症	兼症	舌脉
痰迷心窍证	精神抑郁,意识模糊,甚至昏不知人	面色晦黯,胸闷多痰,喉中痰鸣;或神志痴呆,喃喃自语,举止失常;或突然昏仆,不省人事,口吐涎沫,手足抽搐,口出猪样叫声	舌淡白腻,脉滑
痰火扰心证	心烦失眠,神昏谵语,或狂躁妄动,打人毁物,不避亲疏	发热,口渴气粗,面红目赤,尿黄便秘,吐痰黄稠,或喉间痰鸣	舌红苔黄腻,脉滑数
心火亢盛证	心胸烦热,失眠,或狂躁谵语	面赤,口苦,尿黄便干;或吐血、衄血;或肌肤疮疡、红肿热痛	舌尖红赤,苔黄,脉数有力

(三) 心病虚实夹杂证

心病虚实夹杂证临床常见有心脉痹阻证,多因心脏脉络瘀血、痰浊、寒邪、气滞等因素阻痹不通所形成的证候。心脉痹阻的产生,多由年老体弱,久病正虚,以致心阳不振,温运无力,从而导致瘀血、痰浊、寒凝、气滞等痹阻心脉而发病,根据致病因素的不同临床又可分为瘀阻心脉证、痰阻心脉证、寒凝心脉证和气滞心脉证。本证的性质属于本虚标实。

心脉痹阻证的临床表现见表 7-15。

表 7-15　心脉痹阻证的临床表现

证候	相同症	不同症
瘀阻心脉证	心悸怔忡,心胸憋闷疼痛,痛引肩背内侧,时发时止	心胸疼痛如针刺,舌质紫暗或瘀点、瘀斑,脉细涩或结、代
痰阻心脉证		心胸闷痛,体胖多痰,身倦困重,舌苔白腻,脉沉滑
寒凝心脉证		心胸剧痛暴作,得温痛减,畏寒肢冷,舌淡苔白,脉沉迟或沉紧
气滞心脉证		心胸疼痛而胀,胸胁胀闷,善太息,舌淡红或暗红,苔薄白,脉弦

（四）小肠病辨证

小肠实热证是指心热下移小肠,小肠里热炽盛所表现的证候。心与小肠相表里,本证多由于心热下移小肠所致。

小肠实热证的临床表现见表 7-16。

表 7-16　小肠实热证的临床表现

证候	主症	兼症	舌脉
心火亢盛证	心胸烦热,失眠,或狂躁谵语	面赤,口苦,尿黄便干;或吐血、衄血;或肌肤疮疡、红肿热痛	舌尖红赤,苔黄,脉数有力
小肠实热证	口舌生疮,赤烂疼痛	小便赤涩,尿道灼痛,甚则尿血	舌红苔黄,脉数

二、肺与大肠病辨证

肺位于胸中,与大肠互为表里,其主要生理功能是主气、司呼吸,主宣发、肃降,通调水道。肺的病变主要表现在宣降失常和通调水道异常两方面,其常见症状有鼻塞流涕、喉痛、胸痛、咳嗽、哮喘、咳痰、咯血、声音异常等。

大肠的主要生理功能是主传导、排泄糟粕,故大肠病变主要表现为传导失常而见便秘或腹泻。

（一）肺病虚证类

肺病虚证以气虚和阴虚多见,主要包括肺气虚证和肺阴虚证。

肺气虚证是指肺气不足,以致主气及卫外功能减弱所表现的证候。肺气虚证多由久病咳喘,耗伤肺气;或脾虚精气化生不足,肺失充养所致。

肺阴虚证是指肺的阴液不足,以致肺失滋润所表现的虚热证候。肺阴虚证多因热病灼阴,或燥邪伤阴,或因痨虫蚀肺,或因久咳久咯,耗伤肺之阴液而成。

肺病虚证常见证候的临床表现见表 7-17。

表 7-17　肺病虚证常见证候的临床表现

证候	主症	兼症	舌脉
肺气虚证	咳喘无力,动则益甚;或自汗畏风,易于感冒	面色淡白,语音低怯,气少短息,神疲乏力	舌淡苔白,脉虚无力
肺阴虚证	咳嗽无痰,或痰少而黏,不易咳出,甚则痰中带血;或声音嘶哑	形体消瘦,潮热盗汗,五心烦热,颧红,口燥咽干	舌红少津,少苔,脉细数

（二）肺病实证类

肺病实证多由风、寒、燥、热等外邪侵袭及痰饮停聚所致。主要包括风寒犯肺证、风热犯肺证、燥邪犯肺证、痰浊阻肺证和痰热壅肺证。

外感六淫邪气侵袭,最易犯肺,若因风寒之邪侵袭,以致肺卫被束所形成的证候,称为风寒犯肺证;由于外感风热侵袭,导致肺卫受病者,称为风热犯肺证;若因外感燥邪侵犯肺卫所表现的证候,称为燥邪犯肺证。

因脾虚失运,湿聚为痰;或感受寒湿之邪,酿生痰浊,致痰浊上泛阻肺,肺失宣降所形成的证候,称为痰浊阻肺证。若热邪犯肺,炼液为痰;或痰浊阻肺日久,郁而化热,以致痰热互结,壅滞于肺所形成的实热证候,则称为痰热壅肺证。

肺病实证常见证候的临床表现见表 7-18。

（三）大肠病证

大肠病证以湿热侵袭所致的大肠湿热证常见,多因感受暑湿热邪,或饮食不洁,致使湿热蕴结肠道,大肠传导失职而形成。

大肠病证的常见临床表现见表 7-19。

表 7-18　肺病实证常见证候的临床表现

证候	主症	兼症	舌脉
风寒犯肺证	咳嗽,痰白稀薄	恶风寒发热,鼻塞流清涕,头身疼痛	苔薄白,脉浮紧
风热犯肺证	咳嗽,痰黄黏稠	发热微恶风寒,流浊涕,或咽喉疼痛,口微渴	舌尖红,苔薄黄,脉浮数
燥邪犯肺证	干咳无痰,或痰少而黏	口唇、舌、咽、鼻干燥欠润,便干尿少,微有恶寒发热	舌苔薄白或薄黄,干燥少津,脉浮数或浮紧
痰浊阻肺证	咳嗽气喘,咳痰色白,量多易出	胸闷,喉间痰鸣	舌淡苔白腻,脉滑
痰热壅肺证	咳嗽气喘,咳痰黄稠,或胸痛,咳吐脓血腥臭痰	息粗,甚则鼻翼扇动,壮热口渴,烦躁不安,大便干结,小便短赤	舌红苔黄腻,脉滑数

表 7-19　大肠病证的常见临床表现

证候	主症	兼症	舌脉
大肠湿热证	腹痛,里急后重,下利脓血,或暴注下泄,色黄而臭	肛门灼热,小便短赤,身热口渴,或恶寒发热	舌红苔黄腻,脉滑数或濡数

三、脾与胃病辨证

脾与胃同居中焦,两者互为表里。脾的主要生理功能为主运化、主升清、主统血,故其病变主要表现为运化水谷和运化水液、升清、固摄以及统摄血液等几方面的异常,常见症状有腹胀腹痛、纳呆、便溏泄泻、肢体困重、水肿、内脏下垂、出血、月经过多、崩漏等。脾病证候的虚证有脾气虚、脾气下陷、脾不统血、脾阳虚,实证多由湿热或寒湿之邪困阻所致。

胃的主要生理功能为主受纳、腐熟水谷,胃病则受纳、腐熟水谷功能异常,胃失和降,常表现为脘胀或痛、食少、呕吐、呃逆、嗳气等。胃病的证候常见有胃寒证、胃热证、胃阴虚证、食滞胃脘证等。

(一)脾病虚证类

脾病虚证类主要包括脾气虚证、脾气下陷证、脾不统血证和脾阳虚证。

脾气不足、功能减弱所形成的一类证候为脾虚证,其中脾虚运化失职所表现的证候,称为脾气虚证;若脾气虚无力升举而反下陷所形成的证候,则称脾气下陷证,亦称中气下陷证;若脾气虚不能统摄血液而致出血所形成的证候,则称脾不统血证;脾阳虚衰,失于温运所形成的虚寒证候,称为脾阳虚证。

饮食失调,劳倦、思虑太过,久泄久痢,或其他急慢性疾病损伤,皆可导致脾气亏虚而为病。

脾病虚证常见证候的临床表现见表 7-20。

表 7-20　脾病虚证常见证候的临床表现

证候	相同症	不同症	舌脉
脾气虚证	腹胀腹痛,食后胀甚,纳少,便溏,神疲乏力,倦怠	面色萎黄,少气懒言,形体消瘦或浮肿	舌淡苔白,脉缓弱
脾气下陷证		脘腹坠胀,或肛门重坠,便意频数,或久泄不止,或小便混浊如米泔,甚至脱肛、子宫下垂	舌淡苔白,脉弱
脾不统血证		便血,尿血,皮下出血,牙龈出血,鼻出血,或妇女崩漏	舌淡苔白,脉细弱
脾阳虚证		腹痛喜温喜按,畏寒,四肢不温,或见肢体困重,浮肿,小便不利,或见带下量多、色白清稀	舌质淡胖,苔白滑,脉沉迟无力

(二) 寒湿困脾证与湿热蕴脾证

湿邪困阻中焦,导致脾胃纳运功能失常而形成,常见寒湿困脾证与湿热蕴脾证。其中,寒湿困脾证多由过食生冷瓜果或嗜食肥甘,以致寒湿内生而停滞中焦,或因冒雨涉水、久居湿处、气候阴雨等,使寒湿内侵所致;湿热蕴脾证多因感受湿热之邪,或过食辛热肥甘,或酗酒无度,酿生湿热,以致内蕴脾胃所致。

寒湿困脾证与湿热蕴脾证的临床表现见表 7-21。

表 7-21　寒湿困脾证与湿热蕴脾证的临床表现

证候	相同症	不同症	舌脉
寒湿困脾证	脘腹痞胀或痛,纳呆,恶心呕吐,头身困重,便溏	口淡,或肢体浮肿,或妇女白带量多,或面目肌肤发黄而晦黯如烟熏	舌淡胖,苔白腻,脉濡缓
湿热蕴脾证		小便短黄,或皮肤发痒,或身热起伏,或汗出热退,继而复热,或面目肌肤发黄而鲜明如橘子色	舌红,苔黄腻,脉濡数

(三) 胃病证候

胃病证候典型的有寒、热、虚、实之分,常见的证型有胃寒证、胃热证、胃阴虚证和食滞胃脘证。

因腹部受凉、过食生冷,或劳倦伤中而复感外邪,以致阴寒之邪凝滞胃腑所形成的证候,称为胃寒证。因过食辛辣温燥之品,或气郁化火犯胃,或热邪犯胃,而导致胃腑火热炽盛的实热证,称为胃热证。因热病伤阴,或气郁化火伤阴,或过食辛辣、香燥之品,或过服温燥药物,或吐泻太过,耗伤胃阴,以致胃失濡润所表现的证候,称为胃阴虚证。因饮食不节,暴饮暴食,导致食积胃腑不消的证候,称为食滞胃脘证。

胃病证候的临床表现见表 7-22。

表 7-22　胃病证候的临床表现

证候	主症	兼症	舌脉
胃寒证	胃脘冷痛,遇寒加剧,得温则减,食后痛减	肢凉喜温,口淡不渴或喜热饮,或胃脘水声辘辘,呕泛清水	舌淡苔白,脉迟或弦紧
胃热证	胃脘灼痛拒按,或消谷善饥,或牙龈红肿疼痛、齿衄	口臭,渴喜冷饮,大便秘结,小便短黄	舌红苔黄,脉滑数
胃阴虚证	胃脘隐隐灼痛,饥不欲食	胃脘嘈杂,或干呕呃逆,口燥咽干,大便干结,小便短少	舌红少津、少苔,脉细数
食滞胃脘证	脘腹胀满疼痛、拒按,嗳气、呕吐,泻下酸腐	厌食,吐后腹痛得减;泻下不爽,或大便秘结	舌苔厚腻,脉滑或沉实

四、肝与胆病辨证

肝位于右胁,胆附于肝,两者互为表里。肝的主要生理功能是主疏泄、主藏血,故肝的病变主要表现为肝失疏泄及肝不藏血两方面,常见症状有情绪抑郁,或急躁易怒,胸胁少腹胀痛,眩晕,肢体震颤,手足抽搐,以及目疾,月经不调,睾丸疼痛等。肝病证候的虚证多见肝阴虚、肝血虚;实证多由气郁,火热、寒邪、湿之邪侵犯所致;而肝阳上亢、肝风内动则属本虚标实。

胆的生理功能为主决断及贮藏胆汁以助消化,故胆病多见口苦、黄疸、惊悸、胆怯及消化异常等症状。胆病以胆郁痰扰证常见。

(一) 肝病虚证类

肝病虚证常见肝阴、肝血亏虚证候。其中,由于肝血不足,所系组织器官失养所表现的证候,称为肝血虚证;由于肝阴亏损所表现的虚热证候,称为肝阴虚证。两者皆可因脾肾虚弱,阴血化源不足;

或因失血、久病,阴血亏虚;或热病后期,耗伤阴血,以致肝阴、肝血不足而形成。

肝病虚证常见证候的临床表现见表7-23。

表7-23　肝病虚证常见证候的临床表现

证候	主症	兼症	舌脉
肝血虚证	头晕目眩,爪甲不容,视物模糊或夜盲,或见肢体麻木,关节拘急不利,手足震颤,肌肉瞤动	面色无华,或见妇女月经量少,色淡,甚则经闭	舌淡,脉细
肝阴虚证	头晕眼花,胁肋隐隐灼痛,两目干涩,或见手足蠕动	面部烘热或颧红,口咽干燥,五心烦热,潮热盗汗	舌红少津、少苔,脉弦细数

（二）肝病实证类

肝病实证常由气郁、寒邪、湿热等导致,常见的证型有肝气郁结证、肝火上炎证和寒滞肝脉证。

因情志不遂,或突然的精神刺激,或病邪阻滞肝脉等,导致肝失疏泄、气机郁滞所形成的证候,称为肝气郁结证。因肝气郁结,日久化火;或火热之邪内犯;或他脏火热累及于肝所致肝经火热炽盛、气火上逆所形成的实热证候,称为肝火上炎证。因寒邪侵袭,凝滞肝经,导致肝脉收引拘挛所形成的实寒证,称为寒滞肝脉证。

肝病实证常见证候的临床表现见表7-24。

表7-24　肝病实证常见证候的临床表现

证候	主症	兼症	舌脉
肝气郁结证	胸胁或少腹胀满窜痛,情志抑郁,善太息	或咽部异物感,或瘿瘤、瘰疬,或胁下癥块,或乳房作胀疼痛,痛经,月经不调甚则经闭	舌苔薄白,脉弦
肝火上炎证	头晕胀痛,耳鸣,面红目赤,急躁易怒,失眠多梦	胁肋灼痛,口苦口干,或耳内肿痛流脓,或吐血、衄血,大便秘结,小便黄短	舌红苔黄,脉弦细
寒滞肝脉证	少腹冷痛,阴部收缩坠胀作痛,或巅顶冷痛	得温痛减,遇寒痛甚,恶寒肢冷	舌淡苔白润,脉弦紧或沉紧

（三）肝病虚实夹杂证

肝病虚实夹杂证主要包括肝阳上亢证和肝风内动证。

1. 肝阳上亢证　因火热耗伤肝肾之阴,或房劳所伤、年老肾阴亏虚,致使水不涵木,肝阳偏亢所表现的上实下虚的证候,称为肝阳上亢证。应当注意,本证性质属于下虚上实的虚实错杂证。

肝阳上亢证的临床表现见表7-25。

表7-25　肝阳上亢证的临床表现

证候	主症	兼症	舌脉
肝阳上亢证	眩晕耳鸣,头目胀痛,面红目赤,急躁易怒,头重脚轻,行走漂浮	失眠多梦,腰膝酸软	舌红少津,脉弦或弦细数

2. 肝风内动证　肝风内动证是泛指以眩晕欲仆、抽搐、震颤等"动摇"特点为主的一类证候。根据其病因病机的不同,常分为肝阳化风、热极生风、阴虚生风和血虚生风4种。

（1）肝阳化风证:指由于肝阳升发太过,亢逆无制所导致的一类动风证候。多由肝肾阴亏,阴不制阳,肝阳亢极而化风,形成本虚标实的动风之证。

（2）热极生风证:指由于邪热炽盛,燔灼肝经所导致的动风证候。多见于高热病证,邪热燔灼肝经,筋脉拘挛而动风。

(3)阴虚生风证:指由于阴液亏虚,筋脉失养所导致的动风证候。多见于热病后期伤阴,或内伤久病耗阴,致使筋脉失于阴津滋养而拘挛,从而引动肝风。

(4)血虚生风证:指由于血液亏虚,筋脉失养所导致的动风证候。多见于久病血虚,或急、慢性失血患者,导致营血亏虚,筋脉失养而拘挛,从而引动肝风。

肝风内动证四证的临床表现见表7-26。

表 7-26　肝风内动证四证的临床表现

证候	主症	兼症	舌脉
肝阳化风证	眩晕欲仆,步履不正,肢体震颤,甚或突然昏倒,不省人事,口眼㖞斜,半身不遂	头摇头痛,项强,手足麻木,喉中痰鸣,舌强不语,语言謇涩	舌红苔腻,脉弦细有力
热极生风证	手足躁扰,四肢抽搐,颈项强直,角弓反张,两目上视,牙关紧闭	高热烦躁,甚则昏迷	舌质红绛,苔黄燥,脉弦数
阴虚生风证	手足蠕动	眩晕耳鸣,潮热颧红,口燥咽干,形体消瘦	舌红少津、少苔,脉细数
血虚生风证	肢体麻木,肌肉瞤动,手足震颤	眩晕耳鸣,面色无华,爪甲不荣	舌质淡白,脉细弱

(四)胆病辨证

胆病以胆郁痰扰证为常见。由于痰热内扰,胆气不宁,以胆怯易惊、心烦失眠及痰热症状为主要表现的证称为胆郁痰扰证。其多由情志不遂,胆气郁结,气郁生痰化火,痰热内扰,胆气不宁而成。

胆郁痰扰证的临床表现见表7-27。

表 7-27　胆郁痰扰证的临床表现

证候	主症	兼症	舌脉
胆郁痰扰证	惊悸失眠,胆怯易惊、心烦不安,犹豫不决	口苦呕恶,胸闷胁胀,眩晕耳鸣	舌红,苔黄腻,脉弦数

五、肾与膀胱病辨证

肾居下焦,与膀胱互为表里,主要生理功能是主藏精,主水,主纳气。肾的病变范围主要为生长、发育和生殖功能障碍,水液代谢失常及二便异常,纳气异常以致呼吸失调等几方面。其常见症状有腰膝酸软或痛,耳鸣耳聋,齿摇发脱,水肿,余沥不尽、遗尿、癃闭、小便失禁,五更泄泻,呼多吸少,男子阳痿、早泄、遗精、精少不育,女子经少、经闭、不孕,小儿生长发育迟缓,成人早衰等。

肾病多虚证,主要为肾阴、阳、精、气亏虚所形成的证候。

肾阳虚证:是指由于肾阳虚衰,温煦失职所致的虚寒证候,多由于素体阳虚,或年高命门火衰,或久病伤及肾阳,或房劳太过损及肾阳,以致肾阳亏虚而为病。

肾阴虚证:是指由于肾阴亏损,失于滋养所致的虚热证候,多因久病耗损肾阴,或温热病邪消灼肾阴,或房事不节伤精,以致肾阴虚损而成。

肾精虚证:是指由于肾精亏损,以致生长、发育及生殖功能障碍所表现的证候,先天禀赋不足,或后天失于调养,或房劳耗伤肾精,是形成肾精虚的常见病因。

肾气亏虚,封藏固摄功能失职所表现的证候,称肾气不固证;肾气亏虚,纳气功能失职所表现的证候,称肾不纳气证。肾气亏虚多因先天禀赋不足,或久病耗伤肾气,或老年肾气衰弱所致。

膀胱具有贮藏和排泄尿液的功能,病变主要表现为排尿异常,常见尿频、尿急、尿痛、尿闭等症,病证多为湿热导致的膀胱湿热证。

肾与膀胱病常见证候的临床表现见表 7-28。

表 7-28　肾与膀胱病常见证候的临床表现

证候	主症	兼症	舌脉
肾阳虚证	腰膝酸软,或夜尿频多、癃闭,或性欲减退,男子阳痿、早泄、精冷,女子宫寒不孕;或身体浮肿,腰以下甚尤	形寒肢冷,尤以下肢为甚,面色㿠白或黧黑,神疲乏力,或见便泻稀溏、五更泄泻;或见小便频数、清长,小便短少,或心悸气短,或咳喘痰鸣	舌淡苔白,脉沉无力,尺部尤甚
肾阴虚证	腰膝酸软,眩晕耳鸣,男子遗精、早泄,女子精少、经闭或见崩漏	失眠多梦,口咽干燥,五心烦热,骨蒸潮热,盗汗,颧红,形体消瘦,小便黄少	舌红少津、少苔或无苔,脉细数
肾不纳气证	腰膝酸软,久病咳喘,呼多吸少,动则喘甚	神疲乏力,少气短气,声音低怯	舌淡苔白,脉弱
肾气不固证	或夜尿频多,余沥不尽,遗尿,小便失禁;或男子滑精、早泄;或女子月经淋漓不尽,带下清稀而量多,胎动易滑	神疲乏力,耳鸣,少气短气	舌淡苔白,脉弱
肾精虚证	小儿发育迟缓,身体矮小;成人早衰,健忘恍惚;性功能低下,男子精少不育,女子经闭不孕	智力低下,囟门迟闭,肌肉、骨骼痿软,动作迟钝;耳鸣耳聋,神情呆钝,两足痿软,发脱齿摇	舌淡,脉细弱
膀胱湿热证	尿频、尿急、尿痛,小儿黄赤短小	伴有发热,腰部胀痛,或混浊,或尿血,或有砂石	舌红苔黄腻,脉滑数

六、脏腑兼病辨证

两个或两个以上脏腑同时发生的病证,称为脏腑兼证。脏腑兼证,包括脏与脏相兼、脏与腑相兼、腑与腑相兼等内容。常见的脏腑相兼病证有:

心肾不交证,指心肾水火既济失调所导致的心肾阴虚、心阳偏亢的证候。多因劳神太过,暗耗阴精;或情志忧郁,化火伤阴;或虚劳久病,房事不节等导致心肾阴亏,虚阳偏亢,上扰心神而成。

心脾两虚证,指由于心血虚、脾气虚所形成的证候。思虑过度,暗耗心血;或饮食不节,损伤脾胃;或慢性失血,气血亏耗等,皆可逐渐导致心脾气血两虚而为病。

肝肾阴虚证,指肝肾两脏阴液亏虚所形成的虚热证候。形成肝肾阴虚的常见原因有久病失调伤阴,或情志内伤耗阴,或房劳太过伤精,或温病日久灼阴。

肝火犯肺证,指肝经气火上逆犯肺,致使肺失清肃所表现的证候,又称为"木火刑金"。多因郁怒伤肝,气郁化火;或邪热蕴结肝经,上逆犯肺所致。

肝脾不调证,指肝气郁结,脾失健运所表现的证候;若肝气郁结,胃失和降所表现的证候,则称为肝胃不和证。两证的形成,皆可因情志不遂,郁怒所伤,以致肝气郁结,失于疏泄,横逆乘犯所致。若肝郁乘脾即为肝脾不调证,肝郁犯胃则致肝胃不和证。

肝胆湿热证,是指由于湿热蕴结肝胆,疏泄功能失职所表现的证候。形成肝胆湿热证的常见原因有感受湿热之邪,或嗜食肥甘,湿热内生,或由脾胃纳运失常,湿浊内生,郁而化热,致使湿热蕴阻肝胆所致。

脏腑兼证常见证候的临床表现见表 7-29。

表 7-29　脏腑兼证常见证候的临床表现

证候	主症	兼症	舌脉
心肾不交证	心烦少寐,多梦,腰膝酸软,或遗精	头晕耳鸣,健忘,五心烦热,潮热盗汗,口干咽燥	舌红少苔或无苔,脉细数
心脾两虚证	心悸怔忡,失眠多梦,食欲缺乏,腹胀便溏,倦怠乏力	头晕健忘,面色萎黄,或皮下出血,女子月经量少、色淡或淋漓不尽	舌质淡,脉细弱
肝肾阴虚证	头晕目眩,胁痛,耳鸣健忘,腰膝酸软	失眠多梦,男子遗精,女子月经量少,五心烦热,盗汗颧红,口燥咽干	舌红少津、少苔,脉细数
肝火犯肺证	胸胁灼痛,急躁易怒,咳嗽阵作,甚则咯血	头胀头晕,面红目赤烦热口苦,痰黄稠黏	舌质红,苔薄黄
肝脾不调证	胸胁胀满窜痛,腹胀便溏,或腹痛欲泻,泻后痛减	情绪抑郁,或急躁易怒,善太息,腹胀纳呆,大便溏结不调	舌苔白,脉弦或缓弱
肝胃不和证	胸胁胀满窜痛,胃脘胀满疼痛,呃逆嗳气,吞酸嘈杂	情绪抑郁,或急躁易怒,善太息,纳食减少	舌苔薄白或薄黄,脉弦
肝胆湿热证	胁肋灼热胀痛,寒热往来,身目发黄而鲜明	厌食呕恶,口苦,腹胀便溏,小便黄赤,或阴部瘙痒、湿疹,或带下色黄臭秽	舌红苔黄腻,脉弦数或滑数

第四节　其他辨证

一、六经辨证

　　六经辨证是东汉张仲景《伤寒论》所创立的一种辨证纲领,是对外感病发生发展过程中所反映的证候进行分类归纳,以阴阳为纲,划分为三阴证(太阴、少阴、厥阴)和三阳证(太阳、阳明、少阳),用以说明病变的部位、性质、正邪盛衰、病势趋向和六经病证之间传变关系的一种辨证方法。

　　六经辨证从病变部位分,太阳病主表,少阳病主半表半里,阳明病主里,而三阴病统属于里。从病变的性质及正邪关系分,凡正盛邪实,抗病力强,病势亢奋,表现为实为热的,多属三阳病证,治疗以祛邪为主;凡抗病力低下,病势衰退,表现为虚为寒的,多属三阴病证,治疗以扶正为主。

　　六经病证是经络、脏腑病理变化的反映。三阳病证以六腑病变为基础,三阴病证以五脏病变为基础,所以六经辨证基本概括了脏腑十二经的病变。但由于六经辨证的重点在于分析外感病邪所引起的一系列病理变化及其传变规律,因而不完全等同于专门论述外感温热病邪的卫气营血辨证和三焦辨证,也不能完全等同于内伤杂病的脏腑辨证。

(一) 太阳病证

　　风寒邪气侵袭太阳经,正邪抗争于肌表所表现的病证,称为太阳病证。

　　太阳主一身之表,为六经之藩篱,具有抗御外邪侵袭的功能。风寒之邪侵袭人体,大多先从太阳而入,正气奋起抗邪,正邪相争于表位,首先表现出太阳病,故太阳病常为外感疾病的早期阶段。

　　根据患者体质的强弱,病邪性质和感邪轻重的不同,太阳病又有太阳中风证与太阳伤寒证的区别。前者多为风伤卫表,腠理不固所致,又称为表虚证;后者多为寒邪袭表,腠理闭塞所致,又称为表实证。

(二) 阳明病证

　　阳明病证是外邪传入阳明,胃肠化热化燥的证候。由于阳明主里主燥,故阳明病是外感病过程中阳热亢盛,正邪相争最剧烈的时期,临床表现以阳亢热极为特点。

　　阳明病多由太阳之邪不解,寒邪入里化热;或由少阳误治伤津,转入阳明所致;亦有燥热之邪直犯阳明经所致者。因体质差异和邪气侵犯的部位不同,阳明病又有阳明经证和阳明腑证之分。

若邪传入阳明之经,邪热炽盛,充斥全身,但尚未在肠中结成燥屎,称为阳明经证。若病邪传入阳明之腑,燥热与肠中糟粕搏结形成燥屎,影响腑气通降,称为阳明腑证。

(三) 少阳病证

少阳病证是外感疾病过程中,邪气内侵,邪正分争于表里之间所表现的证候。由于少阳经属胆,主半表半里,故其病是邪已离太阳之表,而尚未入阳明之里,位于表里之间;在其病机转变上,既不属于表证,也不属于里证,而属于半表半里的热证。

(四) 太阴病证

太阴病证是外感疾病的中后期,邪由阳经传入阴经,正气开始衰弱的阶段。太阴病的形成可因三阳误治、失治,损伤脾阳;也可因脾胃素虚,寒邪直中所致。其病变性质属脾阳虚衰,寒湿内盛的里虚寒湿证。

(五) 少阴病证

少阴病证是外感疾病过程中的后期阶段,损及心肾,阳气虚衰,阴血不足,其病变以阳虚里寒为主,为疾病的严重阶段。少阴病的形成,有素体虚弱而寒邪直中少阴的,也有因阳经失治、误治传变而来。

少阴经内连心肾,心为火热之脏,属阳;肾为寒水之脏,属阴。因此少阴病有寒化证和热化证之分。若邪犯少阴,从阴化寒,出现以肾阳虚衰为主的病证,为少阴寒化证。若从阳化热,出现以阴虚阳亢为主的病证,则为少阴热化证。

(六) 厥阴病证

厥阴病证是六经病证的后期阶段。厥阴为阴之尽、阳之始,阴中有阳。病至厥阴,多趋于病证极期,或寒极或热极,寒极生热,热极生寒,故临床多出现阴阳对峙、寒热错杂之证候。其表现为消渴,气上冲心,心中疼热,饥而不欲食,食则吐蛔等症。

由于足厥阴肝经络胆而夹胃,故常表现出肝、胆、胃的证候。若阴寒由极盛而转衰,阳气由虚衰而转复,则病情好转;若阴寒极盛,阳气不续而先绝,则病情危笃;若阴极盛,但阳气尚能与之抗争,则呈现阴阳对峙、寒热错杂证候。

六经病证常见证候的临床表现见表 7-30。

表 7-30 六经病证常见证候的临床表现

证候		临床表现
太阳病证	太阳中风证	恶风发热,汗出,或见鼻鸣、干呕,舌苔白,脉浮缓
	太阳伤寒证	恶寒发热,无汗,头项强痛,身疼痛,或见气喘,舌苔薄白,脉浮紧
阳明病证	阳明经证	身大热,不恶寒,反恶热,汗大出,大渴喜饮,心烦躁扰,面赤,气粗,舌苔黄燥,脉洪大
	阳明腑证	日晡潮热,腹满痛拒按,便秘,手足汗出,甚则神昏谵语,狂躁不得眠,舌苔黄厚干燥,或起芒刺,甚至苔焦黑燥裂,脉沉实
少阳病证		口苦咽干,目眩,寒热往来,胸胁苦满,默默不欲饮食,心烦喜呕,舌苔薄白,脉弦
太阴病证		腹满而吐,食不下,大便泄泻,时腹自痛,口不渴,四肢欠温,舌苔白滑,脉沉缓或弱
少阴病证	少阴寒化证	但欲寐,畏寒肢厥,下利清谷,呕不能食,或食入即吐,或身热反不恶寒,甚至面赤,舌苔白滑,脉微细
	少阴热化证	心烦不得眠,口燥咽干,舌尖红,脉细数
厥阴病证		消渴,气上冲心,心中疼热,饥而不欲食,食则吐蛔

二、卫气营血辨证

卫气营血辨证是外感温热病的辨证纲领,是把外感温热病在其发生发展过程中所表现的证候进行分析、归纳,概括为卫、气、营、血4个不同阶段的证候类型,以说明病位深浅、病情轻重及各阶段的病理变化和疾病传变规律的辨证方法。

温热病是中医学对感受温热病邪所引起的急性热病的总称。其特点是起病急、发展快、变证多。在病理方面,易于伤阴化燥,甚至耗血动血;在证候方面,初起即见热象偏盛而多有口渴;在病变过程中,易于出现神昏谵语、斑疹、吐衄,在疾病后期,易动风痉厥。

外感温热病具有自身的传变规律:温邪外受,起于卫分,渐次传入气分、营分、血分,病邪步步深入,病情逐渐加重,如此称为顺传。但这种传变规律并不是一成不变的,由于患者正气强弱不同,感邪轻重有别,故临床上也有起病不经气分,而直接传入营分、血分,称为逆传。另外,气分有热未解,而又内传影响到营、血分,酿成气、营(血)同时为病,则称为气营(血)两燔。因此,在临床辨证时,还应根据疾病的不同情况,具体分析,灵活运用。

温热病的治疗原则是:在卫,宜辛凉解表;在气,宜清热泻火、生津;入营,宜清营透热;入血,宜凉血散血。下面仅就卫气营血的典型证候作简要介绍。

(一) 卫分证

卫分证是指温热邪气侵犯肌表,肺卫功能失常所表现的证候,一般常见于温热病的早期。因肺主皮毛,卫气通于肺,故卫分证常伴有肺经病变的证候。

(二) 气分证

气分证是指温热之邪,入于脏腑,正盛邪实,正邪剧争,阳热亢盛的里热证候。温热外邪入气的途径可由卫分传来,也可直入气分,不经过卫分阶段。但尚未入营血。

(三) 营分证

营分证是温热病邪气内陷的深重阶段,以营阴受损、心神被扰为病理特点的证候。营分介于气分和血分之间。疾病由营转气,表示病情好转;由营入血,表示病情深重。温热入营的途径,一是卫分传来,即温热邪气由卫分不经气分而直入营分;二是由气分传来,即先见气分的热象,而后才出现营分见证;三是由温邪直入营分,即开始没有经过卫分或气分阶段,直接见营分症状。

(四) 血分证

血分证是温热病发展过程中最为深重的阶段,也是卫气营血病变的最后阶段。多由营分证不解传入血分而来,即先见营分的证候,而后出现血分证;也有由气分传来的,即病由气分直入血分,称为"气血两燔"。

心主血,肝藏血,故热邪深入血分,势必影响心肝两脏。而邪热久羁耗伤真阴,病又累及于肾,所以血分证以心、肝、肾病变为主。具有耗血、动血、伤阴、动风等特点。

卫气营血病证常见证候的临床表现见表7-31。

表7-31 卫气营血病证常见证候的临床表现

证候	主症	兼症	舌脉
卫分证	发热,微恶风寒,口微渴,脉浮数	发热,微恶风寒,头痛无汗或少汗,咳嗽,咽喉疼痛	舌边尖红,脉浮数
气分证	壮热,不恶寒,反恶热,渴盛,面赤气粗,汗多,尿赤	热壅于肺:咳嗽,咳痰黄稠;热扰胸膈:心烦失眠,坐卧不安;热入于胃:烦渴引饮,苔黄而燥;热结肠道:高热或日晡潮热,腹满痛拒按,大便燥结	舌红苔黄,脉数有力
营分证	身热夜甚,心烦不寐	口干反不甚渴饮,时有神昏谵语,斑疹隐隐	舌质红绛,脉细数
血分证	身热夜甚,躁扰不安,神昏谵妄,斑疹显露,多部位出血	或抽搐,角弓反张,目睛上视,牙关紧闭;或手足蠕动,瘛疭;或持续低热,暮热早凉,五心烦热	舌质深绛,脉细数

小结

中医学临床常用的辨证方法有八纲辨证、气血津液辨证、脏腑辨证、六经辨证及卫气营血辨证等。

八纲辨证,是各种辨证方法的总纲,具有执简驭繁、提纲挈领的作用。表里辨证是辨别病位内外和病势深浅的两个纲领,从而为采用解表法或和里法治疗提供依据;寒热辨证是辨别疾病性质的两个纲领,辨清病证之寒热,则可相应采用"寒者热之""热者寒之"的治法;虚实辨证是辨别邪正盛衰的两个纲领,辨明疾病的虚实变化,则有助于确定"虚者补之""实则泻之"的治法;阴阳辨证是归类病证的纲领,即无论证候性质如何千变万化,不外属阴证、阳证。

气血津液辨证是运用脏腑学说中有关气血津液的理论,以辨别气、血、津液失调所致病证的辨证方法。气、血、津液失调的病证主要表现为两方面:一是亏虚不足的证候,如气虚证、血虚证、津液不足证等;二是运行异常的证候,如气滞证、气逆证、瘀血证、血热证、水肿证、痰饮证等。

脏腑病证按其性质划分有虚证、实证两类,因脏腑生理特性及致病因素之不同,故各脏腑虚实病证又不尽相同。以虚证而言,心病有心气虚、心阳虚、心血虚、心阴虚等诸虚证;肺病见肺气虚、肺阴虚证;脾病以阳气虚弱为主,如脾气虚、脾阳虚证;肝病多阴血不足为患,即肝血虚、肝阴虚证等;肾病则有肾阴虚、肾阳虚、肾精虚、肾气虚的证候。从实证来看,心病多瘀血阻痹、痰浊蒙蔽、火热内扰等,肺病多外邪犯肺、痰浊阻肺,脾病以湿邪困脾为主,肝病以肝气郁结、肝火上炎多见。六腑病证以实证为多,如大肠湿热、胃热炽盛、膀胱湿热、胃肠积滞等。同时,由于脏腑之间的相互影响,还可形成多个脏腑同时为病的脏腑兼证,如心肾不交、心脾两虚证、肝脾不调证等,临床辨证时应注意辨清其因果、主次。

辨证 思政及中医药文化

六经辨证、卫气营血辨证属外感疾病的辨证方法。六经辨证主要用于辨别外感伤寒类疾病的病位和病变性质,其中三阳病证多属实证、热证,三阴病证多属虚证、寒证。卫气营血辨证主要用于辨别外感温热病的病位和病变性质,其中卫分证为热邪袭表的表热证;气分证为邪热炽盛的里热证;营分证则为热邪内陷,营阴受损、心神被扰;血分证属温热病的深重阶段,具有耗血、动血、伤阴、动风等特点。

思考题

1. 何谓八纲和八纲辨证?
2. 简述寒证、热证、虚证、实证的临床表现。
3. 气血同病的证候有哪些? 各有何主要临床表现?
4. 心病在临床的常见表现有哪些? 心血虚证与心阴虚证如何鉴别?
5. 脾病虚证包括哪些证型? 临床各有何表现? 如何鉴别?
6. 肝胆湿热证与湿热蕴脾证如何鉴别?
7. 何谓六经辨证? 六经的具体名称是什么?

第七章
目标测试

(秦旭华 赵 庆)

第八章

防治与养生保健

第八章
教学课件

学习要求

1. **熟悉** 未病先防、既病防变的预防原则及方法；治标与治本、扶正与祛邪治则的概念及其运用原则；因时、因地、因人制宜的概念及其应用原则。
2. **了解** 治则与治法的关系；正治、反治的概念及常用方法；中医养生保健方法。

健康长寿是人们孜孜追求的永恒话题。人类生存于大自然，难免会遭遇疾病的困扰，因此，防治疾病是预防医学的主要任务。为了延年益寿，人们更加重视养生保健。中医在预防医学和养生保健方面积累了极其丰富的经验，有着悠久的历史。当今人们非常重视中医预防、养生保健，以防止疾病发生、发展，其目的就是保证健康，延长人的生命期限，并且提高生活质量。

第一节 预防与治则

中医在长期的医疗实践中，充分认识到于未病之先做好预防工作的重要性。早在西汉《淮南子·卷十六》中就有"良医者，常治无病之病，故无病；圣人者，常治无患之患，故无患"的记载，反映了古人的预防医学思想。中医治病有一定的治疗原则，即治则，在防治疾病过程中发挥着重要作用。

一、预防疾病采取的措施

预防是指采取适当的措施，防止疾病的发生和发展。预防，中医学又称为"治未病"。《素问·四气调神大论》指出："圣人不治已病治未病，不治已乱治未乱……"治未病主要包括未病先防和既病防变两方面。

（一）未病先防

未病先防就是在疾病未发生之前，采取有效措施以防止疾病的发生。应注意以下几方面。

1. **调摄精神** 精神情志活动与人体的生理、病理变化关系非常密切。保持乐观豁达的情绪可使人体气机调畅，气血平和，对健康有利；反之，不良的精神状态则使人气机逆乱，气血阴阳失调而容易导致疾病发生。正如《素问·上古天真论》所说："恬惔虚无，真气从之，精神内守，病安从来。"所以，精神乐观舒畅，可以增强正气的抗邪能力，预防疾病。

2. **锻炼身体** 经常锻炼身体，能增强体质，减少或防止疾病的发生。我国传统的运动健身术丰富多彩，如汉代医家华佗创造的"五禽戏"，以及太极拳、八段锦、养生气功等，都是有效的锻炼方法。现代的广播操、健美操、田径、各种球类活动等体育运动项目同样有效，它们都能促进气血的流畅、关节的滑利，使机体气机调畅，增强抗病能力，以预防或减少疾病的发生。

3. **注意起居** 人的生活起居和劳动休息，必须有一定的规律和适当的限度。中医学认为，人是天地之气的产物，人类在长期进化和与自然作斗争过程中，机体内环境逐步顺应自然界天地阴阳之气，随自然界四季、昼夜变化而形成相应的生命规律。要保持健康少病，就应该顺应自然，进行有规律的起居生活。适度的运动,正常的睡眠、休息,能促进气血流通及保养精、气、神,恢复体力和脑力,使人体的阴阳消长始终处于相对平衡状态。劳逸太过,违背自然规律,损伤脏腑精气,削弱机体的抗病能力,就容易导致疾病发生。

4. 药物预防　早在两千多年前,我国人民就有焚香、佩香囊、使用香枕、药物沐浴等方法预防多种传染病。《素问·刺法论》有"小金丹……服十粒,无疫干也"的记载。后世医家用中药预防疾病更为普遍,如用苍术、雄黄、艾叶等燃熏,以驱避疫毒;服贯众汤、大蒜、苍耳末预防时毒。《本草纲目》总结出 130 余种预防传染病的中草药。近年来,用板蓝根、大青叶等预防流行性感冒和腮腺炎,都是行之有效的方法。

（二）既病防变

针对疾病发展过程中可能出现的发展趋势或病情加重变化的趋势,采取有效措施,阻止和扭转病情的发展与传变,即为既病防变。

1. 早期诊治　许多疾病会表现出由轻浅到重笃、从单纯到错综复杂的发展过程,诊治越早则疗效越好,预后也越好。《素问·阴阳应象大论》指出:"故邪风之至,疾如风雨,故善治者治皮毛,其次治肌肤,其次治筋脉,其次治六府,其次治五藏。治五藏者,半死半生也。"这说明外邪侵袭人体,如果不及时诊治,病邪就有可能由表传里,以致侵犯内脏,使病情深重,治疗也就越发困难。因此,在防治疾病的过程中,一定要掌握疾病发展规律及传变途径,做到早期诊治,才能防止其由轻转重、由单纯到复杂的进一步发展。

2. 遏止传变

(1)截断邪传途径:各种疾病的传变,大致是有一定规律的。根据各自规律,预先采取措施,截断传变途径,是防变防笃的有效方法。如清代叶桂《温热论》在阐述温病传变规律和治疗大法时说:"大凡看法,卫之后方言气,营之后方言血。在卫,汗之可也;到气,才可清气;入营,犹可透热转气……"卫、气、营、血是温病传变的一般规律。在卫分时,应着力宣散其邪,借汗法阻止其内传;入气分则重在清气泻热,逐温热之邪外出,防范其入营;即使入营,仍当"透热转气",驱使邪热复自气分透泄而出,以截断其入血分之途,防止病情趋于深痼。

(2)先安未受邪之地:根据疾病传变规律,先安未受邪之地,是既病防变的重要措施。《金匮要略·脏腑经络先后病脉证》说:"夫治未病者,见肝之病,知肝传脾,当先实脾。"由于肝属木,脾属土,肝木最易乘克脾土,故治疗肝病时,常适当地配以健脾和胃的药物,就是运用五行生克乘侮理论,采取既病防变的重要措施。

二、治则

治则即治疗疾病的法则,是在整体观和辨证论治精神指导下制定出来的具有普遍意义的治疗原则。治则与治法不同,治则是用以指导治疗方法的总则,治疗方法是治则的具体体现。

（一）治病求本

1. 含义　治病求本,就是寻找出疾病的根本原因和关键病理机制,并针对病因和病理机制进行治疗。疾病的发生发展,一般总是通过若干症状显示出来的,但这些症状只是疾病的现象,而不是疾病的本质。只有通过运用中医理论,对包括症状在内的各种现象进行综合分析,才能找到疾病的本质,从而施以正确的治疗方法。如头痛一证,可以由外感和内伤引起。外感头痛,可由风寒引起,当施以辛温解表法;由风热引起者,当施以辛凉解表法;内伤头痛,可由血虚、血瘀、痰湿、肝阳肝火等多种原因引起,故治疗又当分别采用养血、化瘀、燥湿化痰、平肝潜阳等多种治法进行治疗,这就是"治病求本"的含义。

2. 运用原则　运用治病求本的原则,还必须正确掌握"正治与反治""治标与治本"两方面。

(1)正治与反治:就是在治病求本的基本原则指导下,针对疾病本质与现象一致与否而采取的两种治则。

正治：是逆疾病的证候性质而治的一种常用治疗方法，又称"逆治"。其适用于病证的现象与本质一致者，如寒证见寒象、热证见热象、虚证见虚象、实证见实象，治疗时分别采用寒者热之（针对寒证，采用温热性质的方药进行治疗）、热者寒之（针对热证，采用寒凉性质的方药治疗）、虚者补之（针对虚弱病证，采用具有补虚作用的方药治疗）、实则泻之（针对邪气亢盛而正气未衰的病证，采用攻逐邪气的方药治疗）等治法。

反治：是指顺从疾病的证候表面假象而治的一种治疗方法，又称"从治"。究其实质，反治还是在治病求本的原则指导下，针对疾病本质进行的治疗，只不过顺从其外在假象而已。如寒证表面见热象、热证表面见寒象、虚证表面见实象、实证表面见虚象。治疗时，针对真寒假热证，采用温热性质的方药治疗具有假热症状的治法，称之为"热因热用"；针对真热假寒证，采用寒凉性质的方药治疗具有假寒症状的治法，称为"寒因寒用"；针对因虚而闭塞的真虚假实证，采用补益方药治疗具有闭塞症状的治法，称为"塞因塞用"，即以补开塞；针对热结旁流、食积泄泻、瘀血崩漏、湿热淋证等，采用具有通利泻下作用的方药治疗具有通泄假象的病证，称为"通因通用"。总之，反治法仍然是针对病本进行治疗的法则。

(2) 治标与治本：治病求本是一般原则，适用于一般常见疾病的治疗。但在治疗复杂或特殊疾病时，还需分清疾病的标本先后与缓急，采取"急则治其标，缓则治其本"的法则。

急则治标：是指标病的病势急骤，病情危急而必须首先治标，标病稳定或消除后，再治其本。如大出血者应当快速止血。

缓则治本：是指标病不急，治疗时采取治本，或先治本后治标的原则。如慢性疾病虚多邪少，或急性病后期邪气未尽（标）而正气已伤（本），应以扶正治本为主。

标本同治：是针对标病与本病并重，需要标本兼顾而制定的一种治则。由于标本俱急，在时间、条件上已经不允许单独治标或单独治本，必须标本同治。

(二) 扶正祛邪

疾病过程，从邪正关系来说，是正气与邪气矛盾双方互相斗争的过程。邪正斗争的胜负，决定着疾病的进退。因此，治疗疾病就要扶助正气、祛除邪气，改变邪正双方的力量对比，使之有利于疾病向痊愈方向转化。

1. 扶正祛邪的概念

(1) 扶正：即扶助正气，增强体质，提高机体抗邪能力。扶正多用补虚法，以扶助气血阴阳虚衰的病理偏向（邪气不盛），具体有补气、助阳、养血、滋阴等各种补法治疗。此外，扶正还包括针灸、气功及体育锻炼等。

(2) 祛邪：即祛除病邪，使邪去正安。祛邪多用泻实法，适宜以邪实为主要矛盾，而正气未衰的实性病证。不同的邪气，其病位不同，其治法亦不一样。常采用发汗、涌吐、攻下、清解、消导等治法。

2. 扶正祛邪的运用

(1) 先祛邪后扶正：适用于病邪盛，亟待祛邪，其正气未虚尚耐攻伐的病证，即先攻后补。若先扶正反而固邪，故当先祛邪，然后再进行调补。正气复，病证即愈。

(2) 先扶正后祛邪：适用于邪盛正亏，邪盛但尚不危急，正气虚衰不耐攻伐的病证，即先补后攻。若先祛邪则更伤正气，因此必须先扶正，使正气得以恢复，能承受攻邪时，再用祛邪之法。

(3) 扶正与祛邪同用：即攻补兼施。适用于正虚邪盛，且两方面都不甚急的病证。若单用补法会使邪气更加痼结，单用攻法更伤正气，必须两者兼用，使扶正而不留邪，祛邪而不伤正。如一些慢性病的治疗多用此法。但临床应用时，还必须详审正邪双方的虚实程度，或祛邪为主，兼以扶正；或扶正为主，兼以祛邪。

（三）三因制宜

三因制宜，是指治疗疾病要根据季节、地区以及人的体质、性别、年龄等不同而制订适宜的治疗方法。这些方面都是影响疾病发生发展的重要因素，因此治疗时必须充分加以考虑和照顾。

1. **因时制宜**　根据不同的季节气候特点来制定治疗用药的原则，叫作因时制宜。由于四季气候各不相同，因而六淫邪气致病有明显的季节特点。如春夏季节为由温渐热的气候，此时阳气升发，人体腠理疏松开泄，即使外感风寒，也不宜过用辛温发散药物，以免开泄太过，耗伤气阴等。此外，由于季节不同，气候特点各异，用药剂量和寒热的选用要适当。

2. **因地制宜**　根据不同地区的地理环境特点来制定治疗用药的原则，叫作因地制宜。不同地区具有不同的地理环境，人们的生活习惯也不同，其生理活动和疾病特点也有地域特点。所以，治疗用药应根据不同的地理环境和生活习惯而有所变化。如同是风寒感冒，西北气候寒燥，人体腠理致密，用辛温解表法，不仅药量较重，而且常用麻黄、桂枝之类的辛热药；东南气候温热，人体腠理疏松，用辛温解表法，不仅药量宜轻，且多采用荆芥、防风之类的微温性药。

3. **因人制宜**　根据患者年龄、性别、体质、职业不同特点来制定治疗用药原则，叫作因人制宜。不同年龄的生理状况和气血盈亏不同，治疗用药也有区别。老年人生理功能减退，气血亏虚，患病多虚证，治疗虚证宜补，攻邪宜慎重，用药量应比青壮年要轻。小儿生机旺盛但气血未充，脏腑娇嫩，易寒易热，易虚易实，病情变化较快，故治小儿疾病，忌投峻攻，少用补益，用药量宜轻。青壮年血气方刚，生机旺盛，患病多热证、实证，若用攻伐之剂，剂量可稍大。不同性别具有不同的生理特点，如妇女妊娠期，忌用峻下、破血、滑利、走窜伤胎、有毒的药物等。患者体质有强弱与寒热之偏，对阳盛或阴虚之体，慎用温热之剂；阳虚或阴盛之体，慎用寒凉伤阳之药。职业和工作环境对人体生理功能也有一定的影响，治疗用药也应考虑其不同特点。脑力劳动者，一般体质多弱，易患虚证，治疗应偏重扶正；体力劳动者，体质多强壮，易患实证，治疗应偏重攻邪。某些疾病与职业有关，如矿工易患硅沉着病、尘肺等。

综上所述，因人制宜，是指治病时不能孤立地看待病证，必须考虑人自身的各种因素和不同人的特点；因时、因地制宜，则强调自然环境对人体的影响。因时、因地、因人制宜的治疗法则，充分体现了中医治病的整体观念和辨证论治在实际应用上的原则性和灵活性，体现了个性化的治疗思想。

第二节　养生保健

养生，即保养生命，是指根据生命发展规律，采取各种方法以保养身体、增强体质、预防疾病、延缓衰老为目的的活动。中医学在长期的发展过程中，逐步形成了具有自身特色的养生理论和方法，并在不断完善和发展。

一、理论原则

为了达到预防疾病，延缓衰老的目的，中医在养生保健方面逐步形成了相应的理论与原则，如顺应自然、形神兼养、固护精气等，并在这些理论原则指导下，采取诸多养生方法以实现其目的。

（一）顺应自然

中医学认为人秉天地之气而成，与天地相参，与日月相应，与自然界息息相通。自然界为人类提供了各种生存的物质和条件，四时气候、昼夜晨昏、日月运行、地理环境等自然界的变化也直接或间接地影响人体。所以，顺应自然规律，人体的阴阳才能平衡协调，各种生理活动才能节律稳定而有序，才能维系人体的健康。若违背自然规律，人体各种生理活动的节律长期紊乱无序，阴阳失调，抵御外邪能力减弱，人体则易患各种疾病。所以无论是精神活动、起居劳作、饮食五味等，都应顺应自然界的变化，并根据这种变化进行适当的调节。

如一年四季有春温、夏热、秋凉、冬寒的不同变化,人体阴阳之气的盛衰也会有相应的变化。春温夏热,人体阳气长而阴气消;秋凉冬寒,人体阴气长而阳气消。根据这一自然规律,《黄帝内经》提出了"春夏养阳,秋冬养阴"的理论,并提出了具体的养生方法。总之,饮食起居、精神调摄、衣着动静等方面,都应顺应自然界阴阳变化规律,这样才能养生防病,延年益寿。

(二) 形神兼养

形神统一是生命存在的主要保证。中医学认为,人的形体与精神活动密不可分。形盛则神旺,形衰则神衰,形谢则神灭。所谓形神兼养,是指不仅要注意形体的保养,而且要注意精神的调摄,使形体强健,精力充沛,身体和精神得到协调发展。因此,中医养生学非常重视形体和精神的整体调摄,提倡形神兼养。

在形神兼养方面,中医养生学主张动以养形,静以养神。通过运动形体,调和气血,疏通经络,健身延年。通过清静养神、四气调神、积精养神、修性怡神、气功练神等,以保持精神的清静。只有形神兼养,动静有度,刚柔相济,达到调神和调形的统一,才符合生命活动的客观规律,有益于健康和长寿。

(三) 固护精气

固护精气包括益肾固精和顾护脾胃两方面。

1. 益肾固精　精是构成人体和促进人体生长发育的基本物质,精气神是人生之"三宝"。精化为气,气化生血,血养神,神御形。精足形壮神旺,五脏功能正常,气血流畅,生命活动才能旺盛,所以精为生命的根本。

肾藏精,为先天之本,水火之宅,是元气、阴精的生发之源。它主持人体的生长、发育和生殖,与人的生命过程密切相关。肾中精气的盛衰,决定人的生长发育以及衰老过程。《黄帝内经》强调肾中精气的盛衰决定着人体生命的寿夭,肾中精气充足,则精力充沛,身体强健,寿命延长;肾中精气衰少,则精神疲惫,体质虚弱而多病,寿命缩短。肾气虚衰,肾精亏乏是衰老的最根本原因。此外,肾阴肾阳源于肾中所藏的精,是一身阴液和阳气的根本,五脏六腑功能均取决于肾阴肾阳。肺气之治节、心气之运行、脾气之转输、肝气之疏泄等,莫不由于肾阳的温煦和肾阴的濡养。因此,保精护肾是增强体质、保持健康的重要环节。

所谓益肾固精是指利用各种手段和方法来调养肾精。即通过食疗补肾、药物调节、运动保健、导引固肾、按摩益肾,以及谨慎房事、节欲保精等方法使精气充足、体健神旺,从而达到延年益寿的目的。节欲保精是保养肾精的一项重要措施,但节欲并非禁欲,应遵循"中和观"。性欲是人类正常的生理需求,因此,欲不可禁,但也不可纵、不可早。纵欲无度,必然耗伤肾精。早婚早育,必克伐肾中阴精,耗损气血。此外,欲应有所忌,情志不调、身心劳倦、饱食及醉酒、病期以及妇女特殊时期(经期、孕期、产期和哺乳期)不宜行房,是保精护肾常用之法。

2. 顾护脾胃　脾胃为后天之本,气血生化之源,气机升降之枢纽,脾胃功能的强盛是生命活动的重要保证。五脏六腑、四肢百骸无不依赖脾运化而来的精微物质的充养。脾胃健运,则精微物质源源不断地产生,输送到全身,滋养五脏六腑、四肢百骸。若脾胃运化功能失常,精微物质不能化生和输布,脏腑得不到滋养而不能发挥正常功能活动,则会导致疾病。因此,历代医家十分重视脾胃在养生中的重要作用。李杲在《脾胃论》中指出:"内伤脾胃,百病由生。"明代张景岳也非常重视脾胃对生命活动及寿夭的影响,《景岳全书·论脾胃》提出"人之自生至老,凡先天之有不足者,但得后天培养之力,则补天之功亦可居其强半,此脾胃之气所关乎人生者不小""是以养生家必当以脾胃为先"。可见,调养脾胃是中医养生不可忽视的重要方法,脾胃功能的强弱是决定人生寿夭的重要因素。

所谓顾护脾胃是指利用各种手段和方法来维护脾胃的功能。即通过饮食调节、药物调节、精神调节、气功调节、针灸推拿,以及起居劳逸等的调摄,使脾胃运化功能正常、精微物质得以产生和输布、脏腑功能旺盛,从而达到延年益寿的目的。因此,节饮食、调精神、常运动、适劳逸等养生方法,均是健运脾胃、调养后天的有效方法。使用药物或饮食健脾益气、滋养胃阴也是调养脾胃的有效方法。在益脾气、养胃阴基础上,用药上还应注意升降,以防过偏,损伤脾胃。

二、养生方法

中医学在自身理论指导下,借鉴并吸收道家、佛家和儒家的养生理论,创立了一系列养生方法,这些方法包括饮食养生、药饵养生、四时养生、起居养生、情志养生、运动养生、气功养生、经络养生、针灸推拿养生、房事养生等。因药食同源,依循四时变化,采用饮食养生、药饵养生成为民众养生的主要手段之一。在此简单介绍饮食养生,四时养生。

(一) 饮食养生

因"药食同源",应用食疗养生,是当今人们采用的养生方式之一。通常以中医药理论为指导,根据食物的气味,并结合地域特点,顺应四季变化,适时选择相宜的食物以调节人体脏腑功能和消除病因。《黄帝内经》率先提出了"谷养、果助、畜益、菜充"的平衡营养膳食调养模式,其后相继诞生了"气味学说""脾胃学说"及"调和阴阳""谨和五味""因人、因时、因地制宜"等饮食养生基本法则。

1. 平衡有节食养观　中医历来重视平调精气,节制有度。《素问·平人气象论》记载:"人以水谷为本"。《素问·脏气法时论》指出:"五谷为养,五果为助,五畜为益,五菜为充,气味合而服之以补益精气。"强调"饮食有节""亢则害,承乃治""谨察阴阳所在而调之以平为期"等观点。强调太过、不及均无益于人体健康,关注个体的体质阴阳与食物或药物阴阳之间的协调平衡。

2. 食养食治防"未病"　《黄帝内经》强调"治未病"的预防思想及饮食营养在预防医学中的重要地位。《素问·脏气法时论》重视"治未病、食治、食养"。前人用羊的甲状腺和昆布防治甲状腺肿大,用苍术和动物肝脏防夜盲,谷皮、麦麸防治脚气病,葱、姜防治感冒等,体现了防、治特点。

当今,运用具有中医特色的保健食品不仅可以辅助治疗疾病,而且可预防疾病的传变与恶化。如糖尿病合并高脂血症会加速动脉硬化进程,加速心脑血管病变、神经病变、眼底病变等并发症,常辅助选择使用既能降血糖,又能降血脂的玉竹、昆布、三七、桔梗、葛根、蜂胶、沙棘油、女贞子、丹参、泽泻等药材,体现了既病防变的食疗保健思想。

(二) 四时养生

人与自然是一个有机的整体,所以养生须顺应四时规律。人体自身又是一个有机的整体,脏腑之间相互依存,生克制化,气血阴阳之间互根互用。中医在四时养生施与食疗过程中,也常以"整体观念"思想为指导。

1. 天人相应,四时养生　"天人相应"的整体观念是中医理论体系中的特色之一。人的形体和精神活动,与自然界、社会形成一个有机整体。人生活在大自然,受四季气候变化的影响。《素问·四气调神大论》率先提出"春夏养阳,秋冬养阴"理论;并逐步形成"春养肝,夏养心,秋养肺,冬养肾,季节交替养脾"的应四时养脏腑理论。

2. 辨体质,调阴阳　四时养生,还需注意体质。人类禀赋于先天,形成不同体质,主要包括平和质、气血虚质、阴虚质、阳虚质、痰湿质、湿热质、瘀血质、气郁质、特禀质等。依据不同体质,合理选择符合体质类型的食物和相应的方法,顺应四季变化规律予以调养。

此外,本草文献中大量记载了具有润肌肤、助颜色、乌发润发、生发、聪耳明目、益智强神、强体固齿、延年益寿等调养功能的素材,为当今中药保健食品的开发提供了重要的参考。也有采用适合自身体能的运动方式以养生保健。通过体力劳动、舞蹈、散步、导引等方法,以调气血,活动筋骨;也可练气功、瑜伽,既活动筋骨、强体力,又可养精神,提高体质,延缓衰老。也有借助针灸、推拿按摩等方式,循经调养气血,以达到养生保健的目的。

小结

　　预防疾病中医又称之为"治未病"，包含了未病先防和既病防变两方面的内容。未病先防所采取的措施有调摄精神、注意起居、锻炼身体和药物预防等方面。既病防变则包括了发生疾病之后要采取早期诊治和遏止传变的方法。中医在治未病方面有丰富的思想和方法，值得认真研究应用。

防治与养生
保健　思政
及中医药文
化

　　中医治疗疾病的原则包括治病求本、扶正祛邪和三因制宜，这是从宏观上反映中医治疗疾病的大的原则。

　　养生，是指采取各种方法以保养身体、增强体质、预防疾病、延缓衰老为目的的活动。中医养生具有十分丰富的原则和方法，包括顺应自然、形神兼养、固护精气等方面，具体的养生方法则十分丰富，涉及饮食起居、精神调摄、药物调补、气功运动、针灸推拿等诸多方面，需要每一个人在日常生活中加以注意。

思考题

1. 中医"治未病"采取的主要措施有哪些？
2. 中医治病的主要原则有哪些？

第八章
目标测试

（梁丽娜）

中篇
中药学基本知识

在广袤的中国大地上，分布有品种繁多、资源丰富、产量宏丰的天然药材。古代文献记载的中药材品种超过 3 000 种，目前已经达到 12 800 种以上，是我国医药学发展的宝贵资源。中医利用这些重要物质防病治病已有悠久的历史，其对保障人民的身体健康和中华民族的繁衍昌盛发挥了巨大的作用。中药迄今依然是中医用以防治疾病的重要手段之一。

中药的认知经历了漫长的历史过程。先辈们在与疾病作斗争的过程中积累了诸多非常宝贵的用药经验，不少本草专著记载有中药基础理论与实际应用等重要信息，对后世的药学发展产生了重大影响。古代代表性的本草著作有：秦汉时期的第一本药学专著《神农本草经》、南北朝时期梁代陶弘景首创按自然属性分类的《本草经集注》、唐代的药典性本草《新修本草》、宋代唐慎微的《经史证类备急本草》、明代李时珍的划时代巨著《本草纲目》，以及清代赵学敏的《本草纲目拾遗》等。当代《中华本草》是学习和研究中药的一部重要参考书。

中药是在西方医药全面传入以后，为了与西药加以区别，而作为我国传统药物的总称。中药是指在中医药理论指导下认识和使用的药用物质及其制剂，主要包含部分中药材、中药饮片和中成药。中药材是指在一特定自然条件、生态环境的地域内所产的没有经过加工的原生药材，含植物药、矿物药、动物药，具有天然药物属性。中药饮片是指中药材按中医药理论、中药炮制方法，经过加工炮制后可直接用于中医临床的药物。绝大多数药物源于我国天然产的，也有外国产的，还有少数化学药品。因此，中药既非天然药物的代名词，也非单纯的地域概念。中药学是研究中药基础理论和各种中药的性能、功效、临床应用等与之相关知识的一门学科，也是一门重要课程，并且是中医学的重要组成部分。

中医药在防治疾病、养生保健等方面显示出了特有的优势，引起了国内外医学界人士的广泛关注。其不仅对我国医药事业做出了巨大贡献，也对世界医学产生了很大影响。随着中药的产业化规模不断扩大，相关从业人员的需求量也在不断增加。因此，认识和了解中药学的相关知识，不仅是时代发展的需要，而且对个人的养生、保健也大有裨益。

第九章

中药学基础理论

第九章
教学课件

学习要求

1. **掌握** 中药性能,四气、五味、归经、升降浮沉以及毒性的含义;五味的作用特点;影响升降浮沉和毒性的因素;中药七情的内容及含义;中药炮制的目的及用药禁忌。
2. **熟悉** 中药四气、归经的认识基础;中药的功效分类;道地药材的含义,特殊用药部位;影响用量的因素。
3. **了解** 中药功效、主治病证的含义;中药的品种、产地、采集与贮存;中药剂量,特殊用法。

中药学基础理论,是先辈们在长期医疗实践中总结出来的知识体系,主要涵盖中药的性能、功效、配伍以及用药理论等多方面,对临床合理用药均有着重要的指导意义。中药用于临床是否安全有效,受诸多因素的影响。其中中药的品质要素,即指药材品种、产地、采收、炮制、贮存等环节对中药材内在质量会直接产生影响;而实际应用中,药物的配伍、用法用量是否合理和规范,理论指导正确与否,医者是否合理用药等,均会干预治疗效应,进而影响临床用药的安全性、有效性。本章重点介绍中药的性能、中药的功效、影响中药作用的要素。

第一节　中药的性能

中药的性能是前人在长期医疗实践过程中,不断总结、丰富、发展、逐步形成的一套体现中医药特色的理论体系。其是以阴阳、脏腑、经络等学说为理论基础,以治则治法为指导思想,以药物的作用特点为依据加以认识和概括的药性理论。

中药的性能是认识和概括中药作用特性的药学理论,是中药基础理论的核心部分,也是中药药性理论的简称。中药性能从不同角度概括了中药的多种特性,主要有四气、五味、归经、升降浮沉和毒性等内容,对临床辨证用药有指导意义。

中药性能与药材性状的含义不同。药材性状主要是针对药材的形状、颜色、气味、滋味、质地等自然属性的认知,其观测对象是药材;而中药性能的认知对象则是人体,应当加以区别。

一、四气

第一部药学专著《神农本草经》序例记载"药有酸咸甘苦辛五味,又有寒热温凉四气",这是对五味四气内涵的最早概括。

(一)含义与理论基础

1. **含义** 四气是指中药拥有的寒、热、温、凉 4 种药性,是反映药物影响人体寒热病理偏向以及阴阳盛衰的作用性质,是中药的重要性能之一。寒与凉为同类,凉次于寒;温与热同类,温次于热,实际可分为两大类。依据寒、热程度的不同差异,在具体药物标注时,又有大热、热、微温,大寒、寒、微寒等层次区别。一般而言,温热属阳,寒凉属阴。

平性:是指药物对机体寒热无显著影响,既不改善寒热证或症,也不加害,其药性不偏寒热,称为平性。

2. **理论基础**　四气的认识确定,是以中医八纲中的寒热辨证为基础,依据患者服药后,药物对机体寒热病证的改善以及所产生的寒热效应来加以认识的。换而言之,药物的寒、热、温、凉四气,是依据药物作用于机体所发生的反应概括出来的,主要与药物所治病证的寒热性质相对。如肉桂、干姜能够温胃散寒,治疗胃寒腹痛等,其药性温热;石膏、知母能够治疗高热、烦躁、口渴等热证,药性寒凉。

(二) 确定依据与效应

1. **确定依据**　依据药物对寒热病证的改善加以确定。凡能减轻或消除热证的药物,称为寒凉药,如石膏、知母、黄芩、大黄等。凡能减轻或消除寒证的药物,称为温热药,如附子、肉桂、干姜、吴茱萸等。再依据药物清热或祛(散)寒作用的强弱,又进一步区分。如清热力强者,为大寒,其次为寒,清泄力较弱者,称微寒或凉性;温里祛寒力强者,称大热,其次为热,力稍次者,称温,再次者,称微温。

2. **临床效应**　药物作用于机体,会产生一定效应。一味药物具有多种功效,其针对患者病证加以改善和调节的作用,即为治疗作用;其不为病情所需的作用可能对机体带来不良影响,产生不良作用。

(1)治疗作用:具有清热、解毒、泻火、攻下、平肝等功效的药物,其性多为寒凉;具有温里散寒、发散风寒、补火助阳、温通经脉等功效的药物,其性多偏温热。但驱虫药、收涩药、部分外用药在四气方面特征不显著。可见,四气只是反映药物作用的某种特性。要全面认识和掌握药物的作用,只凭四气是不够的,还应当结合其他性能加以认识理解。

(2)不良作用:典型的温热类药物有助热、伤阴等不良作用,不宜用于热证、阴伤患者;寒凉性药物有伤阳、助寒的不良作用,故不宜用于阳虚、脾胃虚寒患者。

3. **指导意义**　中医临床非常重视对疾病寒热病性的辨证。药学专著《神农本草经》在序例中指出"疗寒以热药,疗热以寒药",即利用药物寒热温凉偏性,以纠正疾病的寒热。因而,熟悉中药药性寒热,与中医理论密切联系,对指导临床辨证用药具有十分重要的意义。

二、五味

中药五味的认知很早,最初源于药材的实际滋味。人们在长期实践中发现中药的某些自然属性的味,会产生某些功能,经不断总结概括为性能五味。

(一) 含义

五味是指辛、甘、酸、苦、咸 5 种药味,用以反映药物补泻散敛等作用特性,是中药性能的一部分。五味最早表示口尝而直接感知的辛、甘、酸、苦、咸 5 种基本真实滋味,但后来作为中药的一种性能,则主要用以表达药物作用的某些特点,其确定依据则以药物的作用特征为主。

药物的真实滋味不止 5 种,还有淡、涩味。前人认为淡味是甘味的余味,将其附于甘之后;涩味是酸味的变味,附于酸之后。因受五行学说影响,一直称为五味。

(二) 作用特点

五味除表示真实滋味外,主要是用以反映药物的某种作用特点。

1. **辛味**　具"散""行"特性,有发散、行气、活血等作用。所以如麻黄、桂枝、薄荷等能发散表邪的解表药,枳实、陈皮等消除气滞的行气药和川芎、郁金等消除瘀血的活血化瘀药,均标以辛味。此外,一些气味芳香的药物,如化湿药、开窍药、祛风湿药、温里药等,也具有行、散特性,一般也标辛味。

2. **甘味**　具"补""和""缓"特性,有补虚、和中、缓急止痛、缓和药性或调和药味等作用。补虚药及其中具有解除挛急疼痛、缓和药物毒性和峻猛之性、调和药味的药物,如甘草、大枣、蜂蜜等均标以甘味。

3. **酸、涩味**　均具"敛""涩"特性,有收敛固涩等作用。通常将能收敛固涩,治疗滑脱证的固表止汗、敛肺止咳、涩肠止泻、止血、固精缩尿、固崩止带的药物,标以酸味或涩味。历来有习惯将乌梅、五味子等实际滋味酸且有收涩功效的药物标以酸味;而对滋味不酸,但具有收涩作用的龙骨、牡蛎等药标以涩味。因有"涩附于酸"之说,故常将两者并列。此外,酸味还有生津作用,如乌梅、五味子等。

4. 苦味 具"泄""燥"特性。

(1)泄:指有降泄、通泄、清泄作用。①降泄:既包含降泄肺气、止咳平喘的苦杏仁、葶苈子等,又包括降泄胃气以止呕的赭石、枇杷叶等;②通泄:指通泄大肠以泻下通便,如大黄、芦荟等;③清泄:多与寒性结合,有清泄热邪作用,如栀子、夏枯草等。

(2)燥:指燥湿,结合寒温四性,苦寒燥湿者,有清热燥湿之功,如黄连、黄芩等;苦温燥湿者,有燥湿温中之功,如芳香化湿药草豆蔻、草果等。

中药学领域中,通常将止咳平喘药、攻下药、清热药、燥湿药标以苦味。

5. 咸味 具"软坚"特性,有软坚散结或软坚泻下作用。通常将能软化和消散瘿瘤、瘰疬、痰核、癥积等肿块的药物,如牡蛎、昆布等多标以咸味。咸能软坚泻下,指攻下药中芒硝泻下通便的作用特点,相对局限。很多具体药物标注的咸味,多指来源于海生动物或植物的实际滋味特征。

6. 淡味 具"渗""利"特性,有利水渗湿作用。虽然具有利水渗湿或利尿作用的药物不少,但历来标淡味的药不多,仅茯苓、薏苡仁、猪苓等标淡味。由于一药多效,以其他味表示的较常见,如利尿通淋药瞿麦、萹蓄等则标为苦味。

五味的作用,只是反映中药性能的一方面,或某类药或个别药的作用特征。如前所述,一药有多效,多数药物具有多种味。因此,针对具体药物,应当综合该药的其他性能特点,才能准确地掌握和认识药物的功效,以指导临床用药。

不良作用:过用辛味药物,能耗气、伤阴;过用酸涩味药物,易收敛邪气;过用甘味药物,易腻膈碍胃,令人中满;苦味药物大多易伤津、败胃;"多食咸,则脉凝泣而变色",咸味药物过量,容易引起血瘀证。

三、归经

归经是中药性能的重要理论之一。其认识较早,多用某药"入"某脏或某经表达,以反映药物的作用部位,有"定位"的特点。

(一)含义

归经是指药物对机体某一部位或某些部位(脏腑或经络)的选择性作用,是表达药物作用部位、作用范围的一种性能。药物作用于机体,发挥治疗效应有一定的范围。一味药物对某脏腑或某经络的病变能发挥明显的治疗作用,而对其余部位作用不明显,或没有作用。同为清热的寒凉药,如石膏、知母、芦根长于清肺胃实热,黄连、栀子、连翘长于清心热,而夏枯草、龙胆、菊花则长于清肝热。这种定位指向性明确的作用,则能提高用药的准确性。

(二)理论基础

归经理论的认识,是以中医藏象学说和经络学说为理论基础,以药物所治病证病位的疗效为依据加以概括的理论。即将药物的具体功效与脏腑经络的病证相结合,用以说明某些药物对某一脏腑或某些脏腑、经络病变所发挥的主要作用。如安神药都具有宁心安神功效,主治心神不宁之失眠、健忘等,因此主归心经;平肝潜阳药能平抑上亢肝阳,主治肝阳上亢之眩晕头痛,故主归肝经。针对具体药物而言,一种中药具有多种功效,有的药物可归多个经。如麻黄具有发汗解表、宣肺平喘功效,主治风寒邪气侵袭肺卫所致的风寒表证、肺气上逆所致的咳喘证,其病位在肺,故归肺经;麻黄又可利水消肿,主治水肿,膀胱与水液代谢密切相关,故又归膀胱经。

经络是沟通人体表里内外的一种网络通路。体表的疾病可以通过经络影响到脏腑,而脏腑的疾病信号也可通过经络传递至体表反映出来,可见两者之间既有联系,又有区别。历代医家在诊治疾病时所采用的辨证方法有所侧重,尤其现代中医常以脏腑辨证为主,也有用六经辨证或经络辨证者,故归经的表示各有特色。

归经理论涉及中医学脏腑的概念,与西医解剖学中的脏器有较大区别,不能完全等同视之。

(三) 指导意义

对性味功效相同,而主治病证不太相同的药物,利用归经理论,可以增强用药的准确性,提高临床疗效。如同属补阴药,性味甘寒,沙参主归肺、胃经,百合归心、肺经,枸杞子主归肝、肾经。可见,归经理论对指导临床准确用药具有十分重要的意义。

四、升降浮沉

升降浮沉理论,从萌发到形成经历了较为漫长的历史过程。早在秦汉时期的《黄帝内经·素问》就有许多篇章表述了升降浮沉相关内容。

(一) 含义

升降浮沉是表示药物作用趋向性的一种性能。药物的作用趋向是与疾病的病势趋向相对而言,也是通过药物对病证的治疗效应加以认识和概括的。

升与降、浮与沉相对立。升即上升,表示作用趋向于上;降即下降,表示作用趋向于下;浮即发散,表示作用趋向于外;沉即收藏,表示作用趋向于内。病证可表现出不同趋势,如泄泻、脱肛为病势向下;咳喘、呕吐分别为肺气上逆或胃气上逆所致,其病势向上;风邪外束,麻疹疹出不畅,其病势向内;表虚不固之自汗、盗汗,其病势向外。能够纠正这些病证的药物分别具有升、降、浮、沉的作用趋向。如黄芪、柴胡等能够升阳举陷,治疗泄泻、脱肛,其性向上;苦杏仁能够降肺气以止咳平喘,旋覆花降胃气以止呕吐,其性向下;薄荷、牛蒡子能疏散风热、透疹,治疗麻疹疹出不透,其性向外;五味子、酸枣仁能够止汗,治疗自汗盗汗,其性向内收敛,有着显著的"趋向"特点。

(二) 所示效应

一般而言,有发散表邪、祛风湿、升阳举陷、开窍醒神、涌吐等作用的药物,其性向上向外,多具有升浮的作用趋向;而有清热、泻下、利湿、安神、止咳平喘、平肝潜阳、息风止痉、收敛固涩等作用的药物,其性向下向内,多具有沉降的作用趋向。

由于药物作用具有多效应、多层次特点,故部分药物具有二向性,如麻黄,既可发汗(向外),又可平喘、利尿(向下)。而有些药物的升降浮沉作用趋向则不明显,如拔毒化腐、生肌敛疮药等。

(三) 影响因素与意义

药物的作用趋向并非一成不变,可随炮制、配伍而发生改变。如酒制升提、姜制发散、醋制收敛等;又如麻黄与大剂量石膏配伍,石膏制约麻黄辛温发散(汗)的升浮之性,以治疗肺热咳喘证。总之,临床可根据患者病情的需要,灵活运用。

临床用药,可利用药物的升降浮沉性能,以纠正人体气机升降出入失调,逆病势而选药调节,使之恢复正常。

五、毒性

从古至今,人们非常重视用药的安全性。而有关中药毒性的认知,因学者所站的角度不同,有狭义和广义、特殊性和普遍性之分。

(一) 含义与认识观

1. 含义　毒性是指药物对机体的损害性,是反映药物安全程度的一种性能。毒性反应会引起机体功能障碍,或造成脏腑组织器官的损伤,导致机体发生病理变化,甚至死亡。

2. 认识观　历来对毒性的认识存在着两种观点。一种观点认为,药物用以治疗疾病的偏性,即广义的毒性。古代医药文献中常将药物统称为"毒药",如《周礼》有"医师聚毒药以供医事";明代张景岳《类经》有"药以治病,因毒为能,所谓毒者,是以气味之有偏也"等记载,即"毒"泛指药物具有的偏性。"是药三分毒",以强调毒性具有的普遍性。另一种观点认为,毒性是指有毒药物对机体的伤害性,即狭义的毒性。一部分药物标有大毒、有毒、小毒,绝大多数药物无毒。1988年国务院颁布的《医疗用毒性药品管理办法》称:"医疗用毒性药品,系指毒性剧烈,治疗剂量与中毒剂量相近,使用不当会致人中毒或死亡的药物。"表明毒性具有特殊性,大多数人持这种观点,现今已普遍将毒性含义定为后一种。

药物是否呈现毒性,除取决于是否含有毒成分外,还与药物整体是否有毒、剂量大小密切关联。

(二) 中药的不良反应

目前,国家非常重视用药的安全性,专门成立机构对中药不良反应加以监测。中药不良反应是指合格中药在正常用法用量下,出现的与用药目的无关的或意外的有害反应。中药学中,将中药的副作用和毒性作用统称为不良反应。副作用,指在正常用药剂量时出现的与治疗目的无关的作用,这些作用是其药理作用的一部分,一般反应轻,停药后容易消除。毒性反应,指用药剂量过大或用药时间过长,药物在体内蓄积过多所致严重不良反应。一般比较严重,可对机体组织或器官造成损害,或对正常生理功能造成破坏。

(三) 影响因素

中药毒性的有无是相对的,没有绝对无毒的药物。作为中药的性能,毒性应当具有普遍性。药物毒性的有无、大小,主要取决于用量;中药的品种、质量(产地、采收、贮存影响质量)、炮制、制剂、配伍、给药途径、服药方法、用药是否对证、患者个体差异等,也是影响药物毒性反应是否发生的因素。总之,应当树立"有毒观念,无毒用药"思想,以确保临床用药的安全性。

综上,中药的四气、五味、归经、升降浮沉是从寒热、补泻散敛、作用部位、作用趋向等角度表达药物的药效特性;而毒性则是从安全用药的角度反映药物的另一特性。针对药物而言,其分别表达了定寒热、定能、定位、定向、定安全等特征。目前仍然将这5方面的内容视为中药理论的重要组成部分,也是中药性能的主要内容。迄今为止,利用中药性能认识药物作用以指导临床用药仍具有一定意义。

第二节　中药的功效

中药功效的认知经历了漫长的历史过程。最初对药物效应的表达是功效与主治混杂,且以主治为主,多是对药物治疗疾病的客观直接描述。清代才将中药功效专项分列,如《本草备要》《本草求真》等本草专著将功效单列于药名之下,或作为眉批提示,为近代中药学设立功效专项奠定了基础。其后,中药功效不断发展,逐渐成为中药理论的核心部分,其表述更为成熟、规范。

一、含义

在中医药领域中,中药的功效与主治病证紧密相关。功效是理解和掌握药物治疗作用的核心要素,主治病证又是认识功效的基础。

中药的功效:是指在中医理论指导下对药物预防、诊断、治疗及保健作用高度概括的术语,是药物对人体医疗作用在中医学范畴内的特殊表述形式,具有显著的中医药特色。

主治:是指药物在临床的主要适应病证,也称主要适应范围。

中药的功效既是中药学理论的核心,又是掌握各种具体中药应用的关键要素。功效作为纽带,将中药的性能、主治、配伍应用等知识有机地联系在一起。中药功效也是开展中药现代化研究的切入点,充分认识和理解中药功效,对指导临床运用也有着重要意义。

二、功效的分类

中药的功效是以中医药理论为指导,通过临床实践概括出来的特殊表达方式,其与中医的治疗学和辨证学密切关联。也可认为中药的功效是医疗作用的综合体现,主要表达中药对疾病的诊断、治疗、预防、保健等作用。

对于其分类,有依据中医临床采用形式进行分类,有依据中医治疗学进行分类,也有利用中医辨证学进行分类。

(一) 中医治疗学分类

中医临床治病,通常需要审证求因,辨证与辨病结合,关注患者症状,故将药物产生的治疗作用进一步分为对因、对症、对病证、对现代病症的功效。

1. 对因功效　指针对致病因素加以改善的治疗作用。中医学认为引起疾病的原因主要有外感六淫和疫疠邪气,内伤七情,金疮、虫毒兽伤以及食积、结石、痰饮、瘀血病理因素等多种致病因素。对因功效还包含祛邪、扶正、调脏腑、消除病理产物等功效。如属于祛邪的祛风、散寒、除湿、清热、泻下、涌吐、解毒、杀虫等;属于扶正的补气、助阳、滋阴、养血等;属于调理脏腑或气血的疏肝、宣肺、理气、活血等;属于消除病理产物的消食、利水、祛痰、化瘀、排石、排脓等功效。

2. 对症功效　指缓解或消除疾病过程中患者出现的某种自觉症状或临床体征的治疗作用,也是一种治标的治疗作用。如止痛、止血、止呕、止咳、平喘、止汗、止泻、止带、固崩、涩精、止遗等功效。

3. 对病证功效　指针对中医"病证"所发挥的治疗作用。"病"是对某种特定疾病全过程的特点与规律的概括。如针对疟疾、痹证、黄疸、肺痈等病证进行治疗,而有截疟、蚀疣、祛风湿、通鼻窍、利胆退黄、驱杀绦虫等功效。

4. 对现代病症功效　指对现代医学所描述的病症发挥的治疗作用。如针对高血压、高脂血症、糖尿病、肿瘤等病症,而有降血压、降血脂、降血糖、抗肿瘤等作用。

(二) 中医辨证学分类

依据中医辨证进行功效分类,即有针对八纲、病因、气血精津液、脏腑、六经、卫气营血及三焦等辨证方法表达的功效术语。

1. 八纲辨证　指针对阴阳、表里、寒热、虚实等病证加以改善的治疗作用,如解表、温里、清里热、散里寒、补阴、补阳等功效。

2. 病因辨证　指针对外感六淫邪气及内伤病因等加以改善的治疗作用,如散风、祛寒、清暑、解郁、安神、消食、生肌等功效。

3. 气血津液辨证　指针对气血津液病证加以改善的治疗作用,如补气、行气、养血、活血、止血、生津、化痰等功效。

4. 脏腑辨证　指针对某脏腑的功能失调加以改善的治疗作用,如养心、清心、补脾、健脾、温肾、补肾等功效。

5. 六经辨证　指针对六经病变加以改善的治疗作用,如和解少阳、散太阳经风寒等功效。

6. 卫气营血辨证　指针对温病学卫气营血层次不同加以改善的治疗作用,如清气分热、透营转气、清营凉血等功效。

7. 三焦辨证　指针对上、中、下三焦不同病变部位加以改善的治疗作用,如宣化上焦湿浊、芳化中焦湿浊、清利下焦湿热等功效。

功效分类具有相对性,依据中医治疗学和辨证学分类所表达的功效中,均涉及对因功效和病因辨证功效,其内涵大致雷同,不少功效表述也有交叉。还有将功效分为治疗功效(含对因、对证、对病、对症)和保健功效(含预防功效和养生功效)。前者大多与中医治疗学分类层次相似。预防功效:指采用以药物为主的多种手段,防止某些疾病发生和发展的基本作用。如《本草纲目》中载佩兰等药煎汤沐浴,"辟疫气"。养生功效:指中药用以增强人体适应能力、强身健体、调理情志、养护脏腑、延缓衰老等方面的调理作用。本草文献中,涉及"延年""轻身不老""悦颜色""黑须发"等术语,即是养生功效的体现。

第三节　影响中药作用的要素

中药用于临床能否发挥理想的治疗作用,受诸多因素的影响。一方面取决于某些环节对中药品质的影响,如中药的品种、产地、采集、炮制及贮存等要素,会影响中药材的活性成分,直接影响中药的内在质量,进而影响临床的安全性、有效性。另一方面,取决于医者在用药过程中,处方的配伍是否合理、用量用法是否正确规范、辨证是否正确、疗程是否恰当等合理用药问题。

一、中药的品质要素

中药的品种来源正确与否、产地是否道地、采集时节是否恰当、炮制及贮存是否合理,均对中药的内在质量产生重要影响,从而影响中药的品质。现代研究认为,以上每一个环节与中药所含的活性成分密切相关,其含量的多寡直接影响到药材的内在质量。因此,不论是临床医生,还是从事中药研究的工作者,都应当重视中药的品质要素与效应之间的关联性。

(一)中药的品种

品种是指在一定的生态和经济条件下,经自然或人工选择形成的动、植物群体。具有相对的遗传稳定性和生物学及经济学上的一致性,并可以用普通的繁殖方法保持其恒久性。品种的遗传因素、生态环境及个体发育过程的多态性,对药用植物体内次生代谢反应和次生代谢物的积累会产生较大的影响。

早在南北朝时期,梁代的陶弘景在其撰著的《本草经集注》中指出:"一物有谬,便性命及之",提示其重视中药的品种来源。我国幅员辽阔、物种繁多,各地使用的中药材品种和习惯不尽相同。长期以来在中医药领域中,同一药材多基源情况非常普遍,再者品种同名异物和同物异名的现象存在,加之历代本草记载中遗留下来的诸多问题,致使中药品种变得十分复杂。此外,中药品种的发展变异,对中药药性和临床疗效作用强度会产生一定影响,也会影响科学结果。倘若忽视对中药品种重要性的认识,势必导致医者不知药而用方,其效难求,科研结果亦不能说明问题,进而导致研究失败。

有学者调查,临床所用的贯众主要有7个品种,分属于4个科5个属,有绵马贯众即鳞毛蕨科鳞毛蕨属植物粗茎鳞毛蕨及其同属植物辽东鳞毛蕨、蹄盖蕨科峨眉蕨属植物峨眉蕨、乌毛蕨科乌毛蕨属植物乌毛蕨、乌毛蕨科狗脊蕨属植物狗脊蕨及其同属植物单芽狗脊蕨、球子蕨科荚果蕨属植物荚果蕨。其中,绵马贯众有小毒,长于杀虫,2010年版《中华人民共和国药典》起直接将其作为正品名称。其余品种的贯众毒性相对小,驱虫力弱,更长于清热解毒。可见,中药不同品种其安全性和有效性存在差异。因而,有必要了解品种差异对中药药性及临床用药的安全性、有效性产生的影响。此外,从事中药科研的学者也应重视品种对药物效应的影响。

(二)中药的产地

中药主要来源于天然的植、动物和矿物。这些药物的生长和形成取决于所处的自然环境条件。我国疆土、海域辽阔,地形复杂,水土、气候、日照、温差、湿度、生物分布等生态环境各异。古代医药学家经过长期的观察、比较,逐步了解到某地区适合某些植物、动物的生长,不一定适宜另一些品种的生长,而且各地所产的同一种药材,其质量优劣不一,产量也不同。可见中药材的产量以及质量具有明显的地域性。为保证天然药材的质量,唐宋以来逐步形成了"道地药材"的概念。

道地药材:是指历史悠久、品种优良、栽培(养殖)加工合理、产量宏丰、疗效显著、具有明显地域特色,且质量优于其他产地的中药材。判定道地药材的重要依据是临床疗效。如四川的黄连、川芎、附子、川贝母,江苏的薄荷、苍术,东北的人参、细辛、五味子,甘肃的当归,河南的地黄,山东的阿胶,山西的党参,宁夏的枸杞子,广西的肉桂等均是著名的道地药材。

道地药材并非一成不变,可随历史的变迁、环境条件的变化而改变。如三七原产广西,称为广三七或田七;云南产者后来居上,称为滇三七,因而成为三七新的道地产区。随着中医药事业的发展,药材消费量日趋增加,有的道地药材已无法满足临床需要,因此很有必要扩大道地药材的生产规模,或者在确保原有药材质量、性能和疗效的前提下,进行植物药材的异地引种或药用动物的异地驯养。如西洋参(原产于北美)在我国引种成功;原产于贵州的天麻在陕西人工培育成功等。总之,应当科学、规范化地进行引种或驯养,以保证临床疗效为前提,不能盲目从事。

（三）中药的采集

中药材的采收季节、时间和方法,直接影响药材中活性成分的含量,进而影响临床疗效。因此,适时合理的采收,是保证药材质量及治疗效果的关键。而中药材的采收季节要求,主要针对植物药而言。

1. 植物药材的采收　中药材中植物药所占比例最大,因此非常重视该类药的采收规律。主要根据根、茎、叶、花、果实的生长发育至成熟期的季节性,以入药部位的生长特性为依据,按不同的用药部位适时采收。

(1)全草类:全草入药的草本植物,多在植物生长旺盛期,活性成分含量高,枝叶茂盛的花前期或初见花时采收。有的割取地上部分,如薄荷、益母草、紫苏等;有的须带根,则连根拔起全株,如蒲公英、车前草、紫花地丁等;茵陈则以幼嫩全草入药;忍冬藤、夜交藤等茎叶入药者,采收时节与全草同。

(2)叶类:大多数叶类药材通常在花蕾将开或花盛开时采收,如艾叶、番泻叶、荷叶等。但桑叶习惯上在深秋或初冬时采集,称"冬桑叶"或"霜桑叶"。

(3)花类:多在花盛开时采收。但因花蕾大多次第开放,故分批次采收,如菊花、旋覆花、洋金花。红花宜在花冠由黄变为橙色时采收。而部分花类药材,必须采取含苞待放的花蕾,如金银花、槐花、辛夷等。蒲黄等花粉类药材应当在花朵完全开放后采收。

(4)果实和种子类:多数应在果实成熟时或将要成熟时采摘,如枸杞子、山楂、川楝子等。有的以幼果入药,如枳实、青皮、藏青果等不能待成熟后采收。有的浆果容易变质,如枸杞子、桑椹、女贞子等最好在略成熟时采收。以种子入药者,通常在果实完全成熟后采收,如沙苑子、菟丝子、车前子等。有的种子成熟后易脱落,或外壳易裂开,如牵牛子、小茴香等,应当在刚成熟时采集。

(5)根和根茎类:一般于秋末或春初,药物活性成分含量高、产量质量均佳的时节采收,如天麻、葛根、苍术、桔梗、大黄等。个别采收时节不同,如半夏、延胡索等,多于夏季采收。

(6)树皮和根皮类:树皮,一般于春、夏时节植物生长旺盛,营养丰富,质量好,且树皮易于剥离的时节采收,如黄柏、杜仲、厚朴等;而肉桂多于10月含油多时剥离。应注意保护药源,避免伐树取皮。根皮常于秋后苗枯,或早春萌发前采收,如地骨皮、牡丹皮、桑白皮等。

2. 动物及矿物类药材的采集　动物类药材的采集,应当以保证药效、保护资源为前提,根据其活动季节捕捉。因药材品种不同,采集时间各异,没有明显的规律性。一般而言,潜藏于地下的小动物,如全蝎、蜈蚣、地龙等,宜夏末秋初捕捉;桑螵蛸应在3月中旬采集;鹿茸应在清明后45~60天截取,过时则会角化;制取阿胶的驴皮,应当于冬至以后皮厚质优时剥取。

矿物药大部分可随时采集。

（四）中药的炮制

多数中药材在应用和制成剂型以前,根据临床用药目的,药材自身特点以及贮存、配方和制剂的要求,对药材进行加工处理的方法,统称为炮制。中药炮制的应用与发展有悠久的历史,其方法多样,内容非常丰富。

1. 炮制的目的　根据药物特性以及临床安全有效用药的原则,不同药物通过不同的炮制方法,可达到不同的目的。而同样一味药物,即使采用同一种炮制方法,有时可达到几种目的。总括而言,有以下5方面。

(1)增效:增强药物作用,提高临床疗效,是中药炮制的主要目的。在具体炮制过程中,加入一些辅助药料(如酒、醋、姜、蜜等具有药效的液体辅料)拌和,以增强某方面的疗效。如蜂蜜本身具有润肺功效,蜜炙桑叶、百部能够增强润肺止咳功效。酒炒当归、川芎可增强两味药物的活血功效。

(2)减毒:降低或消除药物的毒副作用,以保证用药安全。一些有毒或作用峻烈的药物,若直接生用,即使在安全剂量范围内,也容易产生毒性或副作用,通过特殊炮制处理后,可使毒性或副作用降低或消除。如马钱子砂烫,天南星用白矾或生姜共浸并煮透后,几乎无毒。但有的药物,其活性成分即是导致毒副效应的成分,在炮制时应注意适度,太过则疗效难以保证。

(3)纠性:改变药物的性能功效,以适应病情或扩大应用。中药具有的性能和某一功效,有时不一定完全适应病情需要,经过特殊炮制处理,改变原有性能功效,使其适应病情。如天南星温燥之性强且有毒,能燥湿化痰,主治寒痰咳嗽等病证。若治疗热痰咳嗽,其温燥毒性不为病情所需,则常用性味苦寒的猪胆汁炮制处理,其性变为寒凉而宜于热痰咳喘,即胆南星。生地黄有清热凉血功效,经过蒸制后药性变温,则可补血,即熟地黄。

(4)矫臭味:矫臭矫味,便于服用。一些药物具有臭气、异味如地龙,或有刺激性如乳香、没药等,通过醋炙既可保证药效,又不至于难咽。蜂蜜也常作为矫臭矫味的辅料。

(5)改性状净药材:改变药材性状,便于贮存制剂;纯净药材,以保证质量和称量准确。有的药材必须通过特殊炮制以后才能运输、贮存。如桑螵蛸、五倍子必须蒸制,才能杀死虫卵或蚜虫,否则会失效。将植物药材切制成一定规格饮片,便于调配制剂。采集后的药材,去掉须根、泥土、杂质等非药用部分,以保证药材质量和称量的准确性。

2. 主要炮制方法　历代记述的中药炮制方法很多,结合实际炮制经验,总结了不少炮制方法。此处主要简介修制、水制、火制、水火共制以及其他特殊炮制方法。

(1)修制:指通过簸、筛、刮、刷、拣等方法以清除杂质,切制饮片(或小段)以及砸、捣、碾、磨、锉等粉碎方法处理,以纯净药材,便于贮存、调剂、制剂为目的,是炮制的最初阶段。

(2)水制:是指用较低温度的清水或用其他液体辅料处理药材的一种炮制方法。通过洗、淋、泡、润、浸、漂等方法,以使药材净洁、软化,或降低盐分,消除不良异味及毒烈之性为目的。如水漂吴茱萸、盐苁蓉;润软槟榔便于切片等。水制法中,"水飞"较特殊。水飞是将不溶于水的矿物或贝壳类药材粉碎后,置于乳钵或碾槽内加水反复研磨,制取极细粉末的加工法,如水飞炉甘石、雄黄等。

(3)火制:是指将药物直接用火加热,或与辅料(液体或固体)拌炒的加工方法。常通过炒、炙、煅、煨、烘焙等火制法,以达到增效、减毒、改变性能、缓和药性、便于制剂等目的。①炒法:有清炒和辅料炒之分。不加辅料直接在锅内翻炒,称清炒。根据炒制的火力和药材变色情况,清炒又有炒黄、炒焦、炒炭等区别。而将药物与固体辅料(如米、砂、土、麸、蛤粉等)拌炒的方法,称辅料炒,如麸炒枳壳、砂烫龟甲等。用液体辅料如酒、蜂蜜、醋、姜汁、盐水等与药物拌炒的炮制方法,称"炙",如蜜炙甘草、酒炙大黄、醋炙甘遂、醋炙延胡索等。②煅法:指将药物用猛火直接或间接煅烧的炮制方法。其目的是使质地松脆,易于粉碎,有利于活性成分溶出。将质地坚硬的贝壳类和矿物药材直接置于无烟炉火上煅烧的,称直接煅,又叫明煅;将质地轻的植物、动物类药材置于耐高温的密闭容器中放在火上煅烧的,称间接煅,又叫焖煅或暗煅。③煨法:将药材用湿纸或湿面粉包裹后,置于火灰中烫至熟透的方法,如生姜、葛根等煨用。④烘焙:指将药材用微火加热,使之干燥的方法。

(4)水火共制:是指利用水或液体辅料与火共同对药材进行加工的方法。常见有淬、燀、蒸、煮等。如甘草水煮远志,苦杏仁、桃仁去皮,醋淬磁石,何首乌、生地黄蒸熟等,可达到易粉碎、增效、改变性能功效、降低毒副作用、便于贮存等炮制目的。

(5)其他制法:除上述方法外,还有一些特殊炮制方法,如制霜、发酵、发芽等。将种子类药材压榨去油或将某些矿物药材重结晶的加工方法,称为制霜,如将芒硝放入西瓜内所析出的结晶,即西瓜霜;巴豆榨去部分油后,即为巴豆霜。将药材与辅料拌和,置于一定温度和湿度条件下,利用霉菌发酵、生霉,改变药性的生产方法,称发酵,如神曲、淡豆豉等。而发芽,是指将具有发芽能力的种子药材用水浸泡,并保持一定温度、湿度使其萌发幼芽的方法,如麦芽、稻芽等。

中药的炮制对临床合理用药及药物的制剂、运输、贮存等方面均会产生重大影响,其中蕴藏着极其丰富的科学内涵,值得进一步挖掘和深入研究,并加以利用。

(五) 中药的贮存

中药材采集以后,除少数用鲜品外,一般都要进行干燥或初步加工炮制后才能贮存。若贮存不当,会导致药材变质、污染,影响其活性成分,或产生毒素,不仅使药材质量下降,还会带来危害,进而影响临床用药的安全性和有效性。

1. 常见中药的变质现象　中药材贮存的温度、湿度不当及放置时间过长或保存容器不合要求,均易导致变质现象发生,常见有虫蛀、霉变、变色、走油等现象。虫蛀,不仅使药材质量下降,还会被污染。霉变,会致药材失效,还可能产生毒素(如黄曲霉毒素),对人体肝脏有极强的危害性。变色,意味着药材中的化学成分已发生变化,也是药材变质的象征。一些含脂肪油或挥发油的药材,若保存容器不当,放置时间过长,温度过高,其油类变质并向外溢出,这种现象称为"走油",如胡桃仁、柏子仁等;有的含糖分多的药材变质后其表面也会呈现油样物质,如天冬、牛膝等。

2. 中药的贮存条件与方法　中药的贮存应当以保证药材质量,防止变质为前提。一般药材应保存在清洁、干燥、通风的环境里,注意调节温度、湿度,避免药材挤压;有的含挥发性成分的药物,宜置于遮光、密闭的容器内保存(如冰片等)。而毒剧药品和名贵药材,应专人专管。前人总结了一些简单易行的方法,如用花椒防虫蛀、石灰防潮等。近年来,研究者们也在研制一些既能保证药材质量,又不致使其变质的有效贮存方法。如采用气体灭菌技术(环氧乙烷灭菌杀虫剂)、$^{60}Co-\gamma$ 射线辐射等技术,可直接杀灭霉菌、杂菌和害虫;采用远红外线辐射技术、太阳能集热器干燥技术、气幕防潮技术、人工制冷等技术,控制药材贮存环境的温度、湿度,既能防虫霉,又不导致污染残毒等问题。

二、中药的合理应用

医者在临床应用中药是否合理,直接影响临床的效应。如配伍是否恰当、用药是否规范(是否违反配伍禁忌)、用法用量是否正确、辨证是否准确等,均可影响临床用药的安全性、有效性。

(一) 中药的配伍

当单味药物不能满足纠正复杂病情需要时,则需要将药物与药物组合应用。合理的配伍可增效减毒,而不合理的配伍会导致增毒减效,带来安全隐患。

中药的配伍:是指依据患者病情需求和药物的特点,以安全有效用药为目的,按照一定法则,将两味以上的药物配合应用的形式。药物通过配伍后,药物与药物之间会发生种种变化关系。中药学讨论的配伍关系是指《神农本草经》中提及的"七情"。七情指单行以及其余 6 种配伍关系的总称。而方剂学讨论的配伍,则主要指药物在方剂中所占有的不同地位或作用,即通过"君臣佐使"表达,也是方剂的组成原则,是另一类配伍。

1. 七情各情含义　七情包括单行、相须、相使、相畏、相杀、相恶、相反 7 方面。其主要探讨任意两味药物组合所产生的配伍关系。

(1) 单行:历来学术界存在两种观点。一是指两味药物合用,各自独行其是,保存各自效应,互不干预临床治疗效应的配伍关系。如神曲与连翘配伍,治饮食积滞、发热,神曲消食,连翘清热,两者合用既不降低相互的药效,也不会产生新的毒副作用,即是单行的配伍关系。二是指单独一味药物治病,独用显效,如单用人参大补元气,黄连止痢,即独用显效。这两种观点一直并存。

(2) 相须:指性能、功效类似的药物配合应用,可增强某种或某几种治疗效应。如麻黄与桂枝配伍,能明显增强发散风寒(发汗)的治疗效应;石膏与知母配合,能明显增强清热泻火的治疗效应。

(3)相使:指性能功效有某种共性的药物配合,以一味药物为主,另一味药物为辅,辅药能提高主药的疗效。如化痰药半夏与行气药陈皮均可燥湿化痰,两药配合治疗湿痰咳嗽时,半夏为主药,陈皮能提高半夏的燥湿化痰止咳之力。

(4)相畏:指一味药物的毒副效应能被另一种药物降低或消除。如生半夏和生天南星的毒副效应能被生姜降低,故生半夏和生南星畏生姜。

(5)相杀:指一味药物能降低或消除另一味药物的毒副效应。如生姜能降低生半夏和生天南星的毒副效应,故生姜杀生半夏和生天南星的毒。

(6)相恶:指一味药物的某种或某几种治疗作用会被另一种药物削弱或消除。如黄芩能清肺胃热,而生姜能温肺胃,两者配合用于肺热证或胃热证,黄芩清肺胃的治疗作用能被生姜削弱,即黄芩恶生姜,反之同理。

(7)相反:指两药合用后,能增强原有的毒副效应,或产生新的毒副作用。如乌头有大毒,与有毒的半夏同用,可增强毒副效应。朱砂与含碘类药物如昆布等合用,生成碘化汞,易引起汞中毒。

2. 意义　七情配伍关系中,因为单行是各自存效或独用显效,相须、相使为合用提高临床疗效(增效),相畏、相杀为合用降低毒副作用(减毒),均达到安全有效的用药目的,是临床值得利用的配伍关系。相恶使某药的治疗效应削弱或消除(减效),相反使毒副效应增强或产生新的毒副效应(增毒),影响临床用药的安全性,均是临床用药应当避免或禁忌的配伍关系。

药物配伍以后,在人体内的交互作用机制极其复杂。虽然不外是协同和拮抗两方面,但还存在着七情中尚未包含的内容,如药物配伍后所产生的原有药物所不具有的新的治疗效应。其复杂的作用机制仍有待今后深入研究。

(二) 用药禁忌

为了临床安全用药,避免不良事件发生,值得关注某些用药方式。其主要包括配伍禁忌、妊娠禁忌、服药时的饮食禁忌及病证用药禁忌等内容。

1. 配伍禁忌　药物与药物配合后会发生复杂的化学反应,凡是合用后使治疗效果降低或消除,或使原有毒性增强,或产生新的毒副反应,原则上不能合用,属配伍禁忌,如"七情"配伍关系中的"相恶"和"相反"。金元以来,医家将配伍禁忌概括为"十八反"和"十九畏"。

(1)十八反:即乌头反半夏、瓜蒌、贝母、白蔹、白及;甘草反海藻、大戟、芫花、甘遂;藜芦反人参、丹参、沙参、玄参、苦参、细辛、芍药。

(2)十九畏:硫黄畏朴硝,水银畏砒霜,狼毒畏密陀僧,巴豆畏牵牛,丁香畏郁金,牙硝畏三棱,川乌、草乌畏犀角,人参畏五灵脂,官桂畏赤石脂。

《本草经集注》列举了18种具有相反配伍关系的药物,而实际相反药物不止18种。加上原有的分条,如瓜蒌分瓜蒌壳、瓜蒌仁、瓜蒌根(即天花粉),芍药分白芍、赤芍等,药味数已超过18种,后世还在不断增加相反内容。十八反实际上已成为相反的同类语。十九畏中各药之间的关系究竟属何种配伍关系,迄今尚无定论,但因为属于配伍禁忌,应当属于"相反"或"相恶"。值得注意的是,"十九畏"与配伍关系中的"相畏"含义不同,"相畏"是指一味药物的毒副效应能被另外一味药物降低或消除,是临床上需要利用的配伍关系,不属于配伍禁忌。《中华人民共和国药典》将"十八反"与"十九畏"列为不宜同用,药物超过了"十八""十九"味数。十八反、十九畏涉及的问题复杂,而现代实验研究尚无定论,还有待深入研究。在无充分依据说明这些配伍关系合理时,仍然应当视为配伍禁忌加以注意。

2. 妊娠禁忌　凡是对妊娠期间的母体不利,会导致堕胎或影响胎儿发育、对产程不利或不利于产后婴儿发育等不良后果的药物,均应作为妊娠禁忌药。一般将妊娠禁忌药分为禁用药和慎用药两类。

禁用药大多属于剧毒药、堕胎药以及作用峻猛的药,如水银(朱砂)、马钱子、斑蝥、轻粉、雄黄、巴豆、甘遂、芫花、牵牛子、商陆、藜芦、瓜蒂、胆矾、水蛭、虻虫、三棱、莪术、麝香等。

慎用药多为活血、行气、攻下等作用强,或温热之性偏盛的药物,如牛膝、红花、桃仁、姜黄、川芎、枳实、枳壳、大黄、番泻叶、芦荟、芒硝、附子、肉桂等。对于孕妇,如果没有特殊必要,应当尽量避免使用该类药物,以免发生事故。倘若孕妇因病情需要非用某种慎用药不可,则应当根据具体情况,控制好用量,掌握好疗程,并应注意恰当的配伍和炮制,以减少药物对妊娠期妇女的危害性,确保安全有效。

3. 服药时的饮食禁忌 服药期间对某些饮食的禁忌,称为饮食禁忌,民间又叫"忌口"或"食忌"。服药食忌的原则是凡影响脾胃消化吸收功能,影响药物吸收,降低药物疗效或产生毒副反应的食物以及对患者病证不利的食物,均属禁忌范围。一般,患者在患病期间消化功能减弱,故对生冷、辛辣、油腻、腥臭等不易消化、有刺激性的食物应当避免食用。服用含铁类药物(皂矾)忌与茶同服,以免降低药效;服绵马贯众应忌油,以免引起中毒。

某些饮食对某种病证不利或会加重病情,应慎用或忌食。如胸痹(冠心病)、高脂血症等患者应忌过食肥肉、脂肪、动物肝脏、酒等肥腻、刺激性食物;痛风患者,忌饮啤酒及过食含嘌呤高的高蛋白食物(如鱼、蟹、牛肉、豆制品等);糖尿病患者,忌过食含糖分过高的食物;脾胃虚弱患者,忌食油炸、黏腻、寒冷、坚硬等食物;皮肤瘙痒、疮疡等患者,当忌食虾、鱼、蟹等腥臭以及辛辣刺激性的食物等。寒证忌服生冷食物;热证忌服辛辣温热和油腻食物。

此外,某些药物对某种病证不适宜,应当避免使用,即为病证用药禁忌。凡是药不对证,药物功效不为病情所需,使用之后都有可能导致病情加重甚至恶化,属用药禁忌范畴。这部分内容多见于常用中药各类使用注意中,如寒证忌用寒凉药,以免雪上加霜;实热病证忌用温热药,以免火上浇油;表虚自汗、盗汗,忌用发汗药,避免加重出汗而伤阴;气血虚脱之神昏,忌用辛香走窜的开窍醒神药,以避免正气更加耗散;出血过多而无瘀滞及妇女月经量过多者,忌用活血作用强的破血逐瘀药等。

(三) 中药的用量

用量又称剂量,是影响临床有效性、安全性至关重要的基本要素。中药的用量也是如此,合理把握可使之发挥理想的治疗作用,并减少毒副作用的发生。

1. 含义 中药的剂量是指为了达到一定治疗目的,单味药物所应用的剂量,又称为用量。常用中药中介绍的每一味药物项下标注的用量,是指单味药物干燥饮片在汤剂中的成人一日内服的常用有效剂量。而丸、散剂或鲜品的用量,一般要特别标明。

中药用量的正确与否直接影响临床用药的安全性、有效性。中药项下标示的剂量,为临床用药时的参考剂量。除毒性强的药物以外,大多数药物的用量伸缩幅度较大。其用量大小的变化,又与药物自身的特性、临床用药需要、患者的具体情况以及季节等因素有关。根据这些情况适当变化用量,方可达到理想的治疗目的。

2. 影响因素 临床实际运用中药时,其剂量并非一成不变,受诸多因素影响,其伸缩幅度较大,主要涉及药物因素、应用因素及患者因素等。

(1)药物因素:药物自身所具有的特性,会使临床用量的伸缩变化较大。无毒药安全性较高,用量变化可稍大;峻烈有大毒的药用量宜小,并应严格控制在安全范围内。一般而言,对于没有明显毒性的质优、质地轻(如花、叶类)的药材,用量宜轻;质量不佳、药效不足、质地重的药材(贝壳、矿石类),用量较大;鲜品一般用量大。

(2)应用因素:临床用量还取决于中药的配伍、剂型、应用形式及用药目的(主治目标)等。单味药物应用时的剂量一般大于复方配伍,而在复方中主药的用量又较辅助药的用量大。同为一种药物,不同剂型,用量也有差异。如汤剂用量较大,而丸、散剂用量小。再有,用药目的即主治目标不同,用量也会发生变化。如人参补肺脾之气,用于一般肺脾气虚证,用量为5~10g;而用其大补元气,挽救虚脱,用量为 15~30g。槟榔行气、利水,用量为 6~15g;而用其驱杀绦虫,用量则可增为 30~60g。因此,应当依据治疗目的而增减药物用量。

(3)患者因素:患者的年龄、体质、病程、病势、性别、职业等不同,药物用量各异。一般而言,小儿、年老、体虚、久病、病情轻缓者,用量宜轻。小儿在 5 岁以下者,用成人的 1/4 量;5 岁以上者,可按成人用量减半。青壮年、体实、病情急重者,用量宜酌增。由于男女性别的差异,在妇女月经期、妊娠期,活血化瘀药用量不宜过大或不宜使用。体力劳动者较脑力劳动者身体壮实,药物用量也应稍重。

另外,临床用药定量时,还应考虑到季节、气候、地域环境等因素。夏季、气候干燥,发汗药物的用量宜轻;冬季、气候寒冷,清热泻火药的用量宜轻。居住潮湿之地的患者,化湿或燥湿药用量宜稍大。总之,做到"因时制宜""因地制宜"。

3. 中药的计量　单位根据中华人民共和国国务院(1977 年)37 号文规定,自 1979 年 1 月 1 日起,全国一律改为公制计量单位,重量单位用"克""毫克"(书面作 g、mg),容量单位用"升""毫升"(书面作 L、ml)。十六进位制与公制计量单位,按规定以下面近似值换算:

1 两(16 进位制)=30g

1 钱 =3g

1 分 =0.3g

1 厘 =0.03g

常用中药处方中每味药的剂量也是近似值的换算,故为参考剂量。

(四) 中药的用法

中药用法正确与否,同样会影响临床疗效。中药用法涉及面较广,在此主要介绍给药途径、应用形式,关于汤剂的煎煮法及服药方法,在下篇方剂学基本知识中予以介绍。

1. 给药途径　药物进入机体后,由于不同组织对药物的吸收量和敏感性存在差异,加之药物的分布、代谢途径也不一样,因而呈现出的药效会有很大差异。为了确保临床疗效的充分发挥,应当注意选择合理的给药途径。中药的传统给药途径主要有口服给药和皮肤给药两种,还有局部给药等多种途径。现代增添了皮内、肌内、静脉、穴位等注射给药途径。

(1)口服给药:是古今临床常用,而且最主要的给药途径。中药的水煎液或水浸液制剂大多偏酸性,pH 5~7,肠液偏碱,较适合多种成分溶解,故弱酸、弱碱性物质如生物碱、蒽醌、黄酮类均易被吸收。

(2)注射给药:是现代给药途径之一。常用有肌内注射、静脉滴注或静脉推注、皮内注射、穴位注射等。对于口服受到限制、病情急重者,可采用注射给药,具有显效快、全身作用等特点。

(3)局部给药:主要有舌下含服、鼻腔吸入、直肠给药、阴道给药,膀胱灌洗,以及穴位贴敷、洗浴、离子导入、涂搽、撒粉、敷脐、含漱、滴入、熏洗、湿敷等黏膜和皮肤给药途径。其中直肠给药也具有全身作用、药效持续时间长的特点。皮肤给药吸收差,一般以局部发挥作用为主要目的。

给药途径的选择,一方面取决于患者所患病证,另一方面则取决于所用药物的剂型。同样一种药物,给药途径不同,产生的效果也不同,甚至会导致毒副反应。如枳实静脉注射有升高血压作用,但口服则无升压效果。又如桔梗、远志均含皂苷,口服均有祛痰作用,但所含皂苷又有溶血作用,故不能静脉注射给药,也不宜制成静脉注射剂。

2. 应用形式　药物通过一定的方法,加工制成适合医疗、预防的剂型,即为应用形式。传统用于临床的剂型很多,有供口服的汤剂、膏剂、酒剂、散剂、露剂等;有供皮肤给药的硬膏、软膏、粉剂、丹剂、锭剂、洗剂、灸剂等;还有供直肠给药的栓剂、灌肠剂等。此外,还有点眼剂、滴鼻剂、吸入剂、吹喉剂等眼、鼻、口等窍道给药剂型。现代又发展了片剂、颗粒、胶囊剂、浸膏、气雾剂、膜剂、注射剂等新制剂。

3. 汤剂的煎煮法及服药方法　中药是构成方剂的基本单位。现代临床单味药使用的频率不高,常以组方形式使用,其中汤剂仍然是临床应用的主要剂型之一。而汤剂的煎煮过程(制备方法)以及服药方法正确与否,也会影响临床的安全性、有效性。关于汤剂的具体煎煮方法(煎煮器具、煎药用水、浸泡时间、煎煮火候、特殊煎煮方法等)、服药方法(服药时间、服药冷热、药后调服)等内容,将在方剂学基本知识中介绍。

小结

中药学基础理论主要包含中药性能理论,中药的品质要素与合理用药,对指导临床实际应用有一定意义和价值。

中药的性能(表9-1)是中药基础理论的核心部分,是从不同角度概括和认识中药作用性质的药学理论,主要包含了四气、五味(表9-2)、归经、升降浮沉、毒性等方面。

表 9-1　中药性能要点

性能	含义特性		依据
四气	寒热温凉	定寒热性	药物作用于机体反应,与病证寒热性质相对
五味	辛甘酸苦咸药物散敛补泻	定能	最初依据药物滋味,反映药物作用特点
归经	药物对机体的选择性作用	定位	以所治病位为依据,脏象、经络学说为基础
升降浮沉	药物作用的趋向性	定向	药物作用趋向与疾病病势趋向相对
毒性	伤害性/偏性	定安全性	影响因素:剂量、药材内在质量、配伍、用法等

表 9-2　五味特性与作用特点

五味	特性	所示作用
辛	"散""行"	发散解表、行气、活血化瘀
苦	"泄""燥""坚阴"	降泄肺气以止咳平喘,降泄胃气以止呕
	①泄:降泄,清泻,通泄	通泄大肠以泻下通便
	②燥:燥湿	结合药性有清热燥湿,苦温燥湿
	③坚阴:泻火存阴	泻肾火而存阴
酸/涩	均收敛、固涩;酸能生津	止汗,固精,缩尿,止带,止泻等
甘	"补""和""缓"	补虚,和中,缓急,调和药性药味
咸	软坚	软坚散结,软坚泻下
淡	"渗""利"	利水渗湿

中药功效分类重点把握依据中医治疗学分类中进一步分层次涉及的功效表述方式(表9-3)。

表 9-3　中医治疗学分类与表述方式

类型			表达方式
中医治疗学	对因功效	祛邪	祛风、散寒、除湿、清热、解毒、杀虫
		扶正	补气、养血、养阴、助阳
		调脏腑	宣肺、和胃、疏肝、理脾
		消除病理产物	排脓、排石、化瘀、化痰、消食等
	对病证功效		截疟、祛风湿、通鼻窍、利胆退黄等
	对症功效		止痛、止血、止呕、止咳、平喘、止汗、止泻等
	对现代病症功效		降血压、降血糖、降血脂、抗肿瘤等

　　中药的品种、产地、采收、炮制、贮存等要素对药材内在质量产生干预；实际用药过程中，中药的配伍、用法用量等是否合理规范，理论指导正确与否，均会影响药物作用发挥，进而影响药物临床使用的安全性、有效性。详见表9-4、表9-5、表9-6、表9-7。

表9-4　中药的品质要素

要素	含义	重点
品种	指生物学的物种	一味中药源于多个品种；注意选用正品
产地	有明显地域性，质量优于其他产区的同类药材	不同产地的道地药材
采收	依据植物药用部位合理采收	特殊花蕾，幼果入药
炮制	对药材进行加工处理的方法	目的：增效，减毒，纠性，矫臭味，净药材，改性状
贮存	采收后的药材进行合理放置	控温控湿——防霉变，虫蛀，变色，走油

表9-5　中药七情配伍关系

内容及含义		目的与意义
七情——单行，相须，相使，相畏，相杀，相恶，相反		增效减毒，扩大范围，改性味适病情
七	单行：各行其是／互不干扰	应用选择
情	相须：两药合用能显著增效	单行即存效或显效
配	相使：辅药增强主药效应	相须与相使为增效
伍	相畏相杀：降低药物毒性，对有毒药称相畏；反之相杀	相畏与相杀为减毒
关		临床当利用上述配伍关系
系	相恶：两药合用，某种效应降低或消除	相恶为减效，原则注意避免
	相反：两药合用，增原有药毒性或产生新毒	相反为增毒，临床禁忌

表9-6　中药用药禁忌

	含义	内容	意义
配伍禁忌	两药合用能增毒或减效，当禁忌或避免配伍	十八反，十九畏	安全有效合理用药
妊娠禁忌	妊娠期间除人工流产，引产外禁忌使用某些引起堕胎的药	有毒药，破血破气，峻下逐水，攻下药	保证母体胎儿安全
服药食忌	服药期间禁忌食用某些食物	忌食妨碍脾胃消化功能，减效增毒的食物	临床安全有效用药

表9-7　中药的剂量

	含义	影响要素
剂量	临床常用有效剂量是指干燥饮片在汤剂中的成人一日服用剂量	药物：质量优劣，毒性大小，质地轻重，气味厚薄 应用：配伍，剂型，应用形式，用药目的 患者：年龄，体质，性别，病程，病势等

中药学基础
理论　思政
及中医药文
化

思考题

1. 中药的性能包括哪些内容？五味中各味分别具有哪些作用特点？归经指什么？
2. 七情配伍包括哪几方面？能增效、减毒、增毒、减效的配伍关系分别是哪些？
3. 十九畏与相畏相同吗？为什么？用药禁忌包括哪些内容？妊娠禁忌应注意什么？
4. 影响中药用量与毒性的因素主要有哪些方面？

第九章
目标测试

（秦旭华）

第十章

常 用 中 药

本章重点介绍常用代表中药200种。部分临床常用且执业药师考试的常用单味中药则附于各节之后,作为知识拓展列表予以简介,供自学参考。

第一节 解 表 药

第一节
教学课件

学习要求

1. **掌握** 解表药的概述;麻黄、桂枝、荆芥、防风、薄荷、桑叶、菊花、柴胡、葛根的性味归经、功效应用、特殊用法用量及使用注意。
2. **熟悉** 羌活、紫苏、生姜、白芷、牛蒡子、蝉蜕、升麻的功效与主治、特殊使用注意。
3. **了解** 细辛的功效、特殊用法用量及使用注意。

概述

1. 含义 凡以发散表邪为主要作用,主治表证的药物,称为解表药。

2. 功效主治 解表药均有发散表邪功效,主治表证。表证指以恶寒发热、头痛身疼、舌苔薄、脉浮等为主要表现的证候,又称外感或感冒,多由六淫邪气或疫疠邪气侵袭人体引起。因风寒外邪所致者,称风寒表证或风寒感冒;风热所致者,称风热表证或风热感冒,一般将解表药分为发散风寒药和发散风热药两类。

3. 性能特点 该类药发散表邪,味辛,升浮;肺合皮毛,表邪多从口鼻而入,主归肺经。主治风寒表证的药,性多偏温;主治风热表证的药,性多偏寒凉。

4. 配伍应用 ①依据兼邪配伍:表证夹湿者,宜选用兼有祛风胜湿功效的解表药,并与祛风湿类药配伍。②依据兼症配伍:表证兼咳喘痰多、呕吐、咽喉红肿疼痛、目赤等,分别与化痰止咳平喘、止呕、清热利咽、清肝明目等药物配伍。

5. 使用注意 ①病证慎忌:正气不固、津血亏虚之自汗、盗汗、淋证、失血、久患疮疡等,当慎用或忌用。②用法用量:发汗力强的解表药,用量不宜过大;多数解表药芳香辛散,含挥发性成分,易于散失,故入汤剂不宜久煎,以免降低疗效。③体质因素:依据患者气虚、血虚、阴虚、阳虚等体质不同,分别与补气、补血、补阴、补阳药同用,以扶正解表。

一、发散风寒药

以发散风寒表邪为主要作用,主治风寒表证的药,称为发散风寒药;因大多数药物性温味辛,又称辛温解表药。

风寒表证(风寒感冒),以恶寒、发热、无汗或汗出不畅、头身疼痛、鼻塞、口不渴、苔薄白、脉浮等为主要表现。因部分发散风寒药还分别兼有止咳、祛风湿、止痛、通鼻窍、止呕等功效,又可治疗咳喘、头痛、风湿痹痛、鼻渊、呕吐等,尤宜于伴见风寒表证者。

本类药物性偏温燥,多数有发汗作用,故阴虚血亏、里热偏盛者不宜使用。

麻黄 Mahuang《神农本草经》
EPHEDRAE HERBA

麻黄
（图片）

为麻黄科植物草麻黄 *Ephedra sinica* Stapf、中麻黄 *Ephedra intermedia* Schrenk et C.A.Mey. 或木贼麻黄 *Ephedra equisetina* Bge. 的干燥草质茎。生用、蜜炙或捣绒用。

【性味归经】辛、微苦,温。归肺、膀胱经。

【功效应用】

1. 发汗,用于风寒表证表实无汗。本品辛散发汗之力强,通过发汗解除表证。治疗风寒表证,恶寒、发热、无汗,常与桂枝相须为用。

2. 平喘,用于多种喘咳病证。本品有良好的宣肺平喘作用,适宜于多种原因所致喘咳。因其能发汗解表,尤善治风寒表证兼见喘咳者,多与苦杏仁等止咳平喘药配伍。治疗痰浊所致喘咳,常与化痰止咳平喘药同用。治疗肺热壅盛之喘咳气急,多与石膏等清泻肺热药配伍。

3. 利尿,用于水肿。本品利尿以消肿。因其能解表,善治表证兼水肿、小便不利者,可与其他发散风寒、利水消肿药配伍。

【用法用量】煎服,2~10g。麻黄生用发汗力强;蜜炙麻黄长于平喘;麻黄绒作用缓和,适宜于小儿、老人及体虚者。

【使用注意】本品发汗力强,药性温燥,故体虚汗出、头痛失眠者不宜使用。

【药理研究】本品有平喘、镇咳、祛痰、发汗、解热、利尿、抗病原微生物、抗炎、抗变态反应、抑制胃肠动力等作用;并有拟肾上腺素能神经作用,而能兴奋中枢神经系统、加快心率。麻黄多糖有降血糖、抗凝、抑制免疫、抗氧化作用。

桂枝 Guizhi《神农本草经》
CINNAMOMI RAMULUS

桂枝
（图片）

为樟科植物肉桂 *Cinnamomum cassia* Presl 的干燥嫩枝。生用。

【性味归经】辛、甘,温。归心、肺、膀胱经。

【功效应用】

1. 发汗解肌,用于风寒表证。本品发汗之力较麻黄缓和,而发汗解肌,故风寒表证不论有汗无汗均可应用。治疗风寒表证表实无汗,常与麻黄配伍;治风寒表证表虚有汗,多与敛阴止汗之白芍配伍。

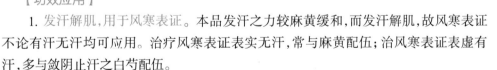

2. 温通经脉,用于胸痹痛,虚寒腹痛,经闭,痛经,癥瘕,风湿痹痛,心悸结代脉等。本品长于温散阻滞于经脉的寒邪,并通经脉而止痛。治疗寒邪阻滞经脉或血脉致胸痹痛、腹痛、痛经、风湿痹痛及寒凝血瘀致经闭、癥瘕等,常与温经散寒止痛药,活血化瘀通经药配伍。治疗心阳虚致心动悸、结代脉,多与其他温通心阳药物同用。

3. 助阳化气,用于脾肾阳虚水肿,痰饮等。本品既能温助脾阳、助水湿运化,又可温助肾阳而利水。治疗脾阳虚不能运化水湿及肾阳虚气化不行所致水肿、小便不利以及痰饮等,常与利水渗湿药、化痰药同用。

【用法用量】煎服,3~10g。

【使用注意】本品性温易助热,故血热出血者忌用;孕妇慎用。

【药理研究】本品有解热、抗炎、镇静、镇痛、抗惊厥、抗过敏、抗病原微生物、扩血管、强心、利尿等作用。

荆芥 Jingjie《神农本草经》
SCHIZONEPETAE HERBA

荆芥
（图片）

为唇形科植物荆芥 *Schizonepeta tenuifolia* Briq. 的干燥地上部分。生用或炒炭用。

【性味归经】辛,微温。归肺、肝经。

【功效应用】

1. 祛风解表,用于风寒表证,风热表证。本品性微温,长于祛风以解表,适宜于各类表证。治疗风寒表证,可与其他发散风寒药物同用。治疗风热表证,多与发散风热类药配伍。治疗风热上攻所致头昏头痛、咽喉疼痛以及目赤流泪等,可分别与疏散风热药、利咽喉药、明目药物同用。

2. 透疹止痒,用于风疹,麻疹,皮肤瘙痒等。本品祛风以透疹外出,又可止痒。治疗风疹及麻疹疹出不透,常与其他祛风透疹药同用。治疗风邪所致皮肤瘙痒,常与其他祛风止痒药同用。

3. 止血,用于多种出血证。本品炒炭有一定止血作用。治疗多种原因所致吐血、鼻衄、便血、崩漏等出血证,当辨清寒热虚实证型,予以相应配伍。

【用法用量】煎服,5~10g。荆芥生用长于祛风,炒炭后长于止血。

【药理研究】本品有解热、抗炎、镇静、镇痛、抗病原微生物、兴奋肠肌、抗补体、抑制肿瘤细胞等作用;荆芥炭能缩短出血时间。

防风 Fangfeng《神农本草经》
SAPOSHNIKOVIAE RADIX

防风
（图片）

为伞形科植物防风 *Saposhnikovia divaricata* (Turcz.) Schischk. 的干燥根。生用。

【性味归经】辛、甘,微温。归膀胱、肝、脾经。

【功效应用】

1. 祛风解表,用于风寒表证,风热表证,表证夹湿。本品微温似荆芥,发散之力缓和而长于祛风,并能止痛。治疗风寒表证,头身疼痛,可与羌活等发散风寒止痛药配伍。治疗风热表证,多与发散风热类药配伍。因其还可祛风湿,又可治疗外感风湿,头身重痛,常与散风寒、除湿止痛药配伍。治疗气虚易患感冒,常与补气药同用。

2. 祛风湿,止痛,用于风湿痹痛。本品既能祛风湿,又可止痛。治疗风湿痹证,关节疼痛,常与其他祛风散寒、除湿止痛药配伍。

3. 止痉,用于破伤风,小儿惊风。本品既能祛外风,兼可息内风而止痉。治疗外风引动内风的破伤风,角弓反张,常与其他祛风止痉药同用。治疗小儿高热惊风,可与其他清热息风止痉药配伍。

【用法用量】煎服,5~10g。

【使用注意】血虚发痉及阴虚火旺者慎服。

【药理研究】本品有解热、抗炎、抑菌、镇静、镇痛、抗惊厥、抗过敏、抗凝血、抗疲劳等作用。

羌活 Qianghuo《神农本草经》
NOTOPTERYGII RHIZOMA ET RADIX

羌活
（图片）

为伞形科植物羌活 *Notopterygium incisum* Ting ex H. T. Chang 及宽叶羌活 *Notopterygium franchetii* H. de Boiss. 的干燥根茎和根。生用。

【性味归经】辛、苦,温。归膀胱、肾经。

【功效应用】

1. 发散风寒,用于风寒表证。本品辛温燥烈,发散风寒作用强,并能胜湿止痛。治疗外感风寒兼夹湿邪所致恶寒无汗,头项强痛,肢体酸痛,可与其他发散风寒、止痛药配伍。

2. 祛风湿,止痛,用于风湿痹痛及头痛等。本品有较强的祛风湿、止痛功效,又能散寒,善治颈项肩臂等上半身疼痛。治疗风寒湿痹,关节疼痛,屈伸不利,可与防风等祛风散寒止痛药配伍。

其止痛,也可配伍用于其他原因所致头痛、牙痛等。

【用法用量】煎服,3~10g。

【使用注意】本品气味浓烈,用量过大易致呕吐,故脾胃虚弱者不宜使用;辛温燥烈,易伤耗阴血,故血虚痹痛、阴虚头痛者慎服。

【药理研究】本品有解热、抗炎、镇痛、抗过敏、抗心律失常、抗病原微生物等作用。

紫苏 Zisu《名医别录》
PERILLAE

为唇形科植物紫苏 *Perilla frutescens*(L.)Britt. 的干燥叶(或带嫩枝)和茎(紫苏梗)。生用。

紫苏
(图片)

【性味归经】辛,温。归肺、脾经。

【功效应用】

1. 发散风寒,用于风寒表证。本品既发散风寒,又畅利脾胃气机,适宜于治疗风寒表证兼气滞腹胀、恶心呕吐等胃肠道症状,轻者可单用,症重者常与其他发散风寒药同用。

2. 行气宽中,用于脾胃气滞腹胀。本品行气以消除胀满而宽中,适宜于多种气滞腹胀之证。治疗外感、湿浊、饮食等多种原因引起的脾胃气滞、腹胀、呕吐,可分别与消除病因药以及行气止呕药配伍。

3. 解鱼蟹毒,用于鱼蟹中毒。本品可缓解食鱼蟹中毒所致的腹胀、呕吐等胃肠道症状,单用或与生姜等其他药物配伍。

4. 安胎,用于气滞胎动不安。本品既可行气宽中,又能安胎。治疗妊娠早期恶心呕吐、下腹坠胀等胎动不安,可与其他和胃、安胎药物同用。

【用法用量】煎服,5~10g。发散风寒用紫苏叶,行气宽中、安胎用紫苏梗。

【药理研究】本品有抑菌、促进消化液分泌、促进肠蠕动、缩短凝血时间、缓解支气管痉挛以及较弱的解热作用;紫苏油能降血脂、抗氧化、抑制肿瘤等。

生姜 Shengjiang《名医别录》
ZINGIBERIS RHIZOMA RECENS

为姜科植物姜 *Zingiber officinale* Rosc. 的新鲜根茎。生用、煨用或捣汁用。

【性味归经】辛,微温。归肺、脾、胃经。

【功效应用】

1. 发汗解表,用于风寒表证。本品能发汗解表,但其力缓和,因能温中止呕,故适宜于治疗风寒表证兼恶心呕吐,症轻者,可单用煎煮加糖服;症重者,可与其他发散风寒药配伍。

生姜
(图片)

2. 温中止呕,用于胃寒呕吐。本品既能温散中焦脾胃寒邪,又可止呕,尤宜于胃寒呕吐。治疗胃中受寒所致呕吐及其他原因引起的呕吐,可单用,也可与其他止呕药配伍。

3. 温肺止咳,用于肺寒咳嗽。本品既温散肺中的寒邪,又可止咳。治疗外感风寒或寒饮停肺所致咳嗽痰多,可与发散风寒药或温肺化饮药配伍。

4. 解鱼蟹毒及药物毒,用于鱼蟹中毒,缓和药物毒性。本品有一定解毒之功。单用既可缓解食鱼蟹中毒所致的吐泻症状,也可降低生半夏、生南星等药物毒性。

【用法用量】煎服,3~10g。

【使用注意】阴虚内热及热盛者忌服。

【药理研究】本品有促进消化液分泌、保护胃黏膜、抗炎、抗菌、解热、镇静、镇痛、镇吐、升压、兴奋呼吸中枢、祛痰、镇咳、抗氧化、降低胆固醇等作用;其辛辣素有抑制肿瘤作用。

白芷 Baizhi《神农本草经》

ANGELICAE DAHURICAE RADIX

白芷
(图片)

为伞形科植物白芷 *Angelica dahurica*(Fisch.ex Hoffm.)Benth. et Hook. f. 或杭白芷 *Angelica dahurica*(Fisch.ex Hoffm.)Benth. et Hook. f. var. *formosana*(Boiss.)Shan et Yuan 的干燥根。生用。

【性味归经】辛,温。归胃、大肠、肺经。

【功效应用】

1. 发散风寒,用于风寒表证鼻塞头痛。本品祛散风寒以解表,又可通鼻窍、止痛。治疗风寒表证,恶寒发热、鼻塞头痛,常与其他发散风寒、止痛药配伍。

2. 通鼻窍,止痛,用于鼻渊鼻塞头痛等。本品能改善鼻塞不通,鼻流浊涕等症状而通窍,善治阳明经前额头痛。治疗鼻渊所致鼻塞头痛,常与其他通鼻窍的药物同用。

其止痛,可通过配伍治疗头痛,牙痛,风湿痹痛及外伤疼痛。

3. 燥湿止带,用于带下病。本品能燥湿止带,适宜于湿浊下注的带下病。治疗寒湿带下量多色白,或湿热带下量多色黄,可分别与苦温燥湿药、清热燥湿药及利水渗湿药配伍。

4. 消肿排脓,用于疮疡肿毒。本品能消肿排脓,兼可止痒。治疗疮疡肿毒,可与其他清热解毒药配伍。治疗皮肤痒疹,常与其他祛风止痒药同用。

【用法用量】煎服,3~10g。

【药理研究】本品有解热、抑菌、抗病毒、抗炎、镇痛、解痉、降血压、平喘、抗氧化、保肝、抑制脂肪细胞合成及抗肿瘤等作用;其挥发油有抗过敏作用。

细辛 Xixin《神农本草经》

ASARI RADIX ET RHIZOMA

细辛
(图片)

为马兜铃科植物北细辛 *Asarum heterotropoides* Fr. Schmidt var. *mandshuricum*(Maxim.)Kitag.、汉城细辛 *Asarum sieboldii* Miq. var. *seoulense* Nakai 或华细辛 *Asarum sieboldii* Miq. 的干燥根和根茎。生用。

【性味归经】辛,温。有小毒。归心、肺、肾经。

【功效应用】

1. 祛风散寒,用于风寒表证鼻塞头痛。本品既能祛风散寒解表,又可通鼻窍、止痛,温性较强,适宜于风寒表证偏寒痛者。治疗风寒表证,鼻塞头痛,恶寒无汗,可与其他发散风寒药同用。治疗阳虚外感风寒,可与麻黄等同用。

2. 通鼻窍,用于鼻渊鼻塞头痛。本品似白芷善通鼻窍,止痛,适宜于鼻渊等鼻病。治疗鼻渊、鼻炎等鼻病所致鼻塞头痛,可与白芷等通窍止痛药配伍。

3. 止痛,用于头痛,牙痛及风湿痹痛等。本品有较强的止痛作用。治疗风寒头痛,牙龈肿痛,风湿痹痛等寒邪偏盛者,可与其他祛风散寒止痛之品配伍。

4. 温肺化饮,用于寒饮喘咳证。本品药性偏温,能温散肺中寒邪而消除痰饮。治疗寒痰伏肺,肺气上逆所致咳喘气急、痰多清稀,常与其他温肺化饮药同用。治疗风寒喘咳,可与麻黄等宣肺平喘药配伍。

【用法用量】煎服,1~3g。散剂,每次 0.5~1g。外用适量。

【使用注意】气虚多汗、阴虚阳亢头痛、阴虚或肺热咳嗽者忌服;有小毒,用量不宜过大,研末服更须谨慎。不宜与藜芦同用。

【药理作用】本品有解热、抗病原微生物、抗炎、镇静、镇痛、催眠、抗惊厥、松弛平滑肌、局部麻醉以及抗变态反应等作用。

二、发散风热药

以发散风热为主要功效,主治风热表证及温病卫分证的药,称为发散风热药。因其性寒凉而味辛,又称辛凉解表药。

风热邪气或疫疬之气,从人体口鼻而入,引起风热表证(风热感冒)或温病初起邪在卫分的卫分证,以发热、微恶风寒、舌边尖红、苔薄黄、脉浮数等为主要表现,或兼见口渴、咽干、喉痒咳嗽、头昏痛、目赤多泪、鼻塞流涕等症状。部分发散风热药还分别兼有利咽、清肺止咳、明目、透疹等功效,常用于风热犯肺或上攻所致咽喉痒痛、肺热咳嗽、目赤肿痛及风热束表之麻疹初起、疹出不畅等。

感染疫疬邪气所致的温病具有发病急、变化快、传染性强等特点,故应当在卫分阶段及时治疗,并注意与清热泻火药和清热解毒药配伍使用,以防传变。

薄荷 Bohe《新修本草》
MENTHAE HAPLOCALYCIS HEABA

为唇形科植物薄荷 *Mentha haplocalyx* Briq. 的干燥地上部分。生用。

【性味归经】辛,凉。归肺、肝经。

【功效应用】

薄荷
(图片)

1. 疏散风热,用于风热表证及温病卫分证。本品辛散之力较强,有发汗作用,其性凉而能疏散风热。治疗风热表证或温病卫分证,常与其他发散风热药同用。若与发散风寒药配伍,也可用于风寒表证。

2. 清头目,利咽喉,用于头昏头痛,目赤多泪,咽喉疼痛等。本品除发散风热外,还能清头目,利咽喉。治疗风热上攻所致头痛昏晕,目赤多泪,咽喉痒痛,可分别与其他疏散风热、清利头目药,疏散清肝明目药,疏散利咽药配伍。

3. 透疹,用于麻疹疹出不畅。本品既辛散风热邪气,又能透疹外出。治风热束表,麻疹或其他出疹性疾病疹出不畅,常与疏风透疹、解毒药同用。

4. 疏肝,用于肝郁气滞证。本品入肝而能疏肝理气。治疗肝郁气滞,胁肋胀痛、烦躁易怒等,可与其他疏肝解郁药配伍。

【用法用量】煎服,3~6g。入汤剂宜后下。

【使用注意】本品发汗耗气,故体虚多汗者不宜使用。

【药理研究】本品有发汗、解热、抗病原微生物、镇咳、祛痰、抗炎、解痉、镇痛、利胆、局部麻醉、抗刺激、抗早孕等作用。

桑叶 Sangye《神农本草经》
MORI FOLIUM

为桑科植物桑 *Morus alba* L. 的干燥叶。生用或蜜炙用。

【性味归经】甘、苦,寒。归肺、肝经。

【功效应用】

桑叶
(图片)

1. 疏散风热,用于风热表证及温病卫分证。本品疏散风热作用较弱,但可清肺热,适宜于风热或疫疬邪气犯肺者。治疗风热表证或温病卫分证,症见发热、恶风、咽喉痒痛、咳嗽,并常与其他发散风热药配伍。

2. 清肺润肺,用于肺热或燥热咳嗽。本品既能清肺热,蜜炙后又可润肺止咳。治疗肺热咳嗽或肺燥干咳,可与清肺止咳药或润肺止咳药配伍。

3. 清肝明目,用于风热或肝热目赤肿痛及视物昏花等。本品清肝以明目,加之能疏散风热,故适宜于风热或肝热目赤肿痛。治疗肝火上炎致头昏头痛、目赤肿痛;风热引起的目赤涩痛、畏光流泪,分别与清肝明目药或疏散风热明目药同用。若治肝肾不足,视物昏花,多与补益肝肾明目药配伍。

4. 平抑肝阳,用于肝阳上亢证。本品有一定平抑肝阳功效,但不及菊花。治疗肝阳上亢之眩晕头痛,常与菊花等其他平肝阳药配伍。

5. 凉血止血,用于血热出血证。本品能凉血分热以止血,适宜于治疗血热迫血妄行所致吐血,鼻衄等多种出血证,常与凉血止血药配伍。

【用法用量】煎服,5~10g。

【药理研究】本品有抗炎、抑制病原微生物、降血糖、降血压、降血脂、降低胆固醇、抗氧化等作用。

菊花 Juhua《神农本草经》
CHRYSANTHEMI FLOS

菊花
(图片)

为菊科植物菊 *Chrysanthemum morifolium* Ramat. 的干燥头状花序。生用。

【性味归经】辛、甘、苦,微寒。归肺、肝经。

【功效应用】

1. 疏散风热,用于风热表证及温病卫分证。本品似桑叶,既能疏散风热,又兼可清肺热。治疗外感风热或疫疠邪气初犯肺卫所致发热、咳嗽,常与桑叶等疏散风热药同用。

2. 清肝明目,用于风热或肝热目赤肿痛及视物昏花。本品善清肝明目,较桑叶更常用。治疗肝热目赤肿痛,多与其他清肝明目药配伍。治疗肝肾不足之视物昏花,多与枸杞子等滋肾补肝明目药同用。

3. 平抑肝阳,用于肝阳上亢证。本品又善平抑上亢之肝阳。治疗肝肾阴虚,不能制阳致肝阳上亢,症见眩晕、头痛等,常与其他平肝潜阳及滋养肝肾之阴的药物同用。

4. 清热解毒,用于热毒疮痈。本品性寒能清热解毒。治疗热毒疮痈,红肿热痛等,常与其他清热解毒药同用。

【用法用量】煎服,5~10g。

【药理研究】本品有抗病原微生物、镇静、解热、抗炎、降血压、降血脂、降低转氨酶、抗辐射、抗氧化以及抗肿瘤等作用。

柴胡 Chaihu《神农本草经》
BUPLEURI RADIX

柴胡
(图片)

为伞形科植物柴胡 *Bupleurum chinense* DC. 或狭叶柴胡 *Bupleurum scorzonerifolium* Willd. 的干燥根。生用或醋制用。

【性味归经】辛、苦,微寒。归肺、肝、胆经。

【功效应用】

1. 发表退热,和解少阳,用于表证发热及少阳证往来寒热。本品既能发散表邪,又善退热。治疗风寒表证及风热表证引起的发热,可单用,或分别与发散风寒药、其他发散风热药及清热药同用。

本品又长于祛除半表半里之邪而和解退热,为治伤寒少阳证往来寒热的要药。治疗少阳证往来寒热,胸胁苦满,口苦咽干等,常与黄芩等同用。

2. 疏肝解郁,用于肝郁气滞证。本品既能疏肝理气而解郁,又能调经止痛,适宜于肝郁气滞证及月经病。治疗胸胁胀满,少腹胀痛,经行乳胀以及月经不调等肝郁气滞证,常与疏肝理气、调经止痛药配伍。

3. 升举阳气,用于中气下陷之脏器下垂。本品虽能升脾胃清阳而举陷,但单用作用不明显,常与补气药配伍。治疗脾气亏虚,升举无力所致脱肛,子宫脱垂,胃下垂等脏器下垂,常须与黄芪等补气药配伍,共同发挥升阳举陷功效。

【用法用量】煎服,3~10g。解表退热宜生用;疏肝理气宜醋制。

【使用注意】本品升散,故真阴亏损,肝阳上亢者忌服。

【药理研究】本品有解热、抗病原微生物、抗炎、镇静、镇痛、抗惊厥、镇咳、保肝、利胆、降血压、降血脂、保护胃黏膜、抗肿瘤、抗辐射以及调节免疫等作用。

葛根 Gegen《神农本草经》
PUERARIAE LOBATAE RADIX

为豆科植物野葛 *Pueraria lobata*(Willd.)Ohwi 或甘葛 *Pueraria thomsonii* Benth. 的干燥根。生用或煨用。

葛根
（图片）

【性味归经】甘、辛,凉。归脾、胃、肺经。

【功效应用】

1. 解肌退热,用于表证发热,项背强痛。本品能疏散肌腠经络邪气,发表解肌以退热;其长于舒利筋脉,善治项背强痛。治疗风热引起的发热,多与发散风热药配伍。治疗外感风寒,表邪闭郁致发热、恶寒、无汗、项背强痛,常与羌活、防风等祛风散寒止痛药配伍。本品退热,还可配伍用于里热证。

2. 生津止渴,用于多种原因所致口渴。本品生津以止渴,善治口渴。治疗热病津伤口渴,内伤消渴等,可依据病因、病机,予以合理配伍。

3. 透疹外出,用于麻疹或其他出疹性疾病初起。本品能辛散表邪以透疹,功似薄荷、牛蒡子、蝉蜕,常与之配伍治疗麻疹或其他出疹性疾病疹出不透者。

4. 升阳止泻,用于脾虚腹泻,湿热泻痢初起。本品能促进脾胃运化,升清阳以止泻。治疗脾气虚不能运化水谷而致腹泻便溏,多与补脾止泻药同用。治疗湿热泻痢初起,可与清热燥湿药配伍。

【用法用量】煎服,10~15g。

【药理研究】本品有解热、抑菌、抗炎、扩血管、解痉、降血脂、降血糖、抗心律失常、改善微循环、抗氧化、调节免疫、保肝、抑制血小板凝聚及抗肿瘤等作用。

牛蒡子 Niubangzi《名医别录》
ARCTII FRUCTUS

为菊科植物牛蒡 *Arctium lappa* L. 的干燥成熟果实。生用或炒用。用时捣碎。

牛蒡子
（图片）

【性味归经】辛、苦,寒。归肺、胃、大肠经。

【功效应用】

1. 疏散风热,祛痰利咽,用于风热表证,温病卫分证及肺热咳嗽。本品辛散之力虽不及薄荷,但能解毒、祛痰利咽。治疗风热表证或温病初起,以咽喉疼痛为主症者,常与疏散风热、解毒利咽之品配伍。治疗肺热咳嗽,咳痰不畅,常与其他清肺祛痰止咳药同用。

2. 解毒疗疮,用于咽喉肿痛,疮痈,痄腮等。本品能清解热毒,消肿疗疮。治疗热毒内蕴所致咽痛,疮痈,痄腮等局部红、肿、热、痛症重者,可与其他清热解毒药配伍。

3. 透疹,用于麻疹疹色紫暗。本品既可透疹外出,又能解毒。治疗热毒较盛,麻疹色深紫暗,可与其他解毒透疹、凉血活血之品同用。

本品性滑利,兼通利二便,适宜于风热及热毒等证兼二便不利者。

【用法用量】煎服,6~12g。炒用可降低其苦寒之性。

【使用注意】本品性寒滑肠,故脾虚便溏者忌服。

【药理研究】本品有抗病原微生物、解热、利尿、降血糖、抗肿瘤、调节免疫等作用;牛蒡子苷有抗肾病变作用,能抑制实验性肾病模型大鼠尿蛋白排泄。

蝉蜕 Chantui《神农本草经》
CICADAE PERIOSTRACUM

蝉蜕
(图片)

为蝉科昆虫黑蚱 *Cryptotympana pustulata* Fabricius 的若虫羽化时脱落的皮壳。生用。

【性味归经】甘,寒。归肺、肝经。

【功效应用】

1. 疏散风热,利咽开音,用于风热表证及温病初起见咽痛喑哑者。本品能疏散风热,长于利咽开音,适宜于风热或疫疠犯肺所致咽痛喑哑。治疗风热郁肺所致咽喉痒痛或声音嘶哑,常与薄荷、牛蒡子等疏散风热、利咽药同用。

本品疏散风热又能止痒,治疗风邪郁表所致皮肤瘙痒,常与其他祛风止痒药配伍。

2. 透疹,用于麻疹或其他出疹性疾病。本品功似薄荷、牛蒡子、葛根,能透疹外出。治疗麻疹等出疹性疾病,疹出不透,常与前述疏散、透疹药同用。

3. 明目退翳,用于目赤翳障。本品既清肝热,又可散风热,还可明目以退翳。治肝热或风热上攻所致目赤肿痛,畏光流泪,翳膜遮睛,常与菊花、桑叶等清肝明目药配伍。

4. 息风止痉,用于小儿惊风,破伤风等。本品既能清肝热,又可息风止痉,适宜于多种原因所致痉挛抽搐。治疗小儿热盛动风,痉挛抽搐,常与其他清肝息风之品配伍。治疗脾虚慢惊风,多与补脾之品同用。治疗破伤风,角弓反张,可与祛风止痉药配伍。

【用法用量】煎服,3~6g。

【使用注意】孕妇慎服。

【药理研究】本品有镇静、催眠、抗惊厥、解热、抗炎、抑菌、抗过敏、抑制免疫等作用。

升麻 Shengma《神农本草经》
CIMICIFUGAE RHIZOMA

升麻
(图片)

为毛茛科植物大三叶升麻 *Cimicifuga heracleifolia* Kom. 或兴安升麻 *Cimicifuga dahurica*(Turcz.)Maxim. 或升麻 *Cimicifuga foetida* L. 的干燥根茎。生用或蜜炙用。

【性味归经】辛、微甘,微寒。归肺、脾、胃、大肠经。

【功效应用】

1. 发表透疹,用于表证发热,风热头痛,麻疹透发不畅。本品既能发散表邪,又可透疹外出。治疗风热表证或温病初期发热,可与前述发散风热药同用。治疗风热头痛,常与疏散风热、祛风止痛药配伍。治疗麻疹疹出不透,常与薄荷、牛蒡子、蝉蜕等药配伍。

2. 清热解毒,用于热毒病证。本品有一定清热解毒之功。治疗温热毒邪所致疮肿,丹毒,痄腮,咽喉肿痛,口舌生疮,温毒发斑等,常与清热解毒药配伍。

3. 升举阳气,用于中气下陷之脏器下垂。本品功似柴胡,虽能升脾胃清阳而举陷,但单用作用不明显。治疗脾气亏虚,升举无力致脱肛,子宫脱垂,胃下垂等脏器下垂,常与柴胡及补气作用强的药物配伍,共同发挥升阳举陷功效。

【用法用量】煎服,3~10g。

【使用注意】升浮性强,故阴虚火旺、气逆不降及麻疹已透者均忌服。

【药理研究】本品有解热、抗炎、镇痛、抗惊厥、抗病原微生物、抗肿瘤、升高白细胞、降血压、减慢心率、保肝、利胆、抗骨质疏松、抑制肠肌和妊娠子宫平滑肌痉挛等作用。

解表药知识拓展见表10-1。

表 10-1　解表药知识拓展

药名	性味归经	功效	主治	剂量与使用注意
香薷	辛,微温。归肺、胃经	发汗解表,化湿和中,利水消肿	阴暑证,水肿,小便不利	3~10g。表虚有汗者忌服
藁本	辛、温。归膀胱、肝经	发表散寒,祛风胜湿,止痛	风寒表证,表证夹湿,巅顶头痛,风寒湿痹	3~10g。血虚头痛及热证忌服
苍耳子	辛、苦,温;有小毒。归肺经	散风寒,通鼻窍,除湿止痛,止痒	鼻渊头痛,风寒头痛,表证夹湿,风湿痹痛,风湿疹痒,疥癣	3~10g。有小毒,用量不宜过大,血虚头痛者不宜服
辛夷	辛,温。归肺、胃经	散风寒,通鼻窍	鼻渊头痛,风寒头痛鼻塞	3~10g。包煎。阴虚火旺者忌服
西河柳	甘、辛,平。归心、肺、胃经	发表透疹,祛风除湿	麻疹不透,风疹瘙痒,风寒湿痹	3~10g。不宜过量,体虚多汗者忌服
蔓荆子	辛、苦,微寒。归膀胱、肝、胃经	疏散风热,清利头目,祛风止痛	风热表证,头痛、牙痛、目赤肿痛或目昏多泪,风湿痹痛	5~10g,打碎。血虚有火之头痛目眩及胃虚者慎服
淡豆豉	苦、辛,凉。归肺、胃经	解表,除烦	风热表证及热郁烦闷	6~12g。胃气虚弱而又易作恶心者慎服
浮萍	辛,寒。归肺经	发汗解表,透疹止痒,利水消肿	风热表证,麻疹不透,风疹瘙痒,水肿,小便不利	3~9g,鲜品15~30g。体虚多汗者慎服
木贼	甘、苦,平。归肺、肝经	疏散风热,明目退翳,止血	风热目赤,血热下血	3~9g。气血亏虚者慎服

小结

1. 发散风寒药　均有发散风寒功效,主治风寒感冒;性温味辛,归肺经。

(1)发汗解表药:麻黄、桂枝、紫苏、生姜。四药发汗以解除表证,适宜于风寒表证无汗或汗出不畅者。其中:①麻黄与桂枝发汗作用强,主治外感风寒表实无汗证。麻黄又有良好的平喘作用,广泛用于多种原因所致喘咳,因其发汗解表,尤宜于外感风寒所致喘咳;其利尿消肿,又常用于水肿兼表证者。桂枝发汗力稍次于麻黄,配伍白芍可治外感风寒,营卫不调表虚有汗者;又能温经通脉,治内科、妇科寒凝经脉所致各种疼痛;助阳化气,治心脾肾阳虚所致心悸、痰饮、水肿等。②紫苏与生姜发汗之力不及麻黄、桂枝,宜于外感风寒轻症者;因能兼顾胃肠道症状,尤宜于胃肠型感冒;还能解鱼蟹毒。紫苏行气宽中,善治脾胃气滞,腹胀呕吐;生姜除温中止呕外,还能温肺止咳,解生半夏、生南星等药物毒。

　　(2)发散风寒、止痛药:防风、羌活、白芷、细辛。四药适宜于外感风寒之头身疼痛。其中:①防风、羌活还能祛风湿,善治风寒感冒或外感风寒夹湿所致表证,以头身疼痛为主症者;还常治风湿痹证关节疼痛。羌活善治上半身风湿痹痛,防风还能止痉。②白芷、细辛又均能通鼻窍,善治头痛鼻塞。白芷善治阳明经前额头痛,还能燥湿止带;细辛还可温肺化饮。

　　(3)祛风解表药:防风、荆芥。两者微温,长于祛风,风寒感冒、风热感冒均可应用;均能祛风止痒,主治皮肤瘙痒。荆芥炒制能止血,主治多部位出血;还兼能透疹、清头目、利咽喉。

　　2. 发散风热药　均有发散风热功效,主治风热表证或温病卫分证;性味辛寒凉,归肺经。

　　(1)疏散风热、利咽、透疹药:薄荷、牛蒡子、蝉蜕。三药散风热而长于利咽,适宜于风热或温病初期的表证兼咽喉疼痛者;还能透疹,主治麻疹疹出不畅。牛蒡子又可清热解毒,治热毒所致咽喉红肿热痛,麻疹疹色深黯,热毒疮痈,痄腮等。薄荷发散力强,还能疏肝解郁,主治肝郁气滞证。蝉蜕又能清肝明目退翳,息风止痉。

　　(2)疏散风热、平肝明目药:桑叶与菊花。两者均能疏散风热、明目,主治风热表证或温病卫分证兼有咳嗽、目赤症状者;也可治肺热咳嗽,肝热目疾;均能平肝,又治肝阳上亢之头晕头痛等。桑叶蜜炙可润肺,治肺燥干咳;凉血止血,主治血热吐血鼻血。菊花又能清热解毒,而治疮痈。

解表药　思政及中医药文化

　　(3)退热、升阳药:柴胡、葛根、升麻。三药均能发表退热,主治风寒或风热等表证发热。柴胡和解少阳退热,善治邪在少阳半表半里的往来寒热证。三者又均能升阳,其中柴胡、升麻又能升举脾胃清阳以举陷,与补气药同用治中气下陷,脏器下垂证。柴胡还可疏肝解郁,治肝郁气滞证;升麻还能清热解毒,治多种热毒病证。葛根解肌,善治项背强痛;升阳以止泻,主治脾虚腹泻,湿热泻痢初期;还可生津止渴,治热病口渴或内热消渴。升麻与葛根还均能透疹。

　　(4)疏散透疹药:薄荷、牛蒡子、蝉蜕、升麻、葛根。其都能疏散风热,透疹;此外,荆芥也能疏散透疹。

　　桑叶、菊花、蝉蜕能清肝明目;牛蒡子、升麻能解毒;薄荷、柴胡能疏肝。

思考题

　　1. 使用解表药时,应注意哪些问题?

　　2. 哪些药物长于治疗风寒感冒所致头身疼痛?哪些药物长于通鼻窍?各自又有何特点?

　　3. 治疗风热感冒所致咽喉疼痛,可以选择哪些药物?哪些药既退热,又升阳?各自还具哪些功效?

第一节
目标测试

(许利平　秦旭华)

第二节 清 热 药

学习要求

第二节
教学课件

1. **掌握** 清热药的概述；石膏、知母、栀子、夏枯草、黄芩、黄连、黄柏、地黄、玄参、牡丹皮、赤芍、金银花、连翘、板蓝根、白头翁、青蒿的性味归经、功效应用、特殊用法用量及使用注意。
2. **熟悉** 芦根、龙胆、水牛角、大青叶、蒲公英、鱼腥草、败酱草的功效主治、特殊用法用量及使用注意。
3. **了解** 苦参、马齿苋、重楼、地骨皮、银柴胡的功效、特殊用法及使用注意。

概述

1. **含义** 凡以清泄里热为主要作用，主治里热证的药物，称为清热药。清泄里热，指药性寒凉的药物，改善或消除里热证的治疗作用。

2. **功效主治** 清热药均有清泄里热作用，主治里热证。里证是与表证相对而言。里热证以身热（发热不恶寒）、口渴喜冷饮、面红、尿赤、舌红、苔黄、脉数等为主要特征。由于病情的发展阶段和体质不同，影响脏腑及夹杂邪气不同，其病证复杂。常见有脏腑实热或温病气分证，脏腑湿热证，血分热证或温病营血分证，热毒内蕴炽盛等里实热证以及阴虚内热等里虚热证。

依据清热药的作用特点及主治病证，一般将其分为清热泻火药、清热燥湿药、清热凉血药、清热解毒药、清虚热药 5 类。

3. **性能特点** 清热药治疗热证，故药性均为寒凉；能泄热，又多具苦味；具有沉降的作用趋向。本节药物主治的病证复杂，故归经各异。

4. **配伍应用** ①依据病机及兼邪配伍：热邪容易伤耗阴液，而苦寒性燥的清热药也易伤阴，虚热证多见阴伤表现，故清热药常与养阴、生津之品配伍；里热兼表邪者，配伍解表药，以表里双解。②依据兼症配伍：里热证兼烦躁失眠、出血、痉挛抽搐、神昏等，分别与安神药、凉血止血药、息风止痉药、开窍药配伍。

5. **使用注意** ①准确辨证合理选药：辨清里热证的虚实、病位以及病情发展阶段，合理选择与病情、病位相宜的清热药；并注意辨清寒热真假，真寒假热者，忌用清热药。②避免副作用：清热药味苦性寒，易伤脾胃，故用量不宜太大；脾虚食少便溏者慎用。

一、清热泻火药

以清泄气分或脏腑热邪为主要作用，主治温病气分证或脏腑实热证的药物，称为清热泻火药。

本类药物均有清热泻火功效，除能清气分热邪外，还有清肺热，清胃热，清心热，清肝热等功效。主治温病邪入气分，症见高热、烦躁、口渴、汗出、神昏、脉洪大等；内科杂病的肺热，胃热，心热，肝热等脏腑实热证，可表现出相应症状特征，也常用本类药物治疗。

本类药物性寒凉，易伤阳气，虚寒证者慎用或忌用。

石膏 Shigao《神农本草经》
GYPSUM FIBROSUM

石膏
（图片）

为硫酸盐类矿物硬石膏族石膏，主含含水硫酸钙（$CaSO_4 \cdot 2H_2O$）。生用或煅用。

【性味归经】甘、辛，大寒。归肺、胃经。

【功效应用】

1. 清热泻火,用于温病气分证。本品有较强的清泄气分热邪,抑制亢盛阳热的作用,通过泻热达到除烦止渴的目的。治疗温病热入气分,壮热、烦渴、脉洪大,常与知母配伍。

2. 清肺胃热,用于肺热咳喘及胃火牙痛等。本品清热泻火,善清肺、胃脏腑的火热邪气。治疗热邪壅肺,肺气上逆的喘咳气促,常与苦杏仁等止咳平喘药同用。治疗胃火上炎所致牙龈肿痛,咽喉疼痛等,常与清热解毒、清胃热药配伍。

3. 收湿敛疮,用于湿疹及疮疡不愈合等。本品煅后外用能减少渗出,而有收湿敛疮、生肌止血功效。治疗湿疹,水火烫伤,疮疡溃后久不愈合以及外伤出血,单用或与清热解毒药,其他收湿敛疮止血药配伍。

【用法用量】内服生用,15~60g,打碎先煎。外用适量,多火煅研末用。

【使用注意】本品大寒伤胃,故脾胃虚寒及阴虚内热者忌服。

【药理研究】本品有解热、抗病毒、抗炎、降低骨骼肌兴奋性、缩短凝血时间、促进胆汁排泄、利尿、增强巨噬细胞吞噬功能等作用。

知母 Zhimu《神农本草经》
ANEMARRHENAE RHIZOMA

知母
(图片)

为百合科植物知母 *Anemarrhena asphodeloides* Bge. 的干燥根茎。生用或盐水炙用。

【性味归经】苦、甘,寒。归肺、胃、肾经。

【功效应用】

1. 清热泻火,用于温病气分证。本品似石膏有较强的清泄气分实热之功,并可生津止渴,改善热烦渴症。治疗温病气分证,高热烦渴,常与石膏相须为用。

2. 滋阴润燥,用于肺热燥咳,胃热口渴及肾阴虚证。本品味甘而滋阴润燥,上清肺热、养肺阴而润肺燥,中清胃热、养胃阴而生津止渴,下能滋肾阴而降火,适宜于肺、胃、肾阴虚内热之证。治疗肺热咳嗽,痰黄黏稠,常与清肺热、化痰止咳药配伍;治疗肺阴虚,干咳痰少,又可与其他养阴润肺药同用。治疗胃热津伤烦渴,胃阴虚内热消渴,可与清胃热、养阴药配伍;治疗热盛津伤,肠燥便秘及牙龈肿痛等,也可与其他清胃热、润肠通便药同用。治疗肾阴虚,骨蒸潮热、遗精、盗汗等,常与滋肾阴、退虚热药同用。

【用法用量】煎服,6~12g。

【使用注意】脾胃虚寒及大便溏泻者忌服。

【药理研究】本品有抗病原微生物、解热、抗炎、保护心肌、降血糖、调节甲状腺素、抑制肝脏对皮质醇的代谢、利胆、促进消化、抑制血小板聚集以及抗肿瘤等作用。

栀子 Zhizi《神农本草经》
GARDENIAE FRUCTUS

栀子
(图片)

为茜草科植物栀子 *Gardenia jasminoides* Ellis 的干燥成熟果实。生用或炒焦用。

【性味归经】苦,寒。归心、肺、三焦经。

【功效应用】

1. 泻火除烦,用于温病气分热证,热邪扰心之心烦失眠。本品清泄气分实热邪气力较强,善入心而清泻心火以除烦。治疗温病热在气分,高热不退、心烦;杂病热扰心神致烦躁、失眠等,常与其他清热泻心火药同用。

2. 清热利尿,用于淋证涩痛,湿热黄疸。本品善清下焦湿热,利尿又导湿热外出。治疗湿热淋证,尿频、尿急、尿痛,可与其他利尿通淋药配伍。治疗湿热阻滞肝胆之黄疸,常与利湿退黄药同用。

3. 凉血止血,用于血热出血证。本品能清凉血分热以止血。治疗热邪迫血妄行致吐血,鼻衄,尿血等,常与凉血止血药配伍。

4. 清热解毒,用于热毒疮痈。本品有较好的清解热毒功效。治疗热毒蕴结所致疮痈红肿热痛,目赤肿痛等,常与其他清热解毒药配伍。

本品外用消肿止痛,治疗跌打损伤所致瘀肿疼痛,常与活血化瘀止痛药配伍。

【用法用量】煎服,6~10g。清热泻火、解毒、利尿宜生用;止血宜炒用。

【使用注意】本品苦寒滑肠,脾虚便溏者忌服。

【药理研究】本品有抗病原微生物、解热、抗炎、镇静、镇痛、利胆、保肝、降血压、抗氧化、降血脂、抗辐射、抗肿瘤等作用。

夏枯草 Xiakucao《神农本草经》
PRUNELLAE SPICA

为唇形科植物夏枯草 *Prunella vulgaris* L. 的干燥果穗。生用。

夏枯草
(图片)

【性味归经】辛、苦,寒。归肝、胆经。

【功效应用】

1. 清肝明目,用于肝火上炎之头痛目赤。本品入肝经,善清肝经实火而明目。治疗肝火上炎致头痛头晕、目赤肿痛,常与菊花、桑叶等清泻肝火药同用。

2. 散结消肿,用于瘰疬,瘿瘤,乳痈,乳房胀痛等。本品辛散郁结以消肿,适宜于痰火郁结或热毒壅滞所致肿块。治疗痰火郁结之瘰疬,瘿瘤,常与其他消痰散结药配伍。治疗乳痈,乳房胀痛,可与清热解毒、消痈散结及疏肝解郁药同用。

【用法用量】煎服,9~15g。

【药理研究】本品有抗病原微生物、抗炎、降血压、降血糖、抗肿瘤等作用。

芦根 Lugen《名医别录》
PHRAGMITIS RHIZOMA

为禾本科植物芦苇 *Phragmites communis* Trin. 的新鲜或干燥地下茎。生用或鲜用。

芦根
(图片)

【性味归经】甘,寒。归肺、胃经。

【功效应用】

1. 清热生津,用于温病气分证,表热烦渴,肺热咳嗽,肺痈等。本品虽能清气分热,其力不及石膏、知母,但能生津止渴,善治烦渴。治疗温热病,热盛津伤之烦渴,常与其他清热生津药配伍。其清肺热,兼可透散表邪,治疗风热感冒而有烦渴者,可与疏散风热药同用。本品清肺又可祛痰,治疗肺热咳嗽痰多,或肺痈咳吐脓痰腥臭等,常与清热化痰、解毒排脓药配伍。

2. 除烦止呕,用于胃热口渴,呕吐。本品既清胃热,又可生津,并能除烦止呕。治疗胃热津伤,烦躁口渴,常与其他清胃生津药同用。治疗胃热呕吐,可单用本品,或与其他清胃止呕之品同用。

3. 利尿,用于湿热淋证。本品似栀子,能利尿导湿热外出而改善症状。治疗湿热所致小便短赤、热淋涩痛,常与利尿通淋药同用。

【用法用量】煎服,15~30g。鲜品用量加倍,或捣汁用。

【药理研究】本品有解热、镇静、镇痛、抑制 β- 溶血性链球菌、降血压、降血糖、抗氧化等作用;尚有类雌激素样作用。

二、清热燥湿药

以清除湿热为主要作用,主治湿热病证的药物,称为清热燥湿药。

清热燥湿药均有清热燥湿功效,主治湿热病证。因湿热邪气阻滞的部位不同,其症状各异。①暑湿与湿温证:症见发热、身热不扬,又见湿热内阻于胸脘之痞闷,恶心呕吐,苔黄腻等;湿温多由疫疠邪气所致。②脾胃湿热证:即湿热阻滞中焦,症见痞、满、吐、利。③湿热黄疸证:即肝胆湿热证,系湿热阻于肝胆,胆汁外溢于肌肤而见身目发黄、尿赤等。④湿热泻痢证:即大肠湿热证,系湿热阻于大肠,症见泻痢腹痛,里急后重。⑤湿热淋证:即膀胱湿热证,系湿热下注于膀胱,症见小便频、急、涩痛等。⑥湿热带下证:即湿热下注于带脉,症见带下量多色黄而臭。⑦湿疹、湿疮等湿热内阻证,症见皮肤痒疹、渗出等。大多数清热燥湿药还兼有清热泻火、解毒功效,又可用于脏腑实热证及热毒内蕴病证。

本类药物性寒味苦,苦燥伤阴,寒凉伤阳,故脾胃虚寒及阴津亏虚者应慎用。

黄芩 Huangqin《神农本草经》
SCUTELLARIAE RADIX

黄芩
（图片）

为唇形科植物黄芩 *Scutellaria baicalensis* Georgi 的干燥根。生用、酒炒或炒炭用。

【性味归经】苦,寒。归肺、胆、脾、大肠、小肠经。

【功效应用】

1. 清热燥湿,用于暑湿,湿温,痞满,黄疸,泻痢,淋证及湿疹等。本品苦寒清热燥湿作用强,适宜于多种湿热病证。治暑湿,湿温,可与化湿类药物同用。治疗湿热痞满,可与清热、行气、消痞散结药同用。治疗湿热黄疸,多与利湿退黄药配伍。治疗湿热泻痢,常与清热燥湿止痢药同用。治疗湿热淋证,多与利尿通淋药配伍。治疗湿疹,湿疮,可与清热利湿、凉血祛风药配伍,内服,外洗。

2. 清热泻火,用于肺热咳嗽,少阳证往来寒热。本品善清肺热和少阳胆经热,适宜于肺热证及少阳证。治疗肺热咳嗽痰黄,常与清肺化痰、止咳平喘药同用。治疗邪在少阳半表半里之往来寒热,常与柴胡等配伍。

3. 清热解毒,用于热毒疮痈,咽喉肿痛。本品清解热毒之力较强,宜于热毒病证。治热毒疮痈之红肿热痛,咽喉肿痛,可与其他清热解毒药配伍。

4. 凉血止血,用于血热出血证。本品似栀子能清凉血分热以止血。治疗热邪迫血妄行所致吐血,鼻衄,便血,崩漏等出血,常与凉血止血药配伍。

5. 清热安胎,用于胎热不安。本品清胎热而安胎。治疗胎热胎动不安,症见带下色黄量多,小腹下坠等,可与其他清热安胎之品同用。

【用法用量】煎服,3~10g。止血宜炒用,其余生用。

【使用注意】本品苦寒燥泻,脾胃虚寒、食少便溏者忌服。

【药理研究】本品有抗病原微生物、抗炎、抑制中枢神经系统、解热、镇静、镇痛、抗过敏、镇咳、降血脂、保肝、利胆、降血压、利尿、抗血栓、抗溃疡、抗辐射、增强免疫、抗肿瘤等作用。

黄连 Huanglian《神农本草经》
COPTIDIS RHIZOMA

黄连
（图片）

为毛茛科植物黄连 *Coptis chinensis* Franch.、三角叶黄连 *Coptis deltoidea* C. Y. Cheng et Hsiao 或云连 *Coptis teeta* Wall. 的干燥根茎。生用或清炒、姜炙、酒炙用。

【性味归经】苦,寒。归心、脾、胃、肝、胆大肠经。

【功效应用】

1. 清热燥湿,用于胃肠湿热泻痢,痞满呕吐及湿疹等。本品清热燥湿力强,善清胃肠湿热,为治湿热泻痢要药。治疗湿热阻滞大肠所致泻痢腹痛、里急后重,单用或与木香等配伍。治疗湿热阻滞中焦脾胃所致脘腹痞满、呕吐泛酸,常与吴茱萸等燥湿疏肝下气药同用。还可外用治疗皮肤湿疹。

2. 清热泻火,用于心火亢盛,胃热等证。本品善清泻心、胃之火,适宜于心、胃热证。治疗火热炽盛,热扰心神致高热、烦躁,常与其他清热药配伍。治疗阴虚火旺,虚热扰心致心烦失眠等,可与滋阴清热药配伍。治疗胃火牙痛或胃热呕吐,常与其他清胃热药或清胃止呕药同用。

3. 清热解毒,用于疮痈疔疖等。本品既清热泻火,又可解毒。治疗热毒内蕴所致疮痈红肿热痛,耳内疖肿等,单用或配伍其他清热解毒药,内服或外用。

【用法用量】煎服,2~5g。外用适量。

【使用注意】本品大苦大寒,内服用量不宜太大,不宜常量久服;胃寒呕吐,脾虚泄泻者忌服。

【药理研究】本品有抗病原微生物、抗炎、抑制中枢神经系统、解热、镇静、镇痛、利胆、抑制胃液分泌、止泻、抑制血小板聚集等作用;尚可降血糖、降血压、调节心血管功能、抗肿瘤。

黄柏 Huangbo《神农本草经》
PHELLODENDRI CHINENSIS CORTEX

黄柏
（图片）

为芸香科植物黄皮树 *Phellodendron chinense* Schneid. 和黄檗 *Phellodendron amurense* Rupr. 的干燥树皮。前者习称川黄柏,后者习称关黄柏。生用、盐水炙或炒炭用。

【性味归经】苦,寒。归肾、膀胱、大肠经。

【功效应用】

1. 清热燥湿,用于淋证,带下,黄疸,泻痢,湿疹,湿疮等。本品清热燥湿之力较强,尤善清下焦湿热。治疗湿热下注膀胱所致小便点滴不畅,频急而痛;湿热下注带脉致带下量多,色黄而臭,常与其他清热燥湿药、利水渗湿药配伍。治疗湿热黄疸证,湿热泻痢证,可分别与利湿退黄药、清热燥湿止痢药同用。治疗湿疹,湿疮,可与黄芩、黄连等清热燥湿药配伍,内服、外洗。

2. 清热泻火,退虚热,用于肾阴虚证骨蒸潮热。本品入肾而善清肾中虚火以退虚热。治疗肾阴虚,虚火妄动所致骨蒸潮热、遗精、盗汗,常与知母等滋养肾阴之品同用。

3. 清热解毒,用于疮痈肿痛。本品既能清热泻火,又可解热毒。治疗疮痈红肿热痛,常与黄连、栀子等配伍,内服外用。

【用法用量】煎服,3~12g。外用适量。

【使用注意】脾胃虚寒者忌服。

【药理研究】本品有抗病原微生物、解热、抗炎、抗过敏、利胆、利尿、降血压、降血糖、抗氧化、抗溃疡、抗痛风、抗肿瘤等作用;外用还可促使皮下渗血吸收。

龙胆 Longdan《神农本草经》
GENTIANAE RADIX ET RHIZOMA

龙胆
（图片）

为龙胆科植物条叶龙胆 *Gentiana manshurica* Kitag.、龙胆 *Gentiana scabra* Bge.、三花龙胆 *Gentiana triflora* Pall. 或坚龙胆 *Gentiana rigescens* Franch. 的干燥根及根茎。前三种习称"龙胆",后一种习称"坚龙胆"。生用。

【性味归经】苦,寒。归肝、胆经。

【功效应用】

1. 清热燥湿,用于黄疸,阴肿阴痒,带下,淋证等。本品既善清肝胆湿热,又能清利下焦湿热。治疗湿热黄疸,可与栀子、黄芩、黄柏等同用。治疗湿热下注,阴肿阴痒、带下黄稠及小便淋沥涩痛等,可与黄柏等清热燥湿药配伍,内服外洗。

2. 清热泻火,用于肝胆实热证。本品又长于清泻肝胆实火。治疗肝经实火所致头痛目赤、耳鸣耳聋、胁痛口苦等,可与其他清泻肝火药同用。治疗肝经热盛生风,高热惊厥,可与清热、息风止痉药配伍。

【用法用量】煎服,3~6g。

【使用注意】用量不宜过大,脾胃虚寒者忌用。

【药理研究】本品有抗病原微生物、抗炎、解热、镇静、镇痛、健胃、保肝、利胆、降血压、降血糖、增强免疫等作用。

苦参 Kushen《神农本草经》
SOPHORAE FLAVESCENTIS RADIX

苦参
(图片)

为豆科植物苦参 *Sophora flavescens* Ait. 的干燥根。晒干。生用。

【性味归经】苦,寒。归心、肝、胃、大肠、膀胱经。

【功效应用】

1. 清热燥湿,杀虫止痒,用于下焦湿热,皮肤湿痒,泻痢等。本品亦善清下焦湿热,又祛风杀虫止痒,为治下焦湿热及皮肤湿疹癣痒常用药。治疗湿热带下,滴虫阴痒,常与清热燥湿、杀虫止痒药同用。治湿疮,湿疹,单用煎汤外洗。治疗皮肤瘙痒,多与防风、蝉蜕等药配伍。治疗疥疮,多与黄柏等配伍。治疗肠胃湿热之泄泻,痢疾,可单用。治疗湿热黄疸,多与龙胆、栀子等药同用。

2. 利尿,用于湿热淋痛,小便不利。本品又能清热利尿。治疗湿热蕴结膀胱之小便不利、灼热涩痛,常与利尿通淋药配伍。

【用法用量】煎服,4.5~9g。外用适量,煎汤洗患处。

【使用注意】脾胃虚寒者忌服。不宜与藜芦同用。

【药理研究】本品有抗病原微生物、利尿、抗炎、祛痰、平喘、抗肿瘤等作用。苦参碱有抗心律失常、降血脂等作用。

三、清热凉血药

以清热凉血为主要作用,主治营血分热证或血分热证的药物,称为清热凉血药,简称凉血药。

本类药物均有清热凉血功效,主治温病营血分证,症见身热夜甚、烦躁不眠,甚至神昏谵语,斑疹、吐血、鼻衄、咯血、便血、尿血,舌质深绛、脉细数等;也常用于内科杂病,血分热证,热邪迫血妄行所致各部位出血。该类药物分别兼有止血,养阴,解毒,活血等功效,除针对营血分证的热盛津伤,出血,斑疹紫黯等以标本兼治外,还适宜于其他阴虚证,出血证以及瘀血证。

本类部分药物滋腻,故湿盛便溏者慎用;兼能活血化瘀的药物,孕妇慎用或忌用。

地黄 Dihuang《神农本草经》
REHMANNIAE RADIX

生地黄
(图片)

为玄参科植物地黄 *Rehmannia glutinosa* Libosch. 的新鲜或干燥块根。除去芦头、须根和泥沙,鲜用者,称鲜地黄;或将地黄缓缓烘焙至八成干,即生地黄。

【性味归经】苦,甘,寒。归心、肝、肾经。

【功效应用】

1. 清热凉血,止血,用于温病营血分证及血热出血证。本品既清热凉血以止血,又养阴生津,为凉血生津要药,适宜于温病神昏发斑及杂病血热出血证。治疗温病热入营血之高热、神昏、口干、舌绛等,常与其他清热凉血药同用。治疗温病出血发斑,可与凉血活血消斑之品配伍。治疗杂病血热炽盛,迫血妄行所致吐血,鼻衄,咯血,便血,尿血,崩漏等出血,常与凉血止血药同用。

2. 养阴生津,润肠,用于阴虚发热,内热消渴以及津伤便秘。本品能清热养阴,善养胃阴而生津止渴,又可润肠通便。治疗温病后期,余热未尽,阴液已伤,夜热早凉,午后发热等,常与清虚热药同用。治疗消渴病,口渴多饮,常与养阴生津药同用。治疗热病后期,肠道津伤之大便秘结,多与养阴、润肠通便药同用。治疗肾阴虚,骨蒸潮热,可与滋肾降火药配伍。

【用法用量】煎服,生地黄,10~15g;鲜地黄,12~30g。

【使用注意】本品性寒滑腻,脾虚食少便溏及湿滞中满者忌服。

【药理研究】本品有抗炎、镇静、降血压、增加血小板、降血糖、强心、利尿、保肝、保护胃黏膜、抗辐射、调节免疫、延缓衰老、抗肿瘤等作用。

玄参 Xuanshen《神农本草经》
SCROPHULARIAE RADIX

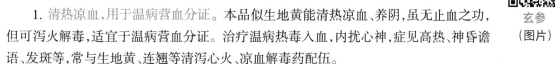

为玄参科植物浙玄参 *Scrophularia ningpoensis* Hemsl. 的干燥根。生用。

【性味归经】苦、甘、咸,微寒。归肺、胃、肾经。

【功效应用】

1. 清热凉血,用于温病营血分证。本品似生地黄能清热凉血、养阴,虽无止血之功,但可泻火解毒,适宜于温病营血分证。治疗温病热毒入血,内扰心神,症见高热、神昏谵语、发斑等,常与生地黄、连翘等清泻心火、凉血解毒药配伍。

玄参
（图片）

2. 滋阴降火,润肠,用于肾阴虚证、消渴病及津伤便秘。本品善滋肾、胃、肺阴,而善滋养肾阴以降火。治疗肾阴虚,骨蒸潮热、遗精、盗汗,常与其他滋养肾阴药配伍。治疗内热消渴,以及胃阴受伤之口渴为主症者,常与地黄等养胃阴、生津之品同用。治疗温病热盛津伤以及肠道津伤,大便秘结,可与地黄等清热养阴润肠之品配伍。治疗肺阴虚,咳嗽咯血等,可与清肺润肺止咳药同用。

3. 解毒散结,用于咽喉肿痛,痈肿疮毒,瘰疬痰核等。本品既能清热泻火解毒,又能散结消肿。治疗热毒所致咽喉肿痛,疮痈肿痛等,常与清热解毒药同用。治疗阴虚火热上炎致咽喉干痛,可与养阴药配伍。治疗痰火郁结之瘰疬,痰核,常与消痰散结药同用。

【用法用量】煎服,9~15g。

【使用注意】本品性寒滑腻,脾虚食少便溏及湿滞中满者忌服。不宜与藜芦同用。

【药理研究】本品有解热、抑菌、抗炎、镇静、镇痛、抗惊厥、调节免疫、抑制血小板聚集、扩张冠状动脉、降血压、抗氧化、降血糖、保肝、利胆等作用。

牡丹皮 Mudanpi《神农本草经》
MOUTAN CORTEX

为毛茛科植物牡丹 *Paeonia suffruticosa* Andr. 的干燥根皮。生用或炒用。

【性味归经】苦、辛,微寒。归心、肝、肾经。

【功效应用】

1. 清热凉血,用于温病营血分证。本品既能清凉血分之热,又可活血散瘀,适宜于温病斑疹。治疗温病热入血分,损伤血络所致吐血,鼻衄,或皮下出血,常与其他清热凉血止血药同用。治热毒炽盛,斑疹紫黑,可与清热解毒、凉血化瘀消斑之品配伍。

牡丹皮
（图片）

2. 活血化瘀,用于妇科,内科,外科等瘀血证。本品有良好的活血化瘀作用,适宜于多种瘀血病证。治疗妇科瘀血证,月经不调,痛经,经闭,常与活血通经或调经之品配伍。治疗癥瘕积聚,常与破血消癥药物同用。治疗跌打损伤,瘀肿疼痛以及疮痈,肠痈等,可分别与其他活血化瘀药,清热解毒药配伍。

3. 退虚热,用于阴虚内热,无汗骨蒸。本品既能清透血分热,又能退虚热。治疗温病后期,余热未尽,低热不退,常与其他退虚热、凉血药物配伍。治疗肾阴虚,骨蒸潮热、无汗者,常与滋养肾阴、退虚热药同用。

【用法用量】煎服,6~12g。

【使用注意】孕妇及月经量过多者慎用。

【药理研究】本品有抗病原微生物、抗炎、镇静、镇痛、抗惊厥、降血压、抗血栓及抗动脉粥样硬化、抗心律失常、调节免疫、降血糖、保肝、利尿等作用。

赤芍 Chishao《神农本草经》
PAEONIAE RADIX RUBRA

赤芍
(图片)

为毛茛科植物芍药 *Paeonia lactiflora* Pall. 或川赤芍 *Paeonia veitchii* Lynch. 的干燥根。生用或酒炙用。

【性味归经】苦,微寒。归肝、心经。

【功效应用】

1. 清热凉血,用于温病血分热证。本品似牡丹皮有良好的清热凉血功效,且两者常配伍使用。治疗温病热入血分,损伤血络所致斑疹、吐血等,可与凉血止血、活血消斑药配伍。

2. 活血祛瘀止痛,用于妇科,内科,外科等瘀血证。本品活血化瘀亦似牡丹皮,兼可祛瘀止痛,广泛用于多种瘀血病证。治疗妇女月经不调,痛经,经闭;内科癥瘕积聚以及外科跌打损伤,瘀肿疼痛等,常与牡丹皮等活血化瘀药配伍。

3. 清肝火,用于目赤肿痛,肝郁胁痛。本品还善清泻肝火,适宜于肝热及肝郁化火之证。治疗肝经风热,目赤肿痛,眵多畏光,可与菊花、蝉蜕、薄荷等药配伍。治疗肝郁化火,胁肋胀痛,烦躁易怒,常与疏肝解郁、清热之品同用。

【用法用量】煎服,6~12g。

【使用注意】经闭、痛经属虚寒者忌服;孕妇、血虚者慎用。不宜与藜芦同用。

【药理研究】本品有解热、抗病原微生物、抗炎、镇静、镇痛、抗惊厥、抗血栓、改善微循环、抗氧化、保肝、保护心脑血管、调节免疫、抗肿瘤等作用。

水牛角 Shuiniujiao《名医别录》
BUBALI CORNU

水牛角
(图片)

为牛科动物水牛 *Bubalus bubalis* Linnaeus 的角。生用,或用浓缩粉。

【性味归经】苦,寒。归心、肝经。

【功效应用】清热凉血,泻火,解毒,定惊,用于温病营血分证。本品既能清热凉血止血,又能泻火解毒以消除火热毒邪病因,还可定惊,以改善血热出血及热盛动风抽搐症状。治疗温病热毒入营血,壮热烦躁,神昏谵语,痉挛抽搐,或斑疹、吐血、鼻衄,可分别与清热泻火解毒药,开窍醒神药,息风止痉药或凉血止血药配伍。

本品凉血止血,还可用于内科杂病的血热吐血,鼻衄等出血证。

【用法用量】煎服,15~30g。入汤剂宜先煎3小时以上。

【使用注意】脾胃虚寒者不宜服。

【药理研究】本品有抗炎、镇静、抗惊厥、强心、缩短出血时间、降低毛细血管通透性、兴奋肾上腺系统等作用。

四、清热解毒药

以清热解毒为主要作用,主治热毒病证的药物,称为清热解毒药。所谓"热毒",多指火热内盛,疫疬邪气,虫蛇所伤等病因及其病理变化。由热毒所致的病证称热毒证,多见于外科疮疡,温病以及其他火热炽盛者。

本类药物均有清热解毒功效,主治痈肿疔毒、痄腮、温病发斑、热毒泻痢、咽喉肿痛等热毒病证;也常用于虫蛇咬伤及癌肿等表现出火热毒盛的证候者。本类药物中有的分别兼有疏散风热,凉血,利咽,止痢等功效,可根据热毒病证,合理选择与病情相宜的药物治疗;并适当与清热泻火药及其他清热药配伍使用。

本类药物大多味苦性寒,中病即止,不宜久服,以免损伤脾胃。

金银花 Jinyinhua《新修本草》
LONICERAE JAPONICAE FLOS

金银花
（图片）

为忍冬科植物忍冬 *Lonicera japonica* Thunb. 的干燥花蕾或带初开的花。生用或制成露剂用。

【性味归经】甘,寒。归肺、心、胃经。

【功效应用】

1. 清热解毒,用于内痈、外痈、痄腮、温病营血分证以及痢疾等。本品清热解毒力强,广泛用于多种热毒病证;又可解毒消痈,为治阳性疮痈常用药。治疗痈肿,疔疮,痄腮等红肿热痛,单用内服或外用,也可配伍应用。治疗肺痈,肠痈等内痈,常与其他清热解毒药、化瘀排脓药同用。治疗温病热入营血所致神昏发斑,心烦不眠,宜与清热凉血药同用。治疗热毒痢疾,泻痢腹痛,里急后重,常与其他清热解毒、凉血止痢药配伍。

2. 疏散风热,用于温病初起卫分证及风热表证。本品辛香疏散风热,又可清热解毒。治疗温病疫疬之气初犯肺卫以及风热表证,常与疏散风热药配伍。本品可通过配伍,用于温病卫气营血各阶段。

本品尚能清解暑热,治疗暑热中暑,可用金银花露,或配伍清热解暑之品。

【用法用量】煎服,6~15g。

【使用注意】气血虚,疮痈脓清稀者不宜服。

【药理研究】本品有抗病原微生物、抗炎、解热、抗内毒素、兴奋中枢神经系统、增强免疫力、降血脂、降低胆固醇、保肝、利尿、抗早孕等作用。

连翘 Lianqiao《神农本草经》
FORSYTHIAE FRUCTUS

为木犀科植物连翘 *Forsythia suspensa*(Thunb.) Vahl. 的干燥果实。生用。

【性味归经】苦,微寒。归肺、心、小肠经。

【功效应用】

连翘
（图片）

1. 清热解毒,消肿散结,用于痈疮,瘰疬,痰核,温病营血分证等。本品长于清热毒,解疮毒而消肿散结,喻为"疮家圣药"。治疗痈肿疮毒,红肿热痛,常与金银花等清热解毒药同用。治疗瘰疬,痰核,常与消痰散结药配伍。

本品又长于清泻心火,治疗温病热入营血,扰动心神之高热、神昏谵语,常与清热凉血清心药同用。

2. 疏散风热,用于温病初起卫分证及风热表证。本品似金银花,既能清热解毒,又可疏散风热,且常相须为用。治疗温病疫疬之气初犯肺卫之证以及风热表证,常与金银花及其他疏散风热、清热解毒药配伍。

本品清心热,还可利尿,治疗热淋涩痛,可与利尿通淋药配伍。

【用法用量】煎服,6~15g。

【使用注意】气血虚,疮痈脓清稀者不宜服。

【药理研究】本品有抗病原微生物、抗炎、解热、强心、利尿、降血压、保肝、利胆、镇吐、止血等作用。

板蓝根 Banlangen《新修本草》
ISATIDIS RADIX

板蓝根
(图片)

为十字花科植物菘蓝 *Isatis indigotica* Fort. 的干燥根。生用。

【性味归经】苦,寒。归心、胃经。

【功效应用】清热解毒,凉血利咽,用于咽喉肿痛,温病发斑,痄腮,疮痈等。本品清热解毒,长于凉血利咽,尤宜于热毒咽痛。治疗咽喉红肿热痛,单用或与其他清热解毒利咽药同用。治疗温病热入营血发斑,常与清热凉血药配伍。治疗痄腮,痈疮等,多与其他清热解毒药同用。

【用法用量】煎服,9~15g。

【使用注意】脾胃虚寒者慎服。

【药理研究】本品有抑菌、抗病毒、抗炎、增强免疫、抗肿瘤等作用。

白头翁 Baitouweng《神农本草经》
PULSATILLAE RADIX

白头翁
(图片)

为毛茛科植物白头翁 *Pulsatilla chinensis*(Bge.)Regel 的干燥根。生用。

【性味归经】苦,寒。归胃、大肠经。

【功效应用】清热解毒,凉血止痢,用于热毒痢疾,疮痈等。本品既能清热解毒,又可凉血止痢。治疗热毒及湿热痢疾,便下脓血、腹胀腹痛、里急后重,常与黄连等清热燥湿、解毒止痢之品配伍。治疗热毒疮痈,单用或配伍其他解毒消痈之品,内服或局部外敷。

此外,本品还可治妇女带下量多,阴肿阴痒,常与清热燥湿止带、杀虫止痒药同用。

【用法用量】煎服,9~15g。外用适量。

【使用注意】本品刺激性强,妇女阴道给药宜慎用。

【药理研究】本品有抗病原微生物、抗炎、杀滴虫、增强免疫、保肝、抗氧化、抗肿瘤等作用。

大青叶 Daqingye《名医别录》
ISATIDIS FOLIUM

大青叶
(图片)

为十字花科植物菘蓝 *Isatis indigotica* Fort. 的干燥叶。生用。

【性味归经】苦,寒。归心、胃经。

【功效应用】

1. 清热解毒,凉血消斑,用于温病各阶段。本品植物来源同板蓝根,均能清热解毒,而大青叶长于凉血消斑,广泛用于温病卫气营血各阶段。治疗温病初期或风热表证,发热、咽痛,常与疏散风热药同用;治疗温病热毒入营血或气血同病,高热、神昏、发斑,常与清热泻火、凉血药同用。

2. 利咽消肿,用于咽喉肿痛。本品似板蓝根,能清热解毒,凉血利咽而消肿。治疗热毒内蕴所致咽喉红肿疼痛,常与板蓝根及其他清热解毒利咽之品同用。

【用法用量】煎服,9~15g。

【使用注意】脾胃虚寒者忌服。

【药理研究】本品有抗病原微生物、抗炎、解热、增强免疫、促进血小板聚集、扩血管、抗肿瘤等作用。

蒲公英 Pugongying《新修本草》
TARAXACI HERBA

蒲公英
（图片）

为菊科植物蒲公英 *Taraxacum mongolicum* Hand.-Mazz.、碱地蒲公英 *Taraxacum borealisinense* Kitam. 同属数种植物的干燥全草。生用或用鲜品。

【性味归经】苦、甘，寒。归肝、胃经。

【功效应用】

1. 清热解毒，消肿散结，用于乳痈等内外痈。本品既能清热解毒，又善通乳络而消痈散结，为治乳痈良药。治疗乳痈红肿热痛甚则溃脓，单用内服或外敷。治疗肠痈，肺痈，疮痈，痄腮，咽喉肿痛以及毒蛇咬伤等热毒证，可与其他清热解毒药配伍，内服或外用。

2. 利湿通淋，用于淋证，湿热黄疸。本品既能利湿通淋，又可清肝胆湿热。治疗湿热下注膀胱之淋证，尿频、尿急、尿痛，多与利尿通淋药同用。治疗湿热黄疸，常与清热利湿退黄药配伍。

【用法用量】煎服，10~15g。用鲜品适量捣敷或煎汤熏洗患处。

【使用注意】用量过大可致缓泻，故脾虚便溏者慎服。

【药理研究】本品有抑菌、抗内毒素、抗炎、调节免疫、利胆、保肝、保护胃黏膜、抗氧化、抗肿瘤等作用。

鱼腥草 Yuxingcao《名医别录》
HOUTTUYNIAE HERBA

鱼腥草
（图片）

为三白草科植物蕺菜 *Houttuynia cordata* Thunb. 的新鲜全草或干燥地上部分。生用或用鲜品。

【性味归经】辛，微寒。归肺经。

【功效应用】

1. 清热解毒，消痈排脓，用于肺痈，疮痈等。本品清热解毒，入肺而善清肺热，并能消痈排脓，为治肺痈要药。治疗肺痈发热、咳吐脓血，常与其他清肺热、消痈排脓之品同用；也可用于肺热咳嗽。治疗热毒疮痈，可单用鲜品外敷，也可与其他清热解毒药配伍。

2. 利尿通淋，用于湿热淋证，湿热带下。本品善清下焦湿热而利尿通淋，尤宜于湿热淋证。治疗小便淋涩热痛，湿热带下，可与清热利湿、利尿通淋药配伍。

【用法用量】煎服，15~25g，不宜久煎。鲜品用量加倍，水煎或捣汁服。外用适量，捣敷或煎汤熏洗患处。

【药理研究】本品有抗病原微生物、抗炎、解热、镇咳、平喘、抗过敏、抗氧化、增强免疫、镇痛等作用。

败酱草 Baijiangcao《神农本草经》
PATRININAE HERBA

败酱草
（图片）

为败酱科植物黄花败酱 *Patrinia scabiosaefolia* Fisch. 或白花败酱 *Patrinia villosa* Juss. 的干燥全草。生用或鲜用。

【性味归经】苦、辛，微寒。归大肠、胃、肝经。

【功效应用】

1. 清热解毒，消痈排脓，用于肠痈，肺痈，外痈。本品主入大肠经，既能清热解毒，又可消痈排脓，为治肠痈要药。治疗肠痈初起，常与凉血活血之品配伍；治疗肠痈脓已成者，常与清热解毒排脓之品同用。治疗肺痈咳吐脓血,常与鱼腥草等清肺排脓药配伍。治疗疮痈肿痛,既可单味煎汤,或用鲜品捣烂外敷;也可与解毒消痈之品配伍。

2. 祛瘀止痛,用于瘀阻腹痛。本品又有祛瘀止痛之功。治疗瘀血阻滞所致月经不调,痛经,产后腹痛,可单用本品煎服,也可与活血止痛药同用。

【用法用量】煎服,6~15g。外用适量。

【药理研究】本品有抑菌、抗病毒、保肝、利胆等作用。

马齿苋 Machixian《名医别录》
PORTULACAE HERBA

马齿苋
（图片）

为马齿苋科植物马齿苋 *Portulaca oleracea* L. 的干燥地上部分。生用或用鲜品。

【性味归经】酸,寒。归肝、大肠经。

【功效应用】

1. 清热解毒,止痢,用于热毒血痢,疮痈。本品既可清热解毒,又善凉血止血,导湿热从大肠而出。治疗热毒血痢,可单味水煎服,或用鲜品捣汁服,或与黄连、黄柏等清热燥湿药同用。治疗热毒疮痈,单用或配伍其他解毒消痈之品,内服或外敷。

2. 凉血止血,用于崩漏,便血,血淋等血热出血证。本品能凉血热而止血,适宜于血热下焦出血证。治疗血热迫血妄行所致崩漏,便血,血淋,可单用或配伍其他凉血止血药。

【用法用量】煎服,9~15g。鲜品 30~60g。外用适量,捣敷患处。

【使用注意】本品能收缩子宫,故孕妇慎服。

【药理研究】本品有抑制病原微生物、抗炎、降血脂、降血糖、增强免疫、抗氧化、抗肿瘤等作用。

重楼 Chonglou《神农本草经》
PARIDIS RHIZOMA

重楼
（图片）

为百合科植物云南重楼 *Paris polyphylla* Smith var. *yunnanensis*（Franch.）Hand.-Mazz 或七叶一枝花 *Paris polyphylla* Smith var. *chinensis*（Franch.）Hara 的干燥根茎。生用。

【性味归经】苦,微寒。有小毒。归肝经。

【功效应用】

1. 清热解毒,消肿止痛,用于痈肿疮毒,毒蛇咬伤,跌打肿痛。本品善能清热毒、解蛇毒而消肿止痛。治疗痈肿疮毒,可单用为末,亦可与黄连、赤芍、金银花等同用。治疗毒蛇咬伤,红肿疼痛,常与半边莲等其他清热解毒药配伍。治疗跌打损伤,瘀血肿痛,可与活血化瘀药配伍。

2. 息风定惊,用于小儿惊风抽搐。本品入肝经而能凉肝泻火、息风定惊。治疗小儿热极生风,手足抽搐等,单用或与息风止痉药配伍。

【用法用量】煎服,3~9g。外用适量,研末调敷。

【使用注意】体虚、无实火热毒者、孕妇及阴疽患者忌服。

【药理研究】本品有抗菌、抗病毒、抗蛇毒、镇静、镇痛、镇咳、平喘、止血、抗肿瘤等作用。

五、清虚热药

以清虚热为主要作用,主治虚热证的药物,称为清虚热药,或退虚热药。

本类药物均有清退虚热功效,主治阴虚内热证。该证常因肝肾阴虚,虚热内生,或温病后期,余热未尽而津液伤耗所致。症见午后潮热或骨蒸潮热、手足心烦热、两颧发红、盗汗、遗精、舌红少津、脉细数等。阴虚生内热,故常须与补阴药配伍,以标本兼治。温病后期,余热未清,当与清热凉血药配伍。

青蒿 Qinghao《神农本草经》
ARTEMISIAE ANNUAE HERBA

青蒿
（图片）

为菊科植物黄花蒿 *Artemisia annua* L. 的干燥地上部分。生用或用鲜品。

【性味归经】苦、辛,寒。归肝、胆经。

【功效应用】

1. 退虚热,凉血,用于阴虚内热证。本品有良好的退虚热功效,退热而不伤阴,又可凉血,适宜于多种原因所致阴虚发热。治疗温病后期,阴虚内热,低热不退,夜热早凉;内科杂病,肝肾阴虚之骨蒸潮热、盗汗,均可与清热养阴、退虚热药同用。

2. 解暑热,用于暑热证。本品退热而又能解暑热。治疗外感暑热,发热、头痛、恶心呕吐,常与金银花等清暑热药配伍。

3. 截疟,用于疟疾。本品能阻断疟疾发作、改善寒热症状而截疟。治疗各型疟疾寒热往来,单用大剂量或与其他退热、截疟药配伍。现代有新制剂用于临床。

【用法用量】煎服,6~12g,后下。或鲜品绞汁。

【使用注意】脾虚腹泻者不宜服。

【药理研究】本品有抗病原微生物、抗内毒素、解热、抗炎、镇痛、抗疟原虫、降血压、调节免疫、抗心律失常、抗肿瘤等作用。

地骨皮 Digupi《神农本草经》
LYCII CORTEX

地骨皮
（图片）

为茄科植物枸杞 *Lycium chinense* Mill. 或宁夏枸杞 *Lycium barbarum* L. 的干燥根皮。生用。

【性味归经】甘,寒。归肺、肝、肾经。

【功效应用】

1. 退虚热,生津,用于阴虚内热有汗骨蒸,疳积发热,内热消渴等。本品既能退虚热,又可生津,适宜于阴虚有汗骨蒸。治疗阴虚内热,骨蒸潮热、盗汗;或内热消渴,口渴多饮、烦躁等,常与补阴药或生津止渴药同用。治疗小儿疳积发热,多与杀虫消积、除疳热之品配伍。

2. 清泄肺热,用于肺热咳嗽。本品能清肺热以消除病因。治疗肺热所致咳嗽,常与清肺热、止咳药同用。

3. 凉血止血,用于血热出血证。本品又能凉血分热以止血。治疗血分有热,迫血妄行所致吐血、衄血,尿血,多与其他凉血止血药配伍。

【用法用量】煎服,9~15g。

【使用注意】脾虚便溏及表邪未解者不宜服。

【药理研究】本品有抗病原微生物、解热、镇痛、降血压、降血糖、降血脂、调节免疫等作用。

银柴胡 Yinchaihu《本草纲目拾遗》
STELLARIAE RADIX

银柴胡
（图片）

为石竹科植物银柴胡 *Stellaria dichotoma* L. var. *lanceolata* Bge. 的干燥根。生用。

【性味归经】甘、微寒。归肝、胃经。

【功效应用】清退虚热,除疳热,用于阴虚发热,疳积发热。本品有退虚热、除疳热之功。治疗肝肾阴虚,骨蒸潮热、盗汗,常与地骨皮、青蒿等清虚热药配伍。治疗小儿食滞或虫积所致疳积发热、腹大消瘦、毛发焦枯等,常与消食健胃药或驱虫药配伍。

【用法用量】煎服,3~10g。

【药理研究】本品有解热、降血脂、抗动脉粥样硬化等作用。

清热药知识拓展见表10-2。

表 10-2　清热药知识拓展

药名	性味归经	功效	主治	剂量与使用注意
天花粉	甘、微苦、微寒。归肺、胃经	清热生津,清肺润燥,消肿排脓	热病口渴,内热消渴,肺热燥咳,痈肿疮疡	10~15g。孕妇忌服。不宜与乌头类药材同用
竹叶	甘、辛、淡、寒。归心、肺、胃经	清热除烦,生津,利尿	热病烦渴,口舌生疮,热淋,神昏谵语	6~15g
淡竹叶	甘、淡,寒。归心、胃、小肠经	清热除烦,利尿	热病烦渴,口疮、尿赤,热淋,水肿,湿热黄疸	6~10g
决明子	甘、苦、咸,微寒。归肝、肾、大肠经	清肝明目,润肠通便	目赤肿痛,目暗不明,肠燥便秘	9~15g
青葙子	苦,微寒。归肝经	清肝泻火,明目退翳	目赤肿痛,眼生翳膜	9~15g。有扩瞳作用,青光眼患者禁用
密蒙花	甘,微寒。归肝经	清肝养肝,明目退翳	肝热目赤,眼生翳膜,肝虚目暗之视物昏花	3~9g
谷精草	辛、甘,平。归肝、肺经	疏散风热,明目退翳	风热目赤,眼生翳膜,风热头痛	5~10g
紫草	甘、咸,寒。归心、肝经	清热凉血,活血解毒,透疹消斑	血热毒盛,斑疹紫黑,麻疹不透,疮疡,湿疹,水火烫伤等	5~10g。外用适量,熬膏或用植物油浸泡涂擦
青黛	咸,寒。归肝、肺经	清热解毒,凉血消斑,清泻肝火	温病发斑,咽喉肿痛,痄腮,疮痈,出血,惊风	1~3g。宜入丸散用。外用适量
射干	苦,寒。归肺经	清热解毒,祛痰利咽	咽喉肿痛,咳喘痰多等	3~10g。孕妇及脾虚便溏者忌服
穿心莲	苦,寒。归肺、胃、大肠、小肠经	清热解毒,凉血,消肿	温病初起,感冒发热,肺热咳喘,肺痈,咽喉肿痛,痈疮疖肿,毒蛇咬伤,湿热泻痢,热淋涩痛,湿疹	6~9g。不宜多服久服
白鲜皮	苦,寒。归脾、胃、膀胱经	清热燥湿,祛风解毒,止痒	湿热疮疹,疥癣瘙痒,风湿热痹	5~10g。外用适量,煎汤洗或研粉敷
半边莲	辛,平。归心、小肠、肺经	清热解毒,利水消肿,解蛇毒	毒蛇咬伤,水肿,小便不利,黄疸尿少	9~15g,鲜品30~60g;水肿兼虚者慎用
土茯苓	甘、淡,平。归肝、胃经	解毒利湿,利关节,解汞毒	梅毒,疮痈,汞中毒,湿热淋证,带下,湿疹等	15~60g
山豆根	苦,寒。有毒。归肺、胃经	清热解毒,消肿利咽	咽喉肿痛,牙龈肿痛,痈肿疮毒,湿热黄疸,肺热咳嗽	3~6g。苦寒有毒,内服不宜过量,脾胃虚寒便溏者忌服

续表

药名	性味归经	功效	主治	剂量与使用注意
大血藤	苦,平。归大肠,肝经	清热解毒,活血止痛,祛风通络	肠痈,痈肿疮毒,跌打损伤,痛经,经闭,产后瘀阻	9~15g。孕妇慎服
白花蛇舌草	苦、甘,寒。归肺、胃、大肠、小肠经	清热解毒,消痈,利湿	痈肿疮毒,咽喉肿痛,肠痈,毒蛇咬伤,热淋涩痛,胃癌,食管癌,直肠癌	15~60g。鲜品加倍
野菊花	苦、辛,微寒。归肺、肝经	清热解毒,疏风平肝	疔疮痈肿,风热感冒,咽喉肿痛,目赤肿痛,头痛眩晕	9~15g
地锦草	辛,平。归肝、大肠经	清热解毒,凉血止血,利湿退黄	疮痈,热毒泻痢,咯血,尿血,便血,崩漏,湿热黄疸	9~20g
紫花地丁	苦、辛,寒。归心、肝经	清热解毒,凉血消肿	疔疮肿毒,痈疽,丹毒,乳痈,肠痈,目赤肿痛,毒蛇咬伤	15~30g
金荞麦	微辛、涩,凉。归肺经	清热解毒,祛痰排脓,散瘀止痛	肺痈,瘰疬,疮疖,毒蛇咬伤,肺热咳嗽,咽喉肿痛,跌打损伤,风湿痹痛,痛经	15~45g,用水或黄酒隔水密闭炖服
鸦胆子	苦,寒。有小毒。归大肠、肝经	清热解毒,燥湿杀虫,止痢截疟,腐蚀赘疣	热毒血痢,休息痢,疟疾,赘疣(外用)	0.5~2g。用龙眼肉包裹或装入胶囊吞服。有小毒,能刺激胃肠道、损害肝肾,故宜中病即止
垂盆草	甘、淡,凉。归肝、胆、小肠经	清热解毒,利湿退黄	痈肿疮毒,毒蛇咬伤,水火烫伤,湿热黄疸,小便不利	15~30g,鲜品50~100g。孕妇慎用
秦皮	苦、涩,寒。归肝、胆、大肠经	清热解毒,燥湿止带,清肝明目	湿热泻痢,湿热带下,目赤肿痛,眼生翳膜	6~12g。外用适量,煎洗患处
马勃	辛,平。归肺经	清肺利咽,止血	咽喉肿痛,咳嗽失音,血热吐衄,外伤出血	2~6g
木蝴蝶	苦、甘,凉。归肺、肝、胃经	清肺利咽,疏肝和胃	咽喉肿痛,音哑,肝胃气痛	1~3g
半枝莲	辛、苦,寒。归肺、肝、肾经	清热解毒,散瘀止血,利水消肿	痈肿疮毒,毒蛇咬伤,癌肿,跌打损伤,吐血衄血、水肿,血淋	15~30g,鲜品30~60g。孕妇慎服
白薇	苦、咸,寒。归肝、胃、肾经	清虚热,凉血清热,利尿通淋,解毒疗疮	阴虚发热,产后虚热,阴虚外感,温病营血分证,肺热咳嗽,热淋、血淋,疮痈肿毒,咽喉肿痛,毒蛇咬伤	5~10g
胡黄连	苦,寒。归肝、胃、大肠经	退虚热,除疳热,清湿热	阴虚内热,小儿疳热,湿热泻痢,黄疸,咽痛,疮肿,痔肿便血	3~10g

小结

1. 清热泻火药　均有清热泻火功效,主治温病气分证及脏腑实热证。

(1)清泻肺胃热药:石膏、知母、芦根。石膏、知母清热泻火力强,既清气分热又清肺胃实火,除配伍用于温病气分实热证外,还治肺热咳喘及胃热证。石膏泻火以除烦止渴,外用还可收湿敛疮、生肌止血,主治湿疹、湿疮、水火烫伤及外伤出血等。知母可滋阴,能养肺、胃、肾阴,治肺阴虚、胃阴虚、肾阴虚等证。芦根泻火之力不及石膏、知母,但其能生津止渴,宜于热盛津伤证;还可清胃除烦止呕,祛痰。

(2)清心除烦、利尿药:栀子。其清热作用全面,长于清热泻心火以除烦,主治温病气分证及脏腑实热,热扰心神之心烦失眠,小便不利;又可清热利湿,凉血止血,还能解毒,主治肝胆、下焦湿热病证,血热出血证以及热毒疮痛等证。

(3)清肝明目药:夏枯草。其长于清泻肝火而明目,宜于肝火所致头痛目赤等症;又兼能散结消肿,主治瘰疬、瘿瘤等。

2. 清热燥湿药　均有清热燥湿功效,主治湿热病证。

(1)清热燥湿、泻火解毒药:黄芩、黄连、黄柏。三者均可主治湿热病证,脏腑实热证,热毒疮痛证等。其中:①黄芩燥湿应用广泛,可配伍用于多种脏腑湿热证,并长于清泻肺火和清少阳胆经之热。②黄连长于清除胃、大肠湿热,为治湿热泻痢要药,又善于清心胃之火。③黄柏则长于清除下焦湿热,宜于湿热淋证、带下等,又退虚热,善治肾阴虚证。

(2)清肝胆湿热药:龙胆。其长于清利肝胆湿热,又能清泻肝胆实火。

(3)清热燥湿、杀虫止痒药:苦参。其可治多种湿热病证,尤善治下焦及皮肤湿热瘙痒。

3. 清热凉血药　均有清热凉血功效,主治血分热证或温病营血分证。

(1)清热凉血、滋阴、润肠药:生地黄、玄参。两者尤宜于温病营血分证、热盛津伤、胃阴虚证及阴虚肠燥便秘。生地黄还能止血、生津;玄参长于滋肾阴而降火,又可清热解毒散结。

(2)清热凉血、活血化瘀药:牡丹皮、赤芍。两者清热凉血,主治温病血分证;活血化瘀,常用于妇科、内科、外科等瘀血证。牡丹皮还可退虚热,治阴虚骨蒸潮热无汗者。赤芍可祛瘀止痛、清肝热。

(3)清热凉血、解毒药:玄参、水牛角。水牛角既清热凉血,又泻火解毒、定惊,适宜于温病热入营血所致神昏、发斑、出血、抽搐等。

4. 清热解毒药　均有清热解毒功效,主治热毒病证。

(1)清热解毒、疏风热药:金银花、连翘。两者常配伍使用,主治多种热毒病证,风热表证及温病卫气营血各阶段。金银花还可解暑热,用于暑热证。连翘善清心热而治疗热扰心神的烦躁,并可散结消肿。

(2)清热解毒、凉血利咽药:板蓝根、大青叶。两者主治热毒内蕴所致咽喉红肿热痛,也可配伍用于温病卫气营血各阶段。大青叶凉血消斑,善治温病发斑。

(3)清热解毒、消痈药:蒲公英、鱼腥草、败酱草。三者均能清热解毒、消痈,主治内外痈。鱼腥草兼能清肺排脓,尤善治肺痈;蒲公英善通乳,宜于乳痈;败酱草兼能祛瘀止痛,宜于肠痈。鱼腥草、蒲公英还均能通淋,主治湿热淋证;鱼腥草利尿通淋,蒲公英利湿通淋。

(4)清热解毒、止痢药:白头翁、马齿苋。两者长于解毒、止痢,宜于热毒血痢。马齿苋尚可凉血止血。

(5)清热解毒、息风定惊药:重楼能清热解毒,消肿止痛,还能息风定惊,用于小儿惊风抽搐。

5. 清虚热药　均有退虚热功效,主治阴虚内热证。

青蒿、地骨皮均退虚热、凉血。青蒿力强用广,治疗多种原因所致阴虚内热证;又可解暑热,治暑热证;还能截疟,为治疗疟疾常用药。地骨皮又可清肺热、生津。银柴胡除清虚热外,还能除疳热。

清热药　思政及中医药文化

思考题

1. 使用清热药应当注意哪些方面？
2. 清热药分哪几类？分别主治哪些病证？
3. 黄芩、黄连、黄柏均能清热燥湿与泻火，在主治病证方面分别有何特点？
4. 栀子与黄芩，牡丹皮与赤芍在功效应用方面各有哪些异同点？

第二节
目标测试

(金 华)

第三节 泻 下 药

学习要求

1. **掌握** 泻下药的概述；大黄的性味归经、功效应用、特殊用法用量及使用注意。
2. **熟悉** 芒硝的功效主治、特殊用法。
3. **了解** 番泻叶、芦荟、火麻仁、郁李仁、甘遂、芫花、牵牛子的功效、特殊用法用量及使用注意。

第三节
教学课件

概述

1. 含义 凡以泻下通便为主要作用，主治大便秘结或里实积滞证的药物，称为泻下药。

2. 功效主治 泻下药均有泻下通便功效，主治多种原因引起的便秘以及胃肠积滞，水饮停聚，实热内结等里实积滞证。根据泻下药的作用强弱及主治病证不同，分为峻下逐水药、攻下药、润下药3类。

3. 性能特点 泻下药主归大肠经，具有沉降的作用趋向。峻下逐水药均具毒性。

4. 配伍应用 ①依据病机配行气药：因便秘及里实积滞证常伴有气机阻滞而引起腹胀腹痛等症，故常需与行气药配伍，既可改善气滞症状，又有助于通便、逐水。②依据病因配伍：湿热积滞于肠道而致泻痢腹痛者，常与清热燥湿、行气止痛药配伍；热与燥屎相结而致大便秘结者，常与清热泻火药同用；食积胃肠，当与消食药同用；虫积腹痛，多配伍驱虫药排除虫体。③依据兼邪配伍：兼瘀血、痰浊者，可分别与活血化瘀、化痰药配伍。

5. 使用注意 ①因证选用：依据便秘的虚实及积滞病因，合理选药。②病证慎忌：攻下药、峻下逐水药作用峻猛，妊娠期、哺乳期、月经量过多者忌用；老人、体虚、小儿慎用。③用药安全：峻下逐水药有毒，应注意控制剂量，使用炮制品，注意用法及配伍禁忌。

一、攻下药

以泻下通便，攻下积滞为主要作用，主治便秘证或胃肠里实积滞诸证的药物，称为攻下药或泻下攻积药。

　　本类药物泻下作用较强,兼能清热泻火,主治各种便秘以及宿食积滞,湿热泻痢,虫积腹痛等多种胃肠积滞之证;还可用于温热病高热神昏、谵语发狂;脏腑火热上炎所致头痛、头晕、目赤肿痛、咽喉肿痛、牙龈肿痛以及吐血、鼻衄、咯血等血热迫血妄行的上部出血证,不论有无便秘均可应用。其多具苦寒之性,主归胃、大肠经。

　　本类药物除与行气药配伍外,还可根据不同病因予以配伍。如热结肠道或里热炽盛者,当与清热泻火药同用;湿热积滞者,应与清热燥湿药同用;饮食积滞者,常配伍消食药;血热出血者,应与清热凉血药同用。

　　本类药物泻下之力较猛,故孕妇及体弱无积滞者禁用。

大黄 Dahuang《神农本草经》
RHEI RADIX ET RHIZOMA

大黄
(图片)

　　为蓼科植物掌叶大黄 *Rheum palmatum* L.、唐古特大黄 *Rheum tanguticum* Maxim. ex Balf. 或药用大黄 *Rheum officinale* Baill. 的干燥根和根茎。生用,或酒炒、酒蒸、炒炭用。

【性味归经】苦,寒。归脾、胃、大肠、肝、心包经。

【功效应用】

　　1. 泻下攻积,用于便秘及胃肠积滞病证。本品味寒,既能通泻大肠、泻下通便,又可攻下积滞、清泻热邪,为治便秘等胃肠积滞证的要药。治疗热结肠道之大便秘结、腹胀痞满、高热烦躁等,常与芒硝相须为用。治疗寒积便秘,气虚、血虚、阴虚等所致大便秘结,可分别与温里散寒药,补气、补血、补阴药配伍。其泻下攻积,可治疗饮食积滞,湿热泻痢等胃肠积滞证,分别与消食药,清热燥湿药配伍。治疗虫积腹痛,常配驱虫药,有助于虫体排出。

　　2. 泻火解毒,用于脏腑火热上炎证,热毒疮痈及烧烫伤。本品清泻脏腑之热,又解热毒。治疗咽痛,牙龈肿痛,头痛,目赤等脏腑火热上炎之证,常与清热泻火药配伍。治疗热毒疮痈,肠痈等内外痈,常与其他清热解毒药配伍。治疗烧烫伤,可外用研末,麻油调敷。

　　3. 凉血止血,用于血热出血证。本品能凉血分热以止血,又泻脏腑实火。治疗火热迫血妄行的吐血,鼻衄,便血,尿血等,常与凉血止血药配伍。

　　4. 活血化瘀,用于内科,妇科,外科等瘀血证。本品酒制能活血化瘀,应用广泛。治疗癥瘕积聚,痛经,经闭,产后腹痛,跌打损伤等瘀血证,常与其他活血化瘀药配伍。

　　5. 清利湿热,用于湿热黄疸,淋证等。本品既能清利肝胆湿热和膀胱湿热,其泻下又导湿热从大肠而出。治疗湿热黄疸,身目发黄,常与其他清热利湿退黄药同用。治疗湿热淋证,常与清热利水渗湿药同用。

【用法用量】煎服,3~15g。泻下攻积,宜生用,不宜久煎,或开水泡服;活血化瘀,宜用酒炙大黄或酒蒸大黄;止血,宜炒用。外用适量,研末敷于患处。

【使用注意】孕妇忌用;经期、哺乳期妇女慎用。

【药理研究】本品有促进排便、解热、镇痛、降血压、降血脂、降胆固醇、利尿、止血、抗血栓形成、保肝、利胆、抑菌、抗病毒、抗炎、抗溃疡、抗急性胰腺炎、抗动脉粥样硬化、抑制胃排空等作用。其所含鞣质有收敛作用,大量服用可导致继发性便秘。

芒硝 Mangxiao《名医别录》
NATRII SULFAS

芒硝
(图片)

　　为硫酸盐类矿物芒硝族芒硝,经加工精制而成的结晶体。主含含水硫酸钠($Na_2SO_4 \cdot 10H_2O$)。生用。

【性味归经】咸、苦,寒。归胃、大肠经。

【功效应用】

　　1. 软坚泻下,用于积滞便秘证。本品味咸,能软化燥屎而泻下通便。治疗实热积滞大肠所致大便燥结,常与大黄配伍。也可配伍用于其他原因所致便秘。

2. 清热消肿,用于咽喉肿痛,口舌生疮,疮痈等。本品外用有良好的清热消肿功效,单用或与其他清热解毒药同用,治疗五官、皮肤的红肿热痛等阳性疮肿。治疗乳痈初起,红肿热痛,本品化水或用纱布包裹外敷。

本品外敷回乳,可用于哺乳期妇女断乳。

【用法用量】内服,6~12g,一般不入煎剂,待汤剂煎得后,溶入汤液中服用,或温开水冲服。外用适量。

【使用注意】孕妇慎用,不宜与硫黄、三棱同用。

【药理研究】本品有泻下、利胆、利尿、抗炎、改善微循环、保护细胞功能等作用。

番泻叶 Fanxieye《饮片新参》
SENNAE FOLIUM

番泻叶
(图片)

为豆科植物狭叶番泻 *Cassia angustifolia* Vahl 或尖叶番泻 *Cassia acutifolia* Delile 的干燥小叶。生用。

【性味归经】甘、苦,寒。归大肠经。

【功效应用】泻下通便,用于多种原因所致大便秘结。本品单用有较强的泻下通便、消积健胃功效,广泛用于各类便秘。治疗热结便秘,习惯性便秘,产后及术后大便秘结,单用小剂量开水泡服。症状重者,可与其他泻下攻积药同用。

此外,临床常用本品,作为肠道检查及腹腔手术前的肠道清洁剂。

【用法用量】2~6g,后下,或开水泡服。

【使用注意】孕妇慎用。

【药理研究】本品有促进肠蠕动、抗菌、止血、解痉、使肌肉松弛等作用。

芦荟 Luhui《药性论》
ALOE

芦荟
(图片)

为百合科植物库拉索芦荟 *Aloe barbadensis* Miller、好望角芦荟 *Aloe ferox* Miller 或其他同属近缘植物叶的汁液浓缩干燥物。生用。

【性味归经】苦,寒。归肝、胃、大肠经。

【功效应用】

1. 泻热通便,用于热结便秘。本品有泻热通便、清泻肝火双重功效。治疗便秘兼有肝火内扰之烦躁失眠,可与其他泻下通便、清泻肝火药配伍。

2. 清肝杀虫,用于肝经实火证及小儿疳积。本品既能清肝火,又能杀虫疗疳。治疗肝经火盛,症见便秘、尿赤、头晕头痛、口苦耳鸣、烦躁易怒等,可与其他清泻肝火药同用。治疗肝热惊风,痉挛抽搐,可与息风止痉药配伍。治疗小儿疳积,虫积腹痛、面色萎黄、形瘦体弱,可与杀虫消积、退虚热药配伍。

【用法用量】内服,2~5g,宜入丸散。外用适量,研末敷患处。

【使用注意】孕妇慎用。

【药理研究】本品有泻下、抗菌、抗炎、抗氧化、延缓衰老、保肝、促进伤口愈合、护肤、美白、抗辐射、抗肿瘤、增强免疫等作用。

二、润下药

以润肠、缓泻通便为主要作用,主治肠燥便秘的药物,称为润下药。

本类药物味甘、性平,均有润肠通便功效,主治肠燥便秘证。该证常因年老津少、热盛津伤、产后血虚等导致肠道津枯,失于润滑,而见大便干结、排便困难等,故常需与滋阴、补血药配伍。

此外,还有部分兼能润肠通便的药物分别见于其他节内,学习时应前后互参。

火麻仁 Huomaren《神农本草经》

CANNABIS FRUCTUS

火麻仁
(图片)

为桑科植物大麻 *Cannabis sativa* L. 的干燥成熟种子。打碎生用。

【性味归经】甘,平。归脾、胃、大肠经。

【功效应用】润肠通便,用于肠燥便秘证。本品富含油脂,能润滑肠道,缓泻以通便,适宜于津枯肠燥便秘。治疗老人、小儿、体虚,属津枯血少的肠燥便秘,可分别与养阴、补血润肠药配伍。

【用法用量】煎服,10~15g。

【药理研究】本品有促进排便、降血压、降血脂、镇痛、抗炎、抗溃疡、抗动脉粥样硬化、抗氧化、延缓衰老、增强免疫等作用。

郁李仁 Yuliren《神农本草经》

PRUNI SEMEN

郁李仁
(图片)

为蔷薇科植物欧李 *Prunus humilis* Bge.、郁李 *Prunus japonica* Thunb. 或长柄扁桃 *Prunus pedunculata* Maxim. 的干燥成熟种子。打碎生用。

【性味归经】辛、苦、甘,平。归脾、大肠、小肠经。

【功效应用】

1. 润肠通便,用于肠燥便秘证。本品似火麻仁,有润滑肠道、缓泻通便之功。治疗津枯肠燥便秘,常与火麻仁等润肠通便药同用。

2. 利水消肿,用于水肿。本品可利水,但作用不强。治疗水肿、小便不利,常与其他利水消肿药配伍。

【用法用量】煎服,6~10g。

【使用注意】孕妇慎用。

【药理研究】本品有促进肠蠕动、缩短排便时间、降血压、抗炎、镇痛、祛痰、镇咳平喘、抗惊厥、扩张血管等作用。

三、峻下逐水药

泻下作用峻猛,以泻水逐饮为主要作用,主治水饮内停实证的药物,称为峻下逐水药,或简称峻下药。

本类药物有泻水逐饮作用,服用后能引起剧烈水样腹泻,排除停留于体内的水饮邪气,主治水肿、小便不利、胸腔积液、腹水等胀满实证。部分峻下药还兼有利尿功效,更有利于水饮消除。部分药物少量轻用,可引起缓泻,又可治疗便秘。其大多味苦,均有毒,有沉降之性。

本类药物作用峻猛,用药后需适当增服养胃扶正之品。峻下药均有毒,需炮制后应用;注意控制剂量、使用方法;体虚者以及孕妇忌用;并注意十八反、十九畏配伍禁忌内容。

甘遂 Gansui《神农本草经》

KANSUI RADIX

甘遂
(图片)

为大戟科植物甘遂 *Euphorbia kansui* T. N. Liou ex T. P. Wang 的干燥块根。醋炙用或生用。

【性味归经】苦,寒。有毒。归肺、肾、大肠经。

【功效应用】

1. 泻水逐饮,用于水肿、胸腔积液、腹水等胀满实证。本品能泻水逐饮以退肿。治疗水肿胀满实证,可单用或与其他峻下逐水药同用。

2. 消肿散结,用于疮痈肿痛。本品苦寒又能清解热毒,以消肿散结。治疗疮痈红肿热痛,单味生用研末外敷,或与其他清热解毒药配伍。

【用法用量】炮制后多入丸散用,0.5~1.5g。外用适量,生用。

【使用注意】孕妇禁用,不宜与甘草同用。

【药理研究】本品能引起剧烈腹泻,并有利尿、镇痛、抗病毒、抗早孕、抑制免疫、抗肿瘤、抗氧化等作用。

芫花 Yuanhua《神农本草经》
GENKWA FLOS

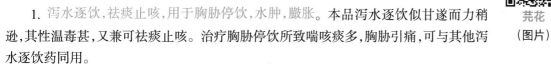

为瑞香科植物芫花 *Daphne genkwa* Sieb. et Zucc. 的干燥花蕾。生用或醋制用。

芫花
(图片)

【性味归经】苦、辛,温。有毒。归肺、脾、肾经。

【功效应用】

1. 泻水逐饮,祛痰止咳,用于胸胁停饮,水肿,臌胀。本品泻水逐饮似甘遂而力稍逊,其性温毒甚,又兼可祛痰止咳。治疗胸胁停饮所致喘咳痰多,胸胁引痛,可与其他泻水逐饮药同用。

2. 杀虫疗疮,用于头疮,顽癣及痈肿。本品外用能杀虫疗疮。治疗头疮,顽癣,痈肿等,可单用为末,或与雄黄研末同用,用猪脂调膏外敷。

【用法用量】煎服,1.5~3g;醋芫花研末吞服,一次 0.6~0.9g,一日 1 次。外用适量。

【使用注意】虚弱者及孕妇忌用。不宜与甘草同用。

【药理研究】本品能刺激肠黏膜引起剧烈的腹泻;并有利尿、抗菌、镇咳、镇静、祛痰、抗惊厥、收缩子宫等作用。

牵牛子 Qianniuzi《名医别录》
PHARBITIDIS SEMEN

为旋花科植物裂叶牵牛 *Pharbitis nil*(L.)Choisy 或圆叶牵牛 *Pharbitis purpurea*(L.) Voigt 的干燥成熟种子。生用或炒用。

牵牛子
(图片)

【性味归经】苦,寒。有毒。归肺、肾、大肠经。

【功效应用】

1. 逐水退肿,用于水肿,腹水,胸腔积液咳喘等胀满实证。本品泻下逐水之力较强,并能通利小便,使水饮从二便排出。治疗水肿、腹水等胀满实证,可单用,也可配伍其他峻下药。治疗咳喘胸闷气急、胁肋胀满,常与化痰止咳平喘药同用。

2. 泻下,去积,用于便秘及其他胃肠积滞证。本品小剂量可泻下通便而消除积滞。治疗热结肠道所致大便秘结,常与泻下攻积药同用。治疗饮食积滞证,可与消食药配伍。

3. 杀虫,用于蛔虫病。本品有杀虫驱蛔功效,其力虽不强,兼可缓泻,有助虫体排出。治疗蛔虫病,常与其他驱虫药配伍。

【用法用量】煎服,3~6g;打碎。多入丸散,每次 1.5~3g。炒用可减缓其峻猛之性和毒性。

【使用注意】孕妇禁用。不宜与巴豆、巴豆霜同用。

【药理研究】本品有较强的泻下作用,并有利尿、抑菌、驱杀蛔虫和绦虫、兴奋子宫等作用。

泻下药知识拓展见表 10-3。

表 10-3　泻下药知识拓展

药名	性味归经	功效	主治	剂量与使用注意
京大戟	苦、辛,寒。有毒。归大肠、肺、肾经	泻水逐饮,消肿散结	水肿、胸腔积液、腹水等,疮痈肿痛,瘰疬痰核	1.5~3g;入丸散,每次1g;内服醋制用。孕妇禁服;不宜与甘草同用
红大戟	苦,寒,有小毒。归大肠、肺、肾经	泻水逐饮,消肿散结	水肿、胸腔积液、腹水等,疮痈肿痛,瘰疬痰核	1.5~3g;入丸散,每次1g;内服醋制;外用适量,生用
千金子	辛,温;有毒。归肝、肾、大肠经	泻下逐水,破血消癥;外用疗癣蚀疣	水肿、臌胀;癥瘕,经闭;顽癣、赘疣、恶疮肿毒及毒蛇咬伤	1~2g,去壳,去油用,多入丸散服。外用适量。孕妇禁用
巴豆霜	辛,热。有大毒。归胃、大肠经	峻下冷积,逐水退肿,祛痰利咽,外用蚀疮	寒积便秘,小儿痰食积滞,大腹水肿,喉痹痰阻,痈肿恶疮,疥癣	入丸散,0.1~0.3g。孕妇禁用;不宜与牵牛子同用

小结

1. 攻下药　均有较强的泻下通便作用,主治大便秘结,胃肠积滞等里实证。

大黄、芒硝均有泻下通便的功效,主治热结肠道的大便秘结,常相须为用。其中:①大黄泻下攻积之力强,除广泛用于各型大便秘结外,还可治食积、湿热积滞、虫积等胃肠积滞证;其能清热泻火、凉血止血,主治脏腑火热上炎证及出血证;其活血化瘀,又用于妇科、内科及外科等血瘀诸证;尚能清热利湿,主治湿热黄疸,湿热淋证。②芒硝长于软坚泻下,主治大便燥结;又可清热消肿,用于五官、皮肤红肿热痛;外用可回乳。

番泻叶、芦荟均性寒而善泻热通便,主治热结便秘。然番泻叶泻下通便单用效速,用于各种原因所致便秘。芦荟善清泻肝火,杀虫疗疳,还可主治肝火眩晕、惊痫抽搐以及小儿疳积。

2. 润下药　均有润肠通便的作用,主治肠燥便秘证。

火麻仁、郁李仁均富含油脂,泻下作用缓和,宜于老人、体虚及产妇津血不足致肠燥便秘。郁李仁还能利水消肿。

3. 峻下逐水药　均为峻猛有毒之品,有泻水逐饮功效,主治水饮内停实证。

甘遂、芫花、牵牛子均能引起剧烈水样腹泻,以排除停留于体内的水饮而有泻水逐水退肿功效。甘遂性寒,泻水逐饮药力强,善治水肿胀满实证;还能消肿散结,治疮痈肿痛,瘰疬痰核。芫花性温毒烈,还能祛痰止咳,治寒痰咳喘,外用则可杀虫疗疮,治头疮、顽癣。牵牛子减量可泻下,消积;量大可逐水退肿,并能杀虫驱蛔。

泻下药　思政及中医药文化

思考题

1. 使用泻下药应注意哪些方面?
2. 为什么泻下药常需配伍行气药?
3. 大黄与芒硝、火麻仁与郁李仁、甘遂与牵牛子在功效应用方面有何异同?
4. 如何保证峻下逐水药的用药安全?

第三节
目标测试

(王景霞)

第四节　祛风湿药

学习要求

1. **掌握**　祛风湿药的概述;独活、防己、桑寄生、五加皮的性味归经、功效应用、特殊用法用量及使用注意。
2. **熟悉**　威灵仙、秦艽的功效主治、特殊用法用量及使用注意。
3. **了解**　木瓜、豨莶草的功效、特殊用法用量及使用注意。

概述

1. **含义**　凡以祛风湿为主要功效,主治风湿痹证的药物,称为祛风湿药。

2. **功效主治**　祛风湿药均有祛风湿功效,以祛除留滞于经络、肌肉、骨节的风湿邪气,主治风湿痹证,症见肢体肌肉或关节疼痛、酸楚、重着、麻木、关节屈伸不利、肿大甚至变形等。因邪气偏盛不同,其症状特点各异。如风邪偏盛者,以肢体关节游走性疼痛为主症;寒邪偏盛者,以关节疼痛、遇寒加重为特点;湿邪偏盛者,以关节肌肉重着、酸痛为主症;风湿热邪侵袭为主或风湿痹证日久化热者,则以关节红肿热痛为主症;风湿痹证日久,肝肾不足者,常表现为腰膝酸软疼痛、下肢痿弱无力等。

根据各药的药性特点、主治病证及兼有功效,祛风湿药可分为祛风湿散寒药、祛风湿清热药、祛风湿强筋骨药 3 类。

3. **性能特点**　祛风湿药能祛散风、寒、湿等邪气,故药味多辛而性温;兼有清热功效的药物性偏寒。祛风湿药主归肝、肾经,具有升浮的作用趋向。

4. **配伍应用**　①依据病因配伍:若风邪偏盛之行痹,常配祛风药;湿邪偏胜之着痹,宜配化湿、利湿、燥湿药;寒邪偏盛之痛痹,多配温经散寒药;热邪偏盛之热痹,宜配清热药。②依据病机配伍:若痹证日久,病邪入络,经脉瘀滞之关节拘挛、肿大变形,须与活血通络药同用;久病体虚,肝肾不足,气血不足者,应选用强筋骨的祛风湿药,配伍补肝肾、益气血的药物。

5. **使用注意**　①药性:温燥的祛风湿药易伤耗阴血,故阴血亏虚者当慎用。②用法:风湿痹证日久不愈,处于慢性阶段,常用丸剂、散剂及酒剂;现代常用片剂、胶囊剂及外用膏剂等,以便于使用。

一、祛风湿散寒药

以祛风湿、散寒为主要作用,主治风湿痹偏寒证(风寒湿痹)的药物,称为祛风湿散寒药。

本类药物味辛性温,有祛风湿散寒功效,适宜于风湿痹证疼痛,遇寒加重或兼寒象者。也可配伍清热药,用于风湿痹偏热者。

本类药物性温而燥,主入肝、肾经,部分药物有毒,故阴虚血亏患者慎用。

独活 Duhuo《神农本草经》
ANGELICAE PUBESCENTIS RADIX

为伞形科植物重齿毛当归 *Angelica pubescens* Maxim. f. biserrata Shan et Yuan 的干燥根。生用。

【性味归经】辛、苦,微温。归肾、膀胱经。

【功效应用】

1. 祛风湿,止痛,用于风湿痹证。本品既能祛风湿、散寒,又能止痛,适宜于多种风湿痹痛,尤善治腰以下痹痛者。治疗风寒湿邪侵袭肌肉筋骨所致肢体关节疼痛,遇寒加重,多与其他祛风湿散寒、止痛药配伍。治疗腰膝酸痛,下肢痿软无力等肝肾不足者,常与补肝肾、强筋骨药同用。治疗风湿热痹,可配清热药。

2. 发散风寒解表,用于风寒表证。本品辛温发散风寒以解除表证,并能止痛。治疗风寒表证,头身疼痛,常与羌活等发散风寒药同用。

此外,本品止痛,还可用于头痛,牙痛,外伤疼痛等。

【用法用量】煎服,3~10g。

【药理研究】本品有镇静、镇痛、抗炎、解痉、抑菌、抗心律失常、抗血栓形成、降血压、兴奋呼吸、抗肿瘤、抗氧化、延缓衰老等作用。

威灵仙 Weilingxian《新修本草》
CLEMATIDIS RADIX ET RHIZOMA

威灵仙
(图片)

为毛茛科植物中华威灵仙 *Clematis chinensis* Osbeck、棉团铁线莲 *Clematis hexapetala* Pall. 或东北铁线莲 *Clematis manshurica* Rupr. 的干燥根及根茎。生用。

【性味归经】辛、咸,温。归膀胱经。

【功效应用】

1. 祛风湿,通经络,用于风湿痹证。本品单用既能祛风湿,又可通经络、止痛。治疗风寒湿痹,关节疼痛、拘挛麻木等,可与其他祛风湿通经络药同用。治疗中风后遗症,半身不遂、肢体麻木等,可与补气血、活血通络之品配伍。还可配伍用于风湿热痹。

2. 止痛,用于头痛,牙痛等。本品有一定止痛作用。治疗头痛,牙痛,外伤疼痛等,需辨证用药,并与其他祛邪止痛药配伍。

3. 消骨鲠,用于骨鲠咽喉。本品味咸,能软化而消骨鲠。治疗鱼刺等鲠喉,可单用或与砂糖、醋煎后慢慢咽下。

此外,还能消痰水,可配伍用于痰饮积聚。

【用法用量】煎服,6~10g。

【药理研究】本品有镇痛、降血糖、降血压、利胆、抑菌、抗炎、抗肿瘤、抗氧化、抗疟、免疫抑制、松弛咽及食管平滑肌等作用。

木瓜 Mugua《名医别录》
CHAENMELIS FRUCTUS

木瓜
(图片)

为蔷薇科植物贴梗海棠 *Chaenomeles speciosa* (Sweet) Nakai 的干燥近成熟果实。生用。

【性味归经】酸,温。归肝、脾经。

【功效应用】

1. 祛风湿,用于风湿痹证。本品祛风湿作用缓和,但长于舒缓筋脉,适宜于风湿痹证,筋脉拘挛,关节屈伸不利者。治疗风湿痹证偏寒者,可与独活、威灵仙、羌活等祛风湿散寒药同用;治疗风湿热痹,常与祛风湿清热药配伍。

2. 化湿和胃,舒筋活络,用于吐泻转筋。本品化湿浊以调和脾胃而舒筋活络。治疗湿浊中阻,脾胃升降失司所致吐泻不止,小腿转筋,挛急疼痛,常与芳香化湿药同用。

本品又可生津开胃。治疗饮食积滞,消化不良,单用或与消食药同用。

【用法用量】煎服,6~9g。

【使用注意】胃酸过多者不宜大量使用。

【药理研究】本品有抗炎、保肝、抑菌、抗肿瘤、降血脂、软化血管、降血糖等作用。

二、祛风湿清热药

以祛风湿清热为主要作用,主治风湿痹证偏热证(风湿热痹)的药物,称为祛风湿清热药。

本类药物味多辛、苦,性偏寒,适宜于风湿痹证,关节红肿热痛等偏热者。也可适当配伍,用于其他类型的风湿痹证。

防己 Fangji《神农本草经》
STEPHANIAE TETRANDRAE RADIX

防己
（图片）

为防己科植物粉防己 *Stephania tetrandra* S. Moore 的干燥根。生用。

【性味归经】苦,寒。归膀胱、肺经。

【功效应用】

1. 祛风湿,止痛,用于风湿痹证。本品祛风湿、止痛力强,其味苦性寒,尤宜于风湿热痹。治疗风湿热痹,关节红肿热痛,常与其他祛风湿、清热药配伍。若治风湿痹证偏寒者,可与祛风湿散寒药同用。

本品止痛,亦可配伍用于头痛,牙痛及外伤疼痛。

2. 利水消肿,用于水肿。本品有利水消肿之功。治疗水肿、小便不利等,常与其他利水消肿药配伍。

【用法用量】煎服,5~10g。

【药理研究】本品有抗炎、解热、镇痛、抗菌、抗原虫、利尿、利胆、降血压、降血糖、抗过敏、抗肿瘤、抗心律失常等作用。

秦艽 Qinjiao《神农本草经》
GENTIANAE MACROPHYLLAE RADIX

秦艽
（图片）

为龙胆科植物秦艽 *Gentiana macrophylla* Pall.、麻花秦艽 *Gentiana straminea* Maxim.、粗茎秦艽 *Gentiana crassicaulis* Duthie ex Burk. 或小秦艽 *Gentiana dahurica* Fisch. 的干燥根。生用。

【性味归经】辛、苦,平。归胃、肝、胆经。

【功效应用】

1. 祛风湿,舒筋络,用于风湿痹证,中风不遂。本品既能祛风湿,又可舒筋络,味苦微寒,兼可退热,尤宜于湿热痹证或热痹。治疗热痹或湿热痹证,关节红肿热痛,常与防己等祛风湿药同用。治疗中风致肢体麻木、口眼㖞斜、手足不遂,常与祛风湿、活血通络药配伍。

2. 利湿退黄,用于湿热黄疸,湿疹等。本品入肝、胆经,能清热利湿退黄。治疗湿热黄疸,常与其他利湿退黄药同用。治疗湿疹,湿疮等,可与黄连等清热燥湿药同用。

3. 退虚热,用于阴虚内热证。本品有退虚热之功。治疗阴虚内热,骨蒸潮热,常与清虚热、补阴药配伍。

【用法用量】煎服,3~10g。

【药理研究】本品有抗炎、抗菌、镇痛、镇静、降血压、升高血糖、利尿、保肝、抗氧化、降低毛细血管通透性、促进胃液分泌、抑制疟原虫、抗过敏性休克、抗组胺等作用。

豨莶草 Xixiancao《新修本草》
SIEGESBECKIAE HERBA

豨莶草
（图片）

为菊科植物豨莶 *Siegesbeckia orientalis* L.、腺梗豨莶 *Siegesbeckia pubescens* Makino 或毛梗豨莶 *Siegesbeckia glabrescens* Makino 的干燥地上部分。生用或黄酒蒸制用。

【性味归经】辛、苦,寒。归肝、肾经。

【功效应用】

1. 祛风湿,通经络,用于风湿痹证,中风不遂。本品能祛风湿、通经络而利关节,亦宜于风湿热痹。治疗风湿热痹,关节红肿热痛,屈伸不利,常与其他祛风湿清热、通经络药配伍。治疗风湿痹痛,筋骨无力,腰膝酸软、四肢麻痹,或中风半身不遂,可与祛风湿、通经络药配伍。

2. 清热解毒,用于疮痈肿毒,湿疹瘙痒。本品又能清热解毒。治疗疮痈肿毒,红肿热痛,可与清热解毒药同用。治疗湿疮瘙痒,可与清热燥湿药配伍。

此外,本品还能降血压,治疗高血压兼肢体麻木,可辨证配伍应用。

【用法用量】煎服,9~12g。外用适量。治疗风湿痹痛、半身不遂宜制用,治疗风疹、疮痈宜生用。

【药理研究】本品有抑菌、抗炎、镇痛、免疫调节、抗血栓等作用。

三、祛风湿强筋骨药

以祛风湿、强筋骨为主要作用,主治风湿痹证日久不愈而兼筋骨不健等证的药物,称为祛风湿强筋骨药。

本类药物大多数兼有补肝肾功效,适宜于风湿日久,关节疼痛,腰膝酸痛,或兼下肢痿弱无力者。也可与补阳药中具有补肝肾、强筋骨作用的药物同用,治疗老年肝肾不足,筋骨不健,腰酸膝软,或小儿行迟等发育不良、筋骨痿弱无力。

桑寄生 Sangjisheng《神农本草经》
TAXILLI HERBA

桑寄生
（图片）

为桑寄生科植物桑寄生 *Taxillus chinensis*（DC.）Danser 的干燥带叶茎枝。生用。

【性味归经】甘、苦,平。归肝、肾经。

【功效应用】

1. 祛风湿,用于风湿久痹。本品性平不偏,既祛风湿,又可补肝肾、强筋骨,尤宜于风湿久痹。治疗风湿久痹,损及肝肾,症见筋骨疼痛,腰膝酸软或下肢痿软无力,常与其他祛风湿、补肝肾、强筋骨以及活血化瘀药同用。

2. 补肝肾,强筋骨,安胎,用于肝肾不足之筋骨不健,崩漏,胎动不安等。本品能补肝肾而强筋骨,固冲任,安胎。治疗筋骨痿软无力,崩漏,胎动不安,可与补阳药中能补肝肾、强筋骨、固冲安胎药同用。

【用法用量】煎服,9~15g。

【药理研究】本品有抗炎、抗病原微生物、降血压、扩张冠状动脉、增强冠状动脉血流量、抑制乙型肝炎病毒表面抗原、抗心律失常、利尿、抗氧化、抗过敏、抗血栓、抗肿瘤等作用。

五加皮 Wujiapi《神农本草经》
ACANTHOPANACIS CORTEX

五加皮
（图片）

为五加科植物细柱五加 *Acanthopanax gracilistylus* W. W. Smith 的干燥根皮。生用。

【性味归经】辛、苦,温。归肝、肾经。

【功效应用】

1. 祛风湿,用于风湿久痹。本品既可祛风湿,又可强筋骨,功似桑寄生。因其性温,适宜于风湿久痹偏寒者。治疗风寒湿痹日久,或肝肾不足所致腰膝酸软、筋骨无力,单用浸酒服用,或与桑寄生等祛风湿强筋骨药同用。

2. 补肝肾,强筋骨,用于肝肾不足,筋骨痿弱。本品补肝肾、强筋骨亦似桑寄生。治疗肾虚成人腰膝酸软及肝肾精血亏虚,小儿发育迟缓、筋骨痿软、行迟等,多与补肾填精之品同用。

3. 利水消肿,用于水肿。本品兼可利水消肿。治疗脾虚或肾阳虚水肿,常与补脾利水或补肾阳药同用。

【用法用量】煎服,5~10g。

【药理研究】本品有增强学习记忆、抗疲劳、抗应激、抗排异、抗溃疡、增强免疫、调节物质代谢、抑菌、抗炎、抗诱变、镇痛、保肝、抗肿瘤、降血脂、降血糖、解毒、促进性腺发育等作用。

祛风湿药知识拓展见表10-4。

表 10-4　祛风湿药知识拓展

药名	性味归经	功效	主治	剂量与使用注意
徐长卿	辛,温。归肝、胃经	祛风止痛,活血通络,止痒,解蛇毒	风湿痹痛,脘腹疼痛,牙痛,术后痛,癌肿痛,跌打肿痛,风疹,湿疹,顽癣,毒蛇咬伤	3~12g,后下
蕲蛇	甘、咸,温。有毒。归肝经	祛风通络,定惊止痉	风湿痹痛,筋脉拘挛,中风半身不遂、口眼㖞斜、肢体麻木,破伤风,急慢惊风,麻风,顽癣,皮肤瘙痒	3~9g;研末服,一次1~1.5g,一日2~3次
乌梢蛇	甘,平,归肝经	祛风通络,定惊止痉	风湿痹痛,筋脉拘挛,中风半身不遂、口眼㖞斜、肢体麻木,破伤风,急慢惊风,麻风,顽癣,皮肤瘙痒	6~12g
川乌	辛、苦,热。大毒。归心、肝、肾、脾经	祛风除湿,散寒止痛	寒痹疼痛,寒邪凝滞所致各种疼痛,局部麻醉(外用)	内服用制川乌,1.5~3g;先煎、久煎,孕妇慎用。不宜与半夏、瓜蒌、瓜蒌子、瓜蒌皮、天花粉、川贝母、浙贝母、平贝母、伊贝母、湖北贝母、白蔹、白及同用
香加皮	辛、苦,温。有毒。归肝、肾、心经	祛风湿,强筋骨,利水消肿	风寒湿痹,腰膝酸软,水肿(尤宜心衰性水肿)	3~6g。不宜过量或长期服用
千年健	辛、苦,温。归肝、肾经	祛风湿,强筋骨	风寒湿痹,腰膝冷痛,下肢拘挛麻木	5~10g
伸筋草	辛、微苦,温。归肝、脾、肾经	祛风湿,通经络	风湿痹痛,关节酸痛,屈伸不利,跌打损伤	3~12g
海风藤	辛、苦,微温。归肝经	祛风湿,通经络	风湿痹痛,筋脉拘挛,跌打损伤,瘀血肿痛	6~12g
青风藤	辛、苦,平。归肝、脾经	祛风湿,通经络,利小便	风湿痹痛,拘挛麻木,脚气浮肿,水肿,经闭,乳房胀痛,乳汁不下,风疹瘙痒	6~12g

药名	性味归经	功效	主治	剂量与使用注意
穿山龙	甘、苦,温。归肝、肾、肺经	祛风除湿,活血通络,化痰止咳	风湿痹痛,跌打损伤,咳嗽痰多,经闭,疮肿	9~15g,可制酒剂用。加工过程中注意防护,以免过敏,经期慎用
路路通	苦,平。归肝、肾经	祛湿通络,利水,通经下乳,止痒	风湿痹痛,筋脉拘挛,跌打损伤	5~10g;孕妇及月经过多者慎服
鹿衔草	甘、苦,温。归肝、肾经	祛风湿,强筋骨,调经止血,补肺止咳	风湿痹痛,腰膝酸软,崩漏,带下,肺虚久咳,肺痨咯血,外伤出血	9~15g
丝瓜络	甘,平。归肺、胃、肝经	祛风通络,化痰解毒	风湿痹痛,拘挛麻木,咳嗽胸痛,胸痹疼痛,肝郁胁痛,乳痈疮肿	5~12g
桑枝	微苦,平,归肝经	祛湿通络,利水	风湿痹证,水肿,脚气浮肿	9~15g
雷公藤	辛、苦,寒。有大毒。归心、肝经	祛风除湿,活血通络,消肿止痛,杀虫解毒	风湿顽痹,拘挛疼痛,疮痈肿毒,湿疹,麻风,疥癣等	10~25g(带根皮减量),文火煎1~2小时;制粉或胶囊,每次0.5~1.5g。毒剧,孕妇忌服,心、肝、肾器质性病变或白细胞减少症者慎服;外敷不可超过半小时;带皮者毒剧,用时宜去皮
络石藤	苦,微寒。归心、肝、肾经	祛风通络,凉血消肿	风湿痹痛,筋脉拘挛,喉痹,痈肿	6~12g
臭梧桐	辛、苦,凉。归肝经。	祛风湿,通经络,降血压	风湿痹证,风疹,湿疮,肝阳偏亢头痛眩晕	5~15g。降血压不宜久煎

小结

1. **祛风湿散寒药**　均有祛风湿、散寒作用,主治风湿痹偏寒证(风寒湿痹)。

独活、威灵仙为祛风湿散寒的代表药,两者兼能止痛,还主治头痛、牙痛及外伤性疼痛。独活尤其适用于下半身风湿痹证,还可发散风寒,治疗风寒表证头身疼痛等。威灵仙又能通经络,治中风后遗症,半身不遂,肢体麻木等;还可消骨鲠,消痰水。

木瓜长于化湿浊,舒缓筋脉,主治风湿痹痛、筋脉拘挛、关节屈伸不利者及吐泻转筋;还可开胃生津。

2. **祛风湿清热药**　均有祛风湿清热、止痛的作用,主治风湿痹偏热证(风湿热痹)。

防己、秦艽为祛风湿清热的代表药。防己兼能利水消肿,主治水肿。秦艽还可通经络,用于中风偏瘫,肢体麻木等;清利湿热,用于湿热黄疸、湿疹;退虚热,用于阴虚内热证。

豨莶草性寒,能祛风湿、通经络,宜于风湿热痹或中风半身不遂;又能清热解毒,主治疮痈肿毒;还可降血压,主治高血压兼肢体麻木者。

3. **祛风湿强筋骨药**　均有祛风湿、强筋骨作用,主治风湿痹证日久不愈而兼筋骨不健等证。

10-4-2

祛风湿药思政及中医药文化

桑寄生、五加皮祛风湿、补肝肾、强筋骨,尤宜于风湿痹证日久不愈,筋骨痿弱无力及肝肾不足,下肢痿软等。桑寄生还能安胎,用于肝肾不足,胎动不安和崩漏等。五加皮还可利水消肿,用于肾阳虚水肿。

思考题

1. 祛风湿药有何性能特点?其使用注意有哪些?
2. 哪些药长于治疗风湿痹证所致的疼痛?
3. 桑寄生与五加皮、防己与秦艽、独活与羌活在功效应用方面有何异同?

第四节
目标测试

(王景霞)

第五节 化 湿 药

学习要求

第五节
教学课件

1. **掌握** 化湿药的概述;苍术、广藿香的性味归经、功效应用、特殊用法用量。
2. **熟悉** 豆蔻、砂仁的功效主治、特殊用法用量及使用注意。
3. **了解** 草果的功效、特殊用法用量及使用注意。

概述

1. **含义** 凡以化湿运脾为主要功效,主治湿浊中阻证的药物,称为化湿药。本类药物多具有芳香气味,又称为芳香化湿药。

2. **功效主治** 化湿药均能芳香化湿以运脾,主治湿浊中阻之证(又称湿阻中焦、湿困脾胃、湿浊困脾等)。其多因湿邪太盛,阻滞中焦致脾胃升降失司,运化失常,症见脘腹胀满、体倦、呕恶、口甘多涎、食少便溏、舌苔白腻等。此外,也可用于暑湿,湿温等。

3. **性能特点** 该类药物气味芳香能消散湿浊,故均有辛味;部分能燥湿,味苦。均能化湿运脾,主治湿阻中焦证,故主归脾、胃经。湿为阴邪,故性多偏温。

4. **配伍应用** ①依据病机配行气药:湿为阴邪,其性黏腻,易阻遏气机,故常与行气药配伍。②依据病因配伍:寒湿中阻者,配温里药;湿热中阻者,配清热燥湿药;脾虚湿阻者,常配补气健脾药。此外,也可与利水渗湿药配伍,以提高治湿之效。

5. **使用注意** ①病证:本类药物多为辛香温燥之品,易于耗气伤阴,故气阴亏虚及血虚津伤者慎用。②用法:气味芳香,大多含挥发油,宜入丸散剂,若入汤剂宜后下,不宜久煎,以免降低疗效。

苍术 Cangzhu《神农本草经》
ATRACTYLODIS RHIZOMA

苍术
（图片）

为菊科植物茅苍术 *Atractylodes lancea*（Thunb.）DC. 或北苍术 *Atractylodes chinensis*（DC.）Koidz. 的干燥根茎。生用或炒用。

【性味归经】辛、苦，温。归脾、胃、肝经。

【功效应用】

1. 燥湿健脾，用于湿浊中阻证。本品芳化湿浊，味苦燥脾湿而健运脾胃，为燥湿健脾要药。治疗湿浊中阻，脾失健运致脘腹胀满、食欲缺乏、呕恶泄泻、舌苔白腻，常与厚朴等同用。

2. 祛风湿，用于风湿痹证。本品能祛风散寒除湿。治疗风湿痹证，湿邪偏胜者，常与其他祛风除湿药配伍。

3. 发汗解表，用于风寒表证。本品发汗而散风寒解表，又可祛风湿。治疗风寒表证夹湿之恶寒发热、头身重痛、无汗等，常与发散风寒、胜湿止痛药同用。

本品还可明目，用于夜盲症。其所含的维生素 A 样物质可改善夜盲及角膜软化症。

【用法用量】煎服，3~9g。

【药理研究】本品有健胃、镇静、降血糖、排钾、排钠、抑菌、保肝、抗缺氧、抗炎、抗心律失常、调节中枢神经系统等作用。

广藿香 Guanghuoxiang《名医别录》
POGOSTEMONIS HERBA

广藿香
（图片）

为唇形科植物广藿香 *Pogostemon cablin*（Blanco）Benth. 的干燥地上部分。生用或鲜用。

【性味归经】辛，微温。归脾、胃、肺经。

【功效应用】

1. 化湿，用于湿浊中阻证。本品芳香化湿，为芳化湿浊要药。治疗湿浊中阻，脾失健运所致脘腹胀满、食欲缺乏、呕恶、泄泻、身体困倦，常与其他化湿药同用。

2. 解暑，用于夏季外感风寒。本品芳香辛散，又可解暑。治疗暑季外感风寒，内伤湿浊，症见恶寒发热、头痛身疼、腹胀脘闷、呕恶腹泻、苔腻，可与其他解表药同用。

3. 止呕，用于呕吐。本品既能化湿，又可止呕，尤宜于湿浊中阻所致呕吐。治疗湿浊、胃寒、胃热、脾虚等多种原因引起的呕吐，可分别与化湿止呕药，温胃止呕药，清胃止呕药及补脾、止呕之品配伍。

【用法用量】煎服，3~10g。

【药理研究】本品有促进胃液分泌、解痉、保护肠屏障功能、抗菌、抗炎、镇痛、解热、镇吐、发汗、止泻、扩血管等作用。

豆蔻 Doukou《开宝本草》
AMOMI FRUCTUS ROTUNDUS

豆蔻
（图片）

为姜科植物白豆蔻 *Amomum kravanh* Pierre ex Gagnep. 或爪哇白豆蔻 *Amomum compactum* Soland ex Maton 的干燥成熟果实。按产地不同分为"原豆蔻"和"印尼白蔻"。生用，用时捣碎。

【性味归经】辛，温。归肺、脾、胃经。

【功效应用】

1. 化湿行气，用于湿浊中阻及脾胃气滞证。本品性温入脾胃，化湿行气而又温中。治疗湿滞中焦及脾胃气滞所致脘腹胀满、不思饮食，常与理气药同用。治疗湿温病，可与其他化湿药配伍。

2. 温中止呕,用于脾胃虚寒呕吐。本品又能温中止呕。治疗脾胃虚寒所致呕吐,可研末单用或与其他温胃止呕药同用。

【用法用量】煎服,3~6g,后下。

【药理研究】本品有促进胃液分泌、促进胃肠蠕动、抑制肠内异常发酵、抑菌、解热、镇痛、止呕等作用。

砂仁 Sharen《药性论》
AMOMI FRUCTUS

砂仁
(图片)

为姜科植物阳春砂 *Amomum villosum* Lour.、绿壳砂 *Amomum villosum* Lour. var. *xanthioides* T. L. Wu et Senjen 或海南砂 *Amomum longiligulare* T. L. Wu 的干燥成熟果实。打碎生用。

【性味归经】辛,温。归脾、胃、肾经。

【功效应用】

1. 化湿行气,用于湿阻中焦证。本品有良好的化湿行气、醒脾和胃功效,其性偏温,尤宜于寒湿中阻气滞者。治疗寒湿中阻,脾胃气滞,症见脘腹胀痛、食少纳呆、呕吐、腹泻等,常与其他化湿行气药同用。

2. 温中止泻,用于脾胃虚寒之吐泻。本品通过温中散寒以止泻。治疗脾胃虚寒之脘腹冷痛、呕吐、泄泻,多与其他温中散寒药配伍。

此外,本品能行气安胎,治疗妊娠恶阻及胎动不安,可与其他和胃止呕、行气安胎之品同用。

【用法用量】煎服,3~6g,宜后下。

【药理研究】本品有促进肠运动和消化液分泌、排除胃肠道积气、抑制血小板聚集、扩血管、改善微循环、镇痛、抗溃疡、抗炎、利胆、止泻等作用。

草果 Caoguo《饮膳正要》
TSAOKO FRUCTUS

草果
(图片)

为姜科植物草果 *Amomum tsao-ko* Crevost et Lemaire 的干燥成熟果实。生用。

【性味归经】辛,温。归脾、胃经。

【功效应用】

1. 燥湿温中,用于寒湿中阻证。本品辛温燥烈,气浓味厚,燥湿温中之力强。治疗寒湿偏盛之脘腹冷痛、呕吐、泄泻、苔腻,常与其他化湿温中药同用。

2. 除痰截疟,用于疟疾。本品既能燥湿,又可除痰截疟。治疗寒湿偏盛之疟疾寒热,可与槟榔等截疟药同用。

【用法用量】煎服,3~6g。

【使用注意】本品温燥伤津,阴虚血少者忌用。

【药理研究】本品有调节胃肠功能、祛痰、抗炎、抗菌、镇痛、解热、平喘、利尿等作用。

化湿药知识拓展见表 10-5。

表 10-5　化湿药知识拓展

药名	性味归经	功效	主治	剂量与使用注意
佩兰	辛,平。归脾、胃、肺经	化湿,解暑	湿阻中焦证,湿热困脾,外感暑湿或湿温初起	3~10g。鲜品加倍
草豆蔻	辛,温。归脾、胃经	燥湿行气,温中止呕	寒湿中阻之胀满疼痛、呕吐、泄泻	3~6g。阴虚火旺忌服

小结

化湿药均有化湿的作用,主治湿浊中阻证(湿阻中焦、湿困脾胃、湿浊困脾等)。

化湿药 思政及中医药文化

1. 苍术与广藿香　两者均能化湿,解表,主治湿浊中阻,表证。苍术苦燥而燥湿运脾,为湿浊中阻要药;又能祛风湿,发汗解表,主治风湿痹证及风寒表证夹湿者;还能明目,治夜盲及目暗不明。广藿香为芳化湿浊要药,还能解暑,宜于暑季外感风寒、内伤湿滞之表证兼呕吐;其止呕,用于多种原因所致呕吐。

2. 砂仁、豆蔻　两者均能化湿,温中,行气,适用于寒湿阻中,气滞腹胀者。此外,砂仁兼能止泻,安胎,主治脾胃虚寒的吐泻,妊娠气滞恶阻及胎动不安。豆蔻还可止呕,宜于脾胃虚寒之呕吐。

草果能燥湿温中,善治寒湿中阻证;兼能除痰截疟,主治疟疾寒热,属寒湿偏盛者。

思考题

1. 化湿药有何性能特点? 如何配伍应用? 使用注意有哪些?
2. 为什么化湿药常配行气药? 具有行气功效的化湿药有哪些?
3. 苍术与广藿香在功效应用方面有何异同?

第五节
目标测试

(王景霞)

第六节　利水渗湿药

第六节
教学课件

学习要求

1. **掌握**　利水渗湿药的概述;茯苓、薏苡仁、车前子、茵陈的性味归经、功效应用、特殊用法用量及使用注意。
2. **熟悉**　泽泻、滑石、金钱草的功效主治、特殊用法用量。
3. **了解**　猪苓、绵萆薢、石韦的功效。

概述

1. **含义**　凡以通利小便、排泄水湿为主要作用,主治水湿病证的药物,称为利水渗湿药。本类药物因能通利小便、增加尿量,又称为利尿药。

2. **功效主治**　利水渗湿药均有利水、利尿、利湿等功效,主治水湿病证。水湿病证是由水湿病邪或由外而入,或因内而生所致。弥漫散在者为湿,凝聚停蓄者为水,同为阴邪,难以区分,故常水湿并提。常见病证有小便不利,水肿,淋证,黄疸,泄泻,痰饮,带下,湿痹,湿温,暑湿,湿疹,湿疮等。常用于水肿者称利水消肿药,多用于淋证者为利尿通淋药,善治黄疸者称利湿退黄药。

3. 性能特点 该类药物能渗能利,味多甘淡,或兼苦泄走下。均有沉降的作用趋向。药性多平,能清热者,性寒凉。因尿液的形成靠小肠的分清泌浊,肾的气化,膀胱的贮存、排泄,故主要归肾、膀胱、小肠经。

4. 配伍应用 ①依据病机多配行气药:湿为阴邪,其性黏滞,易阻遏气机,常配伍行气药,促进水液代谢而消除水湿病证。②依据病证合理选药并配伍:湿热淋证、湿温等,除选用寒凉的利水渗湿药外,应分别与清热解毒药配伍;治湿热黄疸,应选用利湿退黄药,并与疏肝利胆药配伍;治寒湿证,宜与温里药、苦温燥湿药配伍;治湿痹者,常与祛风湿药配伍。

5. 使用注意 本类药物易耗伤津液,故阴液亏虚、肾虚遗精遗尿者,宜慎用或禁用;通利作用较强的药物,孕妇慎用。

茯苓 Fuling《神农本草经》
PORIA

为多孔菌科真菌茯苓 *Poria cocos*(Schw.)Wolf 的干燥菌核。生用。

【性味归经】甘、淡,平。归心、肺、脾、肾经。

【功效应用】

1. 利水渗湿,用于水肿及多种水湿病证。本品甘淡性平,利水不伤正,为利水渗湿要药,适宜于多种原因所致水肿及水湿病证。治疗水肿,常与猪苓、泽泻等配伍。治疗带下,泄泻,痰饮等,可分别与燥湿止带药,渗湿止泻药,化痰药同用。

茯苓
（图片）

2. 健脾补中,用于脾虚证。本品味甘入脾,又能促脾胃健运以补中。治疗脾胃虚弱,食欲缺乏,或脾阳不足,食谷不化,多与补脾气、温脾阳之品配伍。

3. 宁心安神,用于心神不宁证。本品既能宁心安神,又能健脾补中。治疗心脾两虚,气血不足,心神失养所致心悸、失眠、多梦、健忘等,常与其他补益心脾、养心安神药配伍。

【用法用量】煎服,10~15g。

【药理研究】本品有利尿、保肝、镇静、延缓衰老、抗肿瘤、抗氧化、抗炎、抗病毒、抗迟发型超敏反应、抑制丝裂霉素 C 诱导的精子畸变、减轻卡那霉素中毒性耳损害、抑制酪氨酸酶等作用。

薏苡仁 Yiyiren《神农本草经》
COICIS SEMEN

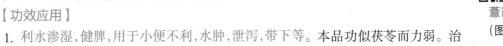

为禾本科植物薏苡 *Coix lacryma-jobi* L. var. *ma-yuen*(Roman.)Stapf 的干燥成熟种仁。生用或炒用。

【性味归经】甘、淡,凉。归脾、胃、肺经。

【功效应用】

1. 利水渗湿,健脾,用于小便不利,水肿,泄泻,带下等。本品功似茯苓而力弱。治疗脾虚水湿内停之水肿,小便不利,泄泻,带下等,可分别与补脾利水消肿药,补脾止泻药,补脾除湿止带药配伍。因其性凉,能清热利湿,亦可配伍用于湿热淋证,湿温等。

薏苡仁
（图片）

2. 舒筋除痹,用于风湿痹证。本品能舒缓筋脉而长于除湿痹。治疗风湿痹痛,湿邪偏胜之肢体重着疼痛,筋脉拘急,可单用本品与粳米煮粥作食疗,也可配伍其他祛风湿药。

3. 清热排脓,用于肺痈,肠痈。本品善清肺与大肠热而消痈排脓。治疗肺痈,发热、咳吐脓痰、胸痛等,肠痈腹痛等,常与清热解毒消痈、活血化瘀药配伍。

【用法用量】煎服,9~30g。清利湿热宜生用,健脾止泻宜炒用。本品作用较弱,用量宜大。亦可作粥食用,为食疗佳品。

【使用注意】孕妇慎用。

【药理研究】本品有利尿、解热、镇静、镇痛、抗菌、抗病毒、抗氧化、增强免疫等作用,薏苡仁酯、薏苡仁油等能抑制多种肿瘤细胞,薏苡仁醇提物有明显的降血糖作用。

车前子 Cheqianzi《神农本草经》
PLANTAGINIS SEMEN

车前子
（图片）

为车前科植物车前 *Plantago asiatica* L. 或平车前 *Plantago depressa* Willd. 的干燥成熟种子。生用或盐水炙用。

【性味归经】甘,寒。归肾、肝、肺、小肠经。

【功效应用】

1. 利水通淋,用于湿热淋证。本品有良好的清利湿热、利水通淋功效,尤宜于湿热下注,热结膀胱致小便频急涩痛。治疗热淋、血淋、石淋及膏淋等多种淋证,单用或配伍其他利尿通淋药。

2. 渗湿止泻,用于暑湿水泻,水肿等。本品既能渗利水湿、通利小便,又可分清浊而止泻,利小便以实大便,善治暑湿水泻。治疗暑湿水泻,常与其他利水渗湿止泻药同用。治疗脾虚水肿,多与补脾利水药配伍。

3. 清肝明目,用于肝热目疾。本品善清肝热而明目。治疗肝热目赤肿痛或肝肾亏虚,视物昏花、翳障目昏,可分别与清肝明目药,补肝肾明目药同用。

4. 清肺化痰,用于热痰咳嗽。本品性寒入肺,还能清肺化痰。治疗肺热咳嗽、痰多黄稠,常与其他清肺化痰药同用。

【用法用量】煎服,9~15g。包煎。

【使用注意】肾虚滑精者及孕妇慎用。

【药理研究】本品有利尿、免疫调节、降血糖、降血脂、抗氧化、抗炎、促进排便、抗病毒、镇咳祛痰、明目等作用。

茵陈 Yinchen《神农本草经》
ARTEMISIAE SCOPARIAE HERBA

茵陈
（图片）

为菊科植物滨蒿 *Artemisia scoparia* Waldst.et Kit. 或茵陈蒿 *Artemisia capillaries* Thunb. 的干燥地上部分。生用。

【性味归经】苦,辛,微寒。归脾、胃、肝、胆经。

【功效应用】利湿退黄,用于黄疸。本品长于清肝胆湿热、利胆退黄,并能使湿热邪气从小便出,为治黄疸要药。治疗湿热黄疸、身目发黄、鲜艳如橘色、小便不利,常与栀子、大黄等同用。治疗寒邪偏盛之阴黄,黄色晦黯,多与温里散寒药配伍。

本品清热利湿,还可用于暑湿、湿温、湿疮、湿疹等。治疗暑湿或湿温,症见发热困倦、胸闷腹胀、小便短赤等,常与清热燥湿及清热利湿药配伍。治疗湿热疮疹,常与黄柏、苦参等清热燥湿、杀虫止痒药配伍,内服或外用。

【用法用量】煎服,6~15g。外用适量,煎汤熏洗。

【使用注意】蓄血发黄及血虚萎黄者慎用。

【药理研究】本品有利尿、利胆、保肝、降血脂、扩张冠状动脉、促纤溶、解热、镇痛、抗炎、降血压、降血糖、抑菌、抗肿瘤、抗 HIV 病毒、提高机体免疫功能、兴奋胃平滑肌等作用,并能抑制钩端螺旋体。

泽泻 Zexie《神农本草经》
ALISMATIS RHIZOMA

为泽泻科植物东方泽泻 *Alisma orientale*（Sam.）Juzep. 或泽泻 *Alisma plantago-aquatica* Linn. 的干燥块茎。生用或盐水炒用。

【性味归经】甘、淡，寒。归肾、膀胱经。

【功效应用】

1. 利水渗湿，用于水肿，小便不利，泄泻，痰饮等。本品入膀胱经而渗湿利小便。治疗水湿内停之水肿，小便不利，泄泻，痰饮等，多与茯苓、猪苓、薏苡仁等药配伍。

2. 泄热，用于湿热带下，淋浊。本品性寒凉，能泄肾与膀胱之热。治疗湿热下注所致淋证，带下等，多与清热利湿、燥湿止带之品配伍。

【用法用量】煎服，6~10g。

【使用注意】肾虚滑精无湿热者禁服。

【药理研究】本品有利尿、降血糖、降血脂、抗血小板聚集、抗血栓形成、增强纤溶酶活性、抗动脉粥样硬化、抗肾结石、保肝、抗菌、抗炎、免疫调节等作用。

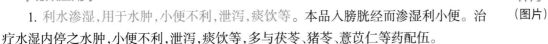
泽泻
（图片）

滑石 Huashi《神农本草经》
TALCUM

为硅酸盐类矿物滑石族滑石，主要含含水硅酸镁 $[Mg_3(Si_4O_{10})(OH)_2]$。研粉或水飞用。

【性味归经】甘、淡，寒。归膀胱、肺、胃经。

【功效应用】

1. 利尿通淋，用于湿热淋证。本品性寒滑利，善利膀胱湿热而利尿通淋。治疗湿热下注膀胱之热淋，石淋，小便淋涩热痛，或尿闭不通，常与车前子等其他利尿通淋药同用。

2. 清热解暑，用于暑湿，湿温等。本品既能利尿通淋，又可解暑热。治疗暑湿，湿温，常与化湿药同用。治疗暑热烦渴，常与甘草配伍。

3. 收湿敛疮，用于湿疹，痱子。本品外用能清热收湿敛疮。治疗湿疹，痱子，单用或与其他清热燥湿、收湿敛疮之品配伍外用。

【用法用量】煎服，10~20g。布包煎。外用适量。

【使用注意】热病伤津及孕妇慎用。

【药理研究】本品有吸附和收敛作用，内服能保护肠壁，外用能保护创面、吸收分泌物、促进结痂等。体外试验表明，10% 滑石粉对伤寒杆菌、甲型副伤寒杆菌有抑制作用。

滑石
（图片）

金钱草 Jinqiancao《本草纲目拾遗》
LYSIMACHIAE HERBA

为报春花科植物过路黄 *Lysimachia christinae* Hance 的干燥全草。生用。

【性味归经】甘、咸，微寒。归肝、胆、肾、膀胱经。

【功效应用】

1. 利湿退黄，用于湿热黄疸。本品似茵陈，有利湿退黄之功。治疗湿热黄疸，常与茵陈等利湿退黄药同用。本品又有较好的排石功效，善治肝胆结石之黄疸。

2. 利尿通淋，用于石淋，热淋等。本品能清膀胱湿热，有利尿通淋之功。治疗热淋，小便淋涩，单用或配伍。因其又能排结石，为治石淋要药，常单味大剂量煎汤代茶，也可配伍其他利湿排石药。治

金钱草
（图片）

疗肝胆结石,常与其他排石药配伍。

　　3. 清热解毒,用于疮痈肿毒,毒蛇咬伤。本品能清热解毒以消肿。治疗疮痈肿毒或毒蛇咬伤,可用鲜品捣烂取汁内服,并以药渣局部外敷;亦可配清热解毒药以增效。

　　【用法用量】煎服,15~60g。鲜品加倍,外用适量。

　　【药理研究】本品有利尿、利胆、排石、抑菌、抗血栓形成、抑制体液免疫和细胞免疫等作用。

猪苓 Zhuling《神农本草经》
POLYPORUS

猪苓
（图片）

　　为多孔菌科真菌猪苓 *Polyporus umbellatus*（Pers）Fries 的干燥菌核。生用。

　　【性味归经】甘、淡,平。归肾、膀胱经。

　　【功效应用】利水渗湿,用于小便不利,水肿,泄泻,淋证,带下,黄疸等。本品功效单一,利水渗湿作用强。治疗前述水湿病证,常与茯苓、泽泻等同用。也可通过配伍,治疗暑湿,痰饮,痹证等。

　　【用法用量】煎服,6~12g。

　　【药理研究】本品有利尿、抗肿瘤、保肝、抗辐射、抗诱变、抗病原微生物、免疫调节等作用。

绵萆薢 Mianbixie《神农本草经》
DIOSCOREAE SPONGIOSAE RHIZOMA

绵萆薢
（图片）

　　为薯蓣科植物绵萆薢 *Dioscorea spongiosa* J. Q. Xi, M. Mizuno et W. L. Zhao.、福州薯蓣 *Dioscoreafutschauensis* Uline ex R. Kunth 的干燥根茎。生用。

　　【性味归经】苦,平。归肾、胃经。

　　【功效应用】

　　1. 利湿浊,用于膏淋,带下。本品善分别清浊而利湿浊,为治膏淋要药。治疗膏淋,小便混浊、白如米泔,常与乌药、益智仁、石菖蒲等配伍。治湿浊下注之带下量多,可与补脾除湿止带药同用。

　　2. 祛风湿,用于风湿痹证。本品利湿浊,又可祛风湿。治疗风湿痹证,腰膝酸痛,关节屈伸不利,常与其他祛风湿药配伍。

　　【用法用量】煎服,9~15g。

　　【使用注意】肾虚精亏、遗精滑精者慎用。

　　【药理研究】本品有抗菌、抗动脉粥样硬化、抗心肌缺血、抗肿瘤、抗痛风、抗炎、抗病原微生物、降血脂、降血糖、预防麻疹等作用。

石韦 Shiwei《神农本草经》
PYRROSIAE FOLIUM

石韦
（图片）

　　为水龙骨科植物庐山石韦 *Pyrrosia sheareri*（Bak.）Ching、石韦 *Pyrrosia lingua*（Thunb.）Farwell 或有柄石韦 *Pyrrosiapetiolosa*（Christ）Ching 的干燥叶。生用。

　　【性味归经】甘、苦,微寒。归肺、膀胱经。

　　【功效应用】

　　1. 利尿通淋,用于多种淋证。本品有一定利尿通淋作用。治疗热淋,常与滑石为末服;治疗血淋,与凉血止血药同用;治疗石淋,常与鸡内金、金钱草、海金沙等药配伍。

　　2. 清肺止咳,用于肺热咳喘。本品入肺又能清肺止咳。治疗肺热咳喘痰多,可与鱼腥草、黄芩、芦根等清肺之品同用。

3. 凉血止血，用于血热出血。本品凉血分热而止血。治疗血热妄行之吐血，鼻衄，尿血，崩漏，可单用或与凉血止血药配伍。

【用法用量】煎服，6~12g。

【药理研究】本品有抗泌尿系结石、祛痰、镇咳、升高白细胞、抗菌、抗病毒、提高非特异性免疫功能等作用。

利水渗湿药知识拓展见表10-6。

表10-6　利水渗湿药知识拓展

药名	性味归经	功效	主治	剂量与使用注意
木通	苦，寒。归心、小肠、膀胱经	利水通淋，泄热，通经下乳	淋证，水肿，口疮，乳少，湿热痹证	3~6g。孕妇忌用
通草	甘、淡，微寒。归肺、胃经	利水清热，通气下乳	湿热淋证，湿温，水肿，产后乳汁不下	3~5g。孕妇慎用
海金沙	甘、咸，寒。归膀胱、小肠经	利尿通淋，止痛	各种淋证，水肿	6~15g。包煎
萹蓄	苦，微寒。归膀胱经	利尿通淋，杀虫止痒	热淋，湿疹，阴痒，蛔虫病，蛲虫病	9~15g
瞿麦	苦，寒。归心、小肠经	利水通淋，破血通经	淋证，经闭	9~15g。孕妇慎用
地肤子	辛、苦，寒。归肾、膀胱经	利尿通淋，祛风止痒	热淋，风疹，湿疹，阴痒，湿疮	9~15g。外用适量，煎汤熏洗
灯心草	甘、淡，微寒。归心、肺、小肠经	利尿通淋，清心除烦	热淋，心烦失眠，小儿夜啼，口舌生疮	1~3g
冬葵子	甘，寒。归大肠、小肠、膀胱经	利尿通淋，下乳，润肠通便	淋证，水肿，乳汁不下，肠燥便秘	3~9g
广金钱草	甘、淡，凉。归肝、肾、膀胱经	利尿通淋，利湿退黄	石淋，热淋，水肿，黄疸	15~30g
连钱草	辛、微苦，微寒。归肝、肾、膀胱经	利湿通淋，清热解毒，散瘀消肿	石淋，热淋，黄疸，疮痈肿痛，跌打损伤	15~30g。外用适量，煎汤熏洗

小结

利水渗湿药均有利水渗湿作用，主治水湿内停之证。

1. 利水消肿代表药　茯苓、薏苡仁、泽泻、猪苓。四药通过利水渗湿以消除水肿，主治水肿或其他水湿病证。其中：①泽泻、猪苓的利尿作用较强，猪苓功专利水渗湿，而泽泻兼能泻肾与膀胱之热。②茯苓、薏苡仁既能利水渗湿，又可健脾，广泛用于各种水湿病证，尤宜于脾虚水肿。茯苓为利水渗湿要药，还能安神；薏苡仁力弱，但还能止泻，除痹，排脓。

2. 利尿通淋代表药　车前子、滑石、绵萆薢、石韦。均有利湿和清热双重作用，均可用于湿热淋证。其中：①车前子能渗湿止泻，有利小便实大便特点，多用于暑湿水泻；还能清肝明目，清肺化痰，用于肝热目疾，热痰咳嗽。②滑石善治石淋与热淋，还能清热解暑，外用能收湿敛疮。③绵萆薢利湿浊，善治膏淋、白浊；还可祛风除湿，用于风湿痹证。④石韦善治石淋、血淋；并能清肺止咳，凉血止血，用于肺热咳嗽，血热出血证。

利水渗湿药 思政及中医药文化

3. 利湿退黄代表药　茵陈、金钱草。两者都有利湿、清热和利胆退黄作用，主治湿热黄疸。其中：①茵陈为治黄疸要药，清利湿热的作用还可用于湿温、湿疹、湿疮。②金钱草能利尿通淋、排结石，为治石淋的要药，尤其适用于肝胆结石、泌尿系结石；还能清热解毒。

思考题

1. 利水渗湿药主治哪些水湿病证？临床如何分类应用？
2. 为什么利水渗湿药在使用时需中病即止,不可过用？
3. 茯苓与薏苡仁、车前子与滑石、茵陈与金钱草在功效应用方面有何异同？

第六节
目标测试

（辛海量）

第七节　温　里　药

第七节
教学课件

学习要求

1. **掌握**　温里药的概述;附子、干姜、肉桂的性味归经、功效应用、特殊用法用量及使用注意。
2. **熟悉**　吴茱萸的功效主治、特殊用法用量及使用注意。
3. **了解**　丁香、花椒的功效。

概述

1. 含义　凡以温里祛寒为主要作用,主治里寒证的药物,称为温里药。

2. 功效主治　温里药均可温里祛寒,主治里寒证。里寒证可因外邪入侵,直中脏腑经脉,或自身阳气不足,寒自内生所致。里寒证包括:脾胃受寒或脾胃虚寒证,症见脘腹冷痛、呕吐泄泻、食欲缺乏、舌淡苔白等;肺寒痰饮证,症见痰鸣咳喘、痰白清稀、舌淡苔白而滑等;肝经受寒证,症见少腹冷痛、寒疝作痛,或厥阴头痛等;肾阳不足证,症见阳痿宫冷、腰膝冷痛、夜尿频多、滑精遗尿等;心肾阳虚证,症见心悸怔忡、畏寒肢冷、小便不行、肢体浮肿等;亡阳证,症见畏寒蜷卧、汗出神疲、四肢厥逆、脉微欲绝等。

3. 性能特点　该类药物善走脏腑而能温里祛寒、温经止痛,故味辛而性温热。附子有毒,吴茱萸、花椒有小毒。

4. 配伍应用　①依据病因配伍:因外寒入侵兼有表寒者,应配伍辛温解表药;寒湿内阻者,应配伍芳香化湿药;阳虚不足,阴寒内生者,应配伍补阳药。②依据病机配伍:寒凝而气滞者,配伍行气药;寒凝而血瘀者,配伍活血祛瘀药;阳虚而气虚欲脱者,应配伍大补元气药。

5. 使用注意　①病证:本类药物多辛温燥烈,易动火伤耗阴液,故热证、阴虚火旺、津亏血虚者忌用;孕妇及气候炎热时慎用。②安全性:部分有毒之品应注意选择炮制品,关注用法,控制用量,以保证用药安全。

附子 Fuzi《神农本草经》
ACONITI LATERALIS RADIX PRAEPARATA

附子
（图片）

为毛茛科植物乌头 *Aconitum carmichaelii* Debx. 的子根的加工品。加工炮制有盐附子、黑附子(黑顺片)、白附片、淡附片、炮附片。

【性味归经】辛、甘，大热。有毒。归心、肾、脾经。

【功效应用】

1. 回阳救逆，用于亡阳证。本品辛甘大热，纯阳峻烈，为回阳救逆要药。治疗亡阳重证，四肢逆冷、脉微欲绝，常与干姜配伍，既增回阳救逆之功，又减轻其毒副作用。治疗阳气暴脱，或出血过多，气随血脱，症见冷汗淋漓、手足厥冷、呼吸微弱、脉微欲绝者，常与大补元气的人参配伍，以回阳救逆，补气固脱。

2. 补火助阳，用于肾脾心阳虚证。本品能下壮肾阳以助火，中温脾阳以运脾，上助心阳以通脉，适宜于肾、脾、心等多种阳虚证。因其善壮肾阳，尤宜于肾阳虚证。治疗肾阳不足，命门火衰之腰膝酸痛、夜尿频多、阳痿宫寒，多与补肾阳药配伍。治疗脾肾阳虚，阴寒内盛之脘腹冷痛、食少便溏或泄泻；脾肾阳虚，水湿内停之肢体浮肿、小便不利，多与温补脾肾药同用。治疗心阳不足之心悸气短，胸痹心痛等，可与温通心阳药配伍。本品还可配伍用于阳虚外感，表里俱寒者。

3. 散寒止痛，用于寒凝疼痛。本品辛散温通，有较强的散寒止痛功效。治疗风寒湿痹，周身骨节疼痛，寒痹痛剧者，常与祛风湿、散寒止痛药配伍。

【用法用量】煎服，3~15g。宜先煎、久煎，至口尝无麻辣感为度。

【使用注意】孕妇慎用。不宜与半夏、全瓜蒌、瓜蒌仁、瓜蒌皮、天花粉、川贝母、浙贝母、平贝母、伊贝母、湖北贝母、白蔹、白及同用。

【药理研究】本品有抗炎、抗心肌缺血缺氧、增加血管血流量、升血压、提高免疫功能、兴奋垂体 - 肾上腺皮质系统等作用。所含消旋去甲基乌药碱能强心、抗休克、抗缓慢型心律失常；所含乌头碱、乌头原碱能镇痛、镇静。

干姜 Ganjiang《神农本草经》
ZINGIBERIS RHIZOMA

干姜
（图片）

为姜科植物姜 *Zingiber officinale* Rosc. 的干燥根茎。生用。

【性味归经】辛，热。归脾、胃、肾、心、肺经。

【功效应用】

1. 温中散寒，用于脾胃寒证和脾胃虚寒证。本品辛热入脾胃，长于温散中焦寒邪。治疗外寒内侵，脾胃受寒之脘腹冷痛、呕吐泄泻等，常与温中散寒或温中止呕药配伍。治疗脾阳虚，寒从内生之脾胃虚寒证，又常与补气健脾药配伍。

2. 回阳通脉，用于亡阳证。本品能温通心脉以回阳复脉。治疗亡阳证之四肢厥逆、脉微欲绝，常与附子配伍，以增强回阳救逆之功。

3. 温肺化饮，用于寒饮咳喘。本品上能温肺散寒以化饮，中能温脾运水以杜绝生痰之源。治疗寒痰或水饮停肺所致形寒背冷、痰多清稀、咳嗽喘促，常与细辛、麻黄等温肺化饮、止咳平喘药配伍。

【用法用量】煎服，3~10g。

【使用注意】本品辛热燥烈，阴虚内热、血热妄行者忌用。

【药理研究】本品有镇吐、镇静、镇痛、镇咳、抗肿瘤、抗菌、耐缺氧、保护胃黏膜、抗溃疡、保肝、利胆、抗氧化、改善血液循环、抗病原微生物、延缓衰老、解毒、防晕、抗肿瘤、降血脂、抗动脉粥样硬化和增强免疫等作用。

肉桂 Rougui《神农本草经》
CINNAMOMI CORTEX

肉桂
（图片）

为樟科植物肉桂 *Cinnamomum cassia* Presl 的干燥树皮。生用。

【性味归经】辛、甘,大热。归肾、脾、心、肝经。

【功效应用】

1. 补火助阳,用于肾脾阳虚证。本品辛甘大热,善补命门之火,并引火归元,尤宜于肾阳虚证及下元虚冷之证。治疗肾阳虚证,腰脊冷痛、畏寒肢冷,阳痿不育等,常与附子相须为用。治疗脾肾阳虚之脘腹冷痛、食少便溏或泄泻,多与温补脾肾之品同用。

2. 散寒止痛,用于多种寒凝疼痛病证。本品能散寒止痛,为治寒凝诸痛之良药。治疗脘腹冷痛,胸痹心痛,寒疝腹痛,风寒湿痹,阴疽肿痛等寒痛之证,常与其他散寒止痛药配伍。

3. 温经通脉,用于多种寒凝血瘀证。本品善入血分,能温通经脉,促进血行,消除瘀滞。治疗妇女月经不调,经闭,痛经,产后瘀阻腹痛,恶露不尽,癥瘕积聚属寒凝血滞所致者,可分别与活血调经药,活血行气药,化瘀消癥药配伍。治疗跌打损伤,瘀肿疼痛,宜与活血化瘀疗伤药同用。

4. 引火归元,用于虚阳上浮,眩晕目赤。本品能使下元虚衰所致上浮之虚阳回归故里,即“引火归元”。治疗下元虚冷,虚阳上浮的面赤、虚喘、汗出、心悸、失眠、脉微弱等,常与山茱萸、五味子等配伍。

【用法用量】煎服,1~5g。宜后下,或焗服;研末冲服,每次 1~2g。

【使用注意】有出血倾向及孕妇慎用;不宜与赤石脂同用。

【药理研究】本品有扩张血管、促进血液循环、增加冠状动脉血流、镇痛、镇静、解热、抗惊厥、助消化、排积气、缓解胃肠痉挛性疼痛、抗血小板聚集、抗血栓形成、抑菌、抗溃疡、降血糖、抗肿瘤及壮阳等作用。

吴茱萸 Wuzhuyu《神农本草经》
EUODIAE FRUCTUS

吴茱萸
（图片）

为芸香科植物吴茱萸 *Euodia rutaecarpa*（Juss.）Benth.、石虎 *Euodia rutaecarpa*（Juss.）Benth. var. *officinalis*（Dode）Huang 或疏毛吴茱萸 *Euodia rutaecarpa*（Juss.）Benth. var. *bodinieri*（Dode）Huang 的干燥近成熟果实。生用或醋炙用。

【性味归经】辛、苦,热。有小毒。归肝、脾、胃、肾经。

【功效应用】

1. 散寒止痛,用于寒凝疼痛证。本品能温散肝经寒邪,又可疏肝解郁,并能止痛,为治肝经寒凝气滞诸痛之要药。治疗厥阴头痛、干呕涎沫等,常与温中降逆药配伍。治疗寒疝腹痛,常与温经散寒、行气止痛药配伍。治疗冲任虚寒或瘀血阻滞之痛经,常与温经散寒、活血止痛药配伍。

2. 降逆止呕,用于胃寒呕吐证。本品又能温中散寒,降逆止呕。治疗胃寒呕吐、呃逆,常与生姜、半夏等温胃止呕药同用。治疗肝郁化火,肝火犯胃,症见胁肋胀痛,呕吐吞酸者,多与黄连等清胃热药配伍。

3. 燥湿止泻,用于虚寒泄泻。本品味苦而又能燥湿止泻。治疗脾肾阳虚之五更泄泻,常与温补脾肾、涩肠止泻药配伍。

【用法用量】煎服,2~5g。外用适量。

【使用注意】本品有小毒,不宜多用、久服;辛热燥烈,易耗气动火,阴虚有热者忌用。

【药理研究】本品有调节胃肠功能、解痉、镇痛、抗炎、抗菌、强心、抗心律失常、利尿、减肥、抗肿瘤等作用;生物碱有血压调节作用。

丁香 Dingxiang《雷公炮炙论》
CARYOPHYLLI FLOS

丁香
（图片）

为桃金娘科植物丁香 *Eugenia caryophyllata* Thunb. 的干燥花蕾，习称公丁香。生用。

【性味归经】辛，温。归脾、胃、肺、肾经。

【功效应用】

1. 温中降逆，用于脾胃虚寒，呃逆呕吐。本品长于温中降逆而止呕。治疗脾胃虚寒呃逆、呕吐，常与其他降逆止呕药同用。治疗脾胃虚寒之脘腹冷痛，食少吐泻，常与温中健脾、散寒止痛药配伍。

2. 温助肾阳，用于肾虚阳痿。本品有温肾助阳之功，但力弱。治疗肾阳虚衰之阳痿、腰膝酸痛，常与补肾壮阳药同用。

【用法用量】煎服，1~3g。或研末外敷。

【使用注意】不宜与郁金同用。

【药理研究】本品有抗凝、抗血小板聚集、抗血栓形成、促进胃酸和胃蛋白酶分泌、抗溃疡、解痉、增加胆汁分泌、抑菌、抗炎、麻醉、解热、镇痛、改善记忆、抗氧化、抗肿瘤等作用；丁香外用有抗口腔溃疡、解热、镇痛、抗菌、消炎等作用。

花椒 Huajiao《神农本草经》
ZANTHOXYLI PERICARPIUM

花椒
（图片）

为芸香科植物青椒 *Zanthoxylum schinifolium* Sieb. et Zucc. 或花椒 *Zanthoxylum bungeanum* Maxim. 的干燥成熟果皮。生用或炒用。

【性味归经】辛、热。有小毒。归脾、胃、肾经。

【功效应用】

1. 温中散寒止痛，用于中寒腹痛，寒湿吐泻。本品有温中散寒、止痛功效。治疗胃寒腹痛、呕吐，可与温中散寒、降逆止呕药配伍。治疗脾胃虚寒，脘腹冷痛、呕吐等，可与补气健脾药同用。

2. 杀虫，止痒，用于虫积腹痛，湿疹阴痒。本品既能毒杀肠道寄生虫，又可杀虫止痒。治疗虫积腹痛、手足厥逆、烦闷吐蛔，常与黄连、乌梅等同用；治疗小儿蛲虫病，肛周瘙痒，单用煎液保留灌肠。治疗妇女带下、阴痒，可与燥湿止带、杀虫止痒药配伍。治疗湿疹瘙痒，可与黄柏、苦参等配伍。

【用法用量】煎服，3~6g。外用适量，煎汤熏洗。

【药理作用】本品有抗炎、镇痛、抗真菌及杀蛔虫等作用。

温里药知识拓展见表10-7。

表 10-7　温里药知识拓展

药名	性味归经	功效	主治	剂量与使用注意
荜茇	辛，热。归胃、大肠经	温中散寒，行气止痛	脘腹冷痛，中寒呕吐、泄泻，胸壁冷痛，龋齿牙痛	1~3g。外用适量，研末塞龋齿孔中
高良姜	辛，热。归脾、胃经	散寒止痛，温中止呕	中寒腹痛、呕吐、泄泻	3~6g；或入丸散，每次 1~3g

小结

温里药均有温里祛寒作用,主治里寒证,均可用于中焦虚寒证。

1. 回阳散寒的温里药　附子、干姜。两者常配伍用于治亡阳证,以增强回阳救逆之功,干姜还可降低附子之毒而体现增效、减毒的配伍关系。附子回阳力强,为回阳救逆第一要药。干姜药力弱,具回阳通脉之功,以温中散寒为主,还能温肺化饮。

温里药　思政及中医药文化

2. 补火助阳、散寒止痛药　附子、肉桂、丁香。三者均能补火助阳、散寒止痛。附子、肉桂常相须为用,广泛用于肾、脾等阳虚证和多种寒凝疼痛,尤适用于肾阳虚证。附子温性较强,为回阳救逆第一要药,主治亡阳证。肉桂作用较附子作用缓和,以温补命门之火为主,又有引火归元、温通经脉的功效,主治虚阳上浮、寒凝血瘀诸证。丁香长于温中降逆,为治温寒呃逆呕吐的要药。

3. 散寒止痛药　附子、肉桂、吴茱萸、花椒。四药均有温里散寒止痛作用,主治寒凝疼痛证。其中吴茱萸长于温肝散寒止痛,为治肝寒气滞诸痛之要药;并能疏肝解郁,降逆止呕,燥湿止泻。花椒能散寒止痛,杀虫止痒。

思考题

1. 治疗亡阳证,选用哪些温里药?
2. 在使用附子时有哪些注意事项?
3. 附子与肉桂、附子与干姜在功效应用方面有何异同?
4. 吴茱萸、丁香分别具有哪些功效?

第七节
目标测试

（辛海量）

第八节　理　气　药

第八节
教学课件

学习要求

1. **掌握**　理气药的概述;陈皮、厚朴、枳实、香附的性味归经、功效应用、特殊用法用量及使用注意。
2. **熟悉**　木香、薤白的功效主治、特殊用法用量及使用注意。
3. **了解**　沉香、青皮的功效及特殊用法。

概述

1. 含义　凡以调理或畅利气机为主要作用,主治气滞证的药物,称为理气药,又称行气药。其中行气作用强者,称破气药。

2. **功效主治** 理气药均具有行气功效,部分药物还兼能降气,主治气滞证,气逆证。气滞证以各部位胀、满、闷、痛为特点;气逆证多见呕吐、呃逆、咳嗽、喘促等气机上逆表现。不同脏腑的气滞证,其临床表现各异。①肝郁气滞证:常见胁肋胀痛,急躁易怒,情志不舒,疝气疼痛,月经失调,乳房胀痛等;②脾胃气滞证:症见脘腹胀满疼痛,食欲缺乏,嗳气吞酸,恶心呕吐,大便秘结或泻痢不爽等;③肺气壅滞证:多见胸闷不畅,咳嗽气喘,胸痹心痛等。兼能降气者,多用于肺、胃气逆证。肺气上逆症见咳嗽、喘促;胃气上逆多见呕吐、呃逆及嗳气等。

3. **性能特点** 理气药调畅气机,故味辛,降泻肺、胃者兼有苦味;降气之品有沉降之性;脾、胃、肝、肺功能失调常导致气机不畅,故理气药主归脾、胃、肝、肺经。

4. **配伍应用** ①因证选药,依据病因配伍:脾胃气滞宜选用长于理气调中之品,因食积、气虚、湿热、寒湿之病因不同而分别与消食药、补气药、清热燥湿药、苦温燥湿药配伍。肝郁气滞宜选用疏肝理气之品,因肝血不足、寒凝肝脉所致者,分别与养血柔肝药、暖肝散寒药配伍。肺气壅滞宜选用理气宽中之品,因外邪、痰饮所致者,分别与解表药、化痰药配伍。②依据病机配伍:瘀血阻滞所致月经不调,产后乳少等,分别与活血调经或通经下乳之品配伍。

5. **使用注意** ①本类药物药性多辛温香燥,易耗气伤阴,故气阴不足者慎用;破气药作用峻猛而更易耗气,故孕妇忌用。②因含芳香挥发性成分,故入汤剂不宜久煎。

陈皮 Chenpi《神农本草经》
CITRI RETICULATAE PERICARPIUM

为芸香科植物橘 *Citrus reticulata* Blanco 及其栽培变种的成熟干燥果皮。生用。

【性味归经】苦、辛,温。归肺、脾经。

【功效应用】

陈皮
(图片)

1. 理气调中,用于脾胃气滞证。本品辛香入脾,长于调中理气,又可燥湿。治疗湿浊或寒湿中阻之脾胃气滞证,常与苍术等化湿药配伍。治疗脾虚气滞之脘痛喜按、食后腹胀、便溏,又常与补气健脾药配伍。

2. 燥湿化痰,用于湿痰、寒痰咳嗽。本品苦温燥湿而化痰,为治湿痰、寒痰要药。治疗湿痰咳嗽,常与半夏、茯苓等燥湿化痰、健脾药配伍。治疗寒痰咳嗽,常与干姜等温肺化饮药配伍。

【用法用量】煎服,3~10g。

【药理研究】本品有促进胃液分泌、祛痰、兴奋心肌、升高血压、止泻、降低毛细血管通透性、增强纤维蛋白溶解、抗血栓形成、利胆、抗氧化、抗肿瘤、抑菌等作用。

厚朴 Houpo《神农本草经》
MAGNOLIAE OFFICINALIS CORTEX

为木兰科植物厚朴 *Magnolia officinalis* Rehd. et Wils. 或凹叶厚朴 *Magnolia officinalis* Rehd. et Wils. var. *bilobaRehd*. et Wils. 的干燥干皮、根皮及枝皮。生用或姜汁炙用。

【性味归经】苦、辛,温。归脾、胃、肺、大肠经。

【功效应用】

厚朴
(图片)

1. 行气,消积,用于胃肠积滞证。本品味辛行散,行气作用强,善调畅胃肠气机而消积除胀,为治胃肠积滞常用药。治疗热结便秘,脘腹胀痛,常与大黄、芒硝、枳实配伍。治疗食积气滞,脘腹胀满,常与消食药配伍。其调畅气机,还可治痰气互结之梅核气,常与半夏等燥湿化痰、行气之品配伍。

2. 燥湿,用于湿阻中焦证。本品苦温而燥脾湿,又能行气。治疗湿阻中焦,脘腹胀满疼痛,常与苍术等燥湿健脾药配伍。治疗湿热中阻,常与清热燥湿药配伍。

3. 平喘,用于肺气壅滞之喘咳证。本品能降肺气以平喘。治疗痰湿壅肺,肺气上逆之咳喘、胸闷,常与半夏等降气化痰药配伍。

【用法用量】煎服,3~10g。

【使用注意】本品辛温苦燥,易伤津耗气,故气虚津亏者及孕妇慎用。虚胀者用量不可过大。

【药理研究】本品有抗菌、降血压、兴奋支气管平滑肌、调节肠道平滑肌、抗肿瘤、抗溃疡、减轻炎症疼痛等作用。

枳实 Zhishi《神农本草经》
AURANTII FRUCTUS IMMATURUS

枳实
(图片)

为芸香科植物酸橙 *Citrus aurantium* L. 及其栽培变种或甜橙 *Citrus sinensis* Osbeck 的干燥幼果。生用或麸炒用。

【性味归经】苦、辛,微寒。归脾、胃、大肠经。

【功效应用】

1. 破气消痞,用于胃肠积滞证。本品功似厚朴,行气之力强,为破气消痞之要药,善治胃肠积滞证。治疗热结便秘,饮食积滞腹胀,湿热积滞之泻痢腹痛、里急后重等,分别与泻下攻积药,消食药,清热燥湿止痢药配伍。

2. 化痰消积,用于痰阻气滞证。本品化痰浊以消积滞,破气结而通痞塞。治疗痰阻气滞之胸痹心痛,痰热结胸等,常与通阳散结宽胸药,清热化痰药配伍。

本品还可用于脾气虚,中气下陷之胃下垂、子宫脱垂、脱肛等脏器下垂证,常与黄芪、柴胡、升麻等补气、升阳之品配伍,以增强疗效。

【用法用量】煎服,3~10g。炒后药性较平和。

【使用注意】孕妇慎用。

【药理研究】本品能抑制离体家兔肠肌收缩,兴奋模型犬胃肠平滑肌,并可增加冠状动脉、脑、肾血流量,收缩胆囊,升压,抑制血栓形成,降低毛细血管通透性和脆性,抗过敏,抗氧化,保肝,降血糖,拮抗钙离子等。

香附 Xiangfu《名医别录》
CYPERI RHIZOMA

香附
(图片)

为莎草科植物莎草 *Cyperus rotundus* L. 的干燥根茎。生用,或醋炙用。

【性味归经】辛、微苦、微甘,平。归肝、脾、三焦经。

【功效应用】

1. 疏肝理气,用于肝郁气滞证。本品长于疏理肝气而解郁结,又能止痛,为"气病之总司"。治疗肝郁气滞,胁肋胀痛,常与柴胡等疏肝行气药配伍。治疗寒凝气滞、肝寒犯胃之胃脘痛,寒凝肝脉之疝气腹痛,分别与温中止痛药,温肝散寒止痛之品配伍。

2. 调经止痛,用于月经不调,痛经,乳房胀痛。本品善调月经而又疏肝止痛,为"妇科之主帅",调经止痛要药。治疗肝郁气滞之月经不调,痛经,经前乳房胀痛,常与活血调经止痛,疏肝解郁散结之品配伍。

【用法用量】煎服,6~10g。

【药理研究】本品有利胆、保肝、强心、降血压、降血糖、减轻体重等作用;其醇提取物能抗炎、镇痛、解热、降血脂、抑制家兔离体回肠平滑肌;挥发油有轻度雌激素样作用。

木香 Muxiang《神农本草经》
AUCKLANDIAE RADIX

木香
（图片）

为菊科植物木香 *Aucklandia lappa* Decne. 的干燥根。生用或煨用。

【性味归经】辛、苦、温。归脾、胃、大肠、三焦、胆经。

【功效应用】行气止痛，用于多种气滞疼痛之证。本品芳香气烈，善行胃肠气滞，又可止痛，适宜于气滞诸痛。治疗脾胃气滞，脘腹胀痛，常与其他行气调中之品配伍；治疗脾虚气滞腹胀喜按，多与补气健脾药同用；治疗食积气滞而致腹胀便秘，或泻而不爽，多与泻下药配伍。本品又善行大肠气滞而除后重，治疗湿热泻痢，里急后重，并常与黄连配伍。

【用法用量】煎服，3~6g。生用行气力强，煨用宜于止泻。

【药理研究】本品有促进胃液分泌、促进胆囊收缩、抗消化性溃疡、松弛支气管平滑肌、镇痛、抑菌、降血糖、利尿及促进纤维蛋白溶解等作用；对胃肠平滑肌有兴奋或抑制的双向调节作用。

薤白 Xiebai《神农本草经》
ALLII MACROSTEMONIS BULBUS

薤白
（图片）

为百合科植物小根蒜 *Allium macrostemon* Bge. 或薤 *Allium chinense* G. Don. 的干燥鳞茎。生用。

【性味归经】辛、苦、温。归心、肺、胃、大肠经。

【功效应用】

1. 通阳散结，用于胸痹证。本品既能宣通胸中阳气，又散阴寒集结，为治胸痹之要药。治疗寒痰或瘀血痹阻胸中之胸痹痛，常与其他通阳散结化痰药或活血化瘀药配伍。

2. 行气导滞，用于胃肠气滞，泻痢里急后重。本品又可调畅胃肠气机而行气导滞。治疗胃肠气滞之脘腹痞满疼痛，常与其他行气止痛药同用。治疗湿热蕴结肠道所致泻痢腹痛、里急后重，常与黄连等清热燥湿药配伍。

【用法用量】煎服，5~10g。

【药理研究】本品有抗血栓、降血脂、降血压、利尿、抗肿瘤、镇痛等作用。并有抑制痢疾杆菌、金黄色葡萄球菌、肺炎球菌等作用。

沉香 Chenxiang《名医别录》
AQUILARIAE LIGNUM RESINATUM

沉香
（图片）

为瑞香科植物白木香 *Aquilaria Sinensis* (Lour.) Gilg 含有树脂的木材。生用。

【性味归经】辛、苦，微温。归脾、胃、肾经。

【功效应用】

1. 行气止痛，用于寒凝气滞，胸腹胀痛。本品既能行气，又可散寒止痛。治疗寒凝气滞所致胸腹胀痛，常与乌药、木香等药同用。治疗脾胃虚寒所致脘腹冷痛，可与附子、干姜等配伍。

2. 温中止呕，用于胃寒呕吐。本品既能温中散寒，又善降逆止呕。治疗寒邪犯胃，呕吐清水，可与陈皮、生姜等药同用。治疗脾胃虚寒，呕吐呃逆，经久不愈者，可与健脾温中、降逆止呕药配伍。

3. 纳气平喘，用于虚喘证。本品能温肾而纳气平喘。治疗下元虚冷，肾不纳气之虚喘，常与肉桂、附子等药同用。治疗上盛下虚之痰饮喘咳，可与化痰止咳、降气平喘药配伍。

本品畅利气机，集行气、降气、纳气于一体。

【用法用量】煎服，1~5g，后下。或入丸散剂，每次 0.5~1g。

【药理研究】本品有抑制胃肠平滑肌运动、促进消化液与胆汁分泌、镇静、麻醉、镇痛、平喘、抗菌等作用。

青皮 Qingpi《本草图经》

CITRI RETICULATAE PERICARPIUM VIRIDE

青皮
（图片）

为芸香科植物橘 *Citrus reticulata* Blanco 及其栽培变种的干燥幼果或未成熟果实的果皮。生用或醋炙用。

【性味归经】苦、辛,温。归肝、胆、胃经。

【功效应用】

1. 疏肝破气,用于肝郁气滞证。本品长于疏肝行气,其作用强而有疏肝破气散结之功。治疗肝郁气滞,胸胁胀痛,常与柴胡、香附等同用。治疗乳房胀痛或结块,可与疏肝行气、散结消肿药配伍。治疗乳痈肿痛,常与蒲公英、牛蒡子等药同用。治疗寒疝疼痛,可与乌药、小茴香等药配伍。

2. 消积化滞,用于食积气滞腹痛。本品既能消积化滞,又能行气止痛。治疗食积气滞,脘腹胀痛,可与消食药同用。治疗寒凝气滞脘腹冷痛,可与温里散寒、行气止痛药配伍。若气滞较甚,便秘腹痛,可与大黄、枳实等药同用。

此外,本品能破气散结,还可用于气滞血瘀之癥瘕积聚,久疟痞块等,可与活血消癥、软坚散结药同用。

【用法用量】煎服,3~10g。醋炙用疏肝止痛之力增强。

【使用注意】本品性烈耗气,气虚者慎用。

【药理研究】本品有解痉、利胆、促进消化液分泌、促进胃肠运动、祛痰、扩张支气管、平喘等作用。其静脉给药有升压、兴奋心肌作用。

理气药知识拓展见表10-8。

表 10-8　理气药知识拓展

药名	性味归经	功效	主治	剂量与使用注意
橘红	辛、苦,温。归肺、脾经	理气宽中,燥湿化痰,发表散寒	脾胃气滞,寒痰、湿痰咳嗽	3~10g。阴虚燥咳及久咳气虚者忌服
化橘红	辛、苦,温。归肺、脾经	理气宽中,燥湿化痰,消食	风寒咳嗽,喉痒痰多,食积伤酒	3~6g。内有实热者慎服,气虚及阴虚燥咳者不宜服
川楝子	苦,寒;有小毒。归肝、小肠、膀胱经	行气止痛,杀虫,疗癣	气滞疼痛,虫积腹痛,头癣	5~10g。有小毒,不宜超量服用,脾胃虚寒者慎服;外用适量,研末调涂
乌药	辛,温。归肺、脾、肾、膀胱经	行气止痛,温肾散寒	寒凝气滞之胸腹诸痛,肾阳虚之小便频数、遗尿	6~10g
荔枝核	甘、微苦,温。归肝、肾经	行气散结,祛寒止痛	寒疝腹痛,睾丸肿痛,胃脘痛,痛经,产后腹痛	5~10g
佛手	辛、苦、酸,温。归肝、脾、胃、肺经	疏肝理气,和中,化痰	肝郁气滞之胸闷胁痛,脾胃气滞之脘腹胀痛,咳嗽痰多	3~10g
香橼	辛、苦、酸,温。归肝、脾、肺经	疏肝理气,和中,化痰	肝郁气滞之胸闷胁痛,脾胃气滞之脘腹胀痛,咳嗽痰多	3~10g
梅花	微酸,平。归肝、胃、肺经	疏肝解郁,和中,化痰	肝胃气滞之胁肋胃脘胀痛、嗳气,梅核气	3~5g
甘松	辛、甘,温。归脾、胃经	行气止痛,开郁醒脾	思虑伤脾或寒郁气滞之胸闷脘胀、不思饮食	3~6g。外用适量,泡汤漱口或煎汤洗脚或研末敷患处

续表

药名	性味归经	功效	主治	剂量与使用注意
枳壳	苦、辛、酸,微寒。归脾、胃经	理气宽中,行滞消胀	脾胃气滞之脘腹胀满,气滞胸闷	3~10g。孕妇慎用
柿蒂	苦、涩,平。归胃经	降气止呃	呃逆	5~10g
青木香	辛、苦,寒。有小毒,归肝、胃经	行气止痛,解毒消肿	肝胃气滞之胁肋脘腹胀痛,痧胀腹痛,泻痢腹痛,痈肿疔毒,蛇虫咬伤,湿疮	3~10g;散剂,1~2g。含马兜铃酸,不宜过量或长期服用,肾功能不全者忌服
玫瑰花	甘、微苦,温。归肝、脾经	行气解郁,活血止痛	肝胃气滞之胁肋脘腹胀痛,肝郁血瘀之月经不调、乳房胀痛,外伤肿痛	3~6g

小结

　　理气药均有行气功效,主治气滞证。性味辛、苦,温。归脾、胃、大肠经。

　　1. 行气调中药　厚朴、陈皮、枳实、木香。四药善调理脾胃气机,适宜于脾胃气滞证。

　　(1)厚朴与枳实:行气作用强,又能消积,常用于热结、饮食、湿热积滞导致的便秘等胃肠积滞诸证,以脘腹胀满为主要表现者。其中:厚朴行气消胀,燥湿以消痞,尤宜于湿阻中焦之胃肠气滞而脘腹痞满者;并能平喘、燥湿,常用治喘咳证、梅核气。枳实破气以消痞,并可化痰,常治胸痹心痛。

　　(2)陈皮与木香:行气调中,均适于脾胃气滞证。其中:陈皮长于理气健脾,兼以燥湿化痰,主治脾胃气滞及痰湿壅滞证。木香为行气止痛之要药,又善通行大肠气滞而除后重;煨后长于止泻。

理气药 思政及中医药文化

　　2. 疏肝理气药　香附、青皮。两药擅长疏肝理气,适于脾胃气滞及肝气郁滞证。香附性平,还能调经止痛,多用于月经不调,痛经,乳房胀痛等病证,为妇科调经之要药。青皮性温,作用峻猛,长于疏肝破气,还可消积化滞而散结,善治食积腹痛,癥瘕积聚,久疟痞块等。

　　3. 通阳散结药　薤白。其宣通胸中阳气,温散阴寒痰浊,为治胸痹要药,并可行气导滞,善行大肠气滞,宜于胃肠气滞腹胀,泻痢里急后重。

　　4. 行气降气药　沉香。集行气、降气、纳气于一体,既能行气止痛,又能温中止呕,纳气平喘。

思考题

　　1. 理气药主治哪些病证? 临床应用时应注意哪些问题?

　　2. 理气药常与哪些种类的中药配伍? 为什么?

　　3. 厚朴、陈皮、枳实、香附、木香、薤白各善调理哪些脏腑气机?

　　4. 厚朴与枳实在性能、功效应用方面有何异同?

第八节
目标测试

（辛海量）

第九节　消　食　药

第九节
教学课件

学习要求

1. **掌握**　消食药的概述；山楂的性味归经、功效应用、特殊用法用量及使用注意。
2. **熟悉**　麦芽的功效主治、特殊用法用量及使用注意。
3. **了解**　神曲、莱菔子的功效、特殊用法用量及使用注意。

概述

1. **含义**　凡以消食化积为主要作用,主治饮食积滞证的药物,称为消食药。

2. **功效主治**　消食药均有消食化积作用,主治饮食积滞证。饮食积滞证以脘腹胀满,不思饮食,嗳腐吞酸,恶心呕吐,大便失常(便秘或腹泻,泻下物臭如败卵,腹痛则泻,泻后痛减),矢气臭秽等为主要表现,又称停食或伤食。多见于小儿,因其生机旺盛却脾胃薄弱,加之不知饥饱,常过食伤脾而致食积内停。成人多由暴饮暴食,或素体脾胃虚弱,或外感邪气伤及脾胃,或情志抑郁而致脾虚不运等诸多因素导致食积。

3. **性能特点**　消食药多为甘平之品,主归脾、胃二经,有沉降趋向性。

4. **配伍应用**　①依据病机配伍:食积内停易阻碍中焦气机而致脾胃气滞,故常与理气调中之品配伍;若食积化热,食积便难或腹泻而大便不爽等,当与清热药,泻下药配伍。②依据病因配伍:若素体脾胃虚弱,湿阻中焦,外感风寒,肝郁气滞而致食积停滞,分别与补气健脾药,化湿药,发散风寒药,疏肝解郁药配伍。

5. **使用注意**　①体质因素:素体脾胃虚弱而常患食积者,以调养脾胃为主,不宜单用或过用消食药。②合理应用:消食药虽多作用缓和,但仍有耗气之弊,故不宜过用久服,气虚而无积滞者慎用,以免再伤脾胃。

山楂 Shanzha《新修本草》
CRATAEGI FRUCTUS

山楂
(图片)

　　为蔷薇科植物山里红 *Crataegus pinnatifida* Bge. var. *major* N. E. Br. 或山楂 *Crataegus pinnatifida* Bge. 的干燥成熟果实。生用或炒用。

【性味归经】酸、甘,微温。归脾、胃、肝经。

【功效应用】

1. 消食化积,用于饮食积滞证。本品有较强的消食化积作用,适用于多种饮食积滞证,尤善促进油腻肉食积滞消化,为治油腻肉食积滞要药。治疗食积,单用即效,亦常与其他消食药配伍应用。

2. 活血化瘀,用于胸腹疼痛,痛经。本品有较温和的活血化瘀作用,可配伍用于多种瘀血证。治疗瘀滞胸胁疼痛,产后瘀阻腹痛,恶露不尽以及痛经等,多与其他活血化瘀药配伍。

此外,现代单用本品防治高脂血症,冠心病,高血压等。

【用法用量】煎服,9~12g,大剂量可用至30g。消食、化瘀多用生山楂;消食健胃多用炒山楂;止泻止痢多用焦山楂。

【使用注意】脾胃虚弱而无积滞或胃酸过多者慎用。

【药理研究】本品水煎剂有助消化、促进脂肪分解、强心、降血压、增加冠状动脉流量、抗心肌缺血及再灌注损伤、扩张血管、抗心律失常、降血脂、抗动脉粥样硬化、抗氧化、止痛、止血、保护视网膜病变、抗肿瘤等作用;焦山楂醇提液有抗胃痉挛作用;体外试验有抑制痢疾杆菌及大肠埃希菌等作用。

麦芽 Maiya《药性论》
HORDEI FRUCTUS GERMINATUS

麦芽
(图片)

为禾本科植物大麦 Hordeum vulgare L. 的成熟果实经发芽干燥而成的炮制加工品。生用或炒用。

【性味归经】甘,平。归脾、胃经。

【功效应用】

1. 消食化积,用于饮食积滞证。本品有良好的消食化积功能,善助淀粉性食物消化,尤宜于米面薯芋食积病证。治疗食积,可单用煎服或研末用,亦常与其他消食药配伍。

2. 回乳疏肝,用于断乳或乳汁郁积所致乳房胀痛。本品可减少乳汁分泌而回乳,又可疏肝而缓解乳房胀痛。用于妇女断乳,乳胀乳痛,可单用生麦芽或炒麦芽,亦可辨证配伍。

【用法用量】煎服,生麦芽长于消食化积,10~15g,回乳炒用 60g。

【使用注意】哺乳期妇女不宜用。

【药理研究】本品有促进胃酸与胃蛋白酶的分泌、抗真菌、抑制催乳素的分泌、降血脂、保肝等作用。

神曲 Shenqu《药性论》
MEDICATED LEAVEN

神曲
(图片)

为大量面粉、麦麸与适量苦杏仁、赤小豆粉,以及鲜辣蓼、鲜青蒿、鲜苍耳之自然汁混合后经发酵而成的加工品。生用或炒用。

【性味归经】甘、辛,温。归脾、胃经。

【功效应用】消食化积,用于饮食积滞证。本品可消食健胃而兼有解表、行滞之功,适宜于多种饮食积滞证。治疗食积,常与其他消食药配伍。若治食积腹泻,则用焦神曲以消食并止泻。治疗食积兼外感发热者,可与解表药同用。

此外,本品常用于含金石贝壳类药物的丸剂中,以赋形并助消化。

【用法用量】煎服,6~15g。消食宜炒焦用。

【药理研究】本品含有酵母菌和多种消化酶,有促进消化、增进食欲作用;还具有 B 族维生素样作用。

莱菔子 Laifuzi《日华子本草》
RAPHANI SEMEN

莱菔子
(图片)

为十字花科植物萝卜 Raphanus sativus L. 的干燥成熟种子。生用或炒用,用时宜捣碎。

【性味归经】辛、甘,平。归肺、脾、胃经。

【功效应用】

1. 消食除胀,用于食积气滞证。本品既能消食化积,又可行气消胀。治疗食积气滞之脘腹胀满、嗳气吞酸、腹痛等,常与其他消食药、理气药配伍。

2. 降气化痰,用于咳喘痰多。本品入肺能降上逆肺气而化痰。治疗痰阻肺窍,咳喘痰多、胸闷食少,多与白芥子、紫苏子配伍。

【用法用量】煎服,5~12g。生用长于祛痰,炒后长于消食除胀。

【使用注意】本品辛散耗气,故气虚无积滞者慎用。不宜与人参同用。

【药理研究】本品有降血压、增强兔离体回肠的节律性收缩、抑制小鼠胃排空、镇咳、祛痰、平喘、改善排尿功能、降低血清胆固醇水平、防止冠状动脉粥样硬化、抑菌等作用。

消食药知识拓展见表10-9。

表 10-9　消食药知识拓展

药名	性味归经	功效	主治	剂量与使用注意
稻芽	甘,温。归脾、胃经	消食健胃	食积,脾虚食少	9~15g,大剂量30g
鸡内金	甘,平。归脾、胃、小肠、膀胱经	运脾消食,固精止遗,化坚消石	食积不化,消化不良,小儿疳积,遗精遗尿,砂石淋证及胆结石	3~10g;研末,每次1.5~3g。脾虚无积滞者慎服

小结

消食药均有消食化积功效,主治饮食积滞证。归脾、胃经。多炒用。

山楂、神曲、麦芽、莱菔子均可消食,主治饮食积滞证。其中:山楂尤宜于油腻肉食积滞,并可行气血,主用于腹痛、腹泻、心痛等胸腹之瘀滞证,炒焦后兼能止痢。神曲兼能解表,尤宜于食积而兼外感发热者。麦芽尤宜于米面薯芋等淀粉类食积,并可回乳。莱菔子消食化积之力较强,且以行气除胀为特长,尤宜于食积气滞之脘腹胀满,并可降气化痰。

思考题

1. 消食药常与哪类药物配伍? 为什么?
2. 山楂、神曲、麦芽、莱菔子的消食特点有何不同?
3. 山楂的功效应用有哪些?

第九节
目标测试

(任守忠)

第十节　驱　虫　药

第十节
教学课件

学习要求

1. **掌握**　驱虫药的概述;槟榔的性味归经、功效应用、特殊用法用量及使用注意。
2. **了解**　使君子、苦楝皮的功效、用法用量及使用注意。

概述

1. **含义** 凡以驱除或杀灭人体内肠道寄生虫为主要作用,主治虫证(肠道寄生虫病)的药物,称为驱虫药。

2. **功效主治** 虫证主要指由人体寄生虫引起的病证,特别是肠道寄生虫病,包括蛔虫、绦虫、蛲虫、钩虫等所致的寄生虫病证。虫证的主要临床表现:绕脐腹痛,时发时止,不思饮食或多食善饥,胃中嘈杂,呕吐清水;迁延日久则面色萎黄,形体消瘦,腹大且青筋暴露,毛发枯槁,浮肿等。多由饮食不洁引起,脾胃湿热内蕴也是引起肠道寄生虫的内在因素。

3. **性能特点** 驱虫药主归大肠、小肠经,有沉降趋向。部分药物有毒。

4. **配伍应用** ①常配泻下药:为促进麻痹虫体及残存驱虫药的排出,故常与泻下药配伍。②依据兼证配伍:寄生虫病兼寒,兼热,兼饮食积滞,兼脾胃虚弱等,分别与温里药,清热药,消食药,健脾和胃药配伍。③依据体质配伍:脾胃虚弱及素体虚弱者,应与补虚药配伍,先补后攻或攻补兼施。

5. **使用注意** ①因病合理选药:依据所患寄生虫病的种类,体质强弱及证情缓急,选用适宜的驱虫药。②服药时间:一般宜空腹服药,使药物充分作用于虫体而保证疗效。③药性及病证禁忌:部分驱虫药有毒副作用,应注意用法用量,且孕妇及年老体弱者慎用。腹痛剧烈或发热患者不宜立即驱虫,待症状缓解后再使用驱虫药。

槟榔 Binglang《名医别录》
ARECAE SEMEN

为棕榈科植物槟榔 *Areca catechu* L. 的干燥成熟种子。切片或捣碎用。

【性味归经】苦、辛,温。归胃、大肠经。

【功效应用】

1. 杀虫,用于多种肠道寄生虫病。本品有较强的杀虫作用,可驱杀多种肠道寄生虫,兼可缓下。因其善驱绦虫,治疗绦虫病,常与南瓜子配伍,再服芒硝以助排虫。治疗蛔虫病,姜片虫病,蛲虫病,钩虫病等,常与其他驱虫药配伍。

2. 行气,消积,用于食积气滞,泻痢后重。本品既能调畅肠胃气机,又能缓泻以消除积滞。治疗食积、腹胀便秘,湿热泻痢、里急后重,常与消食导滞药,清热燥湿止痢之品配伍。

3. 利水,用于水肿,脚气浮肿。本品又有利水功效。治疗水肿,小便不利,常与利水渗湿药配伍。治疗寒湿脚气肿痛,常与温散寒湿、化湿舒筋之品配伍。

此外,本品能截疟,用于疟疾寒热,多与常山、草果等药配伍。

【用法用量】煎服,3~10g。驱绦虫、姜片虫 30~60g。

【使用注意】脾虚便溏及气虚下陷者忌用,孕妇慎用。

【药理研究】本品有杀虫、抑制皮肤真菌、抑制流感病毒、促进唾液分泌、促进汗腺分泌、增强肠蠕动、减慢心率、降血压、抗动脉粥样硬化、兴奋子宫平滑肌、抗炎、抗过敏等作用。

使君子 Shijunzi《开宝本草》
QUISQUALIS FRUCTUS

使君子
(图片)

为使君子科植物使君子 *Quisqualis indica* L. 的干燥成熟果实。去壳取种仁,生用或炒香用。

【性味归经】甘,温。归脾、胃经。

【功效应用】

1. 杀虫,用于蛔虫病、蛲虫病。本品长于驱杀蛔虫,因其气香味甘,健脾而不易伤正,尤宜于小儿蛔虫。治疗蛔虫病,单用炒香嚼服,若症重者,常与其他驱虫药配伍。

2. 消积,用于小儿疳积。本品又可消积除疳。治疗虫积日久,耗伤脾胃而渐成疳积者,常与补气健脾之品配伍。

【用法用量】煎服,9~12g,捣碎入煎剂;使君子仁 6~9g,多入丸散或单用,作 1~2 次分服。小儿每岁 1~1.5 粒,炒香嚼服,1 日总量不超过 20 粒。

【使用注意】不可超量服用,易致呃逆、眩晕、呕吐、腹泻等不良反应。服药时忌饮浓茶。

【药理研究】本品有麻痹虫体、抑制致病性皮肤真菌、升压等作用。

苦楝皮 Kulianpi《名医别录》
MELIAE CORTEX

苦楝皮
(图片)

为楝科植物川楝 *Melia toosendan* Sieb. et Zucc. 或楝 *Melia azedarach* L. 的干燥根皮或树皮。鲜用或切片生用。

【性味归经】苦,寒;有毒。归肝、脾、胃经。

【功效应用】

1. 杀虫,用于蛔虫病,蛲虫病,钩虫病。本品苦寒有毒,杀虫之力较强,适宜于多种肠道寄生虫病,善治蛔虫。治疗蛔虫病,蛲虫病,钩虫病,可单用水煎、熬膏或制成糖浆、片剂服用,亦常与其他驱虫药配伍。

2. 疗癣,用于疥癣湿疮。本品外用有燥湿、杀虫疗癣功效。治疗疥疮,头癣,湿疹,湿疮等,单用研末用醋或猪油调敷患处,亦可与黄柏、苦参等清热燥湿、杀虫止痒之品配伍。

【用法用量】煎服,3~6g。外用适量,研末,用猪脂调敷患处。

【使用注意】本品有毒,不宜过量或持续服用。孕妇及肝、肾功能不全者慎用。

【药理研究】本品水煎剂有麻痹虫体、抑制多种致病性真菌作用;醇提取物有止泻、利胆、镇痛、抗血栓等作用。

驱虫药知识拓展见表 10-10。

表 10-10　驱虫药知识拓展

药名	性味归经	功效	主治	剂量与使用注意
绵马贯众	苦,微寒,有小毒。归肝、胃经	杀虫,清热解毒,凉血止血	绦虫病、钩虫病、蛲虫病,风热感冒,温毒发斑,痄腮,血热出血证	4.5~9g。苦寒有小毒,孕妇及脾胃虚寒者慎服
南瓜子	甘,平。归胃、大肠经	杀虫	绦虫病	60~120g。生用研细粉,冷开水调服
鹤草芽	苦、涩、凉。归肝、大肠、小肠经	杀虫	绦虫病	研粉吞服,成人每次 30~50g。小儿 0.7~0.8g/kg,每日 1 次,早晨空腹服
榧子	甘,平。归肺、胃、大肠经	杀虫消积,润肺止咳,润燥	虫积腹痛,肠燥便秘,肺燥咳嗽	9~15g;嚼服,每次 15g,炒熟去壳。不宜过量
雷丸	微苦,寒;有小毒。归胃、大肠经	杀虫,消积	绦虫病、钩虫病、蛲虫病,小儿疳积	15~21g,不宜入煎剂,一般研粉服,每次 5~7g(驱杀绦虫每次12~18g),饭后温开水调服,一日3 次,连服 3 天。含蛋白酶,受热(60℃左右)或酸作用下易被破坏

小结

　　驱虫药均有驱虫或杀虫功效,主治肠道内寄生虫病。有沉降趋势,主归大肠经。

　　槟榔、使君子、苦楝皮均可驱杀寄生虫。其中:①槟榔的杀虫范围较广,适宜于多种肠道寄生虫病,与南瓜子、芒硝配伍尤宜于绦虫病;兼行气、消积、利水,还可治食积、泻痢、水肿、脚气肿痛等。②使君子与苦楝皮均长于驱杀蛔虫,主治蛔虫病,亦可治蛲虫病。使君子作用缓和,因气香味甘、性平质润、易于服用等特点而尤宜于小儿蛔虫,并有消积作用,宜炒香嚼服。③苦楝皮杀虫作用较强,其毒性亦较强,多用于驱杀蛔虫、蛲虫;还能杀虫疗癣。

思考题

　　1. 驱虫药的使用注意有哪些?

　　2. 驱虫药为何常与泻下药配伍?

　　3. 槟榔、使君子、苦楝皮在驱虫方面有哪些特点?

第十节
目标测试

(任守忠)

第十一节　止　血　药

学习要求

第十一节
教学课件

1. **掌握**　止血药的概述;白及、地榆、三七、艾叶的性味归经、功效应用、特殊用法用量及使用注意。

2. **熟悉**　仙鹤草、槐花、白茅根、茜草、蒲黄的功效主治、特殊用法用量及使用注意。

3. **了解**　小蓟的功效、特殊用法用量及使用注意。

概述

　　1. 含义　凡以制止体内外出血为主要作用,主治出血证的药物,称为止血药。

　　2. 功效主治　止血药均有直接的止血作用。因其兼有功效不同,而又有收敛止血、凉血止血、化瘀止血、温经止血之分。出血是一症状表现,如咯血,咳血,鼻衄,吐血,便血,尿血,崩漏及外伤出血等。但因引起出血的原因不同,形成的证候各异。凉血止血药主治血热出血证,症见出血血色鲜红、烦渴、舌绛、脉滑或数等;化瘀止血药尤宜于瘀血内阻而血不循经之瘀滞出血证,症见出血血色紫黯或夹血块,固定刺痛,舌见紫色斑点或舌下络脉曲张,脉多细涩或结代;温经止血药主治虚寒性出血证,症见慢性出血,面色萎黄,神疲乏力,气短懒言,食少便溏,舌淡,脉细无力等;收敛止血药广泛用于邪气不甚明显的多种出血。

3. **性能特点**   止血药多具酸、涩味,但因兼有功效不同,还兼有其他性味。凉血止血药多苦寒;化瘀止血药、温经止血药多辛温;收敛止血药以平性为主。血液外溢多因肝不藏血引发,亦与心主血脉有关,故主归肝、心经。

4. **配伍应用**   ①依据病因选药并配伍:血热出血证宜选用凉血止血药,并常与清热泻火药或清热凉血药配伍;瘀血阻滞之出血或出血兼瘀滞证宜选用化瘀止血药,并常与活血行气药配伍;虚寒性出血证宜选用温经止血药或收敛止血药,并常与温阳益气健脾药配伍。②依据病机配伍:如阴虚火旺,常与滋阴降火潜阳药配伍;出血过多而致气随血脱,则应急投大补元气之品以益气固脱。③依据出血部位配伍:上部出血,宜配伍降气药;下部出血日久之正气亏耗宜配伍升阳举陷药。

5. **使用注意**   ①合理配伍:止血药应以止血而不留瘀为前提,尤其凉血止血药和收敛止血药,易恋邪、凉遏而留瘀,应适当与活血之品同用,以免有留瘀之弊。②正确认识炭药:前人认为,止血药炒炭后其止血作用增强,多数炒炭后可产生或增强止血效用,但有少数药物生品或鲜品止血力更强,亦有少数药炒炭后其止血作用不增反降,故当具体问题具体分析,以确保和提高疗效为前提。

白及 Baiji 《神农本草经》
BLETILLAE RHIZOMA

白及
(图片)

为兰科植物白及 *Bletilla striata* (Thunb.) Reichb. f. 的干燥块茎。生用。

【性味归经】苦、甘、涩,微寒。归肺、肝、胃经。

【功效应用】

1. 收敛止血,用于多种出血。本品质黏而味涩,为收敛止血之要药,适宜于体内外多种出血。因其主归肺、胃经,尤宜于肺胃损伤出血。治疗肺痨咯血,常与阿胶配伍。治疗外伤出血,可单品捣烂或研末外用。治疗胃及十二指肠溃疡之吐血,便血,常与乌贼骨(海螵蛸)配伍。

2. 消肿生肌,用于疮疡肿毒,手足皲裂,肛裂。本品能解毒消痈,外用有较好的生肌功效。治疗疮痈初起,可消肿散结;疮痈已溃脓,用之可促进生肌敛疮。治疗手足皲裂或肛裂,可单用研末合麻油调涂。

【用法用量】煎服,6~15g。研末吞服 3~6g。外用适量。

【使用注意】不宜与川乌、制川乌、草乌、制草乌、附子同用。

【药理研究】本品有预防肠粘连、缩短出血和凝血时间、抑制纤溶、有助于血栓形成、保护胃黏膜、抗肿瘤等作用。体外试验对结核分枝杆菌有抑制作用。

地榆 Diyu 《神农本草经》
SANGUISORBAE RADIX

地榆
(图片)

为蔷薇科植物地榆 *Sanguisorba officinalis* L. 或长叶地榆 *Sanguisorba officinalis* L. var. *longifolia* (Bert.) Yü et Li 的干燥根。生用或炒炭用。

【性味归经】苦、酸、涩,微寒。归肝、大肠经。

【功效应用】

1. 凉血止血,用于血热出血证。本品长于凉血止血,适用于血热迫血妄行所致多部位出血。因其兼具苦寒沉降之性,故尤宜于下焦血热之便血,痔血,崩漏等出血。治疗便血,痔血,常与槐花配伍。治疗血痢,崩漏,可分别与清热解毒止痢药,凉血止血固崩药配伍。

2. 解毒敛疮,用于水火烫伤,湿疹,痈疮肿毒。本品内服能清热解毒,外用又能收湿敛疮,为治水火烫伤之要药。治疗水火烫伤,可单味研末合麻油调敷,或与其他治烧烫伤的清热解毒药共研末调敷。治疗湿疹及皮肤溃烂,可用本品煎汤外洗或经配伍后研末外掺。治疗痈疮肿毒,常与清热解毒药配伍内服外用。

【用法用量】煎服,9~15g。外用适量,研末涂敷患处。止血多炒炭用;生用长于解毒敛疮。

【使用注意】大面积烧伤患者忌用地榆制剂外涂,以防引起中毒性肝炎。

【药理研究】本品有抗溃疡、止血、抗菌、抗炎、镇痛、抗肾损伤、抗氧化、抗肿瘤等作用。外用炒地榆粉可使犬及家兔皮肤烫伤渗出减少、组织水肿减轻、感染及死亡率降低。

<h2 style="text-align:center">三七 Sanqi《本草纲目》</h2>
<h3 style="text-align:center">NOTOGINSENG RADIX ET RHIZOMA</h3>

三七
（图片）

为五加科植物三七 *Panax notoginseng*(Burk.)F. H. Chen 的干燥根和根茎。生用或研细粉用。

【性味归经】甘、微苦,温。归肝、胃经。

【功效应用】

1. 化瘀止血,用于体内外出血。本品有良好的止血作用,又能化瘀,具有止血而不留瘀、化瘀而不伤正的特点,尤宜于出血兼瘀滞者。治疗咯血,吐血,衄血,崩漏,便血,尿血以及外伤出血,可单用或配入复方应用。

2. 活血止痛,用于跌打损伤,瘀血肿痛。本品既能活血化瘀,又有较强的止痛功效,为伤科要药。治疗跌打损伤,筋断骨折之瘀血肿痛,可单味内服或外敷,亦常与活血疗伤止痛药配伍。

此外,本品具有较好的补虚功效。治疗产后或久病之虚损劳伤者,常与母鸡或猪肉炖服,可收补益气血之效。

【用法用量】煎服,3~9g;研末吞服,一次 1~3g。外用适量。

【药理研究】本品有缩短出血时间、抗凝血、促进纤溶、增强肾上腺皮质功能、调节糖代谢、保肝、降血脂、延缓衰老、抗肿瘤、抗炎、镇痛、抗心律失常、抗动脉粥样硬化、抗疲劳、增强体质、增加学习记忆力等作用;对心肌缺血再灌注损伤有保护和延迟作用。

<h2 style="text-align:center">艾叶 Aiye《名医别录》</h2>
<h3 style="text-align:center">ARTEMISIAE ARGYI FOLIUM</h3>

艾叶
（图片）

为菊科植物艾 *Artemisia argyi* Lévl. et Vant. 的干燥叶。生用、捣绒或制炭用。

【性味归经】辛、苦,温。有小毒。归肝、脾、肾经。

【功效应用】

1. 温经止血,暖宫安胎,用于虚寒性出血证及胎动不安。本品善入肝经,既能温经脉而止血,又可暖胞宫而安胎。治疗虚寒性崩漏出血,常与其他温肾固冲止血药配伍。治疗虚寒性胎动不安,常与阿胶等药配伍。

2. 散寒止痛,用于下焦虚寒之月经不调,痛经及风湿痹痛。本品辛散温热,可燥湿散寒,调经止痛。治疗痛经,既可单用,也可与温经散寒止痛药配伍内服,又可制成艾条循经取穴施灸。治疗风湿痹痛,多与祛风湿药配伍,内服外用。

【用法用量】煎服,3~9g。外用适量,供灸治或熏洗用。温经止血宜炒炭用;散寒止痛、安胎宜生用。

【药理研究】本品有缩短出血作用,炒炭后止血作用增强。艾叶水煎剂能抑菌、抗炎、利胆、兴奋子宫;艾叶油有平喘、镇咳、祛痰和抗过敏等作用;烟熏剂抗菌作用较明显。

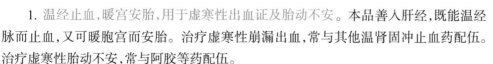

仙鹤草 Xianhecao《图经本草》
AGRIMONIAE HERBA

仙鹤草
（图片）

为蔷薇科植物龙芽草 *Agrimonia pilosa* Ledeb. 的干燥地上部分。生用或炒炭用。

【性味归经】苦、涩，平。归心、肝经。

【功效应用】

1. 收敛止血，用于多种出血证。本品性平，收敛止血，适宜于多种出血。治疗鼻衄，咯血、吐血、便血、尿血、崩漏等，依据血热、虚寒、血瘀等不同病因，分别与凉血止血药、温经止血药、化瘀止血药配伍。

2. 解毒，止痢，用于痈疮肿毒，痢疾。本品既能解毒消肿，又兼可止痢、止血。治疗痈疮肿毒，单用即有效。治疗热毒血痢或腹泻，常与清热凉血止痢药配伍。

3. 截疟，杀虫，用于疟疾，阴痒带下。本品既能截疟，又可杀虫。治疗疟疾寒热，可单用研末或煎服。治疗滴虫性阴道炎所致阴痒带下，可煎浓汁冲洗阴道。

此外，本品兼能补虚，治疗脱力劳伤，常与大枣同用。

【用法用量】煎服，6~12g。外用适量。止血亦可炒炭。

【药理研究】本品有镇痛、抗炎、抗菌、促进凝血、调整心律、降血压、降血糖、杀疟原虫、抗肿瘤及杀阴道滴虫等作用。

槐花 Huaihua《本草拾遗》
SOPHORAE FLOS

槐花
（图片）

为豆科植物槐 *Sophora japonica* L. 的干燥花及花蕾。生用或炒炭用。

【性味归经】苦，微寒。归肝、大肠经。

【功效应用】

1. 凉血止血，用于血热出血证。本品既能凉血止血，又清大肠热，善治痔疮出血。治疗痔血，便血，常与地榆等同用。治疗血热吐血，鼻衄，可与其他凉血止血药配伍。

2. 清肝泻火，用于肝火上炎之头痛目赤。本品入肝经而又能清肝泻火。治疗肝火上炎，头痛目赤，可单用代茶饮，亦常与清肝明目药配伍。

【用法用量】煎服，5~10g。止血宜炒炭，泻火宜生用。

【药理研究】本品有缩短出血和凝血时间、增加血小板聚集、扩张冠状动脉、改善心肌循环、降低血压、防治动脉粥样硬化、抗菌、抗肿瘤、调节血脂、改善胰岛素抵抗等作用。

白茅根 Baimaogen《神农本草经》
IMPERATAE RHIZOMA

白茅根
（图片）

为禾本科植物白茅 *Imperata cylindrica* Beauv. var. *major*（Nees.）C. E. Hubb. 的干燥根茎。生用或炒炭用。

【性味归经】甘，寒。归肺、胃、膀胱经。

【功效应用】

1. 凉血止血，用于血热出血证。本品既能凉血止血，又可清肺胃热，并兼能利尿，尤宜于肺热、胃热所致出血。治疗吐血，鼻衄，咯血，尿血等多部位出血，可鲜品捣汁服，亦常与小蓟配伍。

2. 生津止呕，用于热病烦渴，胃热呕哕，肺热咳嗽。本品入肺、胃气分，能清肺胃蕴热而生津止呕。治疗热病烦渴，可与其他清热生津止渴药配伍。治疗胃热呕哕，常与清胃降逆止呕药同用。治疗肺热咳嗽,多与清肺止咳药配伍。

3. 利尿通淋,用于热淋,血淋,水肿,黄疸。本品既可清热,又能利尿,适宜于多种水湿病证。治疗热淋,血淋,水肿,小便不利,黄疸等,可分别与利尿通淋药,凉血止血药,利水消肿药,利胆退黄药配伍。

【用法用量】煎服,9~30g。

【药理研究】本品有促进凝血、缩短出血时间、利尿、抗炎、抗菌、抗病毒等作用。

茜草 Qiancao《神农本草经》
RUBIAE RADIX ET RHIZOMA

为茜草科植物茜草 *Rubia cordifolia* L. 的干燥根和根茎。生用或炒用。

【性味归经】苦,寒。归肝经。

【功效应用】

1. 止血,凉血,祛瘀,用于体内外出血。本品止血、祛瘀、凉血兼备,适宜于血热夹瘀

茜草
（图片）

所致出血证。治疗吐血,鼻衄,尿血,便血,崩漏等,可单用,也可与相应止血药配伍。

2. 活血通经,用于瘀血经闭,跌打损伤,风湿痹证。本品活血祛瘀,通经,适宜于瘀血阻滞病证,尤宜于妇科瘀滞证。治疗血滞经闭,风湿痹证,跌打损伤,可单味酒煎或泡酒服,或与活血通经,祛风湿止痛,活血疗伤止痛之品配伍。

【用法用量】煎服,6~10g。止血宜炒炭用,活血通经凉血宜生用或酒炒用。

【药理研究】本品能缩短出血时间、促进凝血,并有抗肿瘤、抗氧化、抗炎、抑菌、保肝、改善心肌梗死、升高白细胞及免疫调节等作用。茜草双酯可促进机体造血功能。

蒲黄 Puhuang《神农本草经》
TYPHAE POLLEN

为香蒲科植物水烛香蒲 *Typha angustifolia* L. 或东方香蒲 *Typha orientalis* Presl 或同属植物的干燥花粉。生用或炒炭用。

【性味归经】甘,平。归肝、心包经。

【功效应用】

1. 收敛止血,用于多种出血证。本品性平不偏,既能收敛止血,又可活血化瘀,止血

蒲黄
（图片）

而不留瘀,适宜于体内外多种出血。治疗吐血,咯血,衄血,尿血,便血,崩漏,外伤出血,可单味研末冲服,亦常与其他止血药配伍。

2. 活血化瘀,用于瘀阻诸痛。本品有良好的活血化瘀功效。治疗产后腹痛,痛经,心腹疼痛及跌打损伤等瘀血病证,常与五灵脂配伍。

3. 利尿通淋,用于血淋,尿血。本品既止血,又利尿。治疗血淋,尿血,常与生地黄等品配伍。

【用法用量】包煎,5~10g。外用适量,调敷患处。止血多炒用,化瘀止痛多生用。

【使用注意】孕妇慎用。

【药理研究】本品水煎剂可缩短出血时间、促凝血,有利尿、平喘、抗血小板聚集、增加冠状动脉血流量、降血压、改善微循环、兴奋子宫、利胆、抗炎、镇静、抑菌等作用;中剂量抑制免疫功能,大剂量增强免疫功能。

小蓟 Xiaoji《名医别录》
CIRSII HERBA

为菊科植物刺儿菜 *Cirsium setosum*（Willd.）MB. 的干燥地上部分。生用或炒炭用。

小蓟
（图片）

【性味归经】甘、苦,凉。归心、肝经。

【功效应用】

1. 凉血止血,用于血热出血证。本品苦泄清凉,入心肝血分,善清血分热而凉血止血,适宜于血热所致多种出血。因其兼能利尿,善治尿血、血淋,单用或与栀子、滑石、淡竹叶等同用。治疗血热咯血、衄血、吐血、崩漏,外伤出血,常与其他凉血止血药配伍。

2. 散瘀消痈,用于热毒痈肿。本品有清热解毒,散瘀消痈之功。治疗热毒疮痈肿痛,可单用,以鲜品为佳,捣汁服或捣敷患处,亦可与其他清热解毒药同用。

【用法用量】煎服,5~12g,鲜品30~60g。外用适量,捣敷患处。

【使用注意】本品寒凉,易伤脾胃之阳气,故脾胃虚寒者慎用。

【药理研究】本品有止血、抗菌、降血脂、利胆、利尿、强心、镇静、升压等作用。

止血药知识拓展见表10-11。

表 10-11　止血药知识拓展

药名	性味归经	功效	主治	剂量与使用注意
紫珠叶	苦、涩,凉。归肝、肺、胃经	凉血收敛止血,散瘀解毒消肿	出血证,痈疮肿毒,烧烫伤	3~15g;研末,1.5~3g。外用适量,敷于患处
棕榈炭	苦、涩,平。归肺、肝、大肠经	收敛止血	出血证	3~9g;研末,每次1~1.5g
血余炭	苦,平。归肝、胃经	收敛止血,化瘀利尿	出血证,小便不利,血淋	5~10g;研末,每次1.5~3g
藕节	甘、涩,平。归肝、肺、胃经	收敛止血	出血证	9~15g,大剂量可至30g,鲜品30~60g
鸡冠花	甘、涩,凉。归肝、大肠经	收敛止血,凉血止带,止痢	出血证,赤白带下,久痢不止	6~12g
大蓟	甘、苦,凉。归心、肝经	凉血止血,散瘀解毒消痈	血热出血证,热毒疮痈	9~15g,鲜品30~60g。孕妇及无瘀滞者慎服
侧柏叶	苦、涩,寒。归肺、肝、脾经	凉血止血,化痰止咳,生发乌发	各种出血证,肺热咳喘痰多,血热脱发,须发早白,烫伤(外用)	6~12g。外用适量
苎麻根	甘,寒。归心、肝经	凉血止血,清热安胎,利尿,解毒	血热出血,胎热不安,胎漏下血,热淋,热毒疮肿,蛇虫咬伤	10~15g
景天三七	苦、辛,平。归心、肝经	化瘀止血,宁心安神,解毒	各种出血证,跌打损伤,心悸失眠,烦躁不安,疮肿,蜂蝎螫伤	10~15g,鲜品50~100g
炮姜	辛,热。归脾、胃、肾经	温经止血,温中止痛	虚寒性出血,脾胃虚寒之腹痛,吐泻	3~9g。孕妇慎服,阴虚有热之出血者忌服

小结

止血药均有止血功效,主治体内外各种出血证。主归肝、心经。

1. 收涩止血代表药　白及与仙鹤草。两药均可收敛止血,广泛用于体内外各种出血证,尤以出血而无瘀滞者为宜。其中:白及收敛止血作用较强,尤宜于肺胃出血证,对于外伤出血亦有较佳的疗效;并可消肿生肌,主治手足皲裂、肛裂等病证。仙鹤草性平,其止血应用广泛,不论寒热虚实之各种出血证皆可配用;还能止痢杀虫。

2. 凉血止血代表药　地榆、槐花、白茅根、小蓟。四药均有清热凉血与止血双重功效,适宜于血热出血证。其中:①地榆善清下焦血分之热,炒后兼能收敛止血,尤宜于便血、痔血、血痢、崩漏等下焦血热妄行引起的出血证;外用清热解毒敛疮,用于治疗痈疮肿毒、水火烫伤。②槐花尤宜于便血、痔血等;并可清泻肝火。③白茅根、小蓟兼能利尿,宜于尿血、血淋。白茅根善清肺胃热,常用于肺胃有热之出血证。④小蓟有清热解毒、散瘀消痈之功,适用于热毒疮痈。

止血药　思
政及中医药
文化

3. 化瘀止血代表药　三七、蒲黄、茜草。三药均有止血与活血化瘀双重功效,有止血而不留瘀、化瘀而不伤正的特点,适宜于瘀血内阻、血不循经之出血证,亦用治痛经、经闭、产后腹痛、心腹瘀痛、跌打损伤等瘀血证。其中:①三七止血、化瘀、止痛之药效卓著,广泛用于体内外各种出血兼瘀滞肿痛者,常用于治疗跌打损伤,无论有无出血均可用之;其补虚强壮作用常用于虚损劳伤者。②蒲黄用于体内外瘀滞出血,不论寒热皆可用之;兼能利尿。③茜草集止血、化瘀、凉血为一体,炒炭后又具收敛之性,用于各种原因所致出血。

4. 温经止血代表药　艾叶。其有止血和温里祛寒双重功效,适宜于虚寒性出血,尤宜于月经过多、崩漏及妊娠下血;并可温暖脾胃、温经散寒止痛。

思考题

1. 何谓止血药?其作用特点及适应证有哪些?
2. 白及、地榆、三七、艾叶的止血特点及主治病证有何不同?
3. 止血药的配伍原则及使用注意有哪些?

第十一节
目标测试

(任守忠)

第十二节　活血化瘀药

学习要求

1. **掌握**　活血化瘀药的概述;川芎、丹参、红花、益母草的性味归经、功效应用、特殊用法用量及使用注意。
2. **熟悉**　延胡索、郁金、牛膝的功效主治、特殊用法用量及使用注意。
3. **了解**　莪术、桃仁、土鳖虫、苏木、水蛭的功效、特殊用法用量及使用注意。

第十二节
教学课件

概述

1. 含义　凡以活血化瘀为主要作用,主治瘀血证的药物,称为活血化瘀药。

2. **功效主治**　活血化瘀药均有畅利血脉、促进血行、消散瘀血功效,其中药力和缓且活血作用较弱者,谓之和血、和营;药力峻猛且活血作用较强者,谓之破血、逐瘀;介于和血与破血之间者,谓之活血、化瘀、祛瘀。该类药物主治多种瘀血证。瘀血证指以患处刺痛,痛处拒按且固定不移,夜间加重,青紫色包块,出血反复不止,血色紫黯或夹血块,面黑唇紫,舌有紫色斑点,脉多细涩或结代等症为主要表现的证候。其具体病证涉及内、妇、外各科,如内科瘀血证之胸痹,癥瘕痞块,风湿痹证,中风半身不遂;妇科瘀血证之痛经,经闭,产后瘀阻腹痛;外科瘀血之跌打损伤,疮疡肿毒等。多由气虚、气滞、寒凝、血热、外伤等多种因素导致人体血行不畅而引发。

3. **性能特点**　活血化瘀药能行散瘀血,药味多辛,药性多偏温,部分性偏寒凉。主归肝、心经。

4. **配伍应用**　①依据气血关系配伍:气滞易致血瘀,血瘀亦常兼气滞,故常与理气药配伍。②依据病因配伍:由气虚,寒凝,血热而致瘀血者,分别与补气药,温里药,清热凉血药配伍。③依据兼有病证配伍:兼风湿痹证,痈肿疮毒,癥瘕痞块,分别与祛风湿药,清热解毒药,化痰软坚药配伍。

5. **使用注意**　病证禁忌:本类药物大多能耗血动血、破血通经,部分药物有堕胎、消癥作用,故妇女月经量多、血虚经闭无瘀及出血无瘀者忌用,孕妇慎用或禁用。

川芎 Chuanxiong《神农本草经》
CHUANXIONG RHIZOMA

川芎
(图片)

为伞形科植物川芎 *Ligusticum chuanxiong* Hort. 的干燥根茎。生用或酒炒用。

【性味归经】辛,温。归肝、胆、心包经。

【功效应用】

1. 活血行气,用于血瘀气滞诸痛证。本品辛散温通,既能活血化瘀,又能行气止痛,为"血中气药";其"下行血海"善调经,又为妇科活血调经之要药,适用于血瘀气滞病证。治疗月经不调,痛经,经闭,难产,产后瘀阻腹痛,常与活血行气、调经止痛之品配伍。治疗胸痹心痛,胁肋作痛,跌打损伤,疮痈肿痛等瘀血证,多与其他活血化瘀止痛药同用。

2. 祛风止痛,用于头痛,风湿痹痛。本品可"上行头目",长于祛风止痛,为治头痛之要药。治疗风寒、风热、血瘀、血虚、风湿等病因所致头痛,均可随证配伍。治疗风湿痹痛,肢体关节疼痛,常与祛风湿、通络止痛药配伍应用。

【用法用量】煎服,3~10g。

【使用注意】本品温燥升散,阴虚火旺或肝阳上亢之头痛忌用;多汗、月经过多者慎用。

【药理研究】本品有扩张冠状动脉、增加冠状动脉血流量、降低心肌耗氧量、改善微循环、抑制血小板凝集、预防血栓形成、镇静、镇痛、降血压、调节免疫、利胆等作用。

丹参 Danshen《神农本草经》
SALVIAE MILTIORRHIZAE RADIX ET RHIZOMA

丹参
(图片)

为唇形科植物丹参 *Salvia miltiorrhiza* Bge. 的干燥根和根茎。生用或酒炙用。

【性味归经】苦,微寒。归心、肝经。

【功效应用】

1. 活血祛瘀,通经止痛,用于多种瘀血病证。本品活血祛瘀又生新,并可通经止痛,适宜于多种瘀血病证。因其善通畅血脉而调月经,又为妇科常用药。治疗月经不调,血滞经闭,痛经,产后瘀滞腹痛,可单用为末酒调服,或与其他活血调经之品同用。治疗胸痹心痛,脘腹疼痛,癥瘕积聚,热痹肿痛等多种瘀血证,分别与其他活血化瘀、消肿散结药,祛风湿药配伍。现今临床用丹参滴丸、丹参片等多种新剂型防治冠心病。

2. 凉血消痈,用于热毒疮痈。本品凉血而兼活血消痈。治疗热毒疮痈肿痛,常与清热解毒药配伍。

3. 清心除烦,用于热病高热烦躁,内热心烦,心悸怔忡,失眠,斑疹。本品既能清心除烦,又可凉血安神。治疗邪热入营之烦躁不寐,甚或神昏,常与清心除烦、开窍醒神之品配伍。治疗血不养心之心悸怔忡、失眠健忘,常与养心安神药配伍。治疗温病斑疹,常与凉血解毒、活血消斑药同用。

【用法用量】煎服,10~15g。活血化瘀调经宜酒炙用。

【使用注意】孕妇慎用。不宜与藜芦同用。

【药理研究】本品有抗凝、促进纤溶、抑制血小板聚集、抑制血栓形成、降血脂、防治动脉粥样硬化、扩张冠状动脉、增加冠状动脉血流量、改善心肌缺血、改善心脏功能、调整心律、保护心肌细胞、扩张外周血管、改善微循环、保护神经细胞、保肝、抗肝纤维化、抗肾损伤、减轻肺组织损伤、催眠、延缓衰老、抗菌、消炎、增强免疫、降血糖及抗肿瘤等作用。

红花 Honghua《新修本草》
CARTHAMI FLOS

红花
(图片)

为菊科植物红花 *Carthamus tinctorius* L. 的干燥花。生用。

【性味归经】辛,温。归心、肝经。

【功效应用】活血祛瘀,通经止痛,用于多种瘀血证。本品有较强的活血化瘀作用,尤善通经止痛,为妇科瘀血病证常用药。治疗血滞经闭,痛经,产后腹痛等,单用或与其他活血止痛药同用。治疗胸痹心痛,癥瘕积聚,跌打肿痛等瘀血证,常与其他活血祛瘀药配伍。

本品活血化瘀以消斑,治疗热郁血滞之斑疹色黯,常与清热凉血解毒,化瘀消斑透疹之品配伍。

【用法用量】煎服,3~10g。外用适量。

【使用注意】孕妇,有出血倾向者慎用。

【药理研究】本品有增加冠状动脉血流量、抗心律失常、扩血管、降血压、抑制血小板聚集和增加纤溶、兴奋子宫、镇痛、催眠、抗缺氧、降血脂、抗氧化、延缓衰老、抗肿瘤、抗菌、抗炎、调节免疫、调控基因表达、明显降低血清肌酸激酶及乳酸脱氢酶活性等作用。

益母草 Yimucao《神农本草经》
LEONURI HERBA

益母草
(图片)

为唇形科植物益母草 *Leonurus japonicus* Houtt. 的新鲜或干燥地上部分。生用或鲜用。

【性味归经】苦,辛,微寒。归肝、心包、膀胱经。

【功效应用】

1. 活血祛瘀,调经,用于妇产科瘀血诸证。本品既能活血化瘀,又善调经,为妇科经产要药。治疗瘀血所致月经不调,痛经,经闭,产后瘀阻腹痛等,可单味熬膏内服,亦常与活血调经止痛药配伍。本品还可配伍用于跌打伤痛。

2. 利水消肿,用于水肿,小便不利。本品入膀胱,又可利水消肿。治疗水肿,小便不利,可单用,或与利水渗湿药配伍。

3. 清热解毒,用于疮痈肿毒,皮肤痒疹。本品尚能清热解毒。治疗疮痈,皮肤痒疹,可分别与清热解毒药,祛风止痒药配伍。

【用法用量】煎服,9~30g。鲜品 12~40g。或熬膏,或入丸散。

【使用注意】孕妇慎用。

【药理研究】本品有抗血栓形成、扩张外周血管、降血压、改善微循环、增强细胞免疫功能、抗氧化、抗心肌缺血、兴奋子宫、改善肾功能、增加尿量、抑制皮肤真菌等作用。

延胡索 Yanhusuo《开宝本草》
CORYDALIS RHIZOMA

延胡索
（图片）

为罂粟科植物延胡索 *Corydalis yanhusuo* W. T. Wang 的干燥块茎。醋炙用。

【性味归经】辛、苦,温。归肝、脾经。

【功效应用】活血行气止痛,用于血瘀气滞诸痛证。本品单用有良好的止痛功效,并能活血,行气,适宜于气滞血瘀所致多种疼痛。治疗血瘀气滞胸胁及脘腹疼痛,胸痹心痛,痛经,产后瘀阻腹痛,跌打伤痛等,单用,也常与其他活血止痛药配伍。

【用法用量】煎服,3~10g。研末吞服,一次 1.5~3g。醋炙可加强止痛之功。

【使用注意】孕妇慎用。

【药理研究】本品有镇痛、催眠、镇静、扩张冠状动脉、增加冠状动脉血流量、抗心肌缺血、提高耐缺氧能力、抗心律失常、扩张外周血管、降血压等作用。

郁金 Yujin《药性论》
CURCUMAE RADIX

郁金
（图片）

为姜科植物温郁金 *Curcuma wenyujin* Y. H. Chen et C. Ling、姜黄 *Curcuma longa* L.、广西莪术 *Curcuma kwangsiensis* S. G. Lee et C. F. Liang 或蓬莪术 *Curcuma phaeocaulis* Val. 的干燥块根。生用或醋炙用。

【性味归经】辛、苦,寒。归肝、心、肺经。

【功效应用】

1. 活血止痛,用于血瘀气滞诸痛证。本品既可活血止痛,又可行气,其性寒凉,尤宜于血瘀气滞而有郁热者。治疗血瘀气滞之胸腹胁肋胀痛或刺痛,月经不调,痛经,癥瘕痞块,常与其他活血行气、消癥软坚药配伍。

2. 行气解郁,用于热病神昏,癫痫发狂。本品味辛而行气解郁,性寒兼可清热,适宜于热病所致者。治疗湿温病,湿浊蒙闭清窍之神昏,常与石菖蒲配伍。治疗痰阻心窍之癫痫,发狂,常与化痰开窍药配伍。

3. 清心凉血,用于血热吐血,衄血,倒经,尿血。本品入肝经血分以凉血止血。治疗血热妄行,气血上冲之吐血、鼻衄及妇女倒经等,常与凉血止血药配伍。亦可配伍用于尿血。

4. 利胆退黄,用于湿热黄疸,结石。本品既能清肝、利胆退黄,又能疏肝行气。治疗湿热黄疸,肝胆结石,分别与其他清热利湿退黄药,利胆排石药配伍。治疗泌尿系结石,常与利尿通淋排石药同用。

【用法用量】煎服,3~10g。醋炙后疏肝止痛力强。

【使用注意】不宜与丁香、母丁香同用。

【药理研究】本品有镇痛、解痉、促进胆汁分泌和排泄、降低血清总胆红素水平、抗过敏、抗氧化、抗肿瘤、降血脂、保肝、护脑、抗菌、抗炎、兴奋子宫等作用。

牛膝 Niuxi《神农本草经》
ACHYRANTHIS BIDENTATAE RADIX

牛膝
（图片）

为苋科植物牛膝 *Achyranthes bidentata* Bl. 的干燥根。生用、酒炙用或盐炙用。

【性味归经】辛、苦、酸,平。归肝、肾经。

【功效应用】

1. 活血通经,用于多种瘀血病证。本品有较强的活血化瘀作用,性善下行而通经脉。治疗月经不调,痛经,经闭,难产,产后瘀阻腹痛等妇产科瘀血证,常与活血调经、通经药同用。治疗癥瘕积聚,跌打伤痛,分别与破血消癥药,活血疗伤止痛药配伍。

2. 补肝肾,强筋骨,用于腰膝酸痛,足膝痿软。本品制用能补肝肾、强筋骨。治疗肝肾亏虚之腰膝酸软疼痛,常与杜仲等补肝肾、强筋骨药配伍。治疗痹证日久兼腰膝酸痛乏力,常与桑寄生等同用。治疗湿热下注之足膝痿软,常与苍术、黄柏配伍。

3. 引火(血)下行,用于吐血,衄血,牙龈肿痛,口舌生疮。本品苦善泄降,导热下泄,能引血下行,以降上炎之火热和上逆之血。治疗血热上冲之吐血、鼻衄,肝阳上亢之头痛眩晕,胃火牙痛及口疮,分别与凉血止血药,平肝潜阳药,清热泻火药配伍。

4. 利水通淋,用于小便不利,淋证涩痛。本品利尿通淋,适宜于湿热下注之淋证。治疗热淋,血淋,石淋,水肿,小便不利等,常与利水渗湿类药物配伍。

【用法用量】煎服,5~12g。利水通淋、引火下行宜生用;活血祛瘀宜酒炙用;补肝肾、强筋骨宜盐炙用。

【使用注意】孕妇慎用。

【药理研究】本品有扩张血管、改善微循环、降血糖、延缓衰老、兴奋子宫平滑肌、抗炎、镇痛、提高机体免疫功能、促进蛋白质合成、抗生育、抗早孕、抗肿瘤等作用。

莪术 Ezhu《雷公炮炙论》
CURCUMAE RHIZOMA

莪术
(图片)

为姜科植物蓬莪术 *Curcuma phaeocaulis* Val. 广西莪术 *Curcuma kwangsiensis* S. G. Lee et C. F. Liang 或温郁金 *Curcuma wenyujin* Y. H. Chen et C. Ling 的干燥根茎。生用或醋炙用。

【性味归经】辛、苦,温。归肝、脾经。

【功效应用】

1. 破血行气,用于血瘀气滞之重症。本品活血之力强,能破血而又行气止痛,适宜于血瘀气滞重症。治疗癥瘕积聚,痛经,经闭,胸痹心痛等,常与三棱等破血消癥药配伍。现今临床用于肝脾大,肝硬化以及宫颈癌等。

2. 消积止痛,用于食积气滞重症。本品有较强的行气消积止痛功效,适宜于食积气滞重症。治疗宿食积滞,脘腹胀痛,常与行气止痛、消食导滞药配伍。

【用法用量】煎服,6~9g。醋炙可加强祛瘀止痛之功。

【使用注意】不宜过服久服。孕妇禁用。

【药理研究】本品有抗血栓形成、抗纤维组织增生、镇痛、兴奋胃肠平滑肌、抗溃疡、抗早孕、抗炎、抗菌、抗病毒、抗肿瘤等作用。

桃仁 Taoren《神农本草经》
PERSICAE SEMEN

桃仁
(图片)

为蔷薇科植物桃 *Prunus persica*(L.)Batsch 或山桃 *Prunus davidiana*(Carr.)Franch. 的干燥成熟种子。生用或炒用。

【性味归经】苦、甘,平。归心、肝、大肠经。

【功效应用】

1. 活血祛瘀,用于多种瘀血病证及内痈。本品活血祛瘀力较强,适宜于妇、内、外科等瘀血病证。治疗血滞经闭,痛经,产后腹痛,癥瘕,跌打肿痛,常与其他活血祛瘀药配伍。治疗肠痈、肺痈,可与清热解毒药配伍。

2. 润肠通便,用于肠燥便秘。本品能润滑肠道而通便。治疗肠燥便秘,常与其他润肠通便药配伍。

3. 止咳平喘,用于咳嗽气喘。本品苦降肺气以止咳平喘。治疗咳嗽气喘,可单用,亦常与苦杏仁等止咳平喘药配伍。

【用法用量】捣碎煎服,5~10g。

【使用注意】孕妇慎用。

【药理研究】本品有增加脑血流量、降低血管阻力、抑制血小板聚集、抗血栓形成、镇痛、抗炎、抗菌、抗过敏、镇咳、平喘、抗肺纤维化等作用。

土鳖虫 Tubiechong《神农本草经》
EUPOLYPHAGA STELEOPHAGA

土鳖虫
(图片)

为鳖蠊科昆虫地鳖 *Eupolyphaga sinensis* Walker 或冀地鳖 *Steleophaga plancyi* (Boleny)的雌虫干燥体。晒干或烘干用。

【性味归经】咸,寒。有小毒。归肝经。

【功效应用】

1. 破血逐瘀,用于血瘀经闭,产后瘀滞腹痛,癥瘕痞块。本品性善走窜,活血祛瘀力强,长于破血逐瘀以通经、消癥,为治血瘀经闭及癥瘕积聚之要药。治疗瘀滞经闭,产后腹痛等瘀血证,常与活血通经药配伍。治疗癥瘕积聚,常与大黄、水蛭等破血消癥药同用。

2. 续筋接骨,用于跌打损伤,骨折筋伤。本品既能活血消肿止痛、又可续筋接骨,为伤科疗伤常用药。治疗骨折筋伤,局部瘀血肿痛,可单用本品研末调敷,或研末黄酒冲服。治疗骨折筋伤后期,筋骨无力,常与续断、骨碎补等补肝肾、强筋骨药同用。

【用法用量】煎服,3~10g。

【使用注意】孕妇禁用。

【药理研究】本品有抗凝血、改善血液流变学、促进骨折愈合、调血脂、抗肿瘤等作用。

苏木 Sumu《新修本草》
SAPPAN LIGNUM

苏木
(图片)

为豆科植物苏木 *Caesalpinia sappan* L. 的干燥心材。生用。

【性味归经】甘、咸,平。归心、肝、脾经。

【功效应用】

1. 活血祛瘀,消肿,用于跌打损伤,骨折筋伤。本品能活血祛瘀,又能消肿止痛,为伤科常用药。治跌打损伤,骨折筋伤、瘀肿疼痛,常与乳香、没药、自然铜等药同用。

2. 通经止痛,用于妇科、内科等瘀血病证。本品既能活血祛瘀,又可通经止痛,适宜于妇科经产瘀滞诸疾。治血滞经闭,痛经,产后瘀阻以及内科胸腹刺痛,常与其他活血祛瘀、通经止痛药配伍。

【用法用量】煎服,3~9g。

【使用注意】孕妇慎用。

【药理研究】本品有增强心收缩力、增加冠状动脉流量、促进微循环、抑制血小板聚集、镇静、催眠、抑菌、消炎、抑制免疫、抗肿瘤等作用。

水蛭 Shuizhi《神农本草经》
HIRUDO

水蛭
(图片)

为水蛭科动物蚂蟥 *Whitmania pigra* Whitman、水蛭 *Hirudo nipponia* Whitman 及柳叶蚂蟥 *Whitmaniaacranulata* Whitman 的干燥全体。生用,或用滑石粉烫后用。

【性味归经】咸、苦,平。有小毒。归肝经。

【功效应用】破血逐瘀,通经,用于血滞经闭,癥瘕积聚,跌打损伤。本品力猛效宏,长于破血逐瘀、通经、消癥,适宜于瘀滞重症。治疗血滞经闭,癥瘕积聚,跌打损伤,常与虻虫相须为用,也常与三棱、莪术、桃仁等药同用;若兼体虚,可与人参、当归等补益气血药配伍。现代用水蛭粉或水蛭素注射液,治疗心、脑血管疾病。

【用法用量】煎服,1~3g。入丸散或研末服,每次0.3~0.5g。

【使用注意】孕妇禁用。

【药理研究】本品有抗凝血、抑制血小板聚集、抑制血栓形成、降血脂、抗动脉粥样硬化、增加心肌血流量、保护脑组织、抗肾缺血、降低血清尿素氮及肌酐水平等作用。

活血化瘀药知识拓展见表10-12。

表 10-12 活血化瘀药知识拓展

药名	性味归经	功效	主治	剂量与使用注意
姜黄	辛、苦,温。归脾、肝经	破血行气,通经止痛	胸胁刺痛,经闭,痛经,风湿痹痛,肩臂痛,跌打损伤,疮肿	3~10g。外用适量。孕妇慎用
乳香	辛、苦,温。归心、肝、脾经	活血行气止痛,消肿生肌	痛经,经闭,产后瘀阻腹痛,胸胁脘腹刺痛,风湿痹痛,跌打损伤,肠痛,疮疡肿毒	汤剂或入丸散,3~5g;外用适量,研末调敷。孕妇及胃弱者慎用
没药	辛、苦,平。归心、肝、脾经	活血止痛,消肿生肌	痛经,经闭,产后瘀阻腹痛,胸胁脘腹刺痛,风湿痹痛,跌打损伤,肠痛,疮疡肿毒	3~5g。炮制去油,多入丸散用。孕妇及胃弱者慎用
五灵脂	辛、甘,温。归肝、脾经	活血止痛,化瘀止血,解蛇虫毒	痛经,经闭,产后瘀阻腹痛,胸胁脘腹刺痛,瘀滞崩漏,蛇虫咬伤	3~10g。布包;孕妇慎用。不宜与人参同用
血竭	甘、咸,平。归心、肝经	活血止痛,化瘀止血,生肌敛疮	痛经,经闭,产后瘀阻腹痛,胸胁脘腹刺痛,癥瘕积聚,跌打损伤,外伤出血,溃疡不敛	研末,1~2g。孕妇及妇女月经期慎用
西红花	甘,平。归心、肝经	活血祛瘀,凉血解毒,解郁安神	痛经,经闭,产后瘀阻腹痛,癥瘕积聚,跌打损伤,热入营血,温毒发斑,忧郁郁闷,惊悸发狂	1~3g。煎服或沸水泡服。孕妇慎用
鸡血藤	苦、甘,温。归肝、肾经	活血补血,调经止痛,舒筋活络	月经不调,痛经,经闭,跌打损伤,血虚萎黄,手足麻木,肢体瘫痪,风湿痹痛	9~15g,大剂量可用30g。孕妇及月经过多者慎用
川牛膝	甘、微苦,平。归肝、肾经	逐瘀通经,通利关节,利尿通淋,引血下行	月经不调,痛经,经闭,产后瘀阻,风湿痹痛,跌打损伤,小便不利,淋浊涩痛,吐血,衄血,牙龈肿痛,口舌生疮,肝阳上亢,头痛眩晕	5~10g。孕妇慎用
自然铜	辛,平。归肝经	散瘀止痛,接骨疗伤	跌打损伤,骨折肿痛	3~9g,多入散剂,每次0.3g。若入汤剂,宜先煎。不宜久服
三棱	辛、苦,平。归肝、脾经	破血行气,消积止痛	经闭腹痛,癥瘕积聚,胸痹心痛,积滞不化,脘腹胀痛	5~10g。孕妇禁用;不宜与芒硝、玄明粉同用
刘寄奴	苦、辛,温。归心、肝、脾经	破血通经,散寒止痛,消食化积	经闭,产后腹痛,癥瘕,跌打损伤,食积腹痛,赤白痢疾	3~9g。孕妇及气血亏虚无瘀滞者忌用,内服不宜过量
北刘寄奴	苦,寒。归脾、胃、肝、胆经	活血祛瘀,通经止痛,凉血止血,清热利湿	跌打损伤,经闭,月经不调,产后瘀阻腹痛,癥瘕积聚,外伤出血,血痢,血淋,湿热黄疸,水肿,白带过多	6~9g。孕妇及月经过多者慎用

续表

药名	性味归经	功效	主治	剂量与使用注意
王不留行	苦,平。归肝、胃经	活血通经,下乳消肿,利尿通淋	痛经,经闭,难产,乳汁不下,乳痈肿痛,淋证涩痛,小便不利	5~10g。孕妇慎用
月季花	甘、微苦,温。归肝经	活血调经,疏肝解郁	月经不调,痛经,经闭,肝郁胸胁胀痛	3~6g。孕妇及脾胃虚弱者慎用
干漆	辛,温。有毒。归肝、脾经	破血祛瘀,杀虫	经闭,癥瘕积聚,虫积腹痛	2~5g;入丸散,每次0.06~0.1g。有毒,孕妇及漆过敏者禁用
穿山甲	咸,微寒。归肝、胃经	活血祛瘀,通经下乳,消肿排脓	经闭,癥瘕,跌打损伤,风湿顽痹,中风偏瘫,麻木拘挛,产后乳少,痈疮肿毒,瘰疬痰核	5~10g;研末,每次1~1.5g。一般炮制后用。孕妇慎用
虎杖	微苦,微寒。归肝、胆、肺经	利湿退黄,清热解毒,活血祛瘀,化痰止咳,泻下通便	湿热黄疸,淋浊带下,水火烫伤,疮痈肿毒,毒蛇咬伤,经闭痛经,癥瘕,跌打损伤,风湿痹痛,肺热咳嗽,热结便秘	9~15g。制成煎液或油膏涂敷。孕妇慎用

小结

　　活血化瘀药均有通利血脉、促进血行、消散瘀血作用,主治瘀血证。性味多为辛温,少数偏寒。归肝、心经。

　　1. 活血行气止痛药　川芎、郁金、延胡索、莪术。四药均能活血化瘀、行气、止痛。

　　(1)川芎、郁金、延胡索:既活血以祛除瘀血之疼痛,又可直接止痛,并可行气,适宜于血瘀气滞所致的各种痛证,亦治其他瘀血证。其中:①川芎性温,为妇科调经常用药,主治月经不调、痛经、经闭及产后腹痛属血瘀气滞而偏寒者;还可治胸痹心痛、跌打损伤等瘀血证;并可祛风止痛,为治头痛之要药,亦治风湿痹痛。②郁金性偏寒,长于行气解郁,并可凉血清心、利胆退黄。③延胡索适宜于血瘀气滞所致各种疼痛证。

　　(2)莪术:药性峻烈而长于破血消癥止痛,为破血消癥之要药,并可行气消积。

　　2. 活血调经药　桃仁、红花、牛膝、丹参、益母草。五药均长于活血调经或通经,尤善于调经水,适宜于瘀血阻滞之月经不调、痛经、经闭、产后腹痛等,亦治疗其他瘀血证。

　　(1)桃仁与红花:常相须为用,治疗瘀血证。其中:①桃仁长于祛瘀生新,广泛用于各种瘀血证,亦配伍用于肠痈及肺痈;还可润肠通便、止咳平喘。②红花长于活血祛瘀、通经止痛,常用于妇科瘀血证,亦治疗癥瘕积聚、心腹瘀痛、跌打损伤等,热郁血滞之斑疹色黯等。

　　(2)牛膝、丹参、益母草:活血祛瘀、通经或调经,但各有特点。其中:①牛膝性善下行,并可补肝肾强筋骨、利水通淋、引血下行,主治下半身腰膝关节痛及痿痹、淋证、水肿、肝阳上亢、胃火上炎等;川牛膝活血化瘀力强,还可逐瘀、利关节,怀牛膝还能补肝肾、强筋骨。②丹参有化瘀生新、活血而不伤正特点,主治胸痹心痛为其特长;其凉血消痈、清心除烦,常用于痈疮肿毒及心烦失眠等病证。③益母草为妇科经产要药,并可利水消肿,主治妇科血瘀证及水肿等;清热解毒,可治疮痈。

　　3. 活血疗伤药　土鳖虫、苏木。两药均能活血祛瘀,可主治痛经、经闭、产后腹痛等多种瘀血证。土鳖虫兼能续筋接骨,苏木长于消肿止痛,多用于跌打损伤,筋伤骨折,瘀肿疼痛,为伤科常用药。此外,土鳖虫破血消癥,善治癥瘕痞块。

　　4. 破血消癥药　水蛭力猛效宏,长于破血逐瘀,有消癥、通经、疗伤之效,常用于上述瘀滞重症。

10-12-2

活血化瘀药思政及中医药文化

思考题

1. 活血化瘀药具有哪些功效？主治哪些瘀血证？
2. 活血化瘀药常与何类药物配伍？为什么？
3. 牛膝的药性特点、功效应用有哪些？
4. 川芎为治疗哪些病证的要药？为什么？

第十二节
目标测试

（陈海丰）

第十三节 化 痰 药

第十三节
教学课件

学习要求

1. **掌握** 化痰药的概述；半夏、桔梗、川贝母、浙贝母、瓜蒌的性味归经、功效应用、特殊用法用量及使用注意。
2. **熟悉** 天南星、旋覆花的功效主治、特殊用法用量及使用注意。
3. **了解** 竹茹、竹沥、昆布的功效及特殊用法用量。

概述

1. **含义** 凡以祛痰或消痰为主要作用,主治痰证的药物,称为化痰药。

2. **功效主治** 本类药物均有化痰功效,主治痰证。痰既是病理产物,又是致病因素,因其留滞部位不同,而形成多种病证。如痰阻于肺,见咳喘痰多;痰饮停胃,可见恶心呕吐,胃脘痞满;痰蒙清窍,可致眩晕,痫病,癫狂;痰滞经络,可出现肢体麻木,半身不遂,口眼㖞斜;痰气或痰火互结,留滞经络则发为瘰疬,瘿瘤,痰核等。根据痰的性质,又有寒痰、湿痰、热痰、燥痰之分。湿痰、寒痰证,常以咳嗽气喘、痰清稀量多而色白为特征,湿痰证还伴见湿邪致病的全身表现,寒痰证则伴有寒象;亦可见眩晕、肢体麻木等。热痰证,以咳嗽气喘、痰黄黏稠为主症,并伴热象;燥痰证,常见痰黏稠难咳、干咳等,并兼见其他燥象。痰核、瘰疬,瘿瘤以及痫病,中风等,亦有属痰火所致者。凡因痰所致的病证,皆可用化痰药治疗。

化痰药,其性偏温燥,适宜于寒痰、湿痰证者,称燥湿化痰药或温化寒痰药;其性偏于凉润,适宜于热痰、燥痰证者,称清化热痰药或润燥化痰药。

3. **性能特点** 化痰药味多辛、苦、咸,主归肺、脾经。主治寒痰、湿痰证的药物,其性偏温;主治热痰、燥痰的药物,其性寒凉。少数药物有毒。

4. **配伍应用** ①配伍健脾药:"脾为生痰之源",脾虚不能运化水湿而湿聚生痰,故常与健脾药配伍,以杜绝生痰之源。②配伍行气药:因痰易阻滞气机,"气滞则痰凝,气行则痰消",故常与行气药同用,以增强化痰之功。③配伍止咳平喘药:痰常致咳喘,两者互为因果,故常与止咳平喘药配伍以标本兼顾。

5. 使用注意　刺激性较强的化痰药,不宜用于咳嗽兼有出血倾向者,以免加重出血;麻疹初起兼表证之咳嗽,应以疏解清宣为主,不可单用止咳药,忌用温燥及收敛性的止咳药,以免影响麻疹透发。

半夏 Banxia《神农本草经》
PINELLIAE RHIZOMA

半夏
（图片）

为天南星科植物半夏 *Pinellia ternata*（Thunb.）Breit. 的干燥块茎。生用即生半夏;经石灰、甘草炮制者,称法半夏;经生姜、白矾炮制者,称姜半夏;经白矾炮制者,称清半夏。

【性味归经】辛,温。有毒。归脾、胃、肺经。

【功效应用】

1. 燥湿化痰,用于湿痰证,寒痰证。本品药性温燥,能燥湿而温化痰浊,且有止咳作用,为治湿痰之要药。治疗湿痰阻肺之咳喘,常与陈皮、茯苓等同用;治疗寒痰之咳嗽气喘者,常与细辛、干姜等同用。治疗痰湿眩晕,常与天麻、白术等配伍。

2. 降逆止呕,用于胃气上逆之呕吐。本品为止呕要药,适宜于多种原因所致呕吐。因其性温而化痰,尤宜于胃寒或痰饮呕吐,常与生姜同用。若治胃热呕吐,常与黄连等清胃热之品配伍;治疗胃气虚呕吐,常与人参等补脾气药同用;治疗胃阴虚呕吐,常与养胃阴药配伍。

3. 消痞散结,用于胸脘痞闷,梅核气,瘿瘤痰核,痈疽肿痛。本品辛开散结,化痰消痞。治疗湿热痰浊内阻,心下痞满不适,常与黄连、黄芩、干姜配伍。治疗痰气郁结喉间之梅核气,常与紫苏、厚朴、茯苓等同用。治疗瘿瘤,痰核,常与消痰散结之品配伍。

本品外用能消肿散结,生品研末调敷或鲜品捣敷,治疗痈疽肿痛等,可与清热解毒药同用。

【用法用量】煎服,3~9g,内服宜用炮制品。外用生品适量,磨汁涂或研末以酒调敷患处。法半夏长于燥湿,姜半夏长于降逆止呕,清半夏长于化痰,竹沥半夏长于清热化痰。生半夏外用。

【使用注意】不宜与川乌、制川乌、草乌、制草乌、附子同用;生品内服宜慎;阴虚燥咳、血证慎用。生半夏有引起口舌、咽喉麻木等毒副作用。

【药理研究】本品有镇咳、祛痰、镇吐、催吐、抑制唾液腺及胃腺的分泌、抗心律失常、镇静、催眠、抗惊厥、抗肿瘤等作用,半夏蛋白有抗早孕与致畸作用。

桔梗 Jiegeng《神农本草经》
PLATYCODONIS RADIX

桔梗
（图片）

为桔梗科植物桔梗 *Platycodon grandiflorum*（Jacq.）A. DC. 的干燥根。生用或炒用。

【性味归经】苦、辛,平。归肺经。

【功效应用】

1. 宣肺,祛痰,用于咳嗽痰多。本品性平不偏,能开宣肺气,有祛痰止咳之效,不论外感内伤、属寒属热之咳嗽痰多者,皆可应用。治疗风寒咳嗽痰多,可与紫苏、苦杏仁配伍;治风热咳嗽,可与桑叶、菊花、苦杏仁等同用;治疗阴虚燥咳,咳痰不爽,可与养阴润肺之品配伍。

2. 利咽,用于咽喉肿痛,音哑。本品能宣肺利咽以开音。治疗外感风热咽喉肿痛,声音嘶哑,可与牛蒡子、蝉蜕等同用;治疗热毒壅盛之咽喉红肿热痛,可与清热解毒利咽药配伍。

3. 排脓,用于肺痈咳吐脓血。本品能宣畅肺气、祛痰以排脓。治疗肺痈咳吐脓血,痰黄腥臭,发热胸痛等,常与鱼腥草等清热解毒、消痈排脓之品配伍。

【用法用量】煎服,3~10g。

【使用注意】用量过大易致恶心呕吐。

【药理研究】本品有祛痰、镇咳、解痉、镇痛、解热、扩血管、抗过敏、抗溃疡、抗炎、降血压、降血糖、降血脂、降胆固醇等作用。桔梗皂苷有溶血作用。

川贝母 Chuanbeimu《神农本草经》
FRITILLARIAE CIRRHOSAE BULBUS

川贝母
(图片)

为百合科植物川贝母 *Fritillaria cirrhosa* D. Don.、暗紫贝母 *Fritillaria unibracteata* Hsiao et K. C. Hsia、甘肃贝母 *Fritillaria przewalskii* Maxim.、梭砂贝母 *Fritillaria delavayi* Franch、太白贝母 *Fritillaria taipaiensis* P. Y. Li 或瓦布贝母 *Fritillaria unibracteata* Hsiao et K. C. Hsia var. *wabuensis*（S. Y. Tang et S. C. Yue）Z. D. Liu, S. Wang et S. C. Chen 的干燥鳞茎。生用。

【性味归经】苦、甘,微寒。归肺、心经。

【功效应用】

1. 清热化痰,润肺止咳,用于肺热燥咳,阴虚劳嗽等。本品甘润微寒,长于润肺止咳,并能清热化痰。治疗阴虚久咳,干咳少痰,肺痨久嗽、痰中带血,常与养阴润肺药配伍;治疗肺热燥咳,可与知母等清肺润肺药同用。

2. 开郁散结,用于瘰疬,肺痈及乳痈。本品既能清热,又可开郁化痰以散结。治疗痰火郁结之瘰疬,可与清热解毒、化痰软坚之品同用。治疗热毒壅结之肺痈,乳痈,常与鱼腥草、蒲公英等清热解毒、消痈散结药配伍。

【用法用量】煎服,3~10g;研粉冲服,一次 1~2g。

【使用注意】不宜与川乌、制川乌、草乌、制草乌、附子同用。

【药理研究】本品有镇咳、祛痰、解痉、平喘、镇静、抗血小板聚集、抗肿瘤、抗溃疡、抗病原微生物及升高血糖等作用。

浙贝母 Zhebeimu《本草正》
FRITILLARIAE THUNBERGII BULBUS

浙贝母
(图片)

为百合科植物浙贝母 *Fritillaria thunbergii* Miq. 的干燥鳞茎。生用。

【性味归经】苦,寒。归肺、心经。

【功效应用】

1. 清热化痰止咳,用于风热咳嗽及痰火咳嗽。本品苦寒清热化痰之力较强,尤宜于外感风热、热痰所致咳嗽。治疗风热咳嗽,可与桑叶、牛蒡子等发散风热药同用;治疗痰火所致咳嗽,可与瓜蒌、知母等清热化痰药配伍。

2. 开郁散结消痈,用于瘰疬,痈肿疮毒,乳痈及肺痈等。本品苦泄清热又开郁化痰,散结消肿,较川贝母更常用。治疗瘰疬,疮毒,乳痈及肺痈,常与其他化痰散结、清热解毒消痈药配伍。

【用法用量】煎服,5~10g。

【使用注意】不宜与川乌、制川乌、草乌、制草乌、附子同用。

【药理研究】本品有镇咳、祛痰、扩张支气管平滑肌、镇静、镇痛、抗炎、抗菌等作用。

瓜蒌 Gualou《神农本草经》
TRICHOSANTHIS FRUCTUS

瓜蒌
(图片)

为葫芦科植物栝楼 *Trichosanthes kirilowii* Maxim. 或双边栝楼 *Trichosanthes rosthornii* Harms 的干燥成熟果实。果实干燥,生用,皮、仁合用称全瓜蒌;或将皮与种子分别干燥,生用,果皮称瓜蒌皮,种子称瓜蒌子。

【性味归经】甘、微苦,寒。归肺、胃、大肠经。

【功效应用】

1. 清热润燥化痰,用于痰热及燥热咳嗽。本品甘寒而润,善清肺润燥,稀释稠痰。治疗痰热阻肺,肺气上逆所致胸闷、咳痰黄稠,可与清肺泄热、化痰止咳药同用。治疗燥热咳嗽,可与川贝母、桔梗、天花粉等配伍。

2. 利气宽胸散结,用于胸痹,结胸,肺痈,肠痈及乳痈。本品能畅利胸中气机,并清热化痰、宽胸散结。治疗痰浊痹阻,胸阳不通之胸痹疼痛,常与薤白等通阳行气散结之品同用。治疗痰热结胸之胸膈痞满疼痛,常与黄连、半夏等药配伍。

本品兼能消痈,治疗肺痈,肠痈,乳痈等内外痈,常与清热解毒、消痈排脓药配伍;若兼有瘀血者,可与活血化瘀药配伍。

3. 润肠通便,用于肠燥便秘。瓜蒌仁富含油脂,能润滑肠道以通便。治疗肠燥便秘兼咳喘,常与火麻仁、郁李仁等润肠通便药同用。

【用法用量】煎服,全瓜蒌9~15g,瓜蒌皮6~10g,瓜蒌子9~15g。瓜蒌仁打碎入煎。瓜蒌皮长于清肺化痰、利气宽胸;瓜蒌子长于润肺化痰、润肠通便;全瓜蒌兼具两者功效。

【使用注意】不宜与川乌、制川乌、草乌、制草乌、附子同用。脾虚便溏及寒痰、湿痰者忌用。

【药理研究】本品有祛痰、扩张冠状动脉、降血脂、抑制血小板聚集、抗肿瘤、抑菌、泻下等作用。

天南星
(图片)

天南星 Tiannanxing《神农本草经》
ARISAEMATIS RHIZOMA

为天南星科植物天南星 *Arisaema erubescens*(Wall.)Schott、异叶天南星 *Arisaema heterophyllum* Bl. 或东北天南星 *Arisaema amurense* Maxim. 的干燥块茎。生用即生天南星;经生姜、白矾炮制者为制天南星。

【性味归经】苦、辛,温。有毒。归肺、肝、脾经。

【功效应用】

1. 燥湿化痰,用于湿痰,寒痰证。本品燥湿化痰功似半夏,但温燥毒烈之性更甚,药力较强,一般的湿痰、寒痰咳嗽较少应用。治疗顽痰阻肺之咳喘胸闷,常与半夏、枳实等同用。治疗痰热咳嗽,选用猪胆汁炮制的胆南星,并与清热化痰药配伍。

2. 祛风止痉,用于风痰眩晕,中风,癫痫,破伤风等。本品善祛风痰以止痉。治疗风痰眩晕,可与半夏、天麻等同用。治疗中风痰壅,或风痰留滞经络,症见半身不遂,手足麻木,口眼㖞斜,宜与息风、化痰、通络之品配伍。治疗癫痫,可与半夏、全蝎、僵蚕等同用。治疗破伤风所致头项强急,角弓反张,牙关紧闭,可与其他息风止痉药配伍。

3. 外用散结消肿,用于痈疽肿痛,瘰疬痰核,蛇伤等。本品外用能消肿散结止痛。治疗痈疽,瘰疬,痰核,虫蛇咬伤,可单用生品研末调敷,亦可与其他解毒之品同用。

【用法用量】内服宜炮制后用,煎服,3~9g。外用生品适量,研末以醋或酒调敷患处。

【使用注意】本品温燥有毒,阴虚燥咳忌服,孕妇慎用。

【药理研究】本品有镇咳、祛痰、止呕、抑制胃液分泌、保护胃黏膜、抗炎、抗惊厥、镇静、镇痛、抗心律失常、降血脂、抗肿瘤等作用。

旋覆花
(图片)

旋覆花 Xuanfuhua《神农本草经》
INULAE FLOS

为菊科植物旋覆花 *Inula japonica* Thunb. 或欧亚旋覆花 *Inula britannica* L. 的干燥头状花序。生用或蜜炙用。

【性味归经】苦、辛、咸,微温。归肺、脾、胃、大肠经。

【功效应用】

1. 消痰行水,用于喘咳痰多,胸膈痞闷等。本品能降肺气以平喘咳,又能消痰行水以除痞闷,适宜于多种痰证。治疗寒痰咳喘,常与紫苏子、半夏等配伍;治痰热壅盛,多与桑白皮、瓜蒌等清热化痰药同用。治疗痰饮蓄结之胸膈痞闷,可与其他燥湿化痰之品同用。

2. 降逆止呕,用于嗳气,呕吐。本品又可降胃气以止呕逆。治疗痰浊中阻,胃气上逆之嗳气呕吐,胃脘痞满,常与赭石、半夏、生姜等同用。

【用法用量】煎服,3~9g,包煎。

【使用注意】本品温散,阴虚劳嗽、津伤燥咳者忌用;本品有绒毛,易刺激咽喉作痒而致呛咳呕吐,故需布包入煎。

【药理研究】本品有祛痰、平喘、镇咳、保肝、抑菌、抗炎、抗病原微生物、抗肿瘤、降血糖、抗氧化等作用。

竹茹 Zhuru《名医别录》
BAMBUSAE CAULIS IN TAENIAS

竹茹
(图片)

为禾本科植物青秆竹 *Bambusa tuldoides* Munro、大头典竹 *Sinocalamus beecheyanus* (Munro) McClure var. *pubescens* P. F. Li 或淡竹 *Phyllostachys nigra* (Lodd.) Munro var. *henonis* (Mitf.) Stapf ex Rendle 茎秆的干燥中间层。生用或姜汁炙用。

【性味归经】甘,微寒。归肺、胃、心、胆经。

【功效应用】

1. 清热化痰,除烦,用于痰热所致咳嗽,心烦失眠。本品长于清化热痰,使肺气清肃而止咳,痰火清则心神安而烦热解。治疗肺热咳嗽,痰多黄稠,常与瓜蒌、桑白皮等药同用。治疗痰火内扰,心烦失眠,可与清热化痰、清心安神药配伍。

2. 清胃止呕,用于胃热呕吐。本品清胃热以止呕,为治胃热呕吐之要药。治疗胃热呕哕,常与黄连、半夏等同用;治疗胃虚呕吐,可与人参等同用;治疗妊娠呕吐,多与枇杷叶、陈皮等同用。

3. 安胎,用于胎热胎动。本品功似黄芩,能清热安胎。治疗热邪所致胎动不安,可与黄芩、苎麻根等清热安胎药配伍。

【用法用量】煎服,5~10g。生用清热化痰,姜汁炙用止呕。

【使用注意】寒痰咳喘、胃寒呕吐者慎用。

【药理研究】本品有镇咳、祛痰、镇吐等作用;对大肠埃希菌、白色葡萄球菌、枯草杆菌、伤寒杆菌均有抑制作用。

竹沥 Zhuli《名医别录》
SUCCUS BAMBUSAE

竹沥
(图片)

来源同竹茹。系新鲜的淡竹和青秆竹等竹秆经火烤灼而流出的淡黄色澄清液汁。生用。

【性味归经】甘,寒。归心、肺、肝经。

【功效应用】清热滑痰,用于肺热痰壅咳喘。本品性寒滑利,祛痰力强而清热滑痰。治疗痰热咳喘,痰稠胶结难咳,常与清热化痰药同用。

本品兼可定惊利窍,还可用于中风痰迷,惊痫,癫狂,单用或配伍应用。

【用法用量】内服 30~60g,冲服。

【使用注意】本品性寒滑利,寒痰咳喘及便溏者慎用。

【药理研究】本品有镇咳、祛痰、镇静、抗惊厥等作用。

<h1 style="text-align:center">昆布 Kunbu《名医别录》</h1>
<h2 style="text-align:center">LAMINARIAE THALLUS ECKLONIAE THALLUS</h2>

昆布
（图片）

为海带科植物海带 *Laminaria japonica* Aresch. 或翅藻科植物昆布 *Ecklonia kurome* Okam. 的干燥叶状体。漂净,晒干,生用。

【性味归经】咸,寒。归肝、胃、肾经。

【功效应用】

1. 消痰软坚散结,用于瘿瘤,瘰疬,睾丸肿痛。本品咸能软坚散结,又可消痰。治疗瘿瘤,常与海藻、贝母等同用;治疗瘰疬,常与夏枯草、玄参、连翘等配伍;治疗睾丸肿痛,常与橘核、海藻、川楝子等同用。

2. 利水消肿,用于水肿,脚气。本品有利水消肿之功。治疗脚气浮肿,水肿,小便不利,单用力薄,多与茯苓、猪苓、泽泻等利水渗湿药同用。

【用法用量】煎服,6~12g。

【药理研究】本品有防治缺碘性甲状腺肿作用,并有降血压、降血脂、抗肿瘤、促进免疫功能、降血糖、镇咳等作用。

化痰药知识拓展见表 10-13。

表 10-13　化痰药知识拓展

药名	性味归经	功效	主治	剂量与使用注意
芥子	辛,温。归肺经	温肺豁痰利气,散结通络止痛	寒痰咳喘,悬饮胁痛,痰滞经络之肢体关节疼痛,阴疽流注	3~9g。外用适量。外敷刺激皮肤发泡,皮肤过敏者慎用
白附子	辛,温。有毒。归胃、肝经	燥湿化痰,祛风止痉,解毒散结	中风痰壅,口眼㖞斜,破伤风,惊风癫痫,偏正头痛,毒蛇咬伤,瘰疬痰核	3~6g。一般炮制后用。孕妇慎用;生品内服宜慎
白前	苦,辛,微温。归肺经	降气,消痰,止咳	肺气壅实之咳喘痰多	3~10g。胃病或有出血倾向者忌服
前胡	苦,辛,微寒。归肺经	降气祛痰,宣散风热	喘咳痰稠,风热咳嗽痰多	3~10g
天竺黄	甘,寒。归心、肝经	清热化痰,凉心定惊	痰热惊痫,中风痰壅	3~9g;研粉吞服,每次 0.6~1g
海藻	苦,咸,寒。归肝、胃、肾经	消痰软坚散结,利水消肿	瘿瘤,瘰疬,脚气肿痛,水肿小便不利	6~12g。不宜与甘草同用
黄药子	苦,寒。有小毒。归肺、肝经	化痰软坚散结,清热解毒,凉血止血	瘿瘤,疮痈肿毒,咽喉肿痛,毒蛇咬伤,血热吐衄,咯血	5~15g,入丸散1~2g。不宜过量或久服,脾胃虚寒者慎服;肝病患者忌服
瓦楞子	咸,平。归肺、胃、肝经	消痰化瘀,软坚散结,制酸止痛	顽痰久咳,瘿瘤,瘰疬,癥瘕痞块,胃痛反酸	9~15g,先煎;入丸散1~3g
海蛤壳	苦,咸,寒。归肺、胃经	清热化痰,软坚散结,利水消肿,制酸止痛	肺热、痰火咳喘,瘿瘤,瘰疬,痰核,水肿,小便不利,胃痛反酸	9~15g,入丸散,1~3g
海浮石	咸,寒。归肺经	清热化痰,软坚散结,通淋	肺热咳喘,瘰疬,痰核,淋证	6~9g
礞石	甘,咸,平。归肺、心、肝经	消痰下气,平肝镇惊	顽痰、老痰胶结之气逆咳喘,惊风抽搐,癫痫发狂	10~15g,打碎先煎;入丸散,1.5~3g。孕妇忌服

小结

化痰药均有化痰功效,主治痰证。

1. 燥湿化痰代表药　半夏、天南星、旋覆花、桔梗。

(1)半夏、天南星:性温燥有毒,内服均能燥湿化痰,用于治疗湿痰、寒痰证;生品外用皆可散结消肿,治疗痈肿、瘰疬、痰核。但半夏燥湿化痰,并能止咳,治湿痰咳嗽,较天南星更为常用;可广泛用于各种湿痰证,为治疗湿痰壅肺及寒痰停饮咳嗽痰多之要药;尚能降逆止呕,亦为治呕吐之要药。天南星温燥毒烈之性甚于半夏,一般湿痰、寒痰不如半夏常用,善治顽痰与祛除经络风痰,又兼能祛风止痉,治疗中风口眼㖞斜、破伤风等。

(2)半夏、旋覆花:化痰降逆止呕药。旋覆花降气、消痰,兼有降逆止呕之效,多用于胃气上逆之嗳气、呕吐。

(3)桔梗:祛痰止咳利咽药。其性平,长于祛痰止咳,应用广泛,常配伍用于各种原因所致咳嗽痰多之证;并能利咽,开音,排脓,可用于咽喉肿痛、失音及肺痈咳吐脓血。

2. 清热化痰代表药　川贝母、浙贝母、瓜蒌、竹茹、竹沥、昆布。

(1)川贝母、浙贝母:均能清肺化痰、止咳及散结消痈。川贝母偏于甘寒清润,长于润肺止咳,多用于阴虚久咳、肺痨久嗽以及肺燥咳嗽;浙贝母偏于苦寒开泄,长于清热化痰散结,多用于风热或痰热咳嗽、瘰疬痈肿等证。

(2)瓜蒌:有全瓜蒌、瓜蒌皮与瓜蒌子之分,瓜蒌皮偏于利气宽胸,为治疗胸痹、结胸之要药;瓜蒌子长于润肠通便,多用于肠燥便秘;全瓜蒌则以上功效兼而有之。

(3)竹茹、竹沥:两者均能清热化痰,用于痰热咳喘。竹茹除清热化痰外,还能除烦,治疗痰火内扰之心烦失眠;兼清胃止呕及安胎,为治疗胃热呕吐之要药。竹沥性寒滑利,化痰力强,为治疗痰热咳喘、痰稠胶结难咳之要药;兼能定惊利窍,用于中风痰迷,惊痫癫狂。

(4)昆布:其性咸寒,长于消痰软坚,治疗瘿瘤、瘰疬、睾丸肿痛;兼能利水消肿,用于痰饮水肿。

思考题

1. 何谓化痰药? 主治哪些病证? 使用时应注意哪些方面?
2. 半夏、天南星在功效、应用方面有何异同?
3. 半夏有哪些特殊用法? 使用注意事项有哪些?
4. 桔梗的功效应用要点有哪些?
5. 川贝母和浙贝母均能清热化痰散结,如何区别使用?
6. 瓜蒌的药用部分有哪些? 各有何功效?

第十三节
目标测试

(金　红)

第十四节　止咳平喘药

第十四节
教学课件

学习要求

1. **掌握**　止咳平喘药的概述；苦杏仁、百部、桑白皮的性味归经、功效应
用、特殊用法用量及使用注意。
2. **熟悉**　紫苏子、枇杷叶、葶苈子的功效主治、特殊用法用量及使用
注意。
3. **了解**　紫菀、款冬花的功效。

概述

1. **含义**　凡以减轻或制止咳嗽和喘息为主要作用，主治咳喘之证的药物，称为止咳平喘药。

2. **功效主治**　本类药物均有止咳、平喘功效，主治咳喘之证。引发咳喘的病因颇多，既有外感，
又有内伤，并有寒热虚实之异。临床上咳嗽、气喘既是相互独立的症状，又常同时并见。本类药物有
的偏于止咳，有的偏于平喘，有的则兼而有之。其中长于清肺热，治疗肺热咳喘者，称为清肺止咳药或
泻肺平喘药；兼能化痰，宜于痰阻之咳喘者，称为化痰止咳药或化痰平喘药；兼能润肺，宜于阴虚肺燥
之咳嗽者，称为润肺止咳药。

3. **性能特点**　本类药物大多味苦，其性有寒有温，主归肺经，有沉降的作用趋向；少数药物
有毒。

4. **配伍应用**　使用本类药物时应审证求因，合理选择与病情相宜的药物，并恰当配伍。因咳嗽
每多夹痰，痰阻也易引发咳喘，故化痰药、止咳平喘药常配伍同用。

5. **使用注意**　①止咳平喘药多为治标之品，咳嗽而邪气甚者，不宜单纯使用止咳或平喘之品。
②少数药有毒，应控制用量，注意用法。

苦杏仁
（图片）

苦杏仁 Kuxingren《神农本草经》
ARMENIACAE SEMEN AMARUM

为蔷薇科植物山杏 *Prunus armeniaca* L. var.*ansu* Maxim.、西伯利亚杏 *Prunus sibirica* L.、
东北杏 *Prunus mandshurica*（Maxim.）Koehne 或杏 *Prunus armeniaca* L. 的干燥成熟种
子。晒干，生用或炒用。

【性味归经】苦，微温。有小毒。归肺、大肠经。

【功效应用】

1. **止咳平喘**，用于多种咳喘病证。本品能宣降肺气，而有良好的止咳平喘作用，为治咳喘之要
药。治疗风寒咳喘，可与麻黄等发散风寒、宣肺平喘药配伍；治疗风热咳嗽，多与桑叶、菊化等药同
用；治疗燥热咳嗽，可与润肺止咳药配伍；治疗咳喘日久不止，常与补肾纳气药同用。

2. **润肠通便**，用于肠燥便秘。本品富含油脂，能润滑肠道而通便。治疗肠燥便秘或兼咳喘，常与
柏子仁、郁李仁等配伍。

【用法用量】煎服，5~10g。宜打碎入煎，生品入煎剂后下。

【使用注意】本品有小毒，内服不宜过量；婴儿慎用。

【药理研究】本品所含苦杏仁苷能抑制中枢神经系统而镇咳、平喘；还有抗突变、促进免疫、抗炎
及镇痛等作用。苦杏仁油对蛔虫、钩虫及伤寒杆菌、副伤寒杆菌有抑制作用。

百部 Baibu《名医别录》
STEMONAE RADIX

百部
(图片)

为百部科植物直立百部 *Stemona sessilifolia*（Miq.）Miq.、蔓生百部 *Stemona japonica*（Bl.）Miq. 或对叶百部 *Stemona tuberosa* Lour. 的干燥块根。生用或蜜炙用。

【性味归经】甘、苦,微温。归肺经。

【功效应用】

1. 润肺止咳,用于新久咳嗽,百日咳,肺痨咳嗽。本品甘润苦降,不论外感咳嗽、内伤咳嗽、暴咳、久嗽均可配伍应用。治疗风寒咳嗽,可与荆芥、桔梗、紫菀等配伍;治疗肺痨咳嗽及久咳气阴两虚,常与养肺阴、补肺气之品同用。

2. 杀虫灭虱,用于蛲虫,头虱及疥疮等。治疗蛲虫病,以本品浓煎,睡前保留灌肠。治疗阴道滴虫,可单用。本品外用,还可治头虱及疥疮。

【用法用量】煎服,3~9g。外用适量,水煎或酒浸。久咳虚嗽宜蜜炙用;杀虫灭虱宜生用。

【药理研究】本品有镇咳、松弛支气管平滑肌、抗病原微生物、镇静、镇痛等作用。

桑白皮 Sangbaipi《神农本草经》
MORI CORTEX

桑白皮
(图片)

为桑科植物桑 *Morus alba* L. 的干燥根皮。生用或蜜炙用。

【性味归经】甘,寒。归肺经。

【功效应用】

1. 泻肺平喘,用于肺热咳喘。本品长于清泻肺热而平喘。治疗肺热咳喘痰多,多与地骨皮等清肺热药同用。治疗水饮停肺,胀满喘急,可与麻黄、苦杏仁、葶苈子等药配伍。治疗肺虚有热之咳喘气短,潮热盗汗,常与补肺养阴之品同用。

2. 利水消肿,用于水肿,小便不利。本品有一定利水消肿作用。治疗全身水肿,面目肌肤浮肿,小便不利,常与茯苓皮、大腹皮等同用。

【用法用量】煎服,6~12g。泻肺利水宜生用;肺虚咳嗽宜蜜炙用。

【使用注意】本品性寒,寒痰咳喘者忌用。

【药理研究】本品有镇咳、利尿、降血压、镇静、镇痛、抗惊厥、降温、兴奋肠和子宫、抗菌及抗肿瘤等作用。

紫苏子 Zisuzi《名医别录》
PERILLAE FRUCTUS

紫苏子
(图片)

为唇形科植物紫苏 *Perilla frutescens*（L.）Britt. 的干燥成熟果实。生用或炒用。

【性味归经】辛,温。归肺、大肠经。

【功效应用】

1. 降气化痰,止咳平喘,用于痰壅气逆之咳喘痰多。本品性温而不燥,既可降气化痰,又可止咳平喘,尤宜于痰浊阻肺致咳喘者。治疗痰壅气逆,咳喘胸闷,常与芥子、莱菔子等化痰、行气之品配伍;治疗咳喘痰多而兼外感风寒者,宜与发散风寒药同用;治疗久咳痰喘,可与温肾纳气、降气化痰药同用。

2. 润肠通便,用于肠燥便秘。本品质润多油,能润燥滑肠,又能降气。治疗咳喘有痰兼大便秘结,可与苦杏仁、火麻仁、瓜蒌子等药同用。

【用法用量】煎服,3~10g。

【使用注意】脾虚便溏者慎用。

【药理研究】本品有镇咳、祛痰、降血脂、增强学习记忆、延缓衰老、抗过敏等作用。

枇杷叶 Pipaye《名医别录》
ERIOBOTRYAE FOLIUM

枇杷叶
（图片）

为蔷薇科植物枇杷 *Eriobotrya japonica*（Thunb.）Lindl. 的干燥叶。生用或蜜炙用。

【性味归经】苦,微寒。归肺、胃经。

【功效应用】

1. 清肺止咳,用于肺热咳喘。本品性微寒能清肺热,又能化痰止咳,适宜于咳喘偏热者。治疗肺热咳喘,常与桑叶、前胡等同用。治疗燥热或阴虚之咳喘,可与润肺养阴之品同用。

2. 降逆止呕,用于胃热呕逆。本品既可清胃热,又可降胃气以止呕。治疗胃热呕吐,常与竹茹、黄连、芦根等同用。

【用法用量】煎服,6~10g。止咳宜蜜炙用,止呕宜生用。

【药理研究】本品有抗炎、镇咳、平喘、祛痰、抗病原微生物、降血糖、抗肿瘤、抗氧化、保肝等作用。

葶苈子 Tinglizi《神农本草经》
DESCURAINIAE SEMEN LEPIDII SEMEN

葶苈子
（图片）

为十字花科植物播娘蒿 *Descurainia sophia*（L.）Webb ex Prantl. 或独行菜 *Lepidium apetalum* Willd. 的干燥成熟种子。生用或炒用。

【性味归经】辛、苦,大寒。归肺、膀胱经。

【功效应用】

1. 泻肺平喘,用于痰涎壅盛之咳喘。本品苦泄辛散,大寒清热药力强,长于泻肺中水饮及痰火以平喘咳。治疗痰涎壅盛所致咳喘不能平卧,常与桑白皮、苦杏仁等泻肺平喘药同用。

2. 利水消肿,用于水肿胀满实证。本品似桑白皮,能利水消肿而力强。治疗全身水肿,胸腔积液,腹水,小便不利等实证,可与峻下逐水类药同用。

【用法用量】煎服,3~10g,包煎。

【使用注意】本品泻肺作用强,药力峻猛,肺虚喘促、脾虚肿满者忌用。

【药理研究】本品有强心、利尿、抗病原微生物、抗肿瘤等作用。大剂量可引起心动过速、心室颤动等强心苷中毒症状。

紫菀 Ziwan《神农本草经》
ASTERIS RADIX ET RHIZOMA

紫菀
（图片）

为菊科植物紫菀 *Aster tataricus* L. f. 的干燥根及根茎。生用或蜜炙用。

【性味归经】辛、苦,温。归肺经。

【功效应用】润肺下气,化痰止咳,用于新久咳嗽,痰多咳喘,劳嗽咯血。本品入肺经,能润肺止咳、降气化痰,适宜于多种原因所致痰咳,无论外感内伤,寒热虚实,均可用之。治疗风寒犯肺,咳嗽咽痒,多与桔梗、荆芥等配伍;治疗肺热咳喘,可与桑白皮、瓜蒌等同用;治疗阴虚劳嗽,痰中带血,宜与养阴润肺药配伍。

【用法用量】煎服,5~10g。外感咳嗽宜生用,肺虚久咳宜蜜炙用。

【药理研究】本品有祛痰、镇咳、抑制病原微生物等作用。

款冬花 Kuandonghua《神农本草经》
FARFARAE FLOS

款冬花
（图片）

为菊科植物款冬 *Tussilago farfara* L. 的干燥花蕾。生用或蜜炙用。

【性味归经】辛、微苦，温。归肺经。

【功效应用】润肺下气，止咳化痰，用于多种咳嗽。本品性能功效与紫菀相似，为治咳嗽常用药。紫菀长于化痰，款冬花长于止咳，两者常相须而用，治疗多种原因所致咳嗽有痰。

【用法用量】煎服，5~10g。外感暴咳宜生用，肺虚久咳宜蜜炙用。

【药理研究】本品有镇咳、祛痰、抑制胃肠平滑肌、抗菌等作用。

止咳平喘药知识拓展见表 10-14。

表 10-14 止咳平喘药知识拓展

药名	性味归经	功效	主治	剂量与使用注意
白果	甘、苦、涩、平。有毒。归肺、肾经	敛肺平喘，止带缩尿	咳喘气逆痰多，白浊，带下，尿频遗尿	5~10g。生食有毒；不可过量服用
马兜铃	苦、微辛，寒。归肺、大肠经	清肺化痰，止咳平喘，清肠疗痔	肺热咳嗽，气喘痰多，痔疮肿痛，出血	3~9g。含马兜铃酸，可引起肾损害等，儿童及老年人慎用，孕妇、婴幼儿及肾功能不全者禁用
胖大海	甘、寒。归肺、大肠经	清宣肺气，润肠通便	肺热声哑，痰热咳嗽，燥热便秘，肠热便血	2~3 枚。沸水泡服或煎服。性寒滑肠，脾虚便溏者忌服
洋金花	辛、温。有毒。归肺、肝经	平喘止咳，解痉定痛	咳嗽哮喘，小儿慢惊，脘腹冷痛。风湿痹痛，外科麻醉	入丸散，0.3~0.6g。可做卷烟分次燃吸（一日量不超过 1.5g）。有毒，应控量；孕妇、外感及痰热咳喘、青光眼、高血压及心动过速者禁用

小结

止咳平喘药均以止咳平喘为主要功效，主治咳喘证。

1. 止咳平喘、润肠通便药 苦杏仁与紫苏子。两者均主治咳嗽气喘，肠燥便秘。苦杏仁作用强，可广泛用于各种咳嗽；紫苏子善于降气化痰，宜于痰浊阻肺而致咳喘者。

2. 泻肺平喘、利水消肿药 桑白皮与葶苈子。两者均主治肺热咳喘，水肿胀满等证，常相须为用。桑白皮药性较缓，多用于肺热咳喘痰黄，四肢及面目肌肤浮肿；葶苈子药性峻猛，重在泻肺中水饮痰涎，利水力强，多用于邪盛喘满不得平卧，胸腹积水，小便不利之实证。

3. 润肺止咳药 紫菀、款冬花、百部。无论暴咳、久咳均可应用。紫菀、款冬花性温不燥，常相须为用，但紫菀长于化痰，款冬花长于止咳。百部兼能杀虫灭虱。

4. 枇杷叶清肺止咳化痰，还能清胃降逆止呕。

止咳平喘药
思政及中医
药文化

思考题

1. 桑白皮、葶苈子在功效应用方面有何异同？

2. 苦杏仁有哪些功效应用，使用时要注意什么？

3. 百部在临床上可用于哪些病证？

第十四节
目标测试

（金　红）

第十五节　安　神　药

第十五节
教学课件

学习要求

1. **掌握**　安神药的概述；酸枣仁、远志的性味归经、功效应用、特殊用法用量及使用注意。
2. **熟悉**　龙骨的功效主治、特殊用法用量及使用注意。
3. **了解**　柏子仁、首乌藤的功效、特殊用法用量及使用注意。

概述

1. **含义**　凡以安定神志为主要作用，主治心神不宁病证的药物，称为安神药。

2. **功效主治**　本类药物均有宁心安神功效，主治心神不宁证。凡多种因素影响心主神明的功能活动，均可导致心神不宁证。若因阴血不足、心气不足等致神不归舍，可见虚烦不眠、心悸怔忡、健忘多梦、头昏目眩；若因心火亢盛、热邪内扰、痰浊内阻、暴受惊恐等致心神不安者，除见惊悸、失眠、多梦外，还伴见热邪、痰浊等所致的相应症状。本类药物还可兼治癫、狂、痫病。

通常将部分质润滋养的植物药称为养心安神药，宜于心神不宁虚证者；部分源于矿石、贝壳类药物，质地偏重，称为重镇安神药，长于治疗心神不宁实证。

3. **性能特点**　本类药物性味多甘平，兼能清热的药物其性偏寒。因心藏神、肝藏魂，故主入心、肝经；有沉降的作用趋向。

4. **配伍应用**　依据病物因配伍：心火亢盛所致者，配伍清心降火药；肝阳上亢者，配伍平肝潜阳药；痰热扰心者，配伍化痰、清热药；血瘀气滞者，配伍活血化瘀药；血亏阴虚者，配伍滋阴养血药。

5. **使用注意**　①质重伤胃：质地坚硬的矿物容易伤脾胃，入丸、散剂服用应适当配伍健运脾胃之品，且不宜久服；入煎剂宜打碎久煎。②因证配伍：本类药物多为治标之品，应审证求因，并与消除病因治本之品配伍。此外，个别药物有毒，当控制用量，以防中毒。

酸枣仁 Suanzaoren《神农本草经》
ZIZIPHI SPINOSAE SEMEN

酸枣仁
（图片）

为鼠李科植物酸枣 *Ziziphus jujuba* Mill. var. *spinosa*（Bunge）Hu ex H. F. Chou 的干燥成熟种子。生用或炒用，用时打碎。

【性味归经】甘、酸，平。归肝、胆、心经。

【功效应用】

1. 养心安神，用于心悸失眠。本品味甘入心、肝经，既能养心阴、益肝血，又能安心神。治疗心肝血虚所致心悸怔忡、失眠、健忘等心神不宁证，常与其他养血或养心安神药配伍。也可配伍用于心神不宁实证。

2. 敛汗,用于体虚多汗。本品味酸而有收敛止汗功效。治疗体虚自汗、盗汗,可与益卫固表、养阴止汗之品同用。

【用法用量】煎服,10~15g。

【药理研究】本品有镇静、催眠、抗惊厥、抗心律失常、镇痛、降温、降血压、降血脂、兴奋子宫平滑肌、抗氧化、延缓衰老、抗缺氧、抑制血小板聚集、增强免疫、抗肿瘤、抗溃疡等作用。

远志 Yuanzhi《神农本草经》
POLYGALAE RADIX

远志
(图片)

为远志科植物细叶远志 *Polygala tenuifolia* Willd. 或宽叶远志 *Polygala sibirica* L. 的干燥根。生用或炮制用。

【性味归经】苦、辛,温。归心、肾、肺经。

【功效应用】

1. 安神益智,用于心神不宁健忘。本品有良好的宁心安神益智功效,善治健忘。治疗心肾不交之心神不宁,惊悸,失眠,健忘等,常与人参、石菖蒲、茯苓等配伍。

2. 祛痰开窍,用于痰阻心窍之痫病发狂及咳嗽痰多。本品既能祛痰,又能开窍。治疗痫病昏仆,痉挛抽搐,可与化痰、息风止痉药配伍。治疗癫狂发作,常与石菖蒲、郁金等祛痰开窍药同用。治疗咳嗽痰多,多与其他祛痰止咳药同用。

3. 消散痈肿,用于痈疽疮毒,乳痈肿痛。本品外用能消散痈肿。治疗疮痈,乳痈,单用或与消痈散结药配伍。

【用法用量】煎服,3~10g。外用适量。祛痰止咳宜炙用。

【使用注意】有胃炎及胃溃疡者慎用。

【药理研究】本品有祛痰、镇咳、镇痛、镇静、催眠、抗惊厥、改善学习记忆、延缓衰老、抗菌、抗突变、抗肿瘤、兴奋平滑肌、降血压、调节血糖和血脂、利胆、利尿、抗凝血等作用。

龙骨 Longgu《神农本草经》
DRACONIS OS

龙骨
(图片)

为古代多种大型哺乳动物,如三趾马、犀类、鹿类、牛类、象类等的骨骼化石或象类门齿的化石。生用或煅用。

【性味归经】甘、涩,平。归心、肝、肾经。

【功效应用】

1. 镇惊安神,用于心神不宁,惊痫癫狂。本品质重入心,能镇惊安神,宜于心神不宁实证。治疗心悸失眠,健忘多梦等心神不宁证,常与柏子仁、酸枣仁等安神药配伍。治疗惊痫抽搐,癫狂发作,可与化痰药,息风止痉药配伍。

2. 平肝潜阳,用于肝阳上亢之头痛眩晕。本品入肝又能平肝潜阳。治疗肝阳上亢之头晕目眩,烦躁易怒等,常与平肝潜阳药配伍。

3. 收敛固涩,用于滑脱病证。本品煅用有收敛固涩功效。治疗表虚不固之自汗、盗汗,肾虚固涩无力之遗精、滑精、崩漏、带下等滑脱证,可分别与补气固表止汗药及补肾固精、固崩、止带药配伍。

此外,本品煅用能收湿敛疮,可配伍用于湿疹、湿疮等皮肤疾患。

【用法用量】煎服,15~30g。宜先煎。外用适量。收敛固涩宜煅用,其余生用。

【药理研究】本品有镇静、催眠、抗惊厥、降低骨骼肌兴奋性、止血、增强免疫、促进组织修复等作用。

柏子仁 Baiziren《神农本草经》
PLATYCLADI SEMEN

柏子仁
（图片）

为柏科植物侧柏 *Platycladus orientalis*（L.）Franco 的干燥成熟种仁。生用。

【性味归经】甘，平。归心、肾、大肠经。

【功效应用】

1. 养心安神，用于心悸失眠。本品似酸枣仁，有养心安神之功。治疗阴血不足，心神失养之心悸怔忡，虚烦不眠，常与酸枣仁等养心安神之品配伍。

2. 润肠通便，用于肠燥便秘。本品入大肠经，能润肠燥而通便。治疗老人，阴亏血虚之肠燥便秘，常与郁李仁、火麻仁等润下药配伍。

3. 止汗，用于阴虚盗汗。本品能补阴血而止汗。治疗阴虚盗汗，可与养阴敛汗之品配伍，以标本兼顾。

【用法用量】煎服，3~10g。

【使用注意】便溏及多痰者慎用。

【药理研究】本品有镇静、催眠、改善记忆、减慢心率、促进神经节生长、恢复体力等作用。

首乌藤 Shouwuteng《本草纲目》
POLYGONI MULTIFLORI CAULIS

夜交藤
（图片）

为蓼科植物何首乌 *Polygonum multiflorum* Thunb. 的干燥藤茎。生用。

【性味归经】甘，平。归心、肝经。

【功效应用】

1. 养心安神，用于心神不宁，虚烦不眠。本品具有一定养心安神功效。治疗阴血虚少之心神不宁，失眠多梦，常与酸枣仁、柏子仁、合欢皮等同用。

2. 祛风通络，用于血虚身痛，风湿痹痛，皮肤瘙痒。本品既能养血祛风，又可通经活络。治疗血虚身痛，风湿痹痛，常与当归、川芎、鸡血藤等配伍。治疗血虚生风之皮肤瘙痒，常与凉血、养血、祛风止痒药同用。

【用法用量】煎服，9~15g。外用适量，煎水洗患处。

【药理研究】本品有镇静、催眠、抑菌、抗炎、促进免疫、降血脂等作用。

安神药知识拓展见表 10-15。

表 10-15　安神药知识拓展

药名	性味归经	功效	主治	剂量与使用注意
合欢皮	甘、平。归心、肝、肺经	解郁安神，活血消肿	忿怒忧郁，烦躁失眠，跌打骨折，疮痈，肺痈	6~12g。外用适量，研末调敷
朱砂	甘、微寒。有毒。归心经	镇心安神，清热解毒	心火亢盛之心神不宁，癫狂痫，疮疡，咽痛，口疮	研末，0.1~0.5g。不入煎剂。内服不宜过量或久服；肝、肾功能不全者禁用；忌火煅
琥珀	甘、平。归心、肝、膀胱经	安神定惊，活血散瘀，利尿通淋	惊悸失眠，惊风癫痫，血滞经闭癥瘕，小便不利，癃闭	1.5~3g。不入煎剂。外用适量
磁石	咸、寒。归肝、心、肾经	镇惊安神，平肝潜阳，聪耳明目，纳气平喘	心神不宁，心悸失眠，惊风癫痫，肝阳上亢，头晕目眩，耳鸣耳聋，目暗不明，肾虚喘促	9~30g，先煎；入丸散，每次1~3g。矿石类药物不易消化，脾胃虚弱者慎服
珍珠	甘、咸，寒。归心、肝经	安神定惊，明目消翳，解毒敛疮，润肤祛斑	心悸失眠，惊风癫痫，目赤肿痛，翳障胬肉，喉痹口疮，溃疡不敛	0.1~0.3g，多入丸散。外用适量。重坠，孕妇慎服

小结

安神药均能宁心安神,主治各种原因引起的心神不宁,症见心悸、失眠、健忘、多梦等。

1. **养心安神代表药** 酸枣仁、柏子仁、首乌藤。三者均可养心安神,主治阴血不足,虚烦不眠。酸枣仁、柏子仁又均能止汗,主治自汗、盗汗;柏子仁还能润燥滑肠,治津亏便秘。首乌藤兼能祛风通络,治血虚身痛,风湿痹痛。

2. **镇惊安神代表药** 龙骨。该药镇惊安神,多用于治心悸失眠、惊痫癫狂等实证;还能平肝潜阳,用于肝阳上亢;煅用收敛固涩,用于滑脱诸证。

3. **安神益智、祛痰开窍代表药** 远志。其安神而又祛痰,并开心窍,故尤宜于痰湿内生所致失眠、健忘以及癫痫等;兼能消散痈肿。

思考题

1. 龙骨收敛固涩主治哪些病证?
2. 酸枣仁、柏子仁、远志、龙骨均能安神,各有哪些主治特点? 各药还兼有哪些功效?

第十五节
目标测试

(陈海丰)

第十六节 平肝潜阳药

学习要求

1. **掌握** 平肝潜阳药的概述;石决明、牡蛎的性味归经、功效应用、特殊用法用量及使用注意。
2. **了解** 珍珠母、赭石、蒺藜的功效、特殊用法及使用注意。

第十六节
教学课件

概述

1. **含义** 凡以平抑上亢肝阳为主要作用,主治肝阳上亢证的药物,称为平肝潜阳药。

2. **功效主治** 平肝潜阳药均有平抑肝阳功效,习惯上将质重的药物称平肝潜阳药;质地轻的植物类药称平抑肝阳药,简称为平肝阳或平肝。该类药物主治肝阳上亢证,常由素体阴虚或肝郁化火,暗耗其阴,不能制阳,使阴虚于下,阳亢于上而致。以头晕耳鸣、头目胀痛、面红目赤为主症,可伴有头重足轻、腰膝酸软、急躁易怒、心悸失眠、舌质红、脉弦细等。

3. **性能特点** 主归肝经,性多寒凉,均有沉降趋向;味多苦、咸。

4. **配伍应用** ①依据病因配伍:肝阳上亢多属肝肾阴虚,阴不制阳,"水不涵木"所致,多与滋养肝肾之阴的药物配伍,以标本兼顾;肝火亢盛,灼伤肝阴者,当与清热泻火或清泄肝热药配伍。②依据病机配伍：因肝阳化风引动肝风者，宜与息风止痉药配伍；阳亢内扰心神而致心神不宁者，又常与安神药配伍。

5. 使用注意　①本类药物多属贝壳及矿物类，入煎剂应先打碎、先煎。②部分药易伤脾胃，故脾胃虚寒者应慎用；少数药物长期服用有不良反应，须避免用量过大，孕妇应慎用。

石决明 Shijueming《名医别录》
HALIOTIDIS CONCHA

石决明
（图片）

　　为鲍科动物杂色鲍 *Haliotis diversicolor* Reeve、皱纹盘鲍 *Haliotis discus hannai* Ino、羊鲍 *Haliotis ovina* Gmelin、澳洲鲍 *Haliotis ruber*（Leach）、耳鲍 *Haliotis asinina* Linnaeus 或白鲍 *Haliotis laevigata*（Donovan）的贝壳。生用或煅用。

【性味归经】咸、寒。归肝经。

【功效应用】

1. 平肝潜阳，用于肝阳上亢，头晕目眩。本品性寒既能清肝热，又能平肝潜阳。治疗肝肾阴虚，阳亢眩晕，常与生地黄、白芍、牡蛎等养阴、平肝药配伍；治疗阳亢而火旺之头晕头痛、烦躁易怒，可与夏枯草、钩藤、菊花等药同用。

2. 清肝明目，用于目赤肿痛，视物昏花。本品既能清肝热，又可明目。治疗肝火上炎之目赤肿痛，可与清肝明目之品配伍。治疗阴虚血少之目暗不明，夜盲眼花，常与补肝肾明目药同用。

【用法用量】煎服，6~20g。应打碎先煎。平肝、清肝宜生用，外用点眼宜煅用。

【药理研究】本品有镇静、降血压、中和胃酸、抗菌、抗炎、抗氧化、保肝、抗凝等作用。

牡蛎 Muli《神农本草经》
OSTREAE CONCHA

牡蛎
（图片）

　　为牡蛎科动物长牡蛎 *Ostrea gigas* Thunberg、大连湾牡蛎 *Ostrea talienwhanensis* Crosse 或近江牡蛎 *Ostrea rivularis* Gould 的贝壳。生用或煅用，用时打碎。

【性味归经】咸，微寒。归肝、胆、肾经。

【功效应用】

1. 平肝潜阳，用于阴虚阳亢，头晕目眩。本品似龙骨质重镇潜，而能平肝潜阳。治疗阴虚阳亢，眩晕耳鸣，常与其他平肝潜阳药配伍；治疗热病日久，灼伤真阴，虚风内动，四肢抽搐，常与龟甲、鳖甲、生地黄等滋阴潜阳药同用。

2. 镇惊安神，用于心神不宁证。本品似龙骨，有镇惊安神之功。治疗心悸失眠，烦躁不安以及癫狂，痫病，常与其他安神药配伍。

3. 软坚散结，用于瘰疬，痰核，癥瘕积聚等证。本品味咸能软坚消肿散结，适宜于痰火郁结及瘀血肿块。治疗痰火郁结之瘰疬、痰核，多与浙贝母、玄参等药配伍。治疗瘀血所致癥瘕痞块，多与鳖甲、莪术、丹参等活血化瘀药同用。

4. 收敛固涩，用于滑脱诸证。本品同龙骨亦有止汗、固精、固崩、止带等收敛固涩作用。治疗正虚不固之自汗、盗汗、遗精、滑精、崩漏、带下等滑脱病证，分别与补肺固表止汗、补肾固精、固崩、止带之品配伍。

此外，本品煅后又有制酸止痛功效，可配伍用于胃痛泛酸。

【用法用量】煎服，9~30g。宜打碎先煎。除收敛固涩煅用外，余皆生用。

【药理研究】本品有镇静、抗惊厥、镇痛、抗胃溃疡、制酸、降血糖、降血脂、抗凝血、抗血栓、保肝、抗氧化、抗肿瘤等作用。

珍珠母 Zhenzhumu《图经本草》
MARGARITIFERA CONCHA

珍珠母
（图片）

为蚌科动物三角帆蚌 *Hyriopsis cumingii*（Lea）、褶纹冠蚌 *Cristaria plicata*（Leach）或珍珠贝科动物马氏珍珠贝 *Pteria martensii*（Dunker）的贝壳。生用或煅用，用时打碎。

【性味归经】咸，寒。归肝、心经。

【功效应用】

1. 平肝潜阳，用于肝阳上亢，头晕目眩。本品似石决明，功能平肝潜阳。治疗肝阳上亢之眩晕头痛，可与石决明等平肝潜阳药同用。治疗肝阳上亢兼见肝热烦躁易怒者，可与清肝、平肝之品配伍。

2. 清肝明目，用于肝热目赤翳障，视物昏花。本品似石决明、珍珠，也能清肝热，明目以退翳。治疗肝热目赤翳障，常与菊花、车前子等清肝明目之品配伍。治疗肝虚目暗不明，视物昏花，可与补肝肾明目药同用。

3. 安神定惊，用于惊悸失眠之心神不宁证。本品亦似珍珠，能安神定惊。治疗惊悸怔忡，失眠多梦，可与其他镇惊安神药配伍。治疗痫病，惊风抽搐，可与其他息风止痉药同用。

4. 收湿敛疮，用于湿疹湿疮。本品煅用，能收湿敛疮。治湿疹、湿疮，可单用研细末外用，或与其他药配伍使用。

【用法用量】煎服，10~25g。宜打碎先煎。外用适量。

【药理研究】本品有镇静、催眠、明目、抗氧化、抗过敏、保肝、降血压、抗肿瘤、抗胃溃疡、延缓衰老、改善记忆等作用。

赭石 Zheshi《神农本草经》
HAEMATITUM

赭石
（图片）

为氧化物类矿物刚玉族赤铁矿，主含三氧化二铁（Fe_2O_3）。打碎生用或醋淬研粉用。

【性味归经】苦，寒。归肝、心、肺、胃经。

【功效应用】

1. 平肝潜阳，用于肝阳上亢，头晕目眩。本品性寒入肝，既能平肝潜阳，又兼可清肝热。治疗肝肾阴虚，肝阳上亢，头晕目眩者，多与滋阴潜阳药配伍。治疗眩晕头痛，烦躁易怒等肝火偏盛者，常与清肝火、平肝阳药同用。

2. 重镇降逆，用于呕吐、呃逆、喘促等证。本品质重入肺胃，能降上逆的肺胃之气。治疗胃气上逆之呕吐、呃逆，常与旋覆花、半夏、生姜等同用。治疗肺气上逆之喘促，可单用本品研末，米醋调服，也可与宣肺、化痰、平喘药配伍。

3. 凉血止血，用于血热出血证。本品性寒能凉血分热以止血，适宜于血热迫血妄行所致出血。治疗血热吐血，鼻衄，崩漏出血，常与其他凉血止血药配伍。

【用法用量】煎服，9~30g。宜打碎先煎，入丸散，每次 1~3g。降逆、平肝生用，止血煅用。

【使用注意】孕妇慎用。因含微量砷，不宜长期服用。

【药理研究】本品有止血、凝血、镇静、抗惊厥、抗炎等作用。

蒺藜 Jili《神农本草经》
TRIBULI FRUCTUS

为蒺藜科植物蒺藜 *Tribulus terrestris* L. 的干燥成熟果实。炒黄或盐炙用。

【性味归经】辛、苦，微温。有小毒。归肝经。

蒺藜
（图片）

【功效应用】

1. 平肝,用于肝阳上亢之头晕目眩。本品性平不偏,能平肝阳。治疗肝阳上亢之头痛眩晕,常与其他平肝阳药同用。

2. 疏肝,用于肝郁气滞之胸胁胀痛及乳闭胀痛。本品味辛入肝,又能疏解肝郁。治疗肝郁气滞,胸胁胀痛,多与香附、柴胡等疏肝理气药配伍。治疗产后肝郁乳闭,乳房胀痛,可单用本品研末服或与王不留行等药配伍。

3. 祛风明目,用于风热上攻之目赤翳障。本品又能祛风而明目。治疗风热目赤肿痛,或翳膜遮睛等,多与菊花、谷精草、决明子等药配伍。

4. 散风止痒,用于风疹瘙痒。本品辛散祛风以止痒。治疗风邪所致瘾疹瘙痒,单用或与其他祛风止痒药配伍。

【用法用量】煎服,6~10g。

【药理研究】本品有延缓衰老、降血糖、降血脂、促进肌肉强壮、改善性功能作用,并对心脑血管系统、中枢神经系统等有一定程度的调节作用。

平肝潜阳药知识拓展见表 10-16。

表 10-16　平肝潜阳药知识拓展

药名	性味归经	功效	主治	剂量与使用注意
罗布麻叶	甘、苦、凉。归肝经	平肝清热,降血压,利尿	肝阳上亢之头晕目眩,高血压,水肿,小便不利	6~12g

小结

平肝潜阳药均能平肝潜阳,主治肝阳上亢证。

1. 平肝潜阳、清肝明目药　石决明、珍珠母。两者主治肝阳上亢证之头痛、眩晕以及肝热目疾。石决明潜阳之功强于珍珠母,珍珠母还有镇惊安神,收湿敛疮功效。

2. 平肝潜阳兼收敛固涩、安神药　龙骨、牡蛎。两者均可平肝潜阳,主治肝阳上亢之头痛、眩晕;收敛固涩,主治正虚不固之自汗、盗汗、遗精、遗尿、崩漏、带下等滑脱诸证;镇惊安神,主治心神不宁证。牡蛎还能软坚散结,主治痰核、瘰疬、癥瘕积聚等;煅用制酸止痛,主治胃痛吐酸。龙骨煅用能收湿敛疮,主治湿疹、湿疮。

赭石、蒺藜除均能平肝潜阳外,赭石兼能凉血止血,降肺胃逆气;蒺藜兼能疏肝,祛风明目,止痒。

思考题

1. 何谓平肝潜阳药? 临床使用应注意哪些方面? 使用赭石应当注意哪些问题?

2. 牡蛎的功效有哪些? 临床如何选择使用?

第十六节
目标测试

（高红莉）

第十七节 息风止痉药

第十七节
教学课件

学习要求

1. **掌握** 息风止痉药的概述；羚羊角、牛黄、天麻的性味归经、功效应用、特殊用法用量及使用注意。
2. **熟悉** 钩藤、地龙的功效主治、特殊用法用量及使用注意。
3. **了解** 僵蚕的功效、特殊用法用量及使用注意。

概述

1. **含义** 凡以平息肝风、制止痉挛抽搐为主要作用，主治肝风内动证的药物，称为息风止痉药，又称息风药或止痉药。

2. **功效主治** 本类药物均有息风止痉功效，主治肝风内动证。肝风内动证是指由肝阳化风、高热、痰浊、血虚、阴虚等原因引起，以肢体痉挛、抽搐、颤动等为症状特点的一种证候。本类药物主要适宜于温病热盛动风，肝阳化风等所致眩晕欲仆、项强肢颤，痉挛抽搐等；或风痰上扰之痫病，惊风抽搐；或风毒侵袭，外风引动内风之破伤风角弓反张等。部分息风止痉药还兼有清肝明目，平肝潜阳作用，可用于肝火上攻之目赤头昏，肝阳上亢的眩晕头痛等。

3. **性能特点** 息风止痉药主归肝经，均有沉降作用趋向。

4. **配伍应用** 依据病因病机选用和配伍：肝阳上亢所致肝风内动，宜选择既平肝阳又止痉的药物，并常与平肝潜阳药配伍；温病和肝热内盛致热极生风者，宜选用既清肝又息风药，并常与清热泻火、解毒药配伍；外风引动内风之破伤风宜用祛风止痉药，并常与祛风之品同用。

5. **使用注意** ①病证：阴血亏虚之虚风内动，应以养阴血为主，不宜单纯使用该类药物；脾虚慢惊风，不宜选寒凉的息风止痉药。②安全性：个别药物有毒，用量不宜过大，孕妇忌用。

羚羊角 Lingyangjiao《神农本草经》
SAIGAE TATARICAE CORNU

为牛科动物赛加羚羊 *Saiga tatarica* Linnaeus 的角。锯取其角后晒干，用时镑成薄片、锉末或磨汁。

羚羊角
（图片）

【性味归经】咸，寒。归肝、心经。

【功效应用】

1. 息风止痉，用于肝风内动证。本品有良好的息风止痉功效，性寒又能清肝热，为治肝风内动、惊痫抽搐之要药。治疗温病高热神昏，痉挛抽搐，常与钩藤、菊花、白芍等药配伍。治疗痫病，惊风等，也可配伍化痰、息风止痉药。

2. 平抑肝阳，用于肝阳上亢证。本品又能平肝阳、清肝热。治疗肝阳上亢之头痛眩晕、烦躁易怒、面红目赤，常与石决明、牡蛎、天麻等药配伍。

3. 清肝明目，用于肝热目疾、肝火头痛。本品又有较强的清肝明目功效。治疗肝火上炎之目赤肿痛或头痛，可与石决明、珍珠母等清肝明目之品配伍。

4. 凉血解毒，用于温病壮热神昏，温毒发斑，疮痈。本品既能凉血消斑，又能清热解毒。治疗温热病之壮热神昏、谵语狂躁或抽搐，常与清热解毒、息风止痉药配伍。治疗热病发斑，多与清热凉血药同用。治疗疮痈肿毒，常与清热解毒、消痈散结药配伍。

【用法用量】煎服，1~3g。宜另煎 2 小时以上；磨汁或研粉服，每次 0.3~0.6g。

【药理研究】本品有抑制中枢神经系统、降血压、解热、镇静、催眠、抗惊厥、抗炎、镇痛、抗病毒、增强免疫功能及耐缺氧等作用。

牛黄 Niuhuang《神农本草经》
BOVIS CALCULUS

牛黄
（图片）

为牛科动物牛 *Bos taurus domesticus* Gmelin 的干燥胆结石。

【性味归经】甘,凉。归心、肝经。

【功效应用】

1. 息风止痉,用于温病热极生风及小儿肝热惊风等痉挛抽搐。本品既能息风止痉,又可清心凉肝,适宜于热盛动风之证。治疗温热病壮热神昏、惊厥抽搐及小儿热极生风、痉挛抽搐,常与其他清心泻火、凉肝息风止痉药配伍。

2. 化痰开窍,用于温病热入心包,中风,痫病等神昏。本品既能清心热,又可化痰开窍。治疗痰热闭阻心窍所致神昏、痰鸣,常与清心开窍之品配伍。当今多用含牛黄的中成药制剂。

3. 清热解毒,用于咽喉肿痛及痈肿疔毒。本品性凉又可清热解毒。治疗热毒壅盛所致咽喉肿痛,口舌生疮,甚则溃烂,常与黄芩、大黄等泻火解毒之品同用。治疗痈疽疔毒等热毒病证,可与其他清热解毒、散结消肿之品配伍。

【用法用量】0.15~0.35g,多入丸散用。外用适量,研末敷患处。

【使用注意】孕妇慎用。

【药理研究】本品有解热、抗炎、镇静、催眠、抗惊厥、抗休克、强心、抗氧化、祛痰、止血、降血脂、保肝和增强免疫等药理作用。牛黄中的胆红素、胆酸钙、脱氧胆酸及其盐类等成分有降血压作用;胆酸、脱氧胆酸能促进胆汁分泌。

天麻 Tianma《神农本草经》
GASTRODIAE RHIZOMA

天麻
（图片）

为兰科植物天麻 *Gastrodia elata* Bl. 的干燥块茎。

【性味归经】甘,平。归肝经。

【功效应用】

1. 息风止痉,用于肝风内动证。本品有良好的息风止痉功效,性平不偏,甘缓不峻,质润不燥,适宜于寒热虚实多种原因所致痉挛抽搐。治疗小儿急惊抽搐,多与羚羊角、钩藤等配伍。治疗小儿脾虚慢惊,常与补气健脾药配伍。治疗破伤风,角弓反张,可与天南星、防风等祛风止痉药配伍。

2. 平抑肝阳,用于肝阳上亢之眩晕头痛。本品还有较强的平抑肝阳作用,又为治眩晕头痛要药。治疗肝阳上亢、湿痰、血虚等所致眩晕,单用或分别与其他平肝潜阳、燥湿化痰、补血药配伍,以达到标本兼顾的治疗目的。

3. 祛风通络,用于中风瘫痪,风湿痹证等。本品既息内风,又祛外风而通络。治疗中风瘫痪及风湿痹证,常与祛风湿、通经络药同用。

【用法用量】煎服,3~10g;研末冲服,每次 1~1.5g。

【药理研究】本品有镇静、镇痛、抗惊厥、降低外周血管阻力、降血压、增加心排血量、降低心肌耗氧量、减慢心率、延缓衰老、改善学习记忆等作用。

钩藤 Gouteng《名医别录》
UNCARIAE RAMULUS CUM UNCIS

为茜草科植物钩藤 *Uncaria rhynchophylla*（Miq.）Miq. ex Havil.、大叶钩藤 *Uncaria macrophylla*

Wall.、毛钩藤 *Uncaria hirsuta* Havil.、华钩藤 *Uncaria sinensis*（Oliv.）Havil. 或无柄果钩藤 *Uncaria sessilifructus* Roxb. 的干燥带钩茎枝。生用。

钩藤
（图片）

【性味归经】甘,凉。归肝、心包经。

【功效应用】

1. 息风止痉,用于肝风内动,痉挛抽搐。本品似羚羊角,有息风止痉功效,但力稍逊。治疗小儿高热神昏,手足抽搐及温病热极生风所致痉挛抽搐等,常与羚羊角、天麻、全蝎等药同用。

2. 清热平肝,用于肝阳上亢之头痛眩晕。本品亦能平肝阳,清肝热。治疗肝阳上亢及肝热上攻之头痛眩晕,常与羚羊角、石决明等清肝热、平肝阳药同用。

【用法用量】煎服,3~12g。

【使用注意】不宜久煎,入煎剂应后下。

【药理研究】本品有镇静、抗惊厥、降血压、降血脂、抑制血小板聚集等作用。

地龙 Dilong《神农本草经》
PHERETIMA

地龙
（图片）

为钜蚓科动物参环毛蚓 *Pheretima aspergillum*（E. Perrier）、通俗环毛蚓 *Pheretima vulgaris* Chen、威廉环毛蚓 *Pheretima guillelmi*（Michaelsen）或栉盲环毛蚓 *Pheretima pectinifera* Michaelsen 的干燥体。生用、鲜用或焙用。

【性味归经】咸,寒。归肝、脾、膀胱经。

【功效应用】

1. 清热息风,用于高热惊风,痫病。本品既能清热,又可息风止痉,为治热盛动风的常用药。治疗温病热极生风之痉挛抽搐、神昏谵语,可单用本品煎服,或与钩藤、牛黄、僵蚕等息风止痉药同用。治疗狂躁或痫病,可单用鲜品。

2. 通络,用于中风半身不遂及热痹。本品有一定通络之功,适宜于中风后遗症及风湿热痹。治疗中风半身不遂、肢体麻木、口眼㖞斜等,常与补气血、活血通络之品配伍。治疗热痹关节红肿疼痛、屈伸不利,常与防己、秦艽、忍冬藤等药配伍。也可配伍用于寒痹疼痛。

3. 平喘,用于肺热哮喘。本品单用既能平喘,又可清肺热。治疗热邪壅肺,肺失肃降之喘促、喉中哮鸣,单用研末内服,或与其他清肺平喘药同用。

4. 利尿,用于热结膀胱,小便不利或尿闭不通。本品入膀胱可利尿。治疗热结膀胱,小便不利,可单用鲜品捣汁服用;亦可与车前子、泽泻等利水渗湿药同用。

【用法用量】煎服,5~10g。鲜品 10~20g;研末吞服,每次 1~2g。

【药理研究】本品有降血压、解热、镇静、抗惊厥、增强免疫、抗脑缺血、平喘、利尿、兴奋子宫和肠道平滑肌、抗肿瘤等作用;并有抗凝血及溶血栓双重作用。广地龙次黄嘌呤能舒张支气管、拮抗组胺。此外,尚有促进创面愈合、加速骨折愈合、抗心律失常、抗菌、抗阴道滴虫等作用。

僵蚕 Jiangcan《神农本草经》
BOMBYX BATRYTICATUS

僵蚕
（图片）

为蚕蛾科昆虫家蚕 *Bombyx mori* Linnaeus 4~5 龄的幼虫感染（或人工接种）白僵菌 *Beauveria bassiana*（Bals.）Vuillant 而致死的干燥体。生用或炒用。

【性味归经】咸、辛,平。归肝、肺、胃经。

【功效应用】

1. 息风止痉,用于多种原因所致痉挛抽搐。本品性平,既能息内风而止痉,又可化痰,适宜于多种原因所致痉挛抽搐。治疗小儿痰热急惊风,常与清热化痰药同用;治疗小儿脾虚久泻之慢惊风,多与益气健脾、息风止痉之品同用;治疗破伤风角弓反张,可与全蝎、蜈蚣、钩藤等配伍;治疗风中经络,口眼㖞斜、面肌抽搐,常与其他祛风止痉药同用。

2. 祛风止痛,用于风热所致头痛,目赤、咽肿或风疹瘙痒等。本品似天麻,既能息内风,又可祛外风,且兼能止痛、止痒。治疗肝经风热上攻之头痛、目赤肿痛、迎风流泪等,常与疏风清热、明目之品配伍;治疗风热上攻、咽喉肿痛、声音嘶哑,可与利咽开音药同用。治疗风疹及皮肤瘙痒,可单味研末服,或与其他祛风止痒药配伍。

3. 化痰散结,用于痰核,瘰疬。本品味咸又能化痰软坚散结。治疗瘰疬,痰核,常与浙贝母、夏枯草等清热化痰,软坚散结药同用。

【用法用量】煎服,5~10g;研末冲服,每次 1~1.5g。散风热宜生用,其余多制用。

【药理研究】本品有催眠、抗惊厥、抗凝、降血糖、抑制病原微生物等作用。

息风止痉药知识拓展见表 10-17。

表 10-17　息风止痉药知识拓展

药名	性味归经	功效	主治	剂量与使用注意
全蝎	辛、平,有毒,归肝经	息风止痉,攻毒散结,通络止痛	急慢惊风,癫痫抽搐,破伤风中风面瘫;半身不遂,疮痈肿毒,瘰疬痰核,偏正头痛,风湿顽痹	3~6g;入丸散,每次 0.6~1g。孕妇禁用
蜈蚣	辛,温,有毒,归肝经	息风止痉,攻毒散结,通络止痛	急慢惊风,癫痫抽搐,破伤风中风面瘫;半身不遂,疮痈肿毒,瘰疬痰核,偏正头痛,风湿顽痹	3~5g;入丸散,每次 0.6~1g。内服用量不宜过大,孕妇禁用,血虚生风者慎服

小结

息风止痉药均能息风止痉,主治肝风内动所致的痉挛抽搐。

1. 息风止痉、清肝热药　羚羊角、牛黄、钩藤、地龙。四药止痉、清肝,均可主治肝风内动,痉挛抽搐偏热。羚羊角与牛黄还能清热解毒;羚羊角又可清肝明目,牛黄则能化痰开窍;地龙还可通经络、平喘、利尿。

2. 息风止痉、平肝阳药　羚羊角、钩藤、天麻。三药止痉,主治肝风内动之抽搐;又可平肝阳,主治肝阳上亢之头痛眩晕。

3. 性平的息风止痉药　天麻、僵蚕。两药既息内风,又祛外风止痉,不论寒热虚实之痉挛抽搐皆可配伍应用。天麻还可平肝潜阳,长于通络;僵蚕又兼能止痛、化痰散结。

思考题

1. 肝风内动有哪些证型,各有什么表现?

2. 如何根据辨证配伍应用息风止痉药?

3. 羚羊角、牛黄、钩藤、地龙都具有息风止痉、清肝热功效? 如何区别使用?

（高红莉）

第十八节　开　窍　药

学习要求

1. **掌握**　开窍药的概述；麝香的性味归经、功效应用、特殊用法用量及使用注意。
2. **熟悉**　冰片、石菖蒲的功效主治、特殊用法用量及使用注意。
3. **了解**　苏合香的功效、特殊用法用量及使用注意。

概述

1. 含义　凡以开通心窍、启闭醒神为主要作用，主治闭证神昏的药物，称为开窍药。

2. 功效主治　开窍药均有开窍醒神的功效，主治闭证神昏。闭证神昏多因热、痰、瘀、毒等邪气一时性闭阻心窍致神明失用，症见神志昏迷。多见温热病，惊风，痫病，中风等病证，因热陷心包，痰浊蒙蔽，瘀血阻闭所致。神志昏迷有虚实之别，虚证即脱证，实证即闭证。闭证治当通关开窍，醒神回苏，宜用开窍药；脱证之神昏，治当补虚固脱，宜用补虚之药，而非开窍药主治。

3. 性能特点　本类药物芳香走窜，味辛，主归心经，有升浮作用趋向。

4. 配伍应用　依据证型及兼症配伍：如神昏伴见面红、身热、苔黄、脉数之热闭，常配伍清热解毒药物，组成凉开剂；神昏伴见面青、身凉、苔白、脉迟之寒闭，常配伍温里祛寒药，组成温开剂。若神昏兼惊厥抽搐者，当与息风止痉药配伍。

5. 使用注意　①开窍药辛香走窜，易耗伤正气，只能暂服，不可久服；且忌用于脱证神昏。②大多数开窍药气味芳香，有效成分易于挥发，内服不宜入煎剂，多入丸剂、散剂或其他新制剂。③少数药能兴奋子宫，孕妇禁用或慎用。

麝香 Shexiang《神农本草经》
MOSCHUS

为鹿科动物林麝 *Moschus berezovskii* Flerov、马麝 *Moschus sifanicus* Przewalski 或原麝 *Moschus moschiferus* Linnaeus 成熟雄体香囊中的干燥分泌物，研细粉用。中成药制剂中，现多用人工合成品。

麝香
（图片）

【性味归经】辛，温。归心、脾经。

【功效应用】

1. 开窍醒神，用于各型闭证神昏。本品有浓郁的芳香之气，开窍醒神作用强，为醒神回苏要药，适宜于各型闭证神昏。治疗温病热陷心包，或痰热蒙蔽心窍之神昏，常与牛黄、冰片等清热解毒、化痰开窍药配伍，组成凉开剂，如安宫牛黄丸。治疗寒浊或痰湿阻闭气机，蒙蔽心窍之神昏，常与苏合香、安息香等温散里寒之品配伍,组成温开剂,如苏合香丸。

2. 活血通经,消肿止痛,用于瘀血经闭,跌打损伤,风寒湿痹,胸痹等证。本品既能活血通经,又可消肿止痛,适宜于瘀血所致多种病证。治疗血滞经闭,常与红花、桃仁、川芎等药配伍。治疗跌打损伤,骨折扭伤,常与乳香、没药、红花等活血祛瘀、消肿止痛药配伍。治疗瘀阻胸痹疼痛,常与活血祛瘀、通经止痛药同用。

本品活血散结,消肿止痛,还可用于疮疡肿毒,咽喉肿痛,并常与其他清热解毒药配伍。

【用法用量】入丸散,每次 0.03~0.1g。外用适量。不宜入煎剂。

【使用注意】本品有兴奋子宫的作用,故孕妇禁用。

【药理研究】本品能调节神经系统,加速昏迷动物苏醒、抗脑水肿、改善脑部循环障碍、抑制血管通透性、兴奋呼吸、调节血压、强心、提高机体耐缺氧能力、抑菌、抗炎、抗血栓、抗肿瘤等。此外,还可兴奋妊娠子宫、抑制非妊娠离体子宫;抗烟碱急性毒性,增强士的宁毒性。麝香酮具有调节睡眠、抗早孕、雄激素样作用。

冰片 Bingpian《新修本草》
BORNEOLUM SYNTHETICUM

冰片
(图片)

用松节油、樟脑等,经化学方法合成的为"合成龙脑",研细粉用。天然冰片为樟科植物樟 *Cinnamomum camphora* (L.).Presl. 的新鲜枝、叶经提取加工而制成,主含右旋龙脑。艾片为菊科植物艾纳香 *Blumea balsamifera* DC. 的新鲜叶经提取加工制成的结晶,主含左旋龙脑。

【性味归经】辛,苦,微寒。归心、脾、肺经。

【功效应用】

1. 开窍醒神,用于闭证神昏。本品有较好的开窍醒神作用,常与麝香配伍,用于各型闭证神昏。治疗热病神昏,痰热内闭,暑热猝厥,小儿惊风等热闭神昏,常与牛黄、麝香等药配伍。治疗寒闭神昏,亦与苏合香及温里祛寒药配伍。

2. 清热消肿止痛,用于目赤肿痛,咽喉肿痛,疮痈,烧烫伤等。本品性微寒,能清热消肿止痛,为五官科及皮肤科的常用药。治疗五官红肿热痛,皮肤疮痈等,常与其他清热泻火、解毒药配伍。

此外,冰片止痛还可用于胸痹疼痛。

【用法用量】入丸散,合成龙脑及艾片 0.15~0.3g,天然冰片 0.3~0.9g。外用适量,研粉点敷患处。不宜入煎剂。

【使用注意】孕妇慎用。内服时,胃寒患者慎用。

【药理研究】本品有抗炎,抗菌、抗心肌缺氧和促神经胶质细胞分裂、生长等作用;并可迅速通过血脑屏障;局部应用对感觉神经产生轻微刺激,有一定的镇痛及温和的防腐作用。

石菖蒲 Shichangpu《神农本草经》
ACORI TATARINOWII RHIZOMA

石菖蒲
(图片)

为天南星科植物石菖蒲 *Acorus tatarinowii* Schott 的干燥根茎。生用。

【性味归经】辛、苦,温。归心、胃经。

【功效应用】

1. 开窍,用于痰浊闭阻神昏,癫痫,耳聋耳鸣。本品既能开心窍,又能化湿浊,尤宜于痰湿蒙蔽清窍之神昏。治疗痰热蒙蔽之高热神昏谵语,常与郁金、竹沥等清热化痰药配伍。治疗痰热闭阻清窍所致痫病抽搐,常与化痰开窍,息风止痉药配伍。治湿浊蒙蔽,清阳不升之耳鸣、耳聋等,又常与化湿开窍药、聪耳明目药配伍。若治心肾两虚之耳鸣耳聋,头昏,心悸,常与女贞子、丹参、夜交藤等同用。

2. 宁心安神,用于失眠,健忘等心神不宁之证。本品能开心窍、益心志、安心神。治疗心脾不足之健忘、失眠等,常与人参、茯苓、远志等药配伍。

3. 化湿和胃,用于湿阻中焦之吐泻不食(噤口痢)。本品化湿以和胃。治疗湿阻中焦,脘腹胀满疼痛,常与砂仁、苍术、厚朴等化湿、行气药配伍。治疗湿热毒盛,泻痢腹痛、里急后重、不纳水谷,可与清热燥湿、行气止痛药同用。

【用法用量】煎服,3~10g。

【药理研究】本品有调节中枢神经系统、镇静、抗惊厥、脑保护、改善学习记忆、抗心肌缺血、抗心律失常、解痉、促进消化、平喘、降血脂、抗菌、杀虫等作用。

苏合香 Suhexiang《名医别录》

STYRAX

为金缕梅科植物苏合香树 *Liquidambar orientalis* Mill. 的树干渗出的香树脂经加工精制而成。

【性味归经】辛,温。归心、脾经。

【功效应用】

1. 开窍醒神,用于寒闭神昏。本品长于开窍避秽,温散寒邪,尤宜于寒闭神昏。治疗中风,惊痫等属于寒邪、痰浊内闭之神昏,兼见面青、身凉、苔白、脉迟,多与麝香、冰片、檀香等开窍醒神,温里散寒药配伍。

2. 温里祛寒止痛,用于脘腹冷痛,胸痹疼痛。本品性温而能温里祛寒。治疗寒凝气滞瘀血,痰浊内阻之脘腹冷痛、胸痹疼痛,常与冰片等药同用。

【用法用量】入丸散,0.3~1g。不入煎剂;且因本品为半流体状,亦不作散剂。

【药理研究】本品有抗心肌缺血、耐缺氧、抗血小板凝集、祛痰、抗菌等作用,还可缓解局部的炎症,并促进创伤和溃疡面愈合。

开窍药知识拓展见表 10-18。

苏合香
(图片)

表 10-18 开窍药知识拓展

药名	性味归经	功效	主治	剂量与使用注意
蟾酥	辛,温,有毒,归心经	开窍醒神,解毒,止痛	痧胀腹痛吐泻、甚则昏厥,痈疽疔疮,咽喉疼痛,牙痛等	0.015~0.03g,多入丸散。外用适量。毒大,发泡腐蚀性强,外用不可入目。孕妇慎用
安息香	辛,苦,平,归心、脾经	开窍避秽,行气活血,止痛	闭证神昏,心腹疼痛,产后血晕,痹痛日久	0.6~1.5g,多入丸散

小结

开窍药均有开窍醒神的功效,主治闭证神昏;味辛,性温热,主归心经。

1. 开窍醒神、止痛药 麝香、冰片、苏合香。三药既能开窍醒神回苏,主治闭证神昏,又可止痛,均可治胸痹疼痛。其中:①麝香为醒神回苏要药,无论是热闭神昏,还是寒闭神昏,常与冰片及其他药物配伍;还能活血化瘀散结、通经止痛,用于血瘀所致的胸痹疼痛、经闭和跌打损伤。②冰片常与麝香配伍,治疗各种闭证神昏;其性寒,还兼有清热消肿、止痛作用,常用于目赤肿痛、咽喉肿痛等五官科病证和疮痈、烧烫伤等皮肤科病证以及胸痹痛。③苏合香性温,善治寒闭神昏;其又能温里祛寒止痛,还可治疗里寒证之脘腹冷痛、胸痹疼痛。

2. 开窍醒神、安神、化湿浊药 石菖蒲。该药善治痰湿蒙蔽清窍之昏迷;还能宁心安神,化湿和胃。

开窍药 思政及中医药文化

思考题

1. 使用开窍药应注意哪些问题?
2. 麝香、冰片、苏合香和石菖蒲皆有开窍醒神之功,其应用各有何特点?

第十八节
目标测试

(高红莉)

第十九节　补　虚　药

第十九节
教学课件

学习要求

1. **掌握**　补虚药的概述;人参、黄芪、白术、党参、当归、熟地黄、阿胶、麦冬、枸杞子、龟甲、女贞子、鹿茸、淫羊藿、杜仲、菟丝子的性味归经、功效应用、特殊用法用量及使用注意。
2. **熟悉**　甘草、何首乌、南沙参、鳖甲、续断、紫河车的功效主治、特殊用法用量及使用注意。
3. **了解**　西洋参、白芍、北沙参、玉竹、黄精、巴戟天、冬虫夏草、补骨脂、益智的功效、特殊用法用量及使用注意。

概述

1. **含义**　凡以补虚扶弱、调节人体阴阳气血虚衰的病理偏向为主要作用,主治虚证的药物,称为补虚药。

2. **功效主治**　补虚药均有补虚扶弱功效,主治虚证。虚证主要是由多种原因导致人体气血阴阳的不足或虚衰,分别表现出气虚证、血虚证、阴虚证、阳虚证,故补虚药又分为补气药、补血药、补阴药、补阳药4类。

3. **性能特点**　本类药物味甘,补气药、补阳药和补血药的药性多偏温,补阴药大多药性寒凉。归经详见其后分类。

4. **配伍应用**　①相互配伍:依据气血阴阳相互依存的关系,"气为血帅""血为气母",气血两虚者,补气药常与补血药配伍;"阴血同源",阴血不足者,补阴药常与补血药同用;气虚阳衰者,补气药与补阳药同用;若阴阳俱虚者,补阴药配伍补阳药。②依据病因病机配伍:正气虚又感受外邪,或正虚而邪存者,常与祛邪药同用,以达到扶正祛邪的治疗目的。如气虚便秘,补气药与泻下通便药同用;气虚感冒者,解表药与补气药配伍等。

5. **使用注意**　①忌误补滥补:邪实而正不虚者,误补会致"闭门留寇";补虚药为虚证而设,凡体健无虚之人,不可妄投,滥用可引起阴阳气血失调而变生他病。②用法与剂型:补虚药入汤剂,宜适当久煎,以使药味尽出;虚证一般病程较长,多选用丸、散、膏剂以及其他新制剂以便于保存、服用。

一、补气药

以补气为主要作用,主治气虚证的药物,称为补气药。气虚证以少气懒言,神疲乏力,声音低微,呼吸气短,或头目眩晕,自汗,舌质淡苔白,脉虚无力等为主要表现。肺气虚多见少言懒语,久咳虚喘,易出虚汗;脾气虚则常见食少便溏,神疲乏力,脱肛等。部分药分别兼有养阴生津、安神、止汗、利水等功效,又可兼治阴津亏虚,心神不宁证,自汗,水肿等。

本类药物以甘温或甘平为主。多数药物主要补脾肺之气,故主归脾、肺经。

本类部分药物味甘、壅滞中焦,故湿盛中满者忌用。

人参 Renshen《神农本草经》
GINSENG RADIX ET RHINZOMA

人参
(图片)

为五加科植物人参 *Panax ginseng* C. A. Mey. 的干燥根和根茎。栽培者,俗称"园参";播种在山林野生状态下自然生长的称"林下山参",习称"籽海"。生用或蒸制后用,分别称生晒参或红参。

【性味归经】甘、微苦,微温。归肺、脾、心、肾经。

【功效应用】

1. 大补元气,用于气虚欲脱证。本品补气力强,能大补元气而救脱,为治虚脱危证要药,适宜气虚欲脱证。治疗大汗、大吐、大失血或大病、久病,元气虚极,气短神疲、脉微欲绝等危重症,可单用大剂量煎服,即独参汤。治疗气虚欲脱,大汗出、四肢逆冷等有亡阳征象者,常与回阳救逆的附子配伍,如参附汤。治疗气虚脉微欲脱,兼汗出身暖、口渴喜冷饮、舌红干燥之亡阴征象,常与麦冬、五味子同用,如生脉散。

2. 补脾益肺,用于脾肺气虚证。本品补脏腑之气力强,善补脾肺之气,尤宜于脾肺气虚重症。治疗脾气虚,倦怠乏力、食少便溏及脏器下垂等,常与其他补脾气、升阳举陷药同用。治疗肺气虚或肺肾气虚所致短气喘促、声低息微,可与蛤蚧等补肺肾之气药配伍。

3. 生津止渴,用于热病津伤口渴及消渴病。本品能补气生津以止渴。治疗热病伤津之身热、口渴、多汗,多与知母、石膏配伍。治疗内热消渴,可单用研粉内服,亦可与养阴生津药配伍。

4. 安神益智,用于心神不宁,失眠健忘。本品既能补心脾之气,又可安神益智。治疗心脾气虚所致失眠多梦,惊悸健忘,记忆力减退等,常与其他补脾气、安神益智药同用。

【用法用量】另煎兑服,3~9g;救脱可用 15~30g;也可研粉吞服,一次 2g,一日 2 次。生晒参性较平和,适用于气阴不足者;红参药性偏温,多用于气阳两虚者。

【使用注意】不宜与藜芦、五灵脂同用。

【药理研究】本品有兴奋和抑制中枢神经系统、改善学习记忆、抗休克、强心、抗心肌缺血、抑制血小板聚集、促进纤维蛋白溶解、抗应激、增强免疫、延缓衰老、调节糖代谢、促进蛋白质及核酸合成、降血脂、抗动脉粥样硬化、抗肿瘤、抗氧化、促进造血功能、促性腺激素释放增加等作用。

黄芪 Huangqi《神农本草经》
ASTRAGALI RADIX

黄芪
(图片)

为豆科植物蒙古黄芪 *Astragalus membranaceus*(Fisch.)Bge. var. *mongholicus*(Bge.)Hsiao 或膜荚黄芪 *Astragalus membranaceus*(Fisch.)Bge. 的干燥根。生用或蜜炙用。

【性味归经】甘,微温。归肺、脾经。

【功效应用】

1. 补气升阳,用于中气下陷,脾肺气虚证。本品能升脾胃清阳而举陷,为补气升阳之要药;又善补肺气、益卫固表,适宜于中气下陷及脾肺气虚证。治疗脾虚中气下陷之久泻脱肛,胃、肾、子宫等内脏下垂,多与人参、柴胡、升麻等补气健脾,升阳举陷药配伍。治疗脾气虚之食少便溏、倦怠乏力,可与补气健脾药同用。治疗肺气虚之咳喘日久、神疲气短,可与补肺气、止咳平喘之品配伍。

2. 益卫固表,用于自汗,盗汗。本品既补肺气,又固表止汗,标本兼顾。治疗肺气虚,表卫不固之自汗,常与白术、防风同用。治疗阴虚盗汗,多与酸枣仁、白芍等敛阴止汗药同用。

3. 利水消肿,用于气虚水肿。本品既能补脾气以促进水湿运化,又可利尿。治疗脾虚水肿,小便不利,常与茯苓、白术、薏苡仁等补脾利水药同用。

4. 托毒生肌,用于气血不足之疮疡不溃或溃久不敛。本品通过补气而生血以达托毒生肌之效。治疗气血两虚,不能托毒外出,疮疡脓成不溃,或溃后不敛,常与补血活血之品配伍。

此外,本品通过补气还可生血、摄血、通痹、生津,可用于气血两亏,血虚萎黄,便血崩漏,血痹肢麻,半身不遂,消渴等证。

【用法用量】煎服,9~30g。益气补中宜蜜炙用。

【药理研究】本品有增强免疫功能、延缓衰老、强心、扩张外周血管、扩张冠状血管及肾血管、改善微循环、抑制血小板聚集、降血压、促进骨髓造血、调节糖代谢、抗病毒、抗菌、保肝、抗缺氧、抗辐射、抗应激、抗疲劳、抗心肌缺血、抗肿瘤等作用。

白术
(图片)

白术 Baizhu《神农本草经》
ATRACTYLODIS MACROCEPHALAE RHIZOMA

为菊科植物白术 *Atractylodes macrocephala* Koidz. 的干燥根茎。生用或炒用。

【性味归经】苦、甘,温。归脾、胃经。

【功效应用】

1. 补气健脾,用于脾胃气虚证。本品主入脾胃,善补气健脾。治疗脾胃气虚之食少便溏、倦怠乏力,常与其他补脾益气药同用。

2. 燥湿利水,用于脾虚水肿,痰饮等证。本品既补脾气以健运脾胃,味苦又可燥湿利水,善治脾虚所致水湿内停之证。治疗脾虚水湿内生致水肿,痰饮等,常与其他利水渗湿和健脾药同用。

3. 止汗,用于表虚自汗。本品既补脾气固腠理,又可止汗。治疗气虚表卫及腠理不固之自汗,常与黄芪协同增效。

4. 安胎,用于脾虚胎动不安。本品能补脾以安胎。治疗脾虚气弱之胎动不安,胎萎不长,多与益气养血安胎之品同用。

【用法用量】煎服,6~12g。燥湿利水宜生用,补气健脾宜炒用,健脾止泻宜炒焦用。

【药理研究】本品有调节胃肠功能、促进消化、调节免疫、抗应激、增强造血功能、抗氧化、延缓衰老、抗溃疡、利尿、抑制子宫平滑肌、降血糖、保肝、抗菌、抗肿瘤、镇静、镇咳、祛痰等作用。

党参
(图片)

党参 Dangshen《增订本草备要》
CODONOPSIS RADIX

为桔梗科植物党参 *Codonopsis pilosula*(Franch.)Nannf.、素花党参 *Codonopsis pilosula* Nannf. var. *modesta*(Nannf.)L. T. Shen 或川党参 *Codonopsis tangshen* Oliv. 的干燥根。生用。

【性味归经】甘,平。归脾、肺经。

【功效应用】

1. 补中益气,用于脾肺气虚证。本品既补中焦脾气,又益肺气,其力逊于人参,多用于脾肺气虚轻证。治疗脾气虚之食少倦怠、呕吐泄泻,多与白术、茯苓、甘草配伍。治疗肺气虚之气短喘促、脉虚自汗,多与黄芪、五味子等配伍。

2. 生津养血,用于气津两伤及血虚萎黄。本品既可补气,又能生津,兼可养血,适宜于气虚津亏、血虚等证。治疗气津两伤之气短、口渴,可与补气生津、养阴之品配伍。治疗血虚萎黄,常与补血药同用。

【用法用量】煎服,9~30g。

【使用注意】不宜与藜芦同用。

【药理研究】本品有调节胃肠运动功能、保护胃黏膜、抗溃疡,增强机体免疫功能、增强造血功能、抗应激、强心、抗休克、调节血压、抗心肌缺血、抑制血小板聚集、延缓衰老、抗辐射、改善微循环等作用。

甘草 Gancao《神农本草经》
GLYCYRRHIZAE RADIX ET RHIZOMA

甘草
(图片)

为豆科植物乌拉尔甘草 *Glycyrrhiza uralensis* Fisch.、胀果甘草 *Glycyrrhiza inflata* Bat. 或光果甘草 *Glycyrrhiza glabra* L. 的干燥根及根茎。生用或蜜炙用。

【性味归经】甘,平。归心、肺、脾、胃经。

【功效应用】

1. 益气补中,用于心脾气虚证。本品长于补益心气而复脉宁心,又可补中焦脾气但力弱。治疗心气虚致心动悸、脉结代,大剂量单用,亦可与人参、桂枝、阿胶等药同用。治疗脾虚乏力、食少便溏,多与党参、白术、茯苓同用。

2. 祛痰止咳,用于咳嗽喘促。本品既能祛痰止咳,又兼可平喘。治疗咳嗽气喘,不论有痰无痰,可单用或配伍其他祛痰止咳平喘药。

3. 缓急止痛,用于脘腹或四肢挛急疼痛。本品能缓解拘挛以止痛。治疗阴血不足所致脘腹或四肢挛急疼痛,常与白芍配伍。

4. 解毒,用于疮痈肿毒,食物或药物中毒。本品生用性凉,既可清热解毒,又可改善食物和药物中毒症状。治疗疮痈肿毒,咽喉肿痛等,可与其他清热解毒,利咽消肿药配伍。用于食物或药物中毒,单用煎汤服,或与绿豆同煎服。

5. 缓和药性,用于调和诸药。本品既能解毒,又可缓解药物的峻猛之性,还可矫味。常作为使药,于处方中发挥调和诸药的作用。

【用法用量】煎服,2~10g。清热解毒宜生用,补气缓急宜炙用。

【使用注意】不宜与大戟、芫花、甘遂、海藻同用。本品助湿满中,故湿盛中满、水肿者不宜。不可大剂量久服。

【药理研究】本品有抗心律失常、抗消化性溃疡、解痉、镇咳祛痰、保肝、抗炎、抗菌、抗病毒、抗变态反应及类似肾上腺皮质激素样等作用。

西洋参 Xiyangshen《增订本草备要》
PANACIS QUINQUEFOLII RADIX

西洋参
(图片)

为五加科植物西洋参 *Panax quinquefolium* L. 的干燥根。生用。

【性味归经】甘、微苦,凉。归心、肺、肾经。

【功效应用】

1. 补气养阴,用于热病气阴两伤。本品为凉补之品,既能补气,又可养阴生津,适宜于气阴两伤证。治疗热病伤耗气阴,烦倦口渴,多与养阴清热、生津止渴之品配伍。

2. 清热生津,用于津伤口渴,消渴病或阴虚火旺证。本品既补气而生津,又清热而存津。治疗热病气津两伤之口渴或内热消渴,可与麦冬、五味子配伍。治疗阴虚火旺,咳嗽痰血、潮热盗汗,常与养阴清肺,止咳之品同用。

【用法用量】另煎兑服,3~6g;或入丸散。

【使用注意】不宜与藜芦同用。

【药理研究】本品有改善心功能、抗缺血、抗心律失常、抗动脉硬化、抗休克、抗缺氧、抗应激、抗疲劳、保护神经、增强记忆、抗氧化、增强免疫、促进造血、镇静、降血脂、降血糖、抗肿瘤等作用。

二、补血药

以补血为主要作用,主治血虚证的药物,称为补血药。血虚证以面色苍白或萎黄,唇甲色淡,头晕眼花,手足麻木,心悸失眠,舌淡,脉细等为主要表现。部分药分别兼有养阴、调经止痛、润肠等功效,又可用于阴虚、月经病及肠燥便秘等。

本类药物性味以甘温或甘平为主。"心主血""肝藏血",多数药物主要补心肝血,故主归心、肝经,部分兼归脾经。

本类药物性多滋腻,容易阻碍脾胃运化,故湿浊中阻之脘腹胀满、食少便溏者宜慎用。

当归 Danggui《神农本草经》
ANGELICAE SINENSIS RADIX

当归
(图片)

为伞形科植物当归 *Angelica sinensis* (Oliv.) Diels. 的干燥根。生用或酒炙用。

【性味归经】甘、辛,温。归肝、心、脾经。

【功效应用】

1. 补血,用于血虚证。本品有良好的补血作用,为内科补血佳品。治疗血虚萎黄,眩晕、心悸等,常与熟地黄、川芎、白芍配伍。

2. 活血,调经,止痛,用于瘀血诸痛及月经病。本品辛温能活血止痛,又可调经,为妇科调经要药,适宜于妇科、内科、外伤等瘀痛之证。治疗血虚血滞之月经不调,经闭,痛经等,常与熟地黄、白芍、川芎配伍。治疗胸痹疼痛,虚寒腹痛,风湿痹痛,跌打损伤,痈肿疮疡等,可与其他活血通经止痛药配伍。

3. 润肠通便,用于肠燥便秘。本品既能补血,又可润肠通便。治疗血虚肠燥便秘,多与养阴润肠药配伍。

【用法用量】煎服,6~12g。一般宜生用,活血化瘀宜酒炙。

【药理研究】本品有抗贫血、增强免疫、抗血小板聚集、抗血栓、抗心肌缺血缺氧、扩张外周血管、降血压、调节子宫、松弛支气管平滑肌、降血脂、抗炎、抗菌、保肝、镇痛等作用。

熟地黄 Shudihuang《本草图经》
REHMANNIAE RADIX PRAEPARATA

熟地黄
(图片)

为玄参科植物地黄 *Rehmannia glutinosa* Libosch 块根的炮制加工品。切片或块用。

【性味归经】甘,微温。归肝、肾经。

【功效应用】

1. 补血滋阴,用于血虚诸证及肾阴虚证。本品纯补阴血,为补血要药;又能滋补肾阴,适宜于血虚、肾阴亏虚之证。治疗血虚萎黄、眩晕、心悸、月经不调、崩漏等,常与当归、白芍、川芎配伍。治疗肾阴亏虚之潮热、盗汗、遗精、消渴等,可与补肾阴、退虚热药配伍。

2. 益精补髓,用于精血亏虚证。本品补血滋肾阴而又益精补髓,适宜于精血亏虚证。治疗精血亏虚,症见腰膝酸软、头晕眼花、耳鸣耳聋、须发早白等,常与其他补肾填精之品同用。

【用法用量】煎服,9~15g。

【使用注意】本品滋腻,易碍脾胃运化,故湿浊中阻,脘腹胀满、食少便溏者不宜服。

【药理研究】本品有促进造血、升高外周白细胞、延缓衰老、促进物质代谢、促进肾上腺皮质激素合成、强心、利尿、保肝、降血压、抗辐射、抗氧化、镇静、抗炎、抗焦虑、降血糖、止血、抗溃疡、抗肿瘤、改善学习记忆等作用。

阿胶 Ejiao《神农本草经》
ASINI CORII COLLA

阿胶
(图片)

为马科动物驴 *Equus asinus* L. 的干燥皮或鲜皮经煎煮、浓缩制成的固体胶。捣碎或蛤粉烫炒成珠用。

【性味归经】甘,平。归肺、肝、肾经。

【功效应用】

1. 补血止血,用于血虚证及出血证。本品为血肉有情之品,有良好的补血作用,适宜于血虚诸证;因其又能止血、滋阴,尤宜于血虚兼出血、阴虚者。治疗血虚眩晕、心悸,单用或配伍其他补血药。治疗吐血,衄血,便血,崩漏,妊娠胎漏,可与止血药同用。

2. 滋阴润燥,用于阴虚证。本品能滋养肺、心、肝肾之阴,适宜于肺、心、肝肾等阴虚证。治疗肺阴虚燥咳,虚劳喘咳,甚至咯血者,与养阴润肺、止咳止血之品配伍。治疗心阴血虚,心失所养之心悸、心烦不眠,可与养心安神药配伍。治疗肝肾阴虚,头晕目眩,筋脉失养,虚风内动,常与滋阴潜阳息风之品同用。

【用法用量】3~9g,烊化兑服。

【使用注意】本品滋腻,易妨碍消化,脾胃虚弱,食少便溏者慎用。

【药理研究】本品有抗缺氧、抗应激、耐寒冷、耐疲劳、抗辐射、抗失血性休克、抗血栓、促进红细胞和血红蛋白生长、升高白细胞和血小板、促进钙吸收和在体内的存留、增强免疫、增强记忆、延缓衰老、抗肿瘤、抗炎等作用。

何首乌 Heshouwu《日华子本草》
POLYGONI MULTIFLORI RADIX

何首乌
(图片)

为蓼科植物何首乌 *Polygonum multiflorum* Thunb. 的干燥块根。切厚片或块,干燥,称生首乌;以黑豆汁拌匀,蒸至内外均呈棕褐色,晒干,称制首乌。

【性味归经】甘、苦、涩,微温。归肝、心、肾经。

【功效应用】

1. 补益精血,用于精血亏虚证。本品制用长于补肝肾,益精血,乌须发,为滋补精血良药,适宜于血虚证及精血亏虚早衰。治疗血虚萎黄、头晕,常与其他补血药配伍。治疗精血亏虚之头晕眼花、须发早白、腰酸脚软、遗精、崩漏、带下等,常与补肝肾、益精血药配伍。

2. 截疟解毒,用于久疟,疮肿,瘰疬。本品生用能截疟、解毒散结。治疗疟疾日久,气血不足者,可配伍补益气血之品。治疗疮疡肿痒、黄水淋漓,可与清热解毒燥湿,祛风止痒药同用。治疗瘰疬、痰核,常与解毒散结之品配伍。

3. 润肠通便,用于肠燥便秘。生首乌能润肠缓泻通便。治疗肠燥便秘,可单用,也可与其他润肠通便之品同用。

【用法用量】煎服,制首乌,6~12g;生首乌 3~6g。

【药理研究】制首乌有促进造血功能、延缓衰老、增强免疫、扩张冠状动脉、抗心肌缺血、抗动脉粥样硬化、降血脂、抗氧化、抗菌、抗炎、抗病毒、保肝、拟肾上腺皮质功能等作用;生首乌有促进肠蠕动及轻度泻下作用。

白芍
（图片）

白芍 Baishao《神农本草经》
PAEONIAE RADIX ALBA

为毛茛科植物芍药 *Paeonia lactiflora* Pall. 的干燥根。生用或炒用。

【性味归经】苦、酸，微寒。归肝、脾经。

【功效应用】

1. 养血调经，用于血虚证及月经不调。本品似当归能补血、调经，但补血力弱而称为养血。治疗血虚萎黄，心悸失眠，健忘多梦，常与补血安神之品同用。治疗月经不调，痛经，崩漏等，常与当归、川芎、熟地黄等药配伍。

2. 平抑肝阳，用于肝阳上亢证。本品既能平抑上亢肝阳，又兼可止痛。治疗肝肾阴虚，不能制阳致肝阳上亢，见眩晕头痛等症，常与滋养肝肾阴、平肝潜阳药同用。

3. 柔肝止痛，用于脘腹及四肢挛急疼痛。本品能养肝血而柔肝缓急以止痛。治疗血虚筋脉失养所致四肢拘急疼痛，胁肋脘腹挛急疼痛等，常与甘草配伍。

4. 敛阴止汗，用于盗汗、自汗。本品既能养血，又可敛阴止汗。治疗阴虚盗汗，可与酸枣仁等养阴敛汗药同用。治疗气虚自汗，可与黄芪、白术等固表止汗之品配伍。本品敛阴止汗，常与桂枝同用，治疗外感风寒，表虚有汗者。

【用法用量】煎服，6~15g。

【使用注意】不宜与藜芦同用。

【药理研究】本品有增加心肌血流量、扩张血管、轻度降血压、抗血小板聚集、抗血栓形成、调节免疫、抑制胃酸分泌、抑制平滑肌、保肝、镇静、镇痛、抗惊厥、抗炎、抗溃疡、解痉、抗肿瘤等作用。

三、补阴药

以补阴为主要作用，主治阴虚证的药物，称为补阴药。阴虚证以潮热、盗汗、口燥咽干、心烦失眠、头晕耳鸣、舌红少苔、脉细数等为主要表现。因脏腑不同，阴虚症状各异。肺阴虚多见干咳少痰，咽干喉燥；胃阴虚可见口干舌燥，胃中嘈杂，大便秘结，舌红少苔；心阴虚可见心烦不眠；肝肾阴虚可见腰膝酸痛，遗精滑精，手足心热，潮热盗汗，眼目干涩等。

本类药物均能补阴，多兼清热，故性味以甘寒为主。根据滋补脏腑之阴不同，有的主归肺、胃经，有的主归肝、肾经，而有的归心经。

本类药物多偏于甘寒滋腻，故脾胃虚弱、痰湿内阻、腹满便溏者不宜使用。

麦冬 Maidong《神农本草经》
OPHIOPOGONIS RADIX

为百合科植物麦冬 *Ophiopogon japonicus*（L. f）Ker-Gawl 的干燥块根。生用。

麦冬
（图片）

【性味归经】甘、微苦，微寒。归心、肺、胃经。

【功效应用】

1. 养阴润肺，用于肺阴虚证。本品补肺阴之力强，兼可清肺热，适宜于肺阴虚证。治疗肺阴虚之咽干鼻燥，燥咳痰黏，咽痛音哑等，常与沙参、阿胶等润肺清肺之品同用。

2. 益胃生津，用于胃阴虚证。本品又长于补胃阴，兼可清胃生津止渴。治疗津伤口渴，内热消渴等，常与清胃生津润燥之品配伍。治疗气阴两伤之汗出、口渴，常与人参、五味子配伍。

3. 清心除烦，用于心阴虚证。本品既养心阴，又清心热以除烦而安神，适宜于心阴虚，虚热内扰之证。治疗心阴虚之心烦、心悸、失眠、健忘等心神不宁证，常与养心安神药同用。

4. 润肠通便，用于肠燥便秘。本品甘润，又能滋润肠燥而通便。治疗阴虚津亏之肠燥便秘，多与玄参、生地黄等同用。

【用法用量】煎服，6~12g。

【药理研究】本品有保护心肌、强心、升血压、抗心律失常、增加冠状动脉血流量、改善实验性心肌梗死、抗休克、延缓衰老、提高机体适应性、调节免疫、抗缺氧、抗疲劳、降血糖、保肝、抗辐射、抗血栓、改善微循环、抗肿瘤等作用；还能抗炎、抑菌、抗凝血、镇静、祛痰、镇咳、利尿等。

枸杞子 Gouqizi《神农本草经》
LYCII FRUCTUS

枸杞子
（图片）

为茄科植物宁夏枸杞 *Lycium barbarum* L. 的干燥成熟果实。生用。

【性味归经】甘，平。归肝、肾经。

【功效应用】

1. 滋补肝肾，明目，用于肝肾阴虚视力减退及早衰。本品甘补质润，能滋补肝肾而明目，兼可补阴养血。治疗肝肾阴虚，头晕目眩，视力减退，腰膝酸软，遗精，常与补肝肾、明目、固精之品同用。治疗精血亏虚之须发早白、腰膝酸软、耳聋、齿松等早衰，可单用，或与熟地黄等滋补肝肾之品配伍。

2. 润肺止咳，用于阴虚咳嗽。本品能滋润肺阴而止咳。治疗肺阴虚之燥咳，多与养阴润肺之品配伍。本品还可配伍用于消渴病。

【用法用量】煎服，6~12g。

【药理研究】本品有增强免疫、延缓衰老、抗氧化、抗疲劳、抗辐射、降血脂、降血糖、降血压、保肝、抗肿瘤、保护生殖系统等作用。

龟甲 Guijia《神农本草经》
TESTUDINIS CARAPAX ET PLASTRUM

龟甲
（图片）

为龟科动物乌龟 *Chinemys reevesii*（Gray）的背甲及腹甲。生用或以砂炒醋淬用。

【性味归经】咸、甘，微寒。归肝、肾、心经。

【功效应用】

1. 滋阴潜阳，用于阴虚阳亢，阴虚内热，阴虚动风等证。本品既能滋肾阴、清虚热，又能补肝肾、潜肝阳。治疗阴虚内热，骨蒸潮热、盗汗、遗精等，常与知母、黄柏、熟地黄等滋阴降火、退虚热药同用。治疗阴虚阳亢，头晕目眩、头痛等，常与平肝潜阳药同用。治疗阴虚而动风，手足抽搐、神倦乏力，宜与滋阴补血之品同用。

2. 益肾健骨，用于筋骨痿软无力证。本品既能滋养肝肾，又可益肾健骨。治疗肾虚腰膝痿弱，筋骨不健、小儿囟门不合等，常与补肝肾、强筋骨药配伍。

3. 养血补心，用于阴血不足之心神不宁证。本品能养心血以补心安神。治疗心血不足之心悸、失眠、健忘等，常与养心安神药配伍。

4. 凉血止血，用于崩漏经多。本品既能补肝肾之阴，又可凉血止血。治疗肝肾阴虚，血热内扰，迫血妄行所致崩漏出血或月经量过多，常与滋阴清热、凉血止血药同用。

【用法用量】煎服，9~24g。先煎。

【药理研究】本品有调节免疫、兴奋子宫、降低甲状腺素、促进造血功能、增加冠状动脉血流量、抗凝血、延缓衰老、解热、镇静、抗菌等作用。

女贞子 Nüzhenzi《神农本草经》
LIGUSTRI LUCIDI FRUCTUS

为木犀科植物女贞 *Ligustrum lucidum* Ait. 的干燥成熟果实。生用或酒炙用。

女贞子
（图片）

【性味归经】甘、苦,凉。归肝、肾经。

【功效应用】滋肾补肝,明目乌发,清虚热,用于早衰,视物昏花,阴虚骨蒸及内热消渴。本品既能滋肾补肝、明目乌发,又能清虚热。治疗肝肾亏虚之头晕目眩、腰膝酸软、须发早白等早衰,常与其他补肝肾、益精血药同用。治疗肝肾虚亏,目暗不明,视力减退,常与枸杞子、菟丝子、沙苑子等补肝肾、明目药配伍。治疗阴虚骨蒸之潮热、遗精、盗汗及内热消渴等,常与滋肾阴降火之品同用。

【用法用量】煎服,6~12g。

【药理研究】本品有增强免疫、延缓衰老、促进造血功能、抑制变态反应、降血糖、降血脂、抗血栓、抗血小板聚集、保肝、抗菌、抗炎、抗肿瘤等作用。

南沙参 Nanshashen《神农本草经》
ADENOPHORAE RADIX

南沙参
（图片）

为桔梗科植物轮叶沙参 *Adenophora tetraphylla*（Thunb.）Fisch. 或沙参 *Adenophora stricta* Miq. 的干燥根。生用。

【性味归经】甘,微寒。归肺、胃经。

【功效应用】

1. 清肺养阴,祛痰,益气,用于肺胃阴虚兼气虚夹痰者。本品既补肺阴、清肺热,又兼可补肺气、祛痰。治疗肺阴虚之咳嗽咯痰,或肺热燥咳有痰者,常与养阴润肺、祛痰药配伍。

2. 益胃生津,用于气阴两伤证。本品有一定养胃阴,清胃热、生津止渴功效,略兼补脾气。治疗气阴两伤之舌咽干燥、口渴等,常与养胃生津益气药同用。

【用法用量】煎服,9~15g。

【使用注意】不宜与藜芦同用。

【药理研究】本品有延缓衰老、改善学习记忆、抗辐射、调节免疫、祛痰、镇咳、强心、抑制真菌、抗肿瘤等作用。

鳖甲 Biejia《神农本草经》
TRIONYCIS CARAPAX

鳖甲
（图片）

为鳖科动物鳖 *Trionyx sinensis* Wiegmann 的背甲。生用或以砂炒后醋淬用。

【性味归经】咸,寒。归肝、肾经。

【功效应用】

1. 滋阴潜阳,退热除蒸,用于阴虚阳亢,阴虚动风证,阴虚发热。本品似龟甲,既能滋养肝肾之阴,又能镇潜肝阳,还可退虚热、除骨蒸。治疗阴虚阳亢之头晕目眩,热病伤阴之虚风内动,常与龟甲同用,亦可与其他滋阴潜阳、息风止痉药同用。治疗阴虚内热之骨蒸潮热,热病伤阴之夜热早凉,可与青蒿、地黄等养阴清热药配伍。

2. 软坚散结,用于久疟疟母,癥瘕痞块。本品味咸能软坚散结。治疗疟疾日久,胁下痞块,癥瘕积聚,常与活血消癥、消痰软坚之品配伍。

【用法用量】煎服,9~24g。先煎。

【药理研究】本品有增强免疫、促进造血功能、降低甲状腺素、抗炎、抗应激、抗辐射、镇静等作用。

北沙参 Beishashen《本草汇言》
GLEHNIAE RADIX

为伞形科植物珊瑚菜 *Glehnia littoralis* Fr. Schmidt ex Miq. 的干燥根。生用。

【性味归经】甘、微苦,微寒。归肺、胃经。

【功效应用】

1. 养阴清肺,用于肺阴虚证。本品善养肺阴,清肺热。治疗肺热燥咳,劳嗽痰血,常与养肺阴及润肺止咳药同用。

2. 益胃生津,用于胃阴虚证。本品能养胃阴、清胃热而生津止渴。治疗胃阴不足,阴伤津亏之咽干、口渴,常与其他养胃阴药同用。

【用法用量】煎服,5~12g。

【使用注意】不宜与藜芦同用。

【药理研究】本品有镇咳祛痰、镇静、镇痛、调节免疫、抑制酪氨酸酶活性、抗菌、抗氧化、抗肿瘤等作用。

北沙参
(图片)

玉竹 Yuzhu《神农本草经》
POLYGONATI ODORATI RHIZOMA

为百合科植物玉竹 *Polygonatum odoratum*(Mill.)Druce 的干燥根茎。生用。

【性味归经】甘,微寒。归肺、胃经。

【功效应用】

1. 滋阴润肺,用于肺燥咳嗽,阴虚劳嗽,阴虚外感。本品能滋养肺阴,润肺止咳。治疗阴虚肺燥及肺痨之干咳少痰,甚则咯血,久嗽声哑等,多与其他养阴润肺药配伍。因其滋阴而不敛邪气,治疗阴虚外感,多与解表药同用。

2. 生津养胃,用于胃阴虚证。本品能养胃阴、清胃热而又生津止渴。治疗胃阴耗伤致口干舌燥,内热消渴,可与养胃阴、生津止渴之品同用。

【用法用量】煎服,6~12g。

【药理研究】本品有增强免疫、延缓衰老、抗疲劳、耐缺氧、降血脂、降血糖、调节血压等作用。

玉竹
(图片)

黄精 Huangjing《名医别录》
POLYGONATI RHIZOMA

为百合科植物黄精 *Polygonatum sibiricum* Red.、滇黄精 *Polygonatum kingianum* Coll. et Hemsl. 或多花黄精 *Polygonatum cyrtonema* Hua 的干燥根茎。生用。

【性味归经】甘,平。归脾、肺、肾经。

【功效应用】

1. 滋阴润肺,用于肺阴虚及肾阴虚证。本品甘补质润,性平不偏,既养阴润肺,又滋肾益精。治疗肺阴虚燥咳,劳嗽久咳,可与其他补肺肾阴之品同用。治疗肾虚精亏之腰膝酸软、须发早白、头晕乏力等早衰,常与其他补肾益精之品配伍。

2. 补脾益气,用于气阴两虚证。本品除能补肺肾之阴外,又能补脾益气。治疗气阴两虚,内热消渴及气虚倦怠乏力,阴虚口干便燥,常与其他补气、养阴生津药同用。

【用法用量】煎服,9~15g。

【药理研究】本品有抗氧化、延缓衰老、调节免疫、增强和改善记忆、抗应激、抗疲劳、耐缺氧、降血压、止血、降血脂、降血糖、改善冠状动脉粥样硬化、增加冠状动脉血流量、抗病原微生物、抑制肾上腺皮质功能、抗肿瘤等作用。

黄精
(图片)

四、补阳药

以补肾阳为主要作用,主治肾阳虚证的药物,称为补阳药。肾阳虚证以腰膝酸软,畏寒肢冷,神疲乏力,或性欲淡漠,阳痿早泄,宫寒不孕,或下肢浮肿,尿频,遗尿,或便秘,便溏,五更泄泻,或咳喘气短,耳鸣耳聋,须发早白,筋骨痿软等为主要临床表现。多数补阳药在补肾阳同时,分别兼有强筋骨、固精缩尿、固冲止带、纳气平喘、益肾精等功效,对上述病症可发挥标本兼顾的治疗作用。

本类药物味甘、咸,性温,主归肾经,部分药物兼归肝、肺、脾经。

本类药物性偏温燥,易于助火伤阴,故阴虚火旺及实热者不宜使用。

鹿茸 Lurong《神农本草经》
CERVI CORNU PANTOTRICHUM

鹿茸
（图片）

为鹿科动物梅花鹿 *Cervus nippon* Temminck 或马鹿 *Cervus elaphus* Linnaeus 的雄鹿未骨化密生茸毛的幼角。切片或研细粉用。

【性味归经】甘、咸,温。归肾、肝经。

【功效应用】

1. 壮肾阳,益精血,强筋骨,用于肾阳虚、精血亏虚证。本品既能峻补肾中元阳,又可益精血、强筋健骨。治疗肾阳不足所致腰膝酸软或冷痛,畏寒肢冷,阳痿早泄,宫寒不孕,可单用研末服或泡酒服,也可与其他补肾壮阳、益精之品同用。治疗精血亏虚,筋骨无力,神疲赢瘦,眩晕耳鸣,小儿骨软行迟、囟门不合,可与补肾填精,强筋骨药配伍。

2. 调冲任,用于崩漏带下。本品通过补肾阳而调冲任、固带脉。治疗冲任虚寒,带脉不固之崩漏、带下量多,可与补肾固崩止带药同用。

3. 托疮毒,用于阴疽内陷或疮疡溃久不敛。本品补肾阳,益精血以托毒生肌。治疗阳气虚、精血不足之阴疽内陷,或疮疡溃久不敛,常与补益气血之品同用。

【用法用量】1~2g,研末冲服。

【使用注意】服用本品应从小剂量开始,缓缓增至治疗需要剂量,不宜过量服用,以免导致鼻衄、吐血、尿血、目赤、头晕、中风昏厥等不良反应。

【药理研究】本品有促进生长发育、促进蛋白质和核酸合成、增强骨髓造血功能、促进子宫发育、提高性功能、抗应激、增强免疫、抗氧化、延缓衰老、增强记忆、抗溃疡、抗创伤、促进伤口愈合等作用。

淫羊藿 Yinyanghuo《神农本草经》
EPIMEDII FOLIUM

淫羊藿
（图片）

为小檗科植物淫羊藿 *Epimedium brevicornum* Maxim.、箭叶淫羊藿 *Epimedium sagittatum*（Sieb. et Zucc.）Maxim.、柔毛淫羊藿 *Epimedium pubescens* Maxim. 或朝鲜淫羊藿 *Epimedium koreanum* Nakai 的干燥叶。生用或羊脂油制用。

【性味归经】辛、甘,温。归肝、肾经。

【功效应用】

1. 补肾阳,强筋骨,用于肾阳虚证。本品既补肾壮阳,又强筋骨。治疗肾虚阳痿不育,宫寒不孕,遗精滑精,遗尿尿频,筋骨痿软等,可单用浸酒服,或与其他补肾壮阳之品同用。

2. 祛风湿,用于风寒湿痹或肢体麻木。本品能祛风湿、强筋骨、蠲痹痛。治疗风寒湿痹日久,累及肝肾,下肢痿软酸痛或肢体麻木,常与补肝肾、强筋骨,祛风湿、通经络之品配伍。

【用法用量】煎服,6~10g。或入丸、散、酒剂。

【药理研究】本品能促进性器官发育、提高性功能、调节内分泌、促进成骨细胞生长、促进 DNA 合成、延缓衰老、调节免疫、扩张外周和脑血管、增加脑血流量、改善微循环、抗应激、抗血栓、降血脂、降血糖;还能抑制病原微生物、诱生干扰素、抗炎、镇静、抗惊厥、镇咳、祛痰、平喘等。

杜仲 Duzhong《神农本草经》
EUCOMMIAE CORTEX

为杜仲科植物杜仲 *Eucommia ulmoides* Oliv. 的干燥树皮。生用或盐水炙用。

【性味归经】甘,温。归肝、肾经。

【功效应用】

1. 补肝肾,强筋骨,用于肝肾不足,筋骨不健。本品能补肝肾而强筋健骨,善治腰痛。治疗肾虚腰痛,膝痛酸软,筋骨无力,可单用,也可与补肾阳、强筋骨药配伍。

2. 安胎,用于肝肾亏虚之胎动不安、胎漏下血。本品能补肝肾、固冲任以安胎。治疗肝肾不足致胎动不安,胎漏出血,常与桑寄生、菟丝子等补肝肾、安胎药同用。

此外,本品还可降血压,用于高血压,症见头晕目眩属肝肾亏虚者,可单用或与其他补肝肾阴、平肝阳药配伍。

【用法用量】煎服,6~10g。

【药理研究】本品有延缓衰老、抗应激、增强免疫、促进骨细胞增殖、抑制子宫异常收缩、降血压、利尿、保肝、抗应激、抗肿瘤、抗炎、镇痛、镇静等作用。

菟丝子 Tusizi《神农本草经》
CUSCUTAE SEMEN

为旋花科植物南方菟丝子 *Cuscuta australis* R. Br. 或菟丝子 *Cuscuta chinensis* Lam. 的干燥成熟种子。炒用或盐水炙用。

【性味归经】辛、甘,平。归肝、肾、脾经。

【功效应用】

1. 补阳益阴,固精缩尿,用于肾阳虚证固涩无力。本品既补肾阳,又益肾阴,平补阴阳而又固精缩尿,适宜于肾阳虚之固涩无力。治疗肾阳虚,阳痿,遗精滑精,遗尿尿频,带下量多等,分别与其他补肾阳、固精缩尿药同用。

2. 明目,用于肝肾不足之目暗不明。本品还能补肝肾、明目。治疗肝肾不足,视力减退、视物昏花,可与枸杞子、女贞子等补肝肾明目药同用。

3. 止泻,用于脾虚泄泻。本品能补脾以止泻。治疗脾肾两虚,便溏或泄泻,常与补骨脂、益智等温脾止泻药配伍。

4. 安胎,用于肾虚胎动不安。本品补肾固冲以安胎,为安胎常用药。治疗肾虚,冲任不固所致胎动不安,常与杜仲、桑寄生等补肝肾、安胎药同用。

5. 生津,用于阴阳两虚的消渴。本品通过调阴阳又能生津止渴,适宜于消渴病。治疗阴阳两虚之消渴病,口渴、尿多,可与其他养阴生津药配伍。

【用法用量】煎服,6~12g。

【药理研究】本品有性激素样作用,能增强免疫、抗氧化、延缓衰老、抗骨质疏松,还有促进造血功能、保肝、降血脂、软化血管、降血压、改善动脉硬化、增加冠状动脉血流量而改善心肌供血、抗脑缺血、降血糖、抗肿瘤、抗菌、预防白内障等作用。

续断 Xuduan《神农本草经》
DIPSACI RADIX

为川续断科植物川续断 *Dipsacus asper* Wall. ex Henry 的干燥根。生用。

【性味归经】苦、辛,微温。归肝、肾经。

【功效应用】补肝肾,行血脉,续筋骨,用于肝肾不足之腰痛脚弱,崩漏经多,胎漏下血及跌仆损伤,风湿久痹等。本品既补肝肾,又行血脉,还续筋骨,补中有行,补而不滞,为内科补肝肾,妇科治崩漏,外科疗折伤之要药。治疗肝肾不足之腰痛脚弱,遗精滑精等,常与其他补肝肾、强筋骨、固精之品同用。治疗肝肾亏虚之崩漏经多,胎漏下血,胎动欲坠等,常与补肝肾、止血、安胎之品同用。治疗跌仆损伤,金疮,痈疽肿痛,分别与活血疗伤药,清热解毒药同用。治疗风湿久痹,关节疼痛,下肢痿软无力,多与祛风湿、补肝肾药配伍。

【用法用量】煎服,9~15g。

【药理研究】本品有促进骨损伤愈合、止血、抑制妊娠子宫异常收缩、促进去势小鼠子宫发育、促进组织再生、抗氧化、延缓衰老、抗应激、抗炎、镇痛等作用。

紫河车 Ziheche《本草拾遗》
HOMINIS PLACENTA

紫河车
(图片)

为健康人的干燥胎盘。研成粉用,或用鲜品煨食。

【性味归经】甘、咸,温。归肾、肝、肺、心、脾经。

【功效应用】

1. 温肾补精,用于肾虚精亏证。本品单用有较好的温补肾阳、益精血作用,适宜于阳虚精亏者。治疗肾阳虚,精血亏虚致生殖功能低下之宫寒不孕、阳痿、不育等,可单用或与其他补肾壮阳、益精血药配伍。治疗肾虚遗精,腰膝酸软以及虚劳羸瘦,早衰等,也可与其他补肾阳、益精血药同用。

2. 养血益气,用于肺肾气虚证,气血两亏证。本品既可补益肺气,又可养血,气血同调,适宜于肺肾虚喘及气血两虚证。治疗肺肾气虚,虚喘咳嗽,单用或与其他补肺肾气、纳气平喘药同用。治疗气血两亏,面色萎黄,消瘦乏力,产后少乳,体虚易感冒等,单用或与其他补气血药同用。

【用法用量】研末或装入胶囊吞服,2~3g。

【药理研究】本品有激素样作用,还能促进男女性腺功能,促进生殖器官及甲状腺的发育、增强免疫、延缓衰老、增加红细胞和血红蛋白、升高血小板、抗溃疡、抗过敏、抗凝血、抗感染、抗病毒等。

巴戟天 Bajitian《神农本草经》
MORINDAE OFFICINALIS RADIX

巴戟天
(图片)

为茜草科植物巴戟天 Morinda officinalis How. 的干燥根。生用或盐水炙用。

【性味归经】甘、辛,微温。归肾、肝经。

【功效应用】

1. 补肾阳,益精血,用于肾阳虚证。本品似淫羊藿,既补肾阳,又益精血,微温而不燥。治疗肾阳虚,精血亏虚之阳痿,不孕,尿频等,常与补肾阳、益精血药同用。

2. 强筋骨,祛风湿,用于风湿久痹。本品既补肾阳、强筋骨,又祛风湿,适宜于风湿痹累及肝肾。治疗肾虚兼风湿或风湿久痹,症见腰膝疼痛,软弱无力等,多与补肝肾、强筋骨、祛风湿之品同用。

【用法用量】煎服,3~10g。

【药理研究】本品有提高性功能、增强免疫、改善心血管功能、抗应激、抗氧化、抗疲劳、延缓衰老、抑制单胺氧化酶活性、提高耐力、增强记忆、促进造血功能、抑制病原微生物、抗抑郁、降血压、抗炎、镇痛、抗肿瘤等作用。

冬虫夏草 Dongchongxiacao《增订本草备要》
CORDYCEPS

为麦角菌科冬虫夏草 Cordyceps sinensis (Berk.) Sacc. 寄生在蝙蝠蛾科昆虫幼虫上的子座及幼虫

尸体的干燥复合体。生用。

【性味归经】甘,平。归肺、肾经。

【功效应用】益肾补肺,止血化痰,用于肺肾亏虚,精亏不足之证。本品既能补肾助阳、益精起痿,又能补益肺阴、止血化痰,为治肺肾亏虚之要药。治疗肾阳虚之阳痿遗精、腰膝酸痛等,单用浸酒,或与补肾壮阳、益精血之品同用。治疗肺肾两虚之久咳虚喘,肺阴不足之劳嗽痰血,可单用,或与其他补肺肾、益气阴药配伍。

此外,本品补虚扶弱,可制成散剂常服,或与鸡、鸭、猪肉等炖服,治疗病后体虚,易患感冒者。

【用法用量】煎服,3~9g。

【药理研究】本品有性激素样作用,还能促进造血功能、抗应激、抗氧化、延缓衰老、调节免疫、保肝、平喘、镇咳、祛痰、抗病原微生物、抗炎、镇静、抗惊厥、抗心肌缺血、改善微循环、降血压、降血脂、抗血栓、抗肿瘤等作用。

冬虫夏草
(图片)

补骨脂 Buguzhi《药性论》
PSORALEAE FRUCTUS

为豆科植物补骨脂 *Psoralea corylifolia* L. 的干燥成熟果实。生用或盐水炙用。

【性味归经】辛、苦,温。归肾、脾经。

【功效应用】

1. 补肾壮阳,固精缩尿,用于肾阳虚诸证。本品既补肾壮阳,又善固精缩尿,适宜于肾阳虚所致诸证。治疗肾虚阳痿不育,腰膝冷痛,常与其他补肾壮阳药配伍。治疗肾虚精关不固之遗精、滑精;膀胱约束无力之遗尿、尿频等,常与其他补肾阳,固精缩尿之品同用。

2. 温脾止泻,用于脾肾阳虚泄泻。本品既温脾阳,又补肾阳以助水谷腐熟而止泻。治疗脾肾阳虚之五更泄泻,常与温补脾肾、涩肠止泻药配伍。

3. 纳气平喘,用于肾虚作喘。本品通过补肾气而纳气平喘。治疗肾虚不能纳气之虚喘,多与温肾散寒、纳气平喘药同用。

此外,本品外用祛风消斑,还可治疗白癜风,斑秃等。

【用法用量】煎服,6~10g。外用 20%~30% 酊剂涂患处。

【药理研究】本品有增强免疫、增加造血功能、扩张冠状动脉、延缓衰老、抗肿瘤、止血、杀菌、致光敏等作用。

补骨脂
(图片)

益智 Yizhi《本草拾遗》
ALPINIAE OXYPHYLLAE FRUCTUS

为姜科植物益智 *Alpinia oxyphylla* Miq. 的干燥成熟果实。生用或盐水炒用。用时打碎。

【性味归经】辛,温。归脾、肾经。

【功效应用】

1. 暖肾固精缩尿,用于肾虚不固之证。本品似补骨脂,既能温暖补肾,又可固精缩尿,温补兼固涩,标本兼顾。治疗肾虚精关不固之遗精滑精,膀胱失约之遗尿或夜尿频多,可单用,或与补肾固涩之品同用。

2. 温脾止泻,开胃摄唾,用于脾寒多唾,泄泻腹痛。本品温脾阳而长于开胃摄唾。治疗脾胃虚寒之口多唾涎而清冷,中寒腹痛、泄泻,分别与温中散寒药,温脾止泻之品同用。

【用法用量】煎服,3~10g。

【药理研究】本品有减少唾液分泌、抑制肠肌收缩、抗利尿、抑制前列腺素、强心、健胃、抗溃疡、抗

益智
(图片)

肿瘤、促进性功能、延缓衰老等作用。

补虚药知识拓展见表10-19。

表 10-19 补虚药知识拓展

药名	性味归经	功效	主治	剂量与使用注意
太子参	甘、微苦,平。归脾、肺经	补气生津	脾肺心气津两伤轻证或兼热者	9~30g
山药	甘,平。归脾、肺、肾经	益气养阴,补脾肺肾	脾肺肾气虚、阴虚证或气阴两虚证,消渴	15~30g
大枣	甘,温。归脾、胃、心经	补中益气,养血安神,缓和药性	脾气虚证,血虚萎黄,脏躁,失眠,调和诸药	6~15g。易助湿生热,故湿盛中满、食积、虫积、龋齿作痛及痰热咳嗽者忌用
红景天	甘、苦,平。归肺、心经	健脾益气,清肺止咳,活血化瘀	脾虚体倦,久咳虚喘,气虚血瘀之胸痹心痛、中风偏瘫	3~6g
白扁豆	甘,微温。归脾、胃经	健脾化湿,消暑解毒	脾虚夹湿证,暑湿吐泻,食物中毒	9~15g
刺五加	辛、微苦,温。归脾、肾、心经	补气健脾,益肾强腰,养心安神,活血通络	脾气虚证,肾虚腰酸,小儿行迟,心悸气短,失眠多梦,胸痹心痛,痹痛日久,跌打肿痛	9~27g。或浸酒,或入丸散。能伤阴助火,阴虚火旺者慎用
饴糖	甘,温。归脾、胃、肺经	补脾益气,缓急止痛,润肺止咳	脾气虚证,虚寒腹痛,肺虚咳嗽,干咳无痰	30~60g。分次烊化冲服。湿阻中满、湿热及痰湿甚者忌用
绞股蓝	甘、苦,寒。归肺、心经	健脾益气,祛痰止咳,清热解毒	脾气虚证,痰热咳喘,燥痰劳嗽,热毒疮痈,癌肿	15~30g;研末服,3~6g。亦可沸水浸泡代茶饮。少数有恶心、呕吐、腹胀、腹泻或便秘、头晕等不良反应
龙眼肉	甘,温。归心、脾经	补心脾,益气血,安心神	心脾两虚之心悸失眠,久病气血不足	干品9~15g,鲜品酌加。易助热生火,有实火、痰热、湿热者忌用
天冬	甘、苦,寒。归肺、肾经	滋肾降火,清肺润燥,润肠通便	骨蒸潮热,肺热燥咳,劳嗽咯血,津伤口渴,阴虚消渴,肠燥便秘	6~12g。脾胃虚寒、食少便溏者慎用
玉竹	甘,微寒。归肺、胃经	滋阴润肺,生津养胃	肺燥咳嗽,阴虚劳嗽,阴虚外感,口舌干燥,消渴	6~12g
百合	甘,寒。归心、肺经	养阴润肺,止咳祛痰,清心安神	肺虚久咳,劳嗽咯血,虚烦惊悸,失眠多梦,精神恍惚	6~12g
石斛	甘,微寒。归胃、肾经	养胃生津,滋阴除热,明目,强腰	热病伤津,内热消渴,虚热不退,肾虚视物不清,腰膝软弱	干品6~12g,鲜品15~30g
墨旱莲	甘、酸,寒。归肾、肝经	滋阴益肾,凉血止血	肝肾阴虚之头晕目眩、须发早白,阴虚血热之各种出血	6~12g
桑椹	甘、酸,寒。归心、肝、肾经	滋阴补血,生津润肠	阴虚血亏,津伤口渴,内伤消渴,肠燥便秘	9~15g,鲜品加倍。性寒润滑,脾胃虚寒溏泄者慎用
哈蟆油	甘、咸,平。归肺、肾经	补肾益精,养阴润肺	病后体弱,乏力盗汗,劳嗽咯血	5~15g,炖服;或作丸散剂。甘咸滋腻,外有表邪、内有痰湿者慎用

续表

药名	性味归经	功效	主治	剂量与使用注意
楮实子	甘,寒。归肝、肾经	滋阴益肾,清肝明目,利尿	肝肾不足证,头晕目昏,目生翳膜,水肿胀满	6~12g。甘寒滋腻,故脾胃虚寒、大便溏泄者慎用
蛤蚧	甘、咸,平。归肺、肾经	补肺气,定喘嗽,助肾阳,益精血	肺肾两虚之喘嗽、阳痿,精血亏虚证	3~6g;研末,每次1~2g;浸酒,每次1~2对。风寒、实热及痰湿喘咳者忌用
沙苑子	甘,温。归肝、肾经	补肾固精,养肝明目	肾虚腰痛,遗精滑精,遗尿尿频,白带过多,肝肾不足之目暗不明	9~15g
肉苁蓉	甘、咸,温。归肾、大肠经	补肾阳,益精血,润肠通便	肾虚阳痿、不孕,精血亏虚,肠燥便秘	6~10g。阴虚火旺、大便溏薄或实热便秘者忌用
锁阳	甘,温。归肝、肾、大肠经	补肾阳,益精血,润肠通便	肾虚阳痿、不孕,精血亏虚,肠燥便秘	5~10g。阴虚火旺、实热便秘及肠滑泄泻者忌用
骨碎补	苦,温。归肝、肾经	补肾,活血,止痛,续伤	肾虚之腰痛脚弱、耳鸣耳聋、牙痛、久泻,跌打损伤,筋伤骨折	3~9g。阴虚内热及无瘀血者忌用
仙茅	辛,热。有毒。归肾、肝、脾经	补肾壮阳,强筋健骨,祛寒除湿	肾虚阳痿,筋骨冷痛,寒湿久痹,阳虚冷泻	3~10g。辛热伤阴易助火,阴虚火旺者忌用
狗脊	苦、甘,温。归肝、肾经	补肝肾,强腰膝,祛风湿	肾虚腰痛脊强,足膝痿软,小便不禁,白带过多,风湿痹痛	6~12g。肾虚有热、小便不利或短涩黄少、口苦舌干者忌用
核桃仁	甘,温。归肾、肺、大肠经	补肾,温肺,润肠	肾虚之腰痛脚弱、阳痿遗精,肺肾两虚咳喘,肠燥便秘	6~9g。阴虚火旺、痰热咳喘及大便稀溏者慎用
海马	甘、咸,温。归肾、肝经	补肾助阳,活血散结,消肿止痛	肾阳虚证,癥瘕积聚,跌打损伤,阴疽疮疡	3~9g;研末,每次1~1.5g。外用适量,研末调敷。孕妇及阴虚阳亢者忌用

小结

1. 补气药均有补气功效,主治气虚证。

(1)补气、生津药:人参、党参、西洋参。三药补脾肺之气,主治肺气虚、脾气虚;又能生津,主治气阴两伤证。但人参补气之力最强,为大补元气、挽救虚脱之要药,且补气作用全面,还能补肾、心之气,治疗肾气虚、心气虚证;尚能安神、益智。党参还可补血,主治气血两虚证。一般的脾肺气虚及气阴两虚证,可用党参代替人参,但元气亡失、脾肺气虚重证以及气阴两伤的重症,仍以用人参为宜。西洋参似人参,但性凉而兼能清火,宜于气阴虚而兼热者。

(2)补脾、止汗、利水药:黄芪、白术。两药长于补脾气,并能利水消肿,均宜于脾气虚水肿、小便不利;又兼能固表止汗,主治气虚表卫及腠理不固之自汗。而黄芪补脾气力强,长于升阳举陷,常与人参、柴胡、升麻等同用,治脾虚中气下陷的脏器下垂,并可补肺气。白术长于健脾燥湿,还能安胎,主治脾虚胎动不安。

(3)补心气的药:甘草。炙甘草以补心气为主,兼补肺脾气,其力弱;生甘草能祛痰止咳,清热解毒,缓急止痛,调和药性,应用广泛。

2. 补血药均有补血功效,主治血虚证。其中当归、熟地黄、阿胶补血力强,为补血要药。白芍补血之力缓和,以养血为主。制首乌长于补肝肾、益精血、乌须发;生首乌解毒、截疟、通便。当归又能活血、调经止痛,尤宜于血虚兼有瘀血所致月经不调、痛经及其他瘀血证,不论妇科、内科,还是外伤等瘀阻疼痛,皆可配伍应用;兼能润肠通便,又宜于产后血虚兼瘀的肠燥便秘。熟地黄、制首乌又能益肾精,主治精血亏虚之早衰。阿胶兼能止血,尤其适宜于出血引起的血虚证,还可补肺肾之阴。白芍还可缓急止痛,平抑肝阳,敛阴止汗。

3. 补阴药均有补阴功效,主治阴虚证。

(1)补肺胃阴药:北沙参、南沙参、麦冬、玉竹。四药均能清肺胃热,主治肺胃阴虚证而兼有热象者。麦冬作用强,又能养心阴、安心神;南沙参尚能益气、祛痰。

(2)补肝肾阴、明目药:枸杞子、女贞子。两药均可主治肝肾不足,视力减退、视物昏花及早衰;枸杞子还可补益精血。

(3)补肝肾阴、潜阳药:龟甲与鳖甲。两药均可主治肝肾阴虚所致阴虚阳亢证、阴虚内热证、阴虚动风证等。龟甲还能益肾健骨、凉血止血、养血安神;鳖甲又可退虚热、软坚散结。

黄精润肺滋阴,又可补脾益气,其作用温和,可作为防治早衰和用于慢性久病恢复期的调养剂。

4. 补阳药均有补肾阳功效,主治肾阳虚证。

(1)补肾阳、强筋骨药:鹿茸、淫羊藿、巴戟天、杜仲、续断。其中:①鹿茸、淫羊藿、巴戟天长于补肾壮阳以强筋骨,鹿茸作用最强,其峻补元阳,并能益精血、固冲任,单用可用于肾阳虚筋骨不健、生殖功能低下、冲任不固、精血亏虚所致诸症;又可托疮毒,主治阴疽塌陷或疮疡溃久难敛。淫羊藿与巴戟天还可祛风湿,巴戟天兼能益肾精。②杜仲与续断补肝肾,又能强筋骨,尤宜于腰膝酸痛、下肢痿弱无力;杜仲还能安胎,主治肝肾不足之胎动不安;兼能降血压,主治肝阳上亢型的高血压。续断兼能行血脉、续筋接骨。

补虚药 思政及中医药文化

(2)补肾、固涩药:菟丝子、补骨脂、益智。三药补肾阳,又能固精、缩尿、止泻,主治肾阳虚遗精滑精、遗尿尿频、腹泻或五更泻等。菟丝子还可止带、安胎、明目;补骨脂还可温脾、纳气平喘;益智能温脾摄唾。

(3)补肾阳、益精药:鹿茸、紫河车、巴戟天、冬虫夏草。其中紫河车气血精阳全补,单用有效。冬虫夏草还可补肺、止血化痰。

思考题

1. 使用补虚药应当注意哪些方面?
2. 人参与党参的功效有哪些异同? 党参可全面代替人参使用吗? 为什么?
3. 黄芪与白术,龟甲与鳖甲在功效应用方面有哪些异同?
4. 当归有哪些功效? 可以主治哪些病证? 其与鸡血藤的功效有何异同?
5. 淫羊藿与巴戟天,杜仲与续断在功效方面有何异同?
6. 补虚药中兼能润肠的药有哪些? 兼能明目的药有哪些? 兼能安胎的药有哪些?

第十九节
目标测试

(刘立萍)

第二十节 收涩药

第二十节
教学课件

学习要求

1. **掌握** 收涩药的概述；五味子、山茱萸、乌梅的性味归经、功效应用、特殊用法用量及使用注意。
2. **了解** 桑螵蛸、肉豆蔻、海螵蛸的功效、特殊用法用量及使用注意。

概述

1. **含义** 凡以收敛固涩为主要作用，主治滑脱病证的药物，称为收涩药，又称为固涩药。

2. **功效主治** 收涩药均有收敛固涩作用，主治滑脱病证。滑脱病证多由久病体虚、正气不固、脏腑功能虚衰引起。常见自汗、盗汗、久咳、虚喘、久泻、久痢、遗精、滑精、遗尿、尿频、崩漏、带下等。针对滑脱病证，该类药物分别具有固表止汗，敛肺止咳，涩肠止泻，固精缩尿止带，收敛止血等功效。

3. **性能特点** 收涩药能收敛固涩，药味多酸涩；有沉降的作用趋向；主入肺、脾、肾、大肠经。

4. **配伍应用** ①配伍扶正固本药物：滑脱病证的病本是正气虚弱，故须与相应的补虚药配伍，方能标本兼顾。如气虚自汗者，配伍补气药；阴虚盗汗者，配伍补阴药。肾虚遗精、滑精、遗尿、尿频者，配伍补肾药；冲任不固之崩漏下血，配伍补肝肾、固冲任药；肺气虚或肺肾气虚致久咳虚喘，当配补肺气或补肺益肾之品。脾肾阳虚之久泻、久痢，配伍温补脾肾药。②配伍祛邪药：正虚则易遭致外邪或使邪气残留，故适当配伍祛邪药有助于滑脱病证的改善。

5. **使用注意** 收涩药酸涩有敛邪之弊，故凡表邪未解，湿热方盛之泻痢、带下，血热出血以及郁热未清者，均不宜单独使用。

五味子 Wuweizi《神农本草经》
SCHISANDRAE CHINENSIS FRUCUTUS

五味子
（图片）

为木兰科植物五味子 *Schisandra chinensis*（Turcz.）Baill. 的干燥成熟果实。生用或经醋、蜜拌蒸晒干用。

【性味归经】酸、甘，温。归肺、心、肾经。

【功效应用】

1. **收敛固涩**，用于多种滑脱病证。本品上能敛肺止咳，下能涩精、止泻，外能固表收敛止汗。其又能益气固表，滋肾，补涩均能，标本兼顾，适宜于多种滑脱病证。治疗肺虚久咳及肺肾两虚之虚喘，可分别与补肺气止咳，补肺肾纳气平喘药配伍。治疗脾肾阳虚之五更泄泻，多与补骨脂、吴茱萸、肉豆蔻配伍。治疗肾虚遗精、滑精，可与桑螵蛸、金樱子等药配伍。治疗表虚自汗，阴虚盗汗，多与固表止汗，敛阴止汗药同用。

2. **益气生津**，用于津伤口渴及消渴病。本品既能益气，味酸又能生津止渴。治疗热伤气阴，汗多口渴者，常与人参、麦冬配伍。治疗阴虚内热，口渴多饮之消渴病，多与山药、知母等益气生津药配伍。

3. **滋肾宁心**，用于失眠多梦等心神不宁证。本品既能补益心肾，又可宁心安神。治疗阴血不足，心神不宁之心悸、失眠、多梦者，多与养心安神药物配伍。

【用法用量】煎服，2~6g。或入丸散。

【使用注意】表邪未解，有实热，咳喘初起，麻疹初起者不宜单独使用。

【药理研究】本品有镇静、催眠、镇咳、祛痰、抗菌、抗炎、抗缺氧、抗辐射、增强免疫、抗抑郁、降血压、抗肿瘤、护肝等作用。

山茱萸 Shanzhuyu《神农本草经》
CORNI FRUCTUS

山茱萸
（图片）

为山茱萸科植物山茱萸 *Cornus officinalis* Sieb. et Zucc. 的干燥成熟果肉。生用。

【性味归经】酸、涩，微温。归肝、肾经。

【功效应用】

1. 补益肝肾，用于肝肾阴虚证。本品温而不燥，补而不峻，既能补肝肾之阴，又能温补肾阳，为补益肝肾要药。治疗肝肾阴虚，头晕目眩、腰膝酸软，常与熟地黄、山药等配伍。治疗肾阳不足，畏寒肢冷、腰膝酸软冷痛、阳痿等，多与肉桂、附子等配伍。

2. 收敛固脱，用于肾虚不固及肝肾亏损冲任不固等。本品补肾固涩而有固精、缩尿、固崩、止带等功效。治疗肾虚不固所致遗精、滑精，遗尿、尿频，多与补肾固精缩尿之品配伍。治疗肝肾亏损，冲任不固，带脉失固所致崩漏下血，月经过多，带下清稀量多，可分别与补肾固冲止血药，补脾肾止带药配伍。

本品大剂量可止汗固脱，治疗虚汗不止，大汗虚脱，单用或与人参等配伍。

【用法用量】煎服，6~12g；或入丸散。

【使用注意】本品温补固摄，故命门火炽、素有湿热及小便不利者慎服。

【药理研究】本品有调节免疫、升白细胞、抗菌、抗炎、降血糖、保肝、抗氧化、延缓衰老、保护心肌细胞、抗心律失常、抗失血性休克、利尿、抗肿瘤等作用。

乌梅 Wumei《神农本草经》
MUME FRUCTUS

乌梅
（图片）

为蔷薇科植物梅 *Prunus mume*（Sieb.）Sieb. et Zucc. 的干燥近成熟果实。生用或炒炭用。

【性味归经】酸、涩，平。归肝、脾、肺、大肠经。

【功效应用】

1. 敛肺止咳，用于肺虚咳嗽。本品味酸入肺，有敛肺止咳功效。治疗肺虚久咳少痰或干咳无痰者，单用或与五味子等敛肺止咳药配伍。

2. 涩肠止泻，用于久泻久痢。本品入大肠，又可涩肠止泻。治疗久泻、久痢，可与其他涩肠止泻药配伍。

3. 生津止渴，用于内热消渴。本品似五味子，又能生津止渴。治疗内热消渴，可单用煎服，或与人参、麦冬、天花粉等养阴生津止渴药配伍。

4. 安蛔，用于蛔厥腹痛，呕吐等。本品有安蛔之效。治疗蛔虫所致腹痛、呕吐、四肢厥冷，常与细辛、黄连、附子等配伍，共同发挥安蛔止痛之效。

5. 止血，用于崩漏下血。本品炒炭有一定止血功效。治疗崩漏下血，多与固崩止血药配伍。

【用法用量】煎服，6~12g；或入丸散。外用适量。止泻止血宜炒炭用，生津安蛔当生用。

【使用注意】外有表邪或内有实热积滞者均不宜服。

【药理研究】本品有调节胃肠道平滑肌功能、镇咳、驱虫、抑菌、抗过敏、促进胆汁分泌、增强机体免疫功能、抑制黑色素生成等作用。

桑螵蛸 Sangpiaoxiao《神农本草经》
MANTIDIS OÖTHECA

为螳螂科昆虫大刀螂 *Tenodera sinensis* Saussure、小刀螂 *Statilia maculata*（Thunberg）或巨斧螳螂

Hierodula patellifera（Serville）的干燥卵鞘。置沸水浸杀其卵，或蒸透，晒干用。

【性味归经】甘、咸，平。归肝、肾经。

【功效应用】

1. 固精缩尿，用于肾虚不固之证。本品既能补肾助阳，又能固精缩尿，补涩均能，标本兼顾。治疗肾虚不固之遗精、滑精、遗尿、尿频，小便白浊，带下，可与山茱萸、菟丝子、沙苑子等药配伍。治疗小儿遗尿，可单用。

2. 补肾助阳，用于肾虚阳痿。本品能补肾助阳，但其力较弱。治疗肾虚阳痿，常与补肾壮阳之品配伍。

【用法用量】煎服，5~10g；或入丸散。

【使用注意】阴虚火旺之遗精，膀胱有热而小便频数者忌用。

【药理研究】本品有促进消化液分泌、降血糖、降血脂、抗缺氧、抗疲劳、抗氧化、抗肿瘤、抗利尿、敛汗等作用。

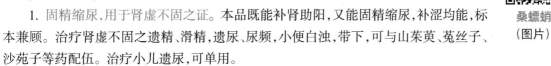

桑螵蛸
（图片）

肉豆蔻 Roudoukou《药性论》
MYRISTICAE SEMEN

为肉豆蔻科植物肉豆蔻 *Myristica fragrans* Houtt. 的干燥种仁。煨制去油用或生用。

【性味归经】辛，温。归脾、胃、大肠经。

【功效应用】

1. 涩肠止泻，用于久泻不止。本品既能涩肠止泻，又可温暖脾胃。治疗脾胃虚寒之久泻不止，可与温中健脾药配伍。治疗脾肾阳虚之五更泄泻，常与吴茱萸、补骨脂、五味子配伍。

2. 温中行气，用于脾胃虚寒气滞之证。本品性温而能温中行气。治疗脾胃虚寒，气滞脘腹胀痛，食少呕吐，可与干姜、白术等温补脾胃之品配伍。

【用法用量】煎服，3~10g；或入丸散服，每次 1.5~3g。温中止泻宜煨熟去油用。

【使用注意】本品温中固涩，湿热泻痢忌服；肉豆蔻油有麻醉作用，用量不能过大。

【药理研究】本品有止泻、促进胃液分泌及胃肠蠕动、抗氧化、抗心肌缺血、抗菌、抗炎、镇静、镇痛、保肝、抗肿瘤、调节免疫等作用。

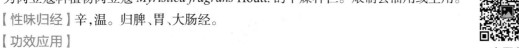

肉豆蔻
（图片）

海螵蛸 Haipiaoxiao《神农本草经》
SEPIAE ENDOCONCHA

为乌贼科动物无针乌贼 *Sepiella maindroni* de Rochebrune 或金乌贼 *Sepia esculenta* Hoyle 的干燥内壳。生用。

【性味归经】咸、涩，温。归脾、肾经。

【功效应用】

1. 收敛止血，用于多种出血证。本品味涩而能收敛止血。治疗吐血、便血，常与白及配伍。治疗崩漏下血，可与仙鹤草、鸡冠花等收敛止血药配伍。治疗外伤出血，单用研末外敷。

2. 固精止带，用于遗精，带下。本品固精止带，只涩不补。治疗肾虚遗精，常与山茱萸、菟丝子等补肾固涩药配伍。治疗肾虚带下，常与补脾肾、止带之品配伍。

3. 制酸止痛，用于胃痛反酸。本品煅后有良好的制酸止痛作用。治疗胃脘疼痛反酸，多与白及、牡蛎等药配伍。

4. 收湿敛疮，用于湿疮，湿疹，溃疡不敛等。本品外用又能收湿敛疮。治疗湿疮，湿疹，可与青黛、黄柏、煅石膏配伍，研末外敷。治疗溃疡多脓，久不愈合者，单用研末外敷，或与其他收湿敛疮药

海螵蛸
（图片）

配伍。

【用法用量】煎汤服,5~10g。外用适量,研末敷患处。

【使用注意】本品能伤阴助热,故阴虚多热者忌服,大便秘结者慎服。

【药理研究】本品有抗消化性溃疡、抗肿瘤、抗辐射、止血、抗肝纤维化、促进骨缺损修复等作用。

收涩药知识拓展见表 10-20。

表 10-20　收涩药知识拓展

药名	性味归经	功效	主治	剂量与使用注意
麻黄根	涩、甘、平。归心、肺经	收敛止汗	体虚自汗,盗汗	3~9g。外用适量,研末撒扑。表邪未尽者忌服
浮小麦	甘,凉。归心经	益气,除热止汗	体虚自汗,盗汗,骨蒸劳热	15~30g;或入丸散
五倍子	酸、涩,寒。归肺、大肠、肾经	敛肺降火,涩肠固精,敛汗止血,收湿敛疮	肺虚久咳,久泻久痢,遗精滑精,自汗盗汗,崩漏痔血,外伤出血,疮肿,湿疮	3~6g。外用适量。外感咳嗽、湿热泻痢者忌服
椿皮	苦、涩,寒。归大肠、胃、肝经	清热燥湿,涩肠,止血,止带,杀虫	久泻,久痢,湿热泻痢,便血,崩漏,赤白带下,蛔虫病,疮癣作痒	6~9g;或入丸散。外用适量,煎汤洗,或熬膏涂
赤石脂	甘、酸、涩,温。归大肠、胃经	涩肠止泻,止血,止带,外用收湿敛疮生肌	泻痢不止,便血脱肛,崩漏,赤白带下,湿疮流水,溃疡不敛,外伤出血	9~12g,先煎。外用适量,研末敷患处。不宜与肉桂同用。孕妇慎服
莲子	甘、涩,平。归脾、肾、心经	补脾止泻,益肾固精,止带,养心安神	脾虚久泻,食欲缺乏,肾虚遗精、滑精,脾肾两虚之带下,心肾不交的虚烦、惊悸失眠	6~15g。大便秘结者慎服
诃子	苦、酸、涩,平。归肺、大肠经	涩肠,敛肺,下气,利咽	久泻,久痢,便血脱肛,肺虚久咳,咽痛,失音	3~10g。外有表邪、内有湿热积滞者忌服
芡实	甘、涩,平。归脾、肾经	补脾祛湿,益肾固精	肾虚遗精,小便不禁,白带过多,脾虚久泻不止	9~15g;或入丸散
覆盆子	甘、酸,温。归肝、肾、膀胱经	益肾,固精,缩尿,明目	肾虚不固的遗精滑精、遗尿尿频,肾虚阳痿,肝肾不足的目暗不明	6~12g。肾虚有火之小便短涩者忌服
金樱子	酸、甘、涩,平。归肾、膀胱、大肠经	固精缩尿,涩肠止泻,固崩止带	遗精滑精,尿频遗尿,久泻久痢,崩漏带下	6~12g。凡有实火、实邪者忌服
罂粟壳	酸、涩,平。有毒。归肺、大肠、肾经	敛肺,涩肠,止痛	肺虚久咳,久泻久痢,心腹筋骨诸痛	3~6g。易成瘾,不宜大量或久服。孕妇及儿童禁用;运动员慎服
石榴皮	酸、涩,温。归大肠经	涩肠止泻,止血,杀虫	久泻久痢,便血崩漏,虫积腹痛	3~9g;或入丸散。外用适量。用量不宜过大,泻痢初期者忌服
糯稻根	甘,平。归肺、胃、肾经	止汗退热,益胃生津	自汗,盗汗,虚热不退,骨蒸潮热	15~30g

小结

　　收涩药均有收敛固涩的功效,主治滑脱病。味或酸或涩。

　　1. 涩肠敛肺生津药　乌梅、五味子。两药均能涩肠止泻,主治久泻久痢;又能敛肺止咳,主治久咳;还可生津,主治津伤口渴、消渴病。五味子兼能益卫固表、滋阴、宁神。乌梅还可止血、安蛔。

　　肉豆蔻长于涩肠止泻,宜于脾胃虚寒之久泻、久痢;尚可温中行气。

　　2. 固精缩尿止带药　山茱萸、桑螵蛸、海螵蛸。其中:①山茱萸与桑螵蛸既能补肾,又可固精缩尿。山茱萸平补肝肾,既益肝肾之阴,又补肾阳,主治肝肾阴虚证,肾阳虚证以及肾虚不固之遗精、遗尿,冲任不固之崩漏、月经过多。桑螵蛸则偏于温补肾阳,主治肾虚不固之遗精、滑精、遗尿、尿频以及小儿遗尿。②海螵蛸专涩不补,重在固精止带,治疗肾虚遗精滑精、带下;还能收敛止血,制酸止痛,收湿敛疮。

收涩药　思政及中医药文化

思考题

　　1. 收涩药具有哪些作用? 分别主治哪些滑脱证?
　　2. 五味子与乌梅的功效应用有哪些异同点?
　　3. 山茱萸、桑螵蛸、海螵蛸均能治疗肾虚遗精、滑精,其作用特点有何不同?

第二十节
目标测试

（田　徽）

第二十一节　涌　吐　药

学习要求

1. **熟悉**　涌吐药的概述。
2. **了解**　常山、胆矾的功效、特殊用法用量及使用注意。

第二十一节
教学课件

概述

　　1. 含义　凡以诱发、促进呕吐为主要功效,主治痰食毒停胃的药物,称为涌吐药,又称催吐药。

　　2. 功效主治　该类药物均有涌吐痰涎、宿食、毒物功效,适宜于宿食停滞不化,胃脘胀痛;误食毒物,尚停留于胃;或痰涎壅盛,阻于胸膈或咽喉,呼吸喘促以及痰浊上蒙清窍所致的癫痫发狂等。

3. **性能特点**　涌吐药具有升浮的作用趋向,主归胃经,均有毒性。

4. **配伍应用**　本类药物作用峻猛,奏效迅速,所服药物大部分会因呕吐而不被机体吸收,故用于涌吐时,少有配伍。原则:①控制单味药用量:可与增强涌吐作用的药物同用,以避免单味药的用量过大而致中毒。②配伍解毒药:宜与缓解和降低涌吐药毒性或烈性的药物配伍。

5. **使用注意**　①患者:体虚、老人、小儿、孕妇以及素患失血、头晕、心悸、劳嗽喘咳等症者忌用。②用法:一般宜小量渐增,以防中毒;可用羽毛探喉以助吐;只可暂投,中病即止,不可连服、久服。③护理:吐后当休息,不宜立即进食,待胃肠功能恢复后,再食流质或易消化的食物,以养胃气。若呕吐不止,当采取措施及时解救。

常山 Changshan《神农本草经》
DICHROAE RADIX

常山
（图片）

为虎耳草科植物常山 *Dichroa febrifuga* Lour. 的干燥根。生用或炒用。

【性味归经】苦、辛,寒。有毒。归肺、肝、心经。

【功效应用】

1. 涌吐痰涎,用于胸中痰饮等。本品善涌吐胸中痰涎。治疗痰积胸中,头痛不欲食,多与甘草等药配伍,水煎和蜜温服。

2. 截疟,用于疟疾。本品有祛痰、截疟,为治疗疟疾要药。治疗各型疟疾,多与厚朴、槟榔等配伍,尤以治疗间日疟和三日疟多用。

【用法用量】煎服,5~9g;或入丸散。涌吐宜生用,截疟宜酒炒用。

【使用注意】本品有毒,涌吐而易损伤正气,故用量不宜过大,孕妇慎用,体虚者忌服。

【药理研究】本品有显著的抗疟及催吐作用;还能抗阿米巴原虫、抗流感病毒、降血压、解热、镇痛等。

胆矾 Danfan《神农本草经》
SULFATE PENTAHYDRATE COPPER

胆矾
（图片）

为天然的硫酸盐类矿物胆矾,或为人工制成的含水硫酸铜($CuSO_4 \cdot 5H_2O$)。研末或煅后研末用。

【性味归经】酸、涩、辛,寒。有毒。归肝、胆经。

【功效应用】

1. 涌吐痰涎,用于风痰壅盛,癫痫,喉痹,误食毒物等。本品有强烈的涌吐作用。治疗风痰痫病,可单用研末服。治疗风痰涎壅盛致喉痹阻塞,可与僵蚕配伍,研末吹喉。治疗误食毒物而尚在胃中,单用本品,温水化服。

2. 解毒收湿,用于口疮,牙疳及睑缘赤烂等。本品局部外用,有解毒收湿功效。治疗口疮,牙疳等五官疾患,可小剂量单用或配伍使用。

3. 蚀疮去腐,用于肿毒不溃。本品外用能蚀疮去腐。治疮疡漫肿不溃,可单用或配伍。

【用法用量】温水化服,0.3~0.6g。外用适量。研末撒或调敷;或以水溶化后外洗。

【使用注意】体虚者忌服。

【药理研究】本品能通过刺激胃感觉神经反射性兴奋呕吐中枢而催吐。此外,尚有保肝、降血压、抑制心肌收缩力、抗肿瘤、抗炎等作用。

涌吐药知识拓展见表 10-21。

表 10-21 涌吐药知识拓展

药名	性味归经	功效	主治	剂量与使用注意
瓜蒂	苦,寒。有毒。归胃经	内服涌吐热痰、宿食;外用研末小量吹鼻,引去湿热	热痰,宿食,湿热黄疸,湿家头痛	2~5g;入丸散,0.3~1g。孕妇、体虚、失血及上部无实邪者忌服。呕吐不止,用麝香0.01~0.015g,开水冲服可解
藜芦	辛、苦,寒。有毒。归肺、胃、肝经	涌吐风痰,杀虫疗癣	中风,癫痫,喉痹,疥癣秃疮	入丸散,0.3~0.9g。外用适量。有毒,内服宜慎。孕妇及体弱者忌服。不宜与细辛、赤芍、白芍、人参、丹参、玄参、沙参、苦参同用

小结

　　涌吐药均有诱发、促进呕吐的作用,主治痰饮积聚、宿食积滞及误服毒物尚在胃中。

　　常山涌吐痰饮,主治痰饮停胸;还可截疟,主治疟疾。胆矾善涌吐风痰,还可解毒收湿,蚀疮去腐。

涌吐药 思政及中医药文化

思考题

1. 使用涌吐药应注意哪些问题?
2. 常山的功效应用特点有哪些?

第二十一节
目标测试

（田　徽）

第二十二节　攻毒杀虫去腐敛疮药

学习要求

1. **掌握**　攻毒杀虫去腐敛疮药的概述;硫黄的性味归经、功效应用、特殊用法用量及使用注意。
2. **了解**　升药、硼砂、炉甘石的功效应用、特殊用法用量及使用注意。

第二十二节
教学课件

概述

1. **含义**　以攻毒、杀虫、去腐、敛疮为主要作用的药物,称为攻毒杀虫去腐敛疮药。
2. **功效主治**　本类药物具有解毒或攻毒消肿、杀虫止痒、化腐排脓、生肌敛疮等作用,主治痈疽疮疖,疥癣,湿疹,外伤,蛇虫咬伤等病证,部分药物可治疗眼科疾患。

3. 性能特点　攻毒杀虫去腐敛疮药大多性烈而有毒。

4. 配伍应用　本类药物多以外用为主,部分药物兼有其他功效,可视病情内服,常依据病因病机及兼证予以恰当配伍。该类药物局部外用时,常依据病位及药性特点选择不同剂型,如膏贴、涂搽、熏洗、吹喉、滴鼻、点眼等。

5. 使用注意　①本类药物大多有毒,应严格控制剂量,不宜过量或持续使用,防止蓄积中毒;重金属类药不宜在头面部使用,外用涂敷面积不宜过宽,以防吸收中毒。②注意炮制规范,合理选用炮制品,关注各药宜忌。

硫黄 Liuhuang《神农本草经》
SULFUR

硫黄
(图片)

为自然元素类矿物硫族自然硫,或用含硫矿物经加工制得。供内服的硫黄须与豆腐同煮呈黑绿色为度,然后除去豆腐,阴干。用时研末。

【性味归经】酸,温。有毒。归肾、大肠经。

【功效应用】

1. 外用解毒杀虫止痒,用于疥癣,湿疹,皮肤瘙痒。本品外用能解毒、杀虫、止痒,为治疥疮的要药。治疗疥疮,单用研末,麻油调涂,或用硫黄软膏。治疗湿疹瘙痒,皮肤癣痒,单用或与其他杀虫止痒药配伍。

2. 内服补火助阳,壮阳通便,用于虚喘冷哮,阳痿,虚寒便秘。本品内服能补命门火而壮阳、通便。治疗肾阳不足,下元虚冷之虚喘者,可与附子、肉桂等配伍。治疗肾阳虚之阳痿、小便频数,多与鹿茸、补骨脂等补肾阳药配伍。治疗阳虚便秘,与半夏等药同用。

【用法用量】外用适量,研末油调涂患处。内服 1.5~3g,炮制后入丸散服。

【使用注意】本品性温有毒,故孕妇慎用,阴虚火旺者忌服。不宜与芒硝、玄明粉同用。

【药理研究】本品外用有溶解角质、抗炎、杀疥虫、抑制细菌和真菌等作用;内服有镇咳、祛痰、促进肠蠕动、致泻等作用。本品还对氯丙嗪及硫喷妥钠的中枢抑制有明显增强的作用。

升药 Shengyao《外科大成》
HYDRARGYRI OXYDUM

红升
(图片)

为水银、火硝、明矾各等份混合升华而成。红色者为红升,黄色者为黄升。研细末入药,陈久者良。

【性味归经】辛,热。有大毒。归肺、脾经。

【功效应用】拔毒去腐,用于痈疽溃疡,腐肉不去,新肉难生。本品有良好的拔毒去腐功效,力猛人毒,专作外用。治疗痈疽溃后,脓出不畅,腐肉不去,新肉难生,常与煅石膏细末配伍外用。煅石膏与升药的比例为 9:1 称九一丹,适宜于溃疡后期,脓毒较轻,疮口不敛者;1:1 称五五丹,适宜于溃疡后期,脓毒较重者;1:9 称九转丹,拔毒力最强。可根据病情需要选用,撒于患处,也可将药黏附于纸捻上插入脓腔中。

【用法用量】外用适量,多与煅石膏配伍研末外用,不用纯品。

【使用注意】不作内服。其腐蚀性强,疮疡腐肉已去或脓水已净者忌用。

【药理研究】本品有抗病原微生物、去腐、促进组织再生和伤口愈合等作用。

硼砂 Pengsha《日华子本草》
BORAX

为天然矿物硼砂的矿石,经提炼精制而成的结晶体,主含四硼酸钠($Na_2B_4O_7 \cdot 10H_2O$)。生用或煅用。

【性味归经】甘、咸,凉。归肺、胃经。

【功效应用】

1. 外用清热解毒,用于咽喉肿痛,口舌生疮,目赤翳障,疥癣,湿疹等。本品外用有清热解毒、消肿、防腐作用,为五官科常用要药。治疗咽喉肿痛、口舌生疮者,与冰片、朱砂配伍研末吹敷患处;治疗目赤肿痛、目生翳障,可单用水溶液洗眼,或与炉甘石、冰片等制成点眼剂,点眼。本品还可外用于疥癣、湿疹等。

硼砂
(图片)

2. 内服清肺化痰,用于痰热咳嗽。本品内服有清肺化痰作用。治疗肺热痰盛、咳嗽痰黄、咳痰不利,多与清热化痰药配伍。

【用法用量】外用适量,研末外撒或调敷患处,或外洗,或制成点眼剂外用。内服,1~3g。入丸散。

【使用注意】化痰可生用,外用宜煅用。内服宜慎。

【药理研究】本品外用对皮肤、黏膜有收敛和保护作用,并能抑制多种病原微生物;内服有抗惊厥、抗癫痫作用。

炉甘石 Luganshi《外丹本草》

GALAMINA

为碳酸盐类矿物方解石族菱锌矿,主含碳酸锌(ZnCO$_3$)。晒干研末,水飞后用。

【性味归经】甘,平。归肝、脾经。

【功效应用】

炉甘石
(图片)

1. 明目退翳,用于目赤翳障,睑缘赤烂。本品既能解毒明目退翳,又能收湿止痒,为眼科要药。治疗目赤翳障,睑缘赤烂,常与硼砂、冰片等制成点眼剂用。

2. 收湿生肌,用于疮疡溃烂不敛,湿疹,湿疮。本品既能收湿止痒,又能生肌敛疮。治疗疮疡溃烂不敛,脓水淋漓以及湿疹、湿疮,常与黄柏、青黛等药配伍。

【用法用量】外用适量,研末外撒或调敷患处。水飞点眼。

【使用注意】本品宜炮制后使用,专作外用,不宜内服。

【药理研究】本品有抑制病原微生物、防腐、收敛、保护创面、止痒等作用。

攻毒杀虫去腐敛疮药知识拓展见表10-22。

表 10-22 攻毒杀虫去腐敛疮药知识拓展

药名	性味归经	功效	主治	剂量与使用注意
雄黄	辛,温。有毒。归肝、大肠经	解毒杀虫,燥湿祛痰,截疟定惊	痈疽疔疮,疥癣,虫蛇咬伤,虫积腹痛,哮喘,疟疾,惊痫	入丸散用,0.05~0.1g。外用适量,熏涂患处。内服宜慎,不可久用,孕妇禁用。忌火煅
轻粉	辛,寒。有毒。归大肠、小肠经	外用杀虫、攻毒、敛疮;内服祛痰消积,利水通便	疥癣,梅毒,疮疡溃烂,水肿臌胀兼二便不利	外用适量,研末掺敷患处。内服:入丸剂或装胶囊,每次0.1~0.2g。每日1~2次。服后及时漱口,以免口腔糜烂。不可过量或久服,孕妇及肝、肾功能不全者禁用
白矾	酸、涩,寒。归肺、脾、肝、大肠经	外用解毒杀虫,燥湿止痒,内服止血止泻,清热消痰	疮疡,疥癣,湿疹瘙痒,吐衄下血,泻痢不止,风痰痫病,痰热癫狂,湿热黄疸	内服:入丸散,0.6~1.5g。外用适量,研末敷或化水洗患处。体虚胃弱及无湿热痰火者忌服
蛇床子	辛、苦,温。有小毒。归肾经	燥湿祛风,杀虫止痒,温肾壮阳	阴部湿痒,湿疹,湿疮,疥癣,寒湿带下,湿痹腰痛,肾虚阳痿,宫冷不孕	3~10g。外用适量,多煎汤熏洗,或研末调敷。阴虚火旺及下焦湿热者忌服

续表

药名	性味归经	功效	主治	剂量与使用注意
蜂房	甘,平。有毒。归胃经	攻毒杀虫,祛风止痛	疮疡肿毒,乳痈,瘰疬,顽癣,鹅掌风,牙痛,风湿痹痛	内服:煎汤,3~5g;或入丸散。外用适量,研末调敷。气血虚弱者忌服
铅丹	辛,微寒。有毒。归心、肝经	外用解毒止痒,敛疮生肌;内服坠痰镇惊,攻毒截疟	疮疡溃烂,黄水湿疮,惊痫癫狂,疟疾	外用适量,醋或酒浸涂擦,或研末涂擦患处。内服每次0.3~0.6g。内服宜慎,不可过量久服。孕妇禁用
土荆皮	辛,温。有毒。归肺、脾经	杀虫、疗癣、止痒	体癣,手足癣,头癣	外用适量,醋或酒浸涂擦,或研末涂擦患处。本品有毒,一般不作内服
斑蝥	辛,热。有大毒。归肝、胃、肾经	攻毒蚀疮,破血逐瘀,散结消癥	痈疽,恶疮,顽癣,瘰疬,血瘀经闭,癥瘕	炮制后入丸散,0.03~0.06g。外用适量,研末,或浸酒、醋,或制油膏涂敷患处。刺激皮肤发红起泡,故只宜小面积暂用。有大毒,内服宜慎,孕妇禁用
马钱子	苦,温;有大毒。归肝、脾经	散结消肿,通络止痛	痈疽肿痛,跌打伤痛,风湿痹痛,拘挛麻木	炮制后入丸散,0.3~0.6g。有毒,过量致肢体颤动、惊厥、呼吸困难、甚则昏迷;有毒成分经皮肤吸收,内服应严格炮制,不能生用及多服久服,外用不宜大面积或长期涂敷。孕妇禁用,运动员慎用
儿茶	苦,涩,微寒。归肺、心经	收湿敛疮,生肌止血,活血止痛,清肺化痰	湿疹湿疮,吐血,衄血,外伤出血,跌仆伤痛,肺热咳嗽	1~3g,包煎;多入丸散用。外用适量,研末撒
砒石	辛,大热。有大毒。归肺、肝经	外用蚀疮去腐;内服劫痰平喘,截疟	疮疡腐肉不脱,疥癣,瘰疬,牙疳,寒痰哮喘,疟疾	外用研末撒或调敷、入膏药。内服:入丸散,每次0.002~0.004g。有大毒,外用不宜过量或长时间大面积涂敷,疮疡腐肉已净者忌用,头面及疮疡见血者忌用。内服不能浸酒,不可超量或持续使用。孕妇忌用
猫爪草	甘、辛,温。归肝、肺经	化痰散结,解毒消肿	瘰疬痰核,疔疮肿毒,蛇虫咬伤	15~30g,单用可至120g。外用适量,研末调敷。外用能刺激皮肤黏膜,引赤发泡,外敷时间不宜过长,皮肤过敏者慎用
大蒜	辛,温。归脾、胃、肺经	消肿,解毒,杀虫,止痢	疮疡,疥癣,肺痨,顿咳,痢疾,泄泻,钩虫病,蛲虫病,食鱼蟹中毒,防治流感	9~15g。外用适量,捣烂外敷,或切片擦、隔蒜灸。不可久敷。性温辛辣,阴虚火旺及有目、口齿、喉舌诸疾者不宜服用。孕妇不宜以其汁灌肠
毛茛	辛,温。有毒。	发泡止痛,攻毒杀虫	外用治疗风湿痹痛,外伤疼痛,头痛,胃脘痛,痈肿疮毒,瘰疬,疟疾,喘咳,癣癞	外用适量,鲜品捣敷,或煎水洗,或晒干研末调敷。有毒,一般只作外用。外敷皮肤有刺激性,不宜久敷,皮肤过敏者禁用。孕妇、小儿及体弱者不宜用

小结

　　攻毒杀虫去腐敛疮药分别具有解毒消肿、杀虫止痒、去腐排脓、生肌敛疮等功效，主治痈疽疮疖、疥癣、湿疹、外伤、蛇虫咬伤等病证；性烈有毒，多外用。

攻毒杀虫去
腐敛疮药
思政及中医
药文化

　　1. 解毒药　硫黄、炉甘石、硼砂。三药解毒或攻毒，均可治疗热毒所致皮肤疾患。其中，硫黄解毒杀虫止痒，善治皮肤疥癣，为治疥疮的要药；炉甘石则解毒收湿、生肌敛疮，常用治皮肤湿疮、湿疹瘙痒，又能明目，眼科睑缘赤烂多用；硼砂清热解毒以消肿，善治咽喉疼痛等五官疾病。此外，硫黄内服能补火助阳、壮阳通便；硼砂内服清肺祛痰；炉甘石专供外用，不作内服。

　　2. 拔毒生肌药　升药。其有良好的拔毒去腐功效，为外科要药，常与煅石膏配成不同比例，用于痈疡溃烂后不同阶段。专供外用，不可内服。

思考题

1. 使用攻毒杀虫去腐敛疮药应注意哪些方面？
2. 炉甘石、硼砂均可作为眼科药物外用，两药应用如何区别？
3. 硫黄"攻毒杀虫止痒"，是治疗哪种皮肤疾病的要药？

第二十二节
目标测试

（田　徽）

下篇

方剂学基本知识

中医治病,最早使用单味药,而当单味药不能适应复杂多变的病情时,便有了药物与药物组合应用的形式。为了达到增效、减毒的主要目的,逐步发展为用复方治病,进而诞生了方剂。

方剂的应用历史悠久,始于商代,形成于战国时期,自汉代以后有了进一步发展。唐宋时期发展迅猛,有大量方书出现,直至明清时代,方剂学形成了自身较完整的理论,其发展逐步趋于成熟。历代医家在与疾病作斗争的实践过程中,不断总结和汲取前人的经验,积累了丰富的内容和许多验之有效的方剂,在此基础上,逐步形成了方剂学相关理论,并撰有不少著名方书。除有反映方剂治法、治则理论的《黄帝内经》外,具有代表性的还有《伤寒论》《金匮要略》《备急千金要方》《千金翼方》《外台秘要》《圣济总录》《太平惠民和剂局方》《普济方》《医方集解》《成方切用》等,均是学习和研究方剂学的重要资料。当今,基于前人创制有效方,利用现代技术,制造出便于临床使用的中成药。

学习方剂学的基础理论以及临床常用代表方剂,对理解中医学理、法、方、药完整体系具有重要意义和价值。

第十一章

方剂学基础理论

第十一章
教学课件

学习要求

1. **掌握** 方剂、方剂学的含义；方剂组成的主要目的，组方原则，君臣佐使药的含义。
2. **熟悉** 主要治法包括的内容；各法的含义；组方变化的情况。
3. **了解** 方剂与治法的关系；中成药配伍；临床常用方剂剂型；汤剂的煎煮方法及服药方法。

方剂是针对具体病证，按照组成原则，选择药物，酌定用量，规定适宜剂型及用法的中药组合，是中医辨证施治的具体体现，也是临床治病的重要手段。方剂学是研究和阐明方剂基础理论及其临床应用等相关知识的一门学科。其主要涉及方剂与治法、方剂的组成，以及方剂的应用形式与用法等基础理论。

第一节 方剂与治法

中医临床处方用药，需遵循一定的原则，并非随心所欲拼凑药物加合而成。需依据患者具体病情，在中医药理论指导下，准确辨证，确立治法治则，熟知药性，因证合理选药组方。

一、方剂与治法的关系

方剂是理、法、方、药中的一个重要组成部分，是由药物按照一定法则组成的，必须要在"辨证立法"的基础上才能加以运用，是体现和完成治法的主要手段。治法是在辨证明确、审清病因病机后，针对病证所采用的治疗方法，是在方药大量运用于临床的基础上，中医对人体生理病理认识的不断深化完善过程中逐步形成的，由实践总结上升为理论之后所产生的一种法则。方剂从属于治法，而治法是制方的理论依据，两者密切相关。"方从法出，法随证立"的思想，对临床辨证用药具有重要的指导意义。

比如症见恶寒发热，头痛身疼，无汗而喘，舌质薄白，脉浮紧等，辨证为外感风寒束表，肺气不宣，法当发汗解表、宣肺平喘，依据治法，选用相应的有效方，如麻黄汤等，或自行依法选药组方。可见，方剂的功效与治法相同，治法与病证相符，方能获效。

二、主要治法

关于治法及其理论，早在先秦战国时期的《黄帝内经》中就有记述，汉代张仲景有所发展。其后历代医家在长期医疗实践中又总结了许多具体治法。清代程钟龄将诸多治法归纳总结为"八法"，即汗、吐、下、和、温、清、消、补八种治法。八法是以八纲辨证为依据，对历代多种治法进行的高度概括，是中医治法的重点所在，迄今仍被沿用。

（一）汗法

汗法是指通过发汗、宣肺，以祛散外感六淫邪气，从而改善消除表证的一种治疗方法，又称为解表法。主要依据《素问·阴阳应象大论》"其在皮者,汗而发之"的理论。汗法不是以大汗出为最终目的,在某种意义上,可以理解为开泄腠理,开宣肺卫,调和营卫,以祛除在表的邪气。

因外感六淫邪气有风邪兼夹寒邪致病者,有风邪兼夹热邪致病者,故解表法(汗法)又分为发散风寒法和发散风热法两种。

（二）吐法

吐法是指通过诱发呕吐,以消除停滞于咽喉、胸膈、胃中的痰涎以及胃中的宿食、毒物的一种治疗方法。主要依据《素问·阴阳应象大论》"其高者,因而越之"的理论。因现代有很多方法可以消除停滞于胃脘中的痰涎、宿食、毒物等,故此法现今在临床上已较少应用。

（三）下法

下法是通过泻下通便、泻下水饮,以改善或消除胃肠积滞证的一种治疗方法。主要依据《素问·阴阳应象大论》"其下者,引而竭之;中满者,泻之于内"的理论。该法主要适宜于大便秘结、饮食积滞、虫积、湿热积滞、水饮内停以及瘀血内阻等里实证,临床应用较广。里实证有寒热虚实的不同,下法又有寒下、温下、润下、峻下逐水、攻补兼施等区别。

（四）和法

和法是指通过和解与调和方式,以改善和消除半表半里、寒热往来、脏腑失和、气血紊乱等病证的一种治法。主要分为和解少阳、调和肝脾、调和肠胃等,分别适用于邪犯少阳、肝脾失调和肠胃不和等证。

（五）温法

温法是指通过温里祛寒,以改善或消除里寒证的一种治疗方法。主要依据《素问·至真要大论》"寒者热之"的理论。里寒证主要表现为各脏腑的寒证或阳虚证,甚则出现阳气衰微证即亡阳证,故温里法又有温中(脾胃)散寒、温肾助阳、暖肝散寒、温经散寒、回阳救逆等治法。

（六）清法

清法是通过清泄里热,以改善或消除里热证的一种治疗方法。主要依据《素问·至真要大论》"热者寒之""温者清之"的理论。里热证常表现为脏腑实热(火热)证或气分实热证、营血分热证、气血俱热证、热毒内蕴证等,故清法又分为清脏腑热、清气分热、清营凉血、气血两清、清热解毒等治法。

（七）消法

消法是指通过消积滞、散郁结、化瘀滞、利水湿等,以改善或消除食积、气滞、瘀血、痰凝、水停、虫积等病证的一种治疗方法。主要依据《素问·至真要大论》"坚者削之""结者散之"的理论。实际上消法是针对以瘀、滞、凝、肿为病理特征,以邪气停滞或积滞为主要病机的一种综合性治法。

（八）补法

补法是指通过补虚扶弱,纠正人体阴阳气血虚衰的病理偏向,以改善或消除虚证的一种治疗方法。主要依据《素问·三部九候论》"虚则补之"和《灵枢·寒热病》"损有余,益不足"的理论。因为虚证主要表现为人体气、血、阴、阳虚衰的病理偏向,故补法中又有补气、补血、补阴、补阳区别。再根据具体脏腑的气血阴阳不足,又有补心、补肺、补脾、补肾、养胃、补肝等具体补法。

综上,除吐法外,其他治法均作为临床辨证、遣方用药常用且重要的指导原则。八法是对众多具体治法的高度概括,是中医学中归纳法的体现。一种大法又包含了诸多具体治法,如消法、补法、清法等,还可以再进一步详细分类,用演绎法加以认识。患者的病情往往复杂而多变,单用一种治法很难奏效,故常须根据具体病证,采用几种治法综合运用,方可全面照顾病情。如瘀血阻滞而气血不足者,需消法和补法结合运用。总之,当灵活运用,才能达到理想的治疗目的。

另外,根据给药途径,治法又可分为内治法、外治法。临床各科用药以内服为主,故内治法是临床普遍且常用的一种治法。而外治法多为外科运用,常见的有敷、贴、洗、熏、喷(吹)、通导等法。不论是内治还是外治,其组方用药的理论,仍然依据八法。

第二节　方剂的组成

方剂是在中医临床辨证并确立治法的基础上,按照组方原则,选择相宜的药物,确定必要的用量用法组合而成。

一、组方目的

临床组方的目的不外是增强药物作用、降低毒副作用改变性味、扩大治疗范围等方面。

(一) 增强药物作用

组方的主要目的之一是增强药物作用,综合并产生新的作用,以提高疗效,满足病情需要,即所谓"药有个性之专长,方有合群之妙用"。如石膏与知母同用,可使清热泻火(清泄肺胃)之力显著增强。又如补中益气汤以升麻、柴胡与黄芪、人参等补气作用强的药物同用,则能共同发挥升阳举陷作用,用于中气下陷,脏器下垂(胃下垂、肾下垂、子宫脱垂、脱肛等)病证。当方中去掉升麻、柴胡,其作用减弱,而单用升麻、柴胡,则不会呈现升阳举陷作用。可见一首有效的方剂,并不单纯是组方后各药原有功效机械相加,而是药物合用后,其间相互作用,产生新的效应。

(二) 降低毒副作用改变性味

某些有毒药物在某方面有良好的治疗效应。为确保安全有效用药,降低药物毒性,缓和峻猛或寒热之性,乃至调和药味,需要刻意配伍应用。如小半夏汤中,半夏与生姜配伍,生姜既可降低半夏的毒性,又可增强止呕功效。又如葶苈大枣泻肺汤,用大枣以缓和葶苈子烈性;麻黄苦杏仁甘草石膏汤以性寒之石膏制约麻黄之温性而治疗肺热壅盛之喘咳;黄连汤中用甘草可调和黄连的苦味等。

(三) 扩大治疗范围

随证选药组方,以全面照顾病情,扩大治疗范围。如四君子汤是治疗脾气虚证的基础方,若兼有气滞,方中加入陈皮以调中理气,改善气滞之证,其方名为异功散;若兼痰湿,胃气上逆之呕吐者,则于方中加入半夏、陈皮,以燥湿化痰,降逆止呕,其方名为六君子汤,较之四君子汤,既全面照顾了病情,又扩大了应用范围。

一味药物具有多种功效,其本身就是"多成分集合体"。由多味药物组成复方后,则由"多成分集合体"组成一个大的"多成分系统"。组方后的药物之间会产生极为复杂的变化。即使是功效相似的药物组合,也会产生多种效应,从而达到不同的治疗目的。如半夏与生姜同用治疗呕吐,既可使止呕作用增强,又可使半夏的毒性降低,从而达到增效、减毒双重目的;甘草与黄连等药组合,甘草既可顾护脾胃,又可以调和黄连的苦味。还需注意,方剂的治疗效果并不一定与药味的多少呈正相关。药物越多,药物之间所发生的反应越复杂,故不应当随意、盲目增加不为病情所需的药物。现代研究提倡组方应当以少而精为原则,宁少毋滥,既避免药材浪费,又不至于增加患者的经济负担。总之,应当全面考虑患者病情和药物特性,以辨证立法为依据,合理选择为病情所需的药物组合成方。

二、组方原则

组方原则,即组成方剂的准则,多指方剂中君、臣、佐、使的药物配伍关系。早在《素问·至真要大论》中就有"主病之谓君,佐君之谓臣,应臣之谓使"的记述。金元时期李杲在其《脾胃论》中根据方中药物用量多少又指出"君药分量最多,臣药次之,使药又次之。不可令臣过于君,君臣有序,相与宣摄,则可以御邪除病矣"。"君、臣、佐、使"说明方中药物配伍的主从关系,反映药物在方中的不同地位或作用。中篇中药学基本知识涉及的"七情"配伍关系则是讨论任意两味药配伍,药物之间相互作用、相互影响所产生的配伍关系,其认识角度不同。

（一）君药

君药是指针对主病或主证发挥主要治疗作用的药物,又称"主药"。其药效居方中之首,用量也大于臣药、佐药,是方中不可缺少的药物。

（二）臣药

臣药是指辅助君药增强疗效,并可照顾兼证或兼有疾病发挥治疗作用的药物,又称"辅药"。

（三）佐药

佐药是指协助君药、臣药以增强疗效,或治疗兼有症状,即佐助药;降低或消除君臣药的毒性、烈性的药物,即佐治制药;有时依据病情需要,选择与君药药性相反,但某种功效又可照顾病情的药物,即为反佐药。佐药的药力小于臣药,一般在方中的用量较轻。

（四）使药

使药是指能缓和药性,协调诸药,调和药味的药物。使药的药力较小,用量也轻。

综上,方剂中药物君(主)、臣(辅)、佐、使地位的确定,主要依据药物在方中所发挥作用的主次。此外,还与产生药效的大小,用量的轻重有关。在临床遣方用药时,病情不甚复杂,组方简单,其君臣佐使不一定俱全,但君药不可少。有些方剂中君药臣药本身就兼有佐药和使药的作用。如金铃子散,仅川楝子与延胡索两味药,方中川楝子能行气止痛,清肝热疏肝而为主药;延胡索也能行气止痛,辅助川楝子以增疏理肝气止痛之效,而为臣药,其又能活血,照顾病机,兼有佐药作用。倘若病情复杂,臣药、佐使药的药味数可酌情增加。总之,君臣佐使是否齐备,组方药物味数的多寡,都应当根据患者的病情,治疗目的以及药物的特性和功效来确定。为便于理解,现将麻黄汤的组成分析于后。

麻黄汤主治外感风寒表实证,症见恶寒发热,头痛身疼,无汗而喘,舌苔薄白,脉浮紧等。其病机为风寒束表,肺气不宣,法当发汗解表,宣肺平喘。麻黄汤中各药的作用与地位见表11-1。

表11-1　麻黄汤中各药的作用与地位

药名	性味特点	功效	目的	地位
麻黄	辛,温	发汗解表,宣肺平喘	针对风寒表实证	君(主)药
桂枝	辛、甘,温	发汗解表以助麻黄	针对风寒表实证	臣(辅)药
苦杏仁	苦,温	止咳平喘,宣肺气	助麻黄照顾喘咳兼症	为佐药
炙甘草	甘,温	祛痰止咳平喘,并调和药性	加强全方作用,并防止麻黄、桂枝发汗太过	为使药

以上各药合用,汗出表解,诸症自消。该方配伍严谨,充分体现了君臣佐使的组方原则。可见组成一首方剂,首先应根据辨证、治法的需要,选择适合病证、病因、病机的药物,并酌定用量,明确药物君臣佐使的配伍关系及作用,使之充分发挥理想的治疗效果。

三、组成变化

方剂的组成不是药物之间简单的组合,必须严格遵循一定原则。在临床具体治病时,除依据主证,立法确定主方外,还需根据病情的轻重缓急、体质的强弱、年龄大小、四时气候以及地域差异等因素,予以灵活加减变化。其组成变化大致可分为药味增减变化、药量加减变化、剂型更换变化3种形式。

（一）药味增减变化

药物是构成方剂的基本单位,也是决定方剂功效的关键所在。因此方中药味的增减,必然会导致方剂配伍关系的改变,从而直接影响功效,使临床效应发生改变。

方剂药味增减变化是为了更好地适合病情的需要。其变化通常有以下两种情况。

1. 君药不变　方剂中主药、主证不变,根据兼有症状或兼夹证增减次要(佐使)药味,不至于使功效发生根本改变。如麻黄加术汤,主治外感风寒湿邪,症见身体烦疼,无汗等,法当发汗解表,散寒除湿。该方即在麻黄汤基础上,增入健脾燥湿的白术,用其除湿。这类用法在临床上最为普遍。

2. 臣药变化　方中臣药改变,可改变方剂的配伍关系,进而改变方剂的功效。如麻黄汤主治外感风寒表实证,功能发汗解表,方由麻黄、桂枝、苦杏仁、甘草组成,尤其麻黄与桂枝同用,发汗解表之力更增。若外感风邪,郁而化热,肺热壅盛所致身热不解,咳逆气急,鼻痛,口渴,有汗或无汗,舌苔薄白或黄,脉滑而数者,法当发散风邪,清肺平喘,而用麻黄苦杏仁甘草石膏汤。从该方药味组成来看,实际是从麻黄汤中去掉发汗解表的桂枝,加入了清泻肺热的石膏构成。其体现出臣药改变,方剂的功能主治发生了改变。

(二) 药量加减变化

药物的剂量是影响临床有效性、安全性的重要因素之一。即是指当方剂中的药味组成不变,通过增减药物剂量来改变方剂的功效和主治,以适应病情需要。方剂中药物用量的变化会改变药效、改变主治病证。如小承气汤与厚朴三物汤均由大黄、枳实、厚朴三味药组成。两方中大黄用量均为四两,而小承气汤中厚朴二两,枳实三枚;厚朴三物汤中厚朴八两,枳实五枚。显然,小承气汤是以大黄为君药,枳实为臣,厚朴为佐,主治阳明里实热结的潮热谵语,大便秘结,脘腹胀满等;厚朴三物汤则以厚朴用量最大而为君药,枳实为臣药,大黄为佐药,长于行气导滞,主治气滞腹满,大便不通。前者以攻下热结为主,后者以通畅肠道气机为主。又如四逆汤与通脉四逆汤均由生附子、干姜、炙甘草三味药组成。但四逆汤用附子一枚,干姜一两五钱,用量较小,功能回阳救逆,主治阴盛阳衰,四肢厥逆,恶寒蜷卧,下利清谷,脉沉微细的证候;通脉四逆汤用附子一枚大者,干姜三两,附、姜用量较大,温里回阳之力增强,功能回阳通脉,主治阴盛格阳,四肢厥逆,身反不恶寒,其人面色赤,下利清谷,脉微欲绝的证候。可见,药量改变,方名、主药及主治病证也发生了改变。这些加减变化形式,在临床处方用药中并不鲜见。

(三) 剂型更换变化

方剂的不同剂型,其药效强弱与主治病证轻重发生变化。即指同一方剂,组成药物和剂量完全相同,其应用剂型改变,方剂的作用强弱随之发生变化。前人有“汤荡而丸缓”之说,即病情急、重者,宜用易于显效的汤剂;而病情较轻、缓(慢性状态)者,宜用丸散等剂型。如人参汤与理中丸均由人参、干姜、白术、炙甘草组成,用量也完全相同,人参汤主治中上焦虚寒之胸痹,症见心胸痞闷,气逆上冲等虚寒证重者;理中丸用于中焦虚寒,脘腹疼痛,自利不渴等虚寒证较轻,病势较缓者。再如抵当汤与抵当丸均由水蛭、虻虫、大黄、桃仁组成,两方的大黄用量均为三两,汤剂中水蛭为30条,丸剂的水蛭为20条;汤剂中虻虫的用量为30只,丸剂中的用量为20只;桃仁在汤剂中的用量为20个,丸剂中的用量是25个,用量略有差异。抵当汤主治蓄血重证,症见少腹硬满急结,身黄,发狂或如狂,小便利等;抵当丸主治蓄血轻证,少腹硬满急结,小便利,但无发狂或如狂现象。可见汤剂与丸、散、膏剂之间的剂型更换,主要取决于病情的缓急。这种变化临床亦常见。

方剂是防治疾病的重要武器,要应对纷繁复杂的病情,既要遵循组方原则,又要根据具体情况灵活变化,方能达到理想的治疗目的。

第三节　方剂的应用形式与用法

在辨证立法拟定处方以后,尚需依据患者病情轻重、体质强弱、病变部位以及药物特性,确定适合病情的应用形式,并指导患者如何应用。本节主要介绍方剂的应用剂型和方剂的用法等内容。

一、方剂的剂型

迄今为止,汤剂的应用依然是中医临床用药的主要形式。汤剂,又称为汤液、煎剂,是指组方后的药物饮片加水或酒浸泡后,再煎煮一定时间去渣取汁,制成的一种液体剂型。既可内服(口服),又可外用洗浴、熏蒸及含漱等。汤剂有吸收快、显效快,并便于随证加减变化的特点,适宜于病势较急、病情较重的患者。

药物组成方剂后,还应当根据病情的需要,结合药物自身特性,按一定法则将其制成符合医疗、预防要求,充分发挥药效的一种形态,即称为剂型。传统的方剂剂型就有 40 种以上,随着科学技术的发展,又有许多新剂型诞生。尤其是当今生活节奏快,中成药因具有服用、携带方便等特点而被广泛使用。

中成药,是在中医药理论的指导下,以中药饮片为原料,按规定的处方和标准制成具有一定规格的剂型,是直接用于防治疾病的制剂,也是中药的重要组成部分。中成药具有特定的名称和剂型,在标签和说明书上注明了批准文号、品名、规格、处方成分、功效和适应证、用法用量、禁忌、注意事项、生产批号、有效期等内容。

(一) 常见中成药剂型分类

当今临床使用中成药的概率较高,涉及剂型多种。按中成药的形态大致分为固体剂型、半固体剂型、液体剂型、气体剂型 4 类。

1. **固体剂型** 散剂、颗粒剂、胶囊剂、丸剂、片剂、栓剂、丹剂、膏剂、膜剂等。

2. **半固体剂型** 煎膏剂、软膏剂等。

3. **液体剂型** 合剂、口服液、酒剂、酊剂、糖浆剂、注射剂等。

4. **气体剂型** 气雾剂。

(二) 常用剂型的特点

中成药因具体剂型不同,各具特点。使用时可依据患者病情需求,合理选择。

1. **散剂** 是指将药材粉碎、混匀,制成粉末状的一种制剂形式,有细粉和粗粉之分。亦有内服、外用两类。特点:制作简单,内服吸收较快(但不及汤剂),服用方便,便于携带,能节约药材,且不易变质。

2. **丸剂** 是指将药材研成的细粉或其提取物,加上适量的黏合剂,制成类球体状的固体剂型。特点:较汤剂吸收慢,药效持续时间长,用量小,体积小,并便于服用和携带,也可节约药材。

3. **膏剂** 是指将药材用水或植物油煎熬去渣浓缩制成的剂型。有内服和外用两种。特点:内服膏剂有体积相对小,服用方便,缓缓起效的特点。外用膏剂可直接接触病变部位,便于药物吸收,并可持久发挥疗效。

4. **丹剂** 是指含汞、硫黄等的矿物药经过加热升华,制成剂量小、作用强的不同结晶状的制剂。多为外用丹剂,如红升丹、白降丹等。也有些丸、散、锭剂等。因使用名贵药材或药效显著,有称为"丹"者,如至宝丹、活络丹、紫雪丹(散剂)、玉枢丹(散剂)等,多为内服丹剂。

5. **锭剂** 是指将药材研成细粉,单独或与赋形剂混合制成不同形状的固体制剂。有圆杜形、条形、纺锤形等,既可内服,也可外用。研末调服或磨汁服,外用磨汁涂患处。如紫金锭、蟾酥锭等。

6. **颗粒剂** 是指将药材提取物与适量赋形剂或部分药物细粉混合制成的干燥颗粒或块状制剂,是现今临床常用剂型之一。如感冒退热颗粒、抗病毒颗粒等。特点:体积小,服用方便,口感较好,显效较快。

7. **片剂** 是指将药材细粉或药材提取物与辅料混合压制而成的片状制剂。根据不同赋形剂,分为口含片和泡腾片等制剂。特点:用量小而准确,体积小,服用方便。

8. **茶剂** 是指将药材粉碎加工成的粗末制品,或加入黏合剂制成的方块状制剂,用沸水泡汁或煎汁,类似饮茶,不定时服用。现代多用于保健,如减肥茶、降血脂茶、降压茶、刺五加茶。

9. **膜剂** 又称为薄片剂,是指将中药材提取物或极细粉末溶解,或均匀分散在成膜材料配制的溶液中,制成的薄膜状制剂。可供局部应用,如口腔黏膜、眼结膜囊内、阴道内给药及皮肤黏膜创伤和烧伤或疮疡表面的溃烂面给药等,也可口服,如丹参膜剂。

10. 栓剂   又称为坐药或塞药,是指将药材细粉与基质混合制成一定形状的固体制剂。常用于腔道(直肠、阴道)给药,使其融化或溶解而发挥药效。可减少药物在肝脏的"首过作用",直接进入大循环,又可减少对胃黏膜的刺激,也可避免胃肠液对药物的影响,用于腔道疾病,又可直达病所。

11. 口服液   是指将药材用水或其他溶剂提取,经精制而成的内服液体制剂。目前保健、滋补类的口服液很常见。如人参蜂王浆口服液、复方阿胶浆口服液等。特点:吸收快,口感适宜,剂量较小,服用方便。

12. 糖浆剂   是指将药材煎煮去渣取汁后,加入适量蔗糖溶解制成的制剂。具有味甜量小、吸收较快、服用方便等特点,适宜于小儿用药。

13. 酒剂   又称为药酒,是指将药材用白酒或黄酒浸泡,或加温隔水、去渣所得的澄明浸出液制剂。也有内服和外用两种。特点:有助于有效成分溶出而增强药效,长于发散,并能行气、活血。

14. 注射剂   又称为针剂,是指将药材经过提取、精制、配制、灭菌等工艺而制成的灭菌溶液、无菌混悬液或供配制液体的无菌粉末,供皮内、穴位、肌内、静脉注射的一种制剂。其特点是:显效快,剂量准确,便于急救,不受消化系统影响等。常用于昏迷、吐泻剧烈不能进食或病情急重者。如生脉注射液、黄芪注射液等。

15. 搽剂   是指将药材与相宜的溶媒制成适合外用于皮肤表面或涂于敷料贴用的溶液、乳状液或混悬液制剂。具有镇痛、保护皮肤、抗刺激等作用。

以上各种剂型各有所长,临床应用时,应当依据病情需要及方剂的特点酌情选择。另外还有胶囊剂、含漱剂、气雾剂、灌肠剂、条剂、线剂、灸剂、熨剂等剂型。随着科学技术的发展,还将研制更多的新制剂,以满足临床需要。

(三) 中成药配伍

中医临床用药时,为了提高疗效,常将单味药配伍处方应用。而针对中成药,也有配合联用的方式。

1. 含义   所谓中成药配伍,即指根据临床治疗需要,将两种或两种以上中成药同用的应用方式。一般而言,多数中成药已是由两种及两种以上单味中药组成,对机体具有多层次、多环节的效应。但当病情复杂或较重时,仅用某一种中成药仍然难达到预期效果,故有采用两种或多种中成药配伍联用方式,以适应复杂病情,提高治疗效果。

2. 内容   中成药配伍的主要形式包含功似成药配伍(简称功似配伍)与功异成药配伍(简称功异配伍)。

(1) 功似配伍:即指将两种或两种以上功效相似的中成药同用,以增强药效的用药方法。针对患者病证单一,但症状较重者,将功效相似的两种或多种中成药配伍同用,以增强疗效。可同为内服或同为外用,也可以内服与外用并施。

1) 同为内服:如治疗高血压,久治乏效,证属肝阳上亢者,在选用能平肝息风、清热安神的天麻钩藤颗粒的同时,常配服能平肝潜阳、醒脑安神的脑立清丸或能平肝清肝息风的羚羊角胶囊等,以增平肝潜阳之效。

2) 同为外用:如治混合痔,症见肛门肿痛瘙痒,可先用祛风燥湿、消肿止痛、止痒的复方荆芥熏洗剂,再用清热解毒、消肿止痛、止血生肌的马应龙麝香痔疮栓或膏置于肛门痔疮处。

3) 内服与外用结合:如治瘰疬痰核,证属痰火内结者,可内服能清热解毒、散结消肿的西黄丸和夏枯草膏;外贴能解毒消肿、化痰散结的化核膏,共奏化痰散结、解毒消肿之效。

(2) 功异配伍:即指将两种或两种以上功效不同的中成药同用,以适应复杂病情需要的用药方式。某些患者在某个时期可同时患有两种或两种以上病证,对这种病情复杂的患者,仅用某一种中成药难以取效,可选择两种或两种以上与病证相宜的中成药配伍联用,以期达到理想治疗目的。也可以是同为内服,或同为外用,或内服与外用结合。

中成药不论是功似配伍还是功异配伍,不论是同为内服还是同为外用或内服与外用结合,均要合理联用,其终极目标是为了临床用药的有效和安全。

二、方剂的用法

现今临床处方用药所采用的剂型除制成的固定剂型如中成药外,仍以汤剂的应用形式常见。在此所言方剂的用法,主要介绍汤剂的煎煮方法和服药方法。

1. **汤剂的煎煮法**　汤剂的煎煮过程(制备方法)正确与否,会影响临床疗效。

(1)煎煮器具:宜选用导热均匀、不易与药物发生化学反应的器具,如砂罐、砂锅等,现代有钢化玻璃罐等煎煮器具。忌用铁锅、铝锅等易与药物发生化学反应的金属器具。

(2)煎药用水:宜用无特殊异味、含杂质少的洁净水。生活用水即可用以煎煮中药。而加水的多少则取决于药材饮片的吸水量。一般家庭煎药时,将组方药物放入煎煮器具中,适当用力对饮片加压,加入水后的液面应高出饮片 3~5cm。而需要久煎的补虚药或矿物药,加水量可比一般药物略多。

(3)浸泡时间:中药煎煮前需要用冷水浸泡,便于有效成分溶出。一般药物可浸泡 20~30 分钟。若以果实、种子等药物为主者,浸泡时间宜长,可达 60 分钟。

(4)煎煮火候:一般煎药需用"武火"(大火)将药煮沸后,改为"文火"(小火)煎煮。组方中若有含挥发性成分的药物,如解表药、化湿药等,宜用武火迅速煮沸,再改用文火维持 10~15 分钟。而组方中含有补虚药、矿物药、贝壳类、骨角类、甲壳类等活性成分难以溶出者,宜用文火久煎。

(5)煎煮次数:为了使有效成分充分溶出,一般一剂药物可煎 3 次,最少也应煎煮 2 次。第 1 次煎煮完后,滤出药汁,轻压药渣,再加入水进行第 2 次、第 3 次煎煮。再将 3 次煎得的药汁合并,根据病情分次服用。

(6)特殊煎法:因组方中部分药材自身特性、性能以及临床用药需要的不同,煎煮方法和时间不尽一致,因而有先煎、后下、包煎等方法。①先煎:活性成分不易煎出的药与不宜久煎的药物同用时,活性成分难以煎出的药物应当先煎一定时间后,再加入其他药物共煎。②后下:含挥发性成分的药物,如金银花、鱼腥草、桂枝、砂仁等,久煎易使挥发性成分散失;或活性成分久煎容易被破坏的药物,如钩藤、麦芽、大黄等,应在其他药物煎煮一定时间后再加入。③包煎:指一些质地轻、易漂浮于水面的药材,如海金沙、五灵脂;或有毛对咽喉有刺激性的药材,如辛夷、旋覆花等;或使药液混浊的药物,如蒲黄、灶心土等,均应当用纱布包裹后放入煎煮容器内,与其他药共煎。

(7)方中药物的特殊用法:因药材自身所具有的特性和临床用药需要,有的药物入汤剂需要进行特殊处理后再加以应用。一般有另煎、烊化、冲服。①另煎:部分贵重药材,如人参、羚羊角等,若与其他药物同用,为避免其活性成分被药渣吸附而浪费,应当另外煎煮后取汁,再与其他药液兑服。②烊化:胶质类药物,如阿胶、龟甲胶等,若与其他药物同煎,易与其他药黏附,影响活性成分溶出,还因其容易熬焦、粘锅,因此适宜单独放入水中或已煎好的药液中加热使其溶化,即烊化。③冲服:液体类药,如蜂蜜、竹沥等,或入水即化的药物芒硝,不必与其他药同煎,可直接用开水或药液冲服。

2. **服药方法**　迄今为止,口服仍是临床采用的主要给药途径。口服给药的治疗效果除受剂型、制剂过程的影响外,还与服药时间、服药量及服药冷热等因素有关。

(1)服药时间:用药时间的合理与否,会影响临床疗效。具体给药时间,应当根据患者病情的需要、胃肠的状况及药物特性来决定。①驱虫药、峻下逐水药,需要清晨空腹服用。因为清晨胃及十二指肠内尚无内容物,所服药物能迅速进入胃肠发挥作用。②治疗肠道疾病的药物,如攻下药需饭前服,因不受食物影响,易于发挥疗效。③对胃肠有刺激性的药物或消食药,宜饭后服用。因药物与食物混合,既能减轻对胃肠的刺激,又有利于消食作用的发挥。④治疗失眠证的安神药,则宜于睡前 15~30 分钟服用,以保证药效充分发挥。

(2)服药量:口服给药,往往根据病情缓急轻重来确定服药多少。一般疾病,常采用每天 1 剂,每剂分 2 次或 3 次服用。而病情急重者,可每隔 4 小时服药 1 次,或昼夜不停服用。呕吐患者口服药物宜小量频服,以免增加药物对胃的不良刺激。而中药的熏洗剂一般采用先熏后洗,每剂中药每天可熏洗2~3次。

(3)服药冷热:中医治病,比较注重服药冷热问题。汤剂服用时宜振荡温服,既不至于使药物变凉后形成的沉淀被遗弃而影响疗效,又可避免其过凉伤胃。治寒证用热药,宜热服;治热证用寒凉药,可凉服。例如发散风寒药主治外感风寒实证,不仅要求热服,还要求温覆取汗。总之,根据临床的具体情况,以确保疗效为前提,区别对待。另外,丸、散等固体药剂多用温开水送服。而中成药应按说明书要求服用。

(4)药后调护:服药后施以合理的调养护理,不仅有助于药效的发挥,也有助于疾病的康复。如服用治疗风寒表证的发汗解表方后,要求温覆取汗,令全身微出汗,但不可使其汗出过多,既有利于发汗解表,又不至于伤阴。应用作用峻猛的峻下方,如十枣汤,泻后主张用米粥调养胃气等。

关于服药时的饮食注意,已于中篇中药学基本知识中介绍。此外,在其后的常用方剂中,每首方剂各药标注的剂量,是依据原方按照现用计量单位折算而成,为参考剂量。还需注意,单味药物应用时剂量较大,而在方剂中应用时,剂量因配伍可伸缩变化。影响药物用量的因素较多,可参看中药的用法用量部分。

小结

1. 方剂治法与方剂组成原则　治疗"八法"是方剂治法的核心,"君臣佐使"是方剂组成的原则,均为中医学和方剂学的重要内容。

(1)八法:是中医临床治病的主要大法,包含汗法、吐法、下法、和法、温法、清法、消法、补法。

(2)君臣佐使:是组方原则,反映药物在方中的不同地位或作用,与药物发挥作用的主次、药效的大小、药物用量的轻重有关。

2. 方剂组成变化的主要形式　药物是构成处方的基本元素,也是方剂功效的关键所在。药味多少、药量大小、使用形式均会直接影响临床效应。

方剂学基础理论　思政及中医药文化

　(1)药味增减变化:①依据兼有症状或兼证增减次要(佐使)药,主药、主证不变,不至于使功效发生根本改变;②臣药的改变,可改变方剂的配伍关系,进而改变方剂的功效。

　(2)药量加减变化:在药味不变的前提下,药物用量的变化会改变药效、改变主治病证、扩大或缩小治疗范围。

　(3)剂型更换变化:同一方剂,组成药物和剂量完全相同,当应用剂型改变,方剂作用强弱随之发生变化。

思考题

1. 组方目的与中药炮制目的有哪些共性?
2. 组方"君臣佐使"与中药"七情"配伍关系有什么不同?

第十一章
目标测试

(秦旭华)

第十二章

常 用 方 剂

本章重点介绍常用代表方剂 100 首，另还涉及临床较为常用的方剂及部分中成药，于各节后附表，在相应知识拓展部分予以简介，供自学参考。

第一节 解 表 方

学习要求

1. **掌握**　解表方的概念、分类、使用注意；麻黄汤、桂枝汤的组成、用法、功效、主治、配伍意义。
2. **熟悉**　银翘散、桑菊饮的组成、功效、主治。
3. **了解**　九味羌活汤、败毒散、香薷散、柴葛解肌汤的功效、主治。

第一节
教学课件

概述

凡以解表药为主要组成，具有发散表邪作用，主治表证的方剂，称为解表方。其中多数组方所用的药物具有发汗作用。邪气在表，通过发汗的方法治疗，即"其在皮者，汗而发之"，体现了"八法"中的"汗法"。

解表方，主要适宜于表证、温病卫分证以及麻疹、咳喘、风湿痹证、水肿、疟疾、疮疡初期兼见表证者。

因病证有寒有热，患者体质有虚有实，故将解表方分为发散风寒方、发散风热方和扶正解表方 3 类。

1. **发散风寒方**　是由性味辛温的药物组成，具有发散风寒功效，主治风寒表证的方剂，又称辛温解表方。风寒表证以恶寒发热、头痛项强、肢体酸疼、无汗或汗出、口不渴、舌苔薄白、脉浮等为主要表现。代表方有麻黄汤、桂枝汤、九味羌活汤等。若治夏季外感风寒，兼夹湿邪之阴暑证，多用香薷散。

2. **发散风热方**　是由性味辛凉的药物组成，具有发散风热功效，主治风热表证及温热病初起卫分证的方剂，又称辛凉解表方。风热表证与温病卫分证的临床症状类似，均以发热、微恶风寒、汗出、头痛、咽痛、口渴、咳嗽、苔薄白或薄黄、脉浮数等为主要表现；而由疫疠邪气所致的温热病则具有发病急、变化快及传染性强的特点。代表方有银翘散、桑菊饮、柴葛解肌汤等。

3. **扶正解表方**　是由补虚与解表的药物组成，具有补虚扶弱、发散表邪双重功效，主治正虚兼有表证的方剂。而正虚又有气血阴阳不足的区别，故应当根据具体病情，灵活使用。代表方有败毒散等。

使用注意：①应当辨清有无表证，有表证才可用该类方剂。若表邪未解，又出现里证，应当先解表后治里，或表里双解。倘若病邪入里而无表证，或疮疡溃破、虚证水肿、吐泻失水以及出血证等患者，均不宜使用。②解表方中所用药物多为辛散之品，易于散发，故不宜久煎，以免降低疗效。③使用发汗作用强的解表方时，应令微汗为度，不可太过，以免耗伤气阴；服药后应温覆取汗，以助药力；并服米粥，以滋汗源。

麻 黄 汤
《伤寒论》

【组成】麻黄 9g　桂枝 6g　苦杏仁 6g　炙甘草 3g

【用法】水煎服。麻黄先煎,去上沫,再与余药共煎。1 日 1 剂,分 2~3 次服。

【功效主治】发汗解表,宣肺平喘。主治风寒表实证无汗而喘者,症见恶寒发热,无汗而喘,头痛身疼,舌苔薄白,脉浮紧。

【方义分析】方中麻黄辛温,既能发汗以解除风寒表邪,又可宣肺平喘,以消除喘咳症,为君(主)药。配伍桂枝发汗解表,以增强主药功效;桂枝温经通脉,又可缓解头身疼痛,为臣药;再配宣肺止咳平喘的苦杏仁,增强麻黄平喘功效,治疗咳喘症,为佐药。炙甘草既可增强麻黄、苦杏仁的止咳作用,又可缓和麻黄、桂枝的峻烈之性,防止两药发汗太过伤正,并调和诸药,为使药。各药合用,能全面照顾病因病机及兼症,使邪气去,肺气宣,毛窍开通,诸症得解。

【现代应用】临床常用于普通感冒、流行性感冒、急慢性支气管炎以及支气管哮喘、肺炎属风寒表实证者。还可用于冠心病、顽固性呃逆、坐骨神经痛、颜面神经麻痹、遗尿、老年便秘以及荨麻疹等。

桂 枝 汤
《伤寒论》

【组成】桂枝 9g　芍药 9g　炙甘草 6g　生姜 9g　大枣 3 枚

【用法】水煎服。1 日 1 剂,分 3 次服。病重者,可昼夜服用;忌食生冷、辛辣、油腻以及酒类饮食物。

【功效主治】发散风寒,调和营卫。主治风寒表虚证有汗者,症见头痛发热,汗出恶风,鼻鸣干呕,苔白不渴,脉浮缓或浮弱者。

【方义分析】方中桂枝发散在表的风寒邪气,为君药;配伍芍药敛阴和营以止汗,并防止桂枝发汗过猛,其养阴血又能资助汗源而为臣药;两者相使为用,共调营卫。生姜发汗助桂枝散风寒,其温中止呕以治干呕兼症;大枣补气养血以助芍药,两药为佐。炙甘草能补气和中,并调和诸药而为使。各药合用,使风寒之邪去,营卫调和,诸症缓解或消除。

【现代应用】临床常用于慢性咽炎、过敏性鼻炎、窦性心动过缓、冠心病心绞痛、神经性头痛、痛经、肠易激综合征。还可用于神经性耳聋,眼肌麻痹,结膜炎及多形性红斑、湿疹、荨麻疹、冬季皮炎等皮肤疾患。

九 味 羌 活 汤
《此事难知》引张元素方

【组成】羌活　防风　苍术各 6g　细辛 2g　川芎　白芷　生地黄　黄芩　甘草各 3g

【用法】水煎服。1 日 1 剂,分 2~3 次服。

【功效主治】发散风寒,除湿止痛,兼清里热。主治风寒夹湿表证,症见恶寒发热,无汗,头项强痛,肢体酸痛,口苦而渴。

【方义分析】方用性味辛温的羌活,既发散风寒、又除湿止痛,为君药。防风、苍术散风寒、祛风湿以助羌活之力,为臣药。白芷、细辛、川芎也能祛风散寒止痛,川芎还可活血,佐以上诸药之力改善兼症。黄芩、生地黄清泻里热,滋阴生津,既可消除郁热,又可制约各药的温燥药性;甘草缓急止痛,调和药味,共为使药。各药合用,风寒湿邪去,阳气宣达,郁热得解,疼痛止,诸症消。

【现代应用】临床常用于四季感冒、流行性感冒、风湿性关节炎;加减配伍还可用于急性荨麻疹、坐骨神经痛等。

香 薷 散
《太平惠民和剂局方》

【组成】香薷 500g　白扁豆　厚朴各 250g

【用法】上为粗末,每次 9g。水煎服,或加酒少量同煎。

【功效主治】祛暑解表,化湿和中。主治阴暑证,症见恶寒发热,头重身痛,无汗,腹痛吐泻,胸脘痞闷,舌苔白腻,脉浮。

【方义分析】夏月多湿,夏天易感受寒湿,湿邪也易困脾。方中香薷辛温解表,散寒祛暑,和中化湿,为君药。厚朴辛香温燥,行气燥湿而解胸闷,为臣药。白扁豆味甘健脾除湿,兼能解暑,为佐药。入酒少许为使,温散以助药力。三药共奏祛暑解表、化湿和中之效。

【现代应用】临床常用于夏季感冒、急性胃肠炎等属外感风寒夹湿者。

银 翘 散
《温病条辨》

【组成】银花 30g　连翘 30g　桔梗 18g　薄荷 18g　竹叶 12g　生甘草 15g　荆芥穗 12g　淡豆豉 15g　牛蒡子 18g

【用法】共杵捣成散,每次 18g,鲜芦苇根煎汤,香气大出,即取服,不宜过煮。亦可按原方比例酌情增减,改作汤剂或丸剂、散剂服用。

【功效主治】发散风热,清热解毒。主治温病初起卫分证及风热表证,症见发热无汗,或汗出不畅,微恶风寒,头痛口渴,咳嗽咽痛,舌尖红,苔薄白或薄黄,脉浮数。

【方义分析】方中银花、连翘既能疏散风热,又可清热解毒,其相须为用,消除病因,共为君药。薄荷、荆芥穗、淡豆豉均能辛散风热邪气,助君药之力,为臣药。竹叶甘寒清利,牛蒡子、桔梗、生甘草合用能解毒散结、祛痰利咽,共为佐使药。各药同用,表邪解,热毒清,诸症自愈。

【现代应用】临床常用于流感、麻疹初起、风疹、急性咽喉炎、急性支气管炎、肺炎、鼻炎、鼻窦炎以及腮腺炎、流行性脑脊髓膜炎、流行性乙型脑炎等初起属卫分证者。还可用于心律失常、单纯性疱疹、过敏性紫癜、白细胞减少、药疹等。

桑 菊 饮
《温病条辨》

【组成】桑叶 7.5g　菊花 3g　苦杏仁 6g　连翘 5g　薄荷 2.5g　桔梗 6g　生甘草 2.5g　芦苇根 6g

【用法】水 2 杯,煮取 1 杯,1 日 2 次。

【功效主治】发散风热,宣肺止咳。主治风温初起,症见咳嗽,身热不甚,口微渴。

【方义分析】方中桑叶、菊花长于疏散风热,又可清泄肺热以止咳,两者相须为用,标本兼治而为君药。用辛凉发散的薄荷与散风热又能解毒的连翘合用,以助桑菊发散风热之力;苦杏仁、桔梗宣肺又止咳,均为臣药。芦苇根清热生津以止渴;甘草解毒又止咳,均照顾兼症而为佐使药。各药同用,风热温毒解,咳嗽止,病自愈。

【现代应用】临床常用于上呼吸道感染、流感、急性支气管炎、肺炎、百日咳等属风热犯肺轻证者。还可用于日光性皮炎、药疹、小儿遗尿、急性肾炎、小儿瘰疬等。

柴葛解肌汤
《伤寒六书》

【组成】柴胡 6g　葛根 9g　甘草 3g　黄芩 6g　羌活 3g　白芷 3g　白芍 6g　桔梗 3g

【用法】加生姜3片,大枣2枚,石膏12g,水煎温服。

【功效主治】解肌清热。主治外感风寒,郁而化热证,症见恶寒渐轻,身热增盛,无汗头痛,目痛鼻干,心烦不眠,咽干耳聋,眼眶痛,舌苔薄黄,脉浮微洪。

【方义分析】本方证为太阳风寒未解,寒郁肌腠化热。方中葛根、柴胡为君,两者味辛性凉,外散肌热,内清郁热,且能疏畅气机。羌活、白芷助君药辛散发表,并可止痛;黄芩、石膏清泻里热;上四药为臣。桔梗宣畅肺气以利解表,白芍、大枣敛阴和营防止发散太过,生姜发散风寒,均为佐药。甘草调和诸药为使药。诸药共成辛凉解肌、兼清里热之剂。

【现代应用】临床常用于普通感冒、流行性感冒、牙龈炎、急性结膜炎等属外感风寒,郁而化热者。

败 毒 散
《小儿药证直诀》

【组成】羌活　独活　柴胡　前胡　川芎　枳壳　人参　茯苓　桔梗各9g　甘草5g

【用法】上药为末,每次6g,入生姜、薄荷(少量)煎煮。亦可按原方比例酌情定量,作汤剂水煎服。

【功效主治】益气固本,祛风散寒,除湿止痛。主治气虚外感风寒湿邪表证,症见恶寒发热,头痛项强,肢体酸痛,无汗,鼻塞身重,咳嗽有痰,胸膈痞满,舌苔白腻,脉浮濡。

【方义分析】方中人参补气扶正以固本;羌活、独活祛风散寒以解表,并能除湿止痛,共为君药。川芎祛风止痛活血;柴胡解表退热,以助羌活、独活之力而为臣药。桔梗、前胡、甘草祛痰止咳以照顾兼症;枳壳行气、化痰;茯苓健脾渗湿,以消除痰浊及兼症,共为佐药。加少量生姜、薄荷助发散表邪之力而为佐使药。诸药合用,正气足,外邪解,诸症得解。

【现代应用】临床常用于小儿外感发热、感冒、支气管炎、过敏性皮炎、荨麻疹、湿疹、皮肤瘙痒等属风寒夹湿者。

解表方知识拓展见表12-1。

表12-1　解表方知识拓展

方名	药物组成	功效	主治
川芎茶调散	川芎、荆芥、白芷、羌活、甘草、细辛、防风、薄荷、茶叶	祛风散寒止痛	外感风邪头痛症重者
升麻葛根汤	升麻、葛根、芍药、甘草	解表透疹	麻疹初起,疹发不畅
加减葳蕤汤	葳蕤(即玉竹)、桔梗、葱白、白薇、薄荷、淡豆豉、炙甘草、大枣	养阴清热	阴虚外感风热证
消风散	当归、生地黄、防风、蝉蜕、知母、苦参、胡麻仁、荆芥、苍术、牛蒡子、石膏、甘草、木通	疏散风热,滋阴养血,清热除湿	风疹、湿疹属风热火湿热所致者
鼻渊丸	苍耳子、辛夷、金银花、茜草、野菊花	祛风宣肺,清热解毒,通窍止痛	鼻塞鼻渊,通气不畅,流涕黄浊,嗅觉不灵,头痛,眉棱骨痛
双黄连口服液	金银花、连翘、黄芩	疏风解表,清热解毒	外感风热所致的感冒,症见发热、咳嗽、咽痛
正柴胡饮颗粒	柴胡、陈皮、防风、甘草、赤芍、生姜	发散风寒,解热止痛	外感风寒证;流感初起,轻度上呼吸道感染见风寒证者
辛芩颗粒	细辛、黄芩、荆芥、防风、白芷、苍耳子、黄芪、白术、桂枝、石菖蒲	祛风通窍,益气固表	肺气不足,风邪外袭证,鼻痒,喷嚏,流清涕,易感冒

续表

方名	药物组成	功效	主治
银黄口服液	金银花、黄芩	清热疏风,利咽解毒	外感风热、肺胃热盛证,咽干咽痛、喉核肿大、口渴发热
羚羊感冒片	羚羊角、牛蒡子、淡豆豉、金银花、荆芥、连翘、淡竹叶、桔梗、薄荷、甘草	清热解表	流行性感冒,发热恶风、头晕头痛、咳嗽、胸闷、咽喉肿痛

小结

麻黄汤、桂枝汤、九味羌活汤、香薷散虽然均属于发散风寒方,都有发散风寒功效,主治风寒表证,但因药物组成不同,各方功效又有差异。麻黄汤含发汗力强的麻黄、桂枝,侧重于发汗解表;并含苦杏仁,又能平喘,因此尤宜于外感风寒表实无汗而兼有喘咳者。桂枝汤以桂枝与芍药配伍为主,以调和营卫,适宜于风寒表证而有汗者。九味羌活汤既能发散风寒,又能除湿止痛,尤宜于风寒表证夹湿,见头身疼痛或头颈强痛等症者。香薷散兼能化湿和中,适合夏季外感风寒,内伤湿浊的阴暑证。

银翘散、桑菊饮均属发散风热方剂,能发散风热,主治风热表证。银翘散以银花、连翘为君药,两者既清热解毒,又发散风热,可见本方除发散风热外,还能清热解毒,除治风热表证外,更常用于温病卫分证。桑菊饮由桑叶、菊花、薄荷、苦杏仁、桔梗等药组成,除发散风热外,还能宣肺止咳,故主治风温初起,以咳嗽、发热为主症者。

柴葛解肌汤主治外感风寒,郁而化热证,证属太阳、少阳、阳明合病,较之单纯太阳表证有所不同。

败毒散为扶正祛邪代表方,既含补气扶正的人参、茯苓、甘草,又含发散风寒、除湿止痛的羌活、独活,而有益气固本、祛风散寒、除湿止痛功效,主治气虚外感风寒湿邪引起的表证。

解表方 思政及中医药文化

思考题

1. 解表方可分为哪几类?使用时应注意哪些方面?
2. 麻黄汤和桂枝汤的配伍特点、功效及主治有何区别?
3. 银翘散、桑菊饮具有什么功效?主治什么病证?

第一节
目标测试

(许利平)

第二节 和 解 方

第二节
教学课件

学习要求

1. **掌握** 和解方的概念、分类、使用注意;小柴胡汤、四逆散、逍遥散的组成、用法、功效、主治、配伍意义。
2. **熟悉** 半夏泻心汤的组成、功效、主治。
3. **了解** 大柴胡汤、蒿芩清胆汤、痛泻要方的功效、主治。

概述

凡具有和解少阳、调和肝脾、调和肠胃、表里双解等作用,主治少阳证、肝脾不和证、肠胃不和证以及表里同病的方剂,称为和解方。其属于"八法"中"和法"的范畴。

和解方原为少阳证而设。少阳属胆,而胆附于肝,与肝相表里,胆经发病可影响及肝,肝经发病也可影响及胆,且肝胆疾病又可累及脾胃,故和解方还包括治疗肝脾不和、肠胃不和证的方剂。此外,少阳病累及阳明而表现为少阳阳明同病者,所用治法也属"和法",也归于和解方中。因此,和解方分为和解少阳方、调和肝脾方、调和肠胃方及和解通里方4类。

1. **和解少阳方** 是由柴胡或青蒿与黄芩相配为主,佐以益气扶正、降逆止呕或行气、利湿之品,具有和解少阳等功效,主治伤寒少阳证的方剂。少阳证以往来寒热,胸胁苦满,默默不欲饮食,心烦喜呕,口苦,咽干,目眩,脉弦等为主要表现。代表方有小柴胡汤、蒿芩清胆汤等。

2. **调和肝脾方** 是由疏肝理气药与健脾药为主,配伍养血柔肝药等组成,具有调和肝脾等功效,主治肝脾不和证的方剂。肝脾不和证以情志抑郁,胸闷不舒,脘腹胁肋胀痛,食少痛泻,月经不调,乳房作胀等为主要表现。代表方有四逆散、逍遥散、痛泻要方等。

3. **调和肠胃方** 是由辛温药(半夏、干姜等)与苦寒药(黄连、黄芩等)组成,以辛开苦降法为主,配伍补气药,具有调和肠胃等功效,主治肠胃不和证的方剂。肠胃不和证以心下痞满,恶心呕吐,肠鸣下利等为主要表现。代表方有半夏泻心汤等。

4. **和解通里方** 是由和解药配伍通里泻下药、清热药或温里药为主组成,具有表里同治作用,主治少阳阳明同病的方剂。少阳之邪未解而肠胃又有实积,里热已盛,临床兼具相应的少阳证及里实证的症状。代表方有大柴胡汤等。

和解方组方配伍较为独特,多祛邪与扶正、透表与清里、疏肝与健脾、温里与清热等兼顾,性质平和,作用和缓,照顾全面,故其主治病证较为复杂,适用范围较为广泛。

使用注意:此类方剂毕竟以祛邪为主,平调之中多有侧重,纯虚者不宜使用。邪气不在半表半里,或邪气完全入里者,亦不宜使用。

小 柴 胡 汤
《伤寒论》

【组成】柴胡 24g 黄芩 9g 人参 9g 炙甘草 6g 半夏 9g 生姜 9g 大枣 4 枚

【用法】水煎,去滓,再煎,1 日 1 剂,分 3 次温服。

【功效主治】和解少阳。主治:①伤寒少阳证,症见往来寒热,胸胁苦满,默默不欲饮食,心烦喜呕,口苦,咽干,目眩,舌苔薄白,脉弦;②热入血室,以及疟疾、黄疸等病而见少阳证者。

【方义分析】方中柴胡苦辛微寒,入肝胆经,透达、清解少阳之邪气,疏利少阳经气之郁滞,故重用为君药。黄芩苦寒,清泄少阳之蕴热,作为臣药。两药相配,外散内清,和解少阳。胆热犯胃,胃失和降,故以半夏、生姜和胃降逆以止呕;人参、大枣、炙甘草益气健脾,一则扶正以助祛邪,使病邪直从外解;一则实里以御邪内传,使正盛而邪无向里之机,均为佐药。炙甘草调和诸药,兼为使药。诸药合用,以祛邪为主,兼顾正气,以治少阳为主,兼和胃气,共成和解少阳之剂。本方为和解少阳的主方,故妇人热入血室、疟疾、黄疸等有少阳病证者,均可用本方治疗。

【现代应用】临床常用于感冒、流行性感冒、疟疾、慢性肝炎、肝硬化、急慢性胆囊炎、胆石症、急性胰腺炎、胸膜炎、中耳炎、急性乳腺炎、睾丸炎、胆汁反流性胃炎、胃溃疡属少阳证者。

蒿芩清胆汤
《重订通俗伤寒论》

【组成】青蒿 6g　黄芩 6g　竹茹 9g　半夏 6g　赤茯苓 9g　生枳壳 6g　陈皮 6g　碧玉散(滑石、甘草、青黛)9g

【用法】水煎服。

【功效主治】清胆利湿,和胃化痰。主治少阳湿热证,症见寒热如疟,寒轻热重,口苦胸闷,吐酸苦水,胁肋胀痛,小便黄少,舌红苔腻微黄,脉数。

【方义分析】青蒿苦寒芳香,清透少阳邪热;黄芩苦寒,善清胆热,并能燥湿,两药共为君药。竹茹善清胆胃之热,化痰止呕;生枳壳下气宽胸,消痰除痞;半夏燥湿化痰,和胃降逆;陈皮理气化痰,宽胸畅膈;四药共为臣药。赤茯苓、碧玉散清热利湿,导邪从小便而出,为佐使药。上述配伍使胆热清,痰湿化,气机畅,胃气和。

【现代应用】临床常用于肠伤寒、急性胆囊炎、急性黄疸型肝炎、胆汁反流性胃炎、疟疾、钩端螺旋体病等属少阳湿热痰浊内阻者。

四 逆 散
《伤寒论》

【组成】炙甘草　枳实　柴胡　白芍各 12g

【用法】水煎服。

【功效主治】透邪解郁,疏肝理脾。主治阳郁厥逆证,症见手足不温,或腹痛,或泄利下重,脉弦。也治肝脾气郁证,见胁肋胀闷,脘腹疼痛,脉弦者。

【方义分析】"四逆"乃手足不温之意。此四逆乃阳气郁结所致。本方柴胡升发阳气,疏肝解郁,为君药。白芍敛阴养血柔肝为臣,配合柴胡补养肝血,条达肝气。佐以枳实理气解郁,泻热破结。使以炙甘草调和诸药,益脾和中。全方共奏疏肝理脾解郁之功。

【现代应用】临床常用于慢性肝炎、胆囊炎、胆石症、肋间神经痛、胃炎、附件炎等辨证属肝胆气郁、肝脾不和者。

逍 遥 散
《太平惠民和剂局方》

【组成】当归　茯苓　白芍　白术　柴胡各 30g　炙甘草 15g

【用法】上药为粗末,每次取 6g,加生姜 1 块(切破)、薄荷少许,水煎服,不拘时候。或作汤剂,水煎服。亦有丸剂,每次 6~9g,日服 2 次。

【功效主治】疏肝解郁,健脾养血。主治肝郁血虚脾弱证,症见两胁胀痛,头痛目眩,口燥咽干,神疲食少,或月经不调,乳房胀痛,舌淡,脉弦而虚。

【方义分析】方用柴胡疏肝解郁,作为君药。当归、白芍养血柔肝,补肝体以助肝用,共为臣药。君臣相配,使疏中有养,气血调和。白术、茯苓、炙甘草健脾益气,既能实土以御木侮,又使营血生化有源;用法中加少许薄荷,助柴胡疏肝而散郁热,生姜协白术、茯苓和中,且能辛散达郁,共为佐药。炙甘草调和诸药,兼为使药。诸药配合,治肝顾脾,气血兼调,气郁得疏,血虚得养,运化复健,则诸症可痊。

女子以肝为先天,肝郁血虚、肝脾不和易致月经不调,所以本方又是妇科调经的常用方。

【现代应用】临床常用于慢性肝炎、早期肝硬化、胃及十二指肠溃疡、慢性胃炎、胃肠神经症、经前期紧张症、乳腺小叶增生、围绝经期综合征、抑郁症、盆腔炎、子宫肌瘤、不孕症、黄褐斑等属肝郁血虚脾弱者。

痛 泻 要 方
《丹溪心法》

【组成】白术 30g　白芍 20g　陈皮 15g　防风 10g

【用法】水煎服。

【功效主治】补脾柔肝,止痛止泻。主治脾虚肝旺之痛泻,症见肠鸣腹痛,大便泄泻,泻前腹痛,泻后痛缓,苔薄白脉弦。

【方义分析】此种痛泻证由土虚木乘,肝脾不和所致,治当补脾益肝,祛湿止泻。方中白术补脾燥湿,为君药。白芍酸寒,柔肝缓急止痛,为臣药。陈皮理气燥湿,醒脾和胃,为佐药。防风具升散之性,辛能散肝郁,香能悦脾气,且有风能胜湿以助止泻之功,兼具佐使之用。四药配合,可补脾胜湿而止泻,柔肝理气而止痛,脾健肝柔,痛泻自止。

【现代应用】临床常用于急慢性肠炎、肠易激综合征等属肝郁脾虚者。

半 夏 泻 心 汤
《伤寒论》

【组成】半夏 12g　黄芩　干姜　人参各 9g　黄连 3g　大枣 4 枚　炙甘草 9g

【用法】水煎,去渣,再煎,1 日 1 剂,分 3 次温服。

【功效主治】寒热平调,消痞散结。主治寒热互结之痞证,症见心下痞满,但满而不痛,或干呕,或呕吐,肠鸣下利,舌苔薄黄而腻,脉弦数。

【方义分析】方中以辛温之半夏为君,散结除痞,降逆止呕。配伍干姜之辛热开结,温中散寒;黄芩、黄连之苦寒降泄,清热除痞,共为臣药。半夏、干姜与黄连、黄芩相配,辛开苦降,调和寒热。佐以人参、大枣、炙甘草甘温益气,健脾补虚。炙甘草又能调和诸药,兼为使药。全方苦辛并进以顺其升降,温清同用以和其寒热,补泻兼施以调其虚实。使正虚得复,寒热得解,升降复常,则痞满呕利自愈。

【现代应用】临床常用于急慢性胃炎、消化性溃疡、慢性肠炎、神经性呕吐、消化不良、慢性肝炎、早期肝硬化、口腔溃疡等属虚实错杂、寒热互结、升降失常者。

大 柴 胡 汤
《伤寒论》

【组成】柴胡 12g　黄芩 9g　芍药 9g　半夏 9g　生姜 15g　大枣 4 枚　大黄 6g　枳实 9g

【用法】水煎,去渣,再煎,1 日 1 剂,分 3 次温服。

【功效主治】和解少阳,内泻热结。主治少阳与阳明合病,症见往来寒热,胸胁苦满,呕不止,郁郁微烦,心下痞硬,或心下满痛,大便不解或下利,舌苔黄,脉弦数有力。

【方义分析】方中重用柴胡为君,配伍黄芩为臣,和解清热,以除少阳之邪。轻用大黄并配枳实泻热攻下,以除阳明热结,亦为臣药。芍药缓急止痛,半夏、生姜降逆止呕,共为佐药。大枣和中调药,为使药。诸药合用,和解为主,兼以泻下,可使少阳与阳明之病邪得以双解。

本方系小柴胡汤去人参、甘草,加大黄、枳实、芍药而成。小柴胡汤为治少阳病的主方,因兼阳明腑实,故减去益气补脾的人参、甘草,加入大黄、枳实和芍药以泻下热结。

【现代应用】临床常用于急性胆囊炎、胆石症、急慢性胰腺炎、胆道蛔虫症、胃及十二指肠溃疡等属少阳阳明合病者。

和解方知识拓展见表 12-2。

表 12-2 和解方知识拓展

方名	药物组成	功效	主治
葛根黄芩黄连汤	葛根、甘草、黄芩、黄连	解表清里	表证未解,热邪入里之下利
防风通圣散	防风、川芎、当归、芍药、大黄、薄荷、麻黄、连翘、芒硝、石膏、黄芩、桔梗、滑石、甘草、荆芥、白术、栀子	疏风解表,清热通便	风热壅盛,表里俱实证

小结

和解方适用于少阳、肝脾、肠胃不和之证。

小柴胡汤、蒿芩清胆汤和大柴胡汤均为和解少阳的方剂。小柴胡汤为和解少阳的主方,主治伤寒少阳证见往来寒热,胸胁苦满,默默不欲饮食,心烦喜呕,口苦,咽干,目眩,脉弦等症。蒿芩清胆汤能清胆利湿,和胃化痰,主治湿热之邪痰阻少阳证见寒热如疟,寒轻热重,口苦胸闷,吐酸苦水,胁肋胀痛,小便黄少,舌红苔腻微黄,脉数等症。大柴胡汤是在小柴胡汤证基础上同时伴有阳明热结,胃肠积滞,所以去掉补脾益气之人参、炙甘草,加上清热通里攻下的大黄、枳实和芍药,为和解少阳而又通里攻下的代表方。

逍遥散、四逆散和痛泻要方为调和肝脾的方剂,四逆散能透邪解郁,疏肝理脾,主治阳郁厥逆证见手足不温,或腹痛,或泄利下重,脉弦;也治肝脾气郁证见胁肋胀闷,脘腹疼痛,脉弦者。逍遥散乃疏肝解郁的代表方,疏肝兼以健脾,又有养血作用,主治肝郁血虚脾弱证,症见两胁胀痛,头痛目眩,口燥咽干,神疲食少,或月经不调,乳房胀痛,舌淡,脉弦而虚。痛泻要方能补脾柔肝,以治脾为主,用于脾虚肝实之痛泻见肠鸣腹痛,大便泄泻,泻前腹痛,泻后痛缓,苔薄白脉弦者。

和解方 思政及中医药文化

半夏泻心汤为调和肠胃之方,具有和胃降逆、消痞除满作用。主要用于胃脘部痞满不舒,或见干呕,或呕吐,肠鸣下利等症。

思考题

1. 小柴胡汤的配伍意义、功效及主治是什么?
2. 逍遥散中柴胡配伍当归、白芍的意义是什么?
3. 半夏泻心汤的临床适应证和现在临床应用是什么?

（秦旭华）

第三节　清　热　方

学习要求

1. **掌握**　清热方的概念、分类、使用注意；白虎汤、龙胆泻肝汤、左金丸、香连丸的组成、用法、功效、主治、配伍意义。
2. **熟悉**　青蒿鳖甲汤的组成、功效、主治。
3. **了解**　清营汤、导赤散、黄连解毒汤、五味消毒饮、普济消毒饮、仙方活命饮、清热地黄汤的功效、主治。

概述

凡由清热药组成，具有清热、泻火、凉血、解毒、退虚热作用，主治里热证的方剂，称为清热方。其属于"八法"中"清法"的范畴。

里热证的成因不外乎外感与内伤两方面。外感六淫，入里化热，或五志过极，脏腑偏盛，均可形成里热证。其证候复杂，有热在气分、营血分之别，实热、虚热之异，治法用方亦各不相同，因此，清热方相应地分为清气分热方、清营凉血方、清脏腑热方、清热解毒方和清虚热方5类。

1. **清气分热方**　是由清热泻火药为主组成，具有清热泻火等功效，主治热在气分之证的方剂。热在气分证以高热、多汗、口渴、脉洪大等为主要表现。代表方有白虎汤等。

2. **清营凉血方**　是由清热凉血药为主组成，具有清营凉血功效，主治邪热传营、热入血分证的方剂。邪热传营可见身热夜甚，时有谵语，或斑疹隐隐，舌质红绛等症；热入血分则见各种出血，以及斑疹紫黑、谵妄如狂、舌质深绛等症。代表方有清营汤、清热地黄汤等。

3. **清脏腑热方**　是由清热泻火、解毒或清热燥湿药为主组成，具有清脏腑火热或清热燥湿功效，主治脏腑火热病证的方剂。脏腑热病证临床主要表现依热在脏腑不同而有不同表现，如热在心可见心烦、口疮、尿赤；热在肝胆可见头胁痛，阴痒带下；热在胃肠可见呕吐、痢疾、泄泻等。代表方有龙胆泻肝汤、左金丸、香连丸、导赤散等。

4. **清热解毒方**　是由清热解毒药为主组成，具有清热解毒功效，主治温病或疮疡肿毒等各种热毒病证的方剂。热毒病证可表现为烦热、谵语、吐衄、发斑或疮疡疔毒等。代表方有黄连解毒汤、五味消毒饮、普济消毒饮、仙方活命饮等。

5. **清虚热方**　是由清虚热药和补阴药为主组成，具有清虚热、养阴液等功效，主治虚热证的方剂。热病后期，邪热未尽，阴液已伤者，主要表现为夜热早凉、热退无汗等；内伤杂病，肝肾不足，阴虚内热者，临床可见骨蒸潮热，或发热盗汗等。代表方有青蒿鳖甲汤等。

使用注意：①正确掌握使用原则，清热方一般在表证已解，邪热入里，且里热虽盛，尚未结实的情况下方可使用。②应辨明里热证的性质、所在部位及病变阶段，根据实热或虚热、在脏或在腑、在气或在营血分的不同,正确立法选方。③应分清热证真假,切不可误用于真寒假热证。④清热方所用寒凉药易伤阳败胃,故不宜过量久服,必要时可配伍健脾和胃之品,对素体阳虚者尤应注意。⑤对于热盛拒药,服清热方入口即吐者,可少佐辛温之品,或采取凉药热服的方法。

白 虎 汤
《伤寒论》

【组成】石膏 50g 知母 18g 炙甘草 6g 粳米 15g

【用法】水煎至米熟汤成,1 日 1 剂,分 2 次去滓温服。

【功效主治】清热生津。主治阳明气分热盛证,症见壮热面赤,烦渴引饮,汗出恶热,脉洪大有力。

【方义分析】方中生石膏辛甘大寒,善清阳明气分之热,并能止渴除烦,为君药。知母苦寒质润,清热生津,为臣药。石膏与知母相须为用,清热除烦、生津止渴之力尤强。粳米、炙甘草益胃护津,以防君臣药大寒伤中,炙甘草又能调和诸药,共为佐使。诸药配伍,共成清热生津之剂。

【现代应用】临床常用于流感、流行性乙型脑炎、流行性出血热、大叶性肺炎、脓毒血症、糖尿病、银屑病、中暑、风湿性关节炎、小儿夏季热、产后高热、口腔溃疡等属气分或阳明热盛者。

清 营 汤
《温病条辨》

【组成】水牛角 30g 生地黄 15g 玄参 9g 竹叶心 3g 麦冬 9g 丹参 6g 黄连 5g 银花 9g 连翘 6g

【用法】水煎服。1 日 1 剂,分 2 次温服。

【功效主治】清营解毒,透热养阴。主治热入营分证,症见身热夜甚,心烦不眠,时有谵语,口渴或不渴,或斑疹隐隐,舌绛而干,脉细数。

【方义分析】方用苦咸性寒之水牛角清热凉血解毒,作为君药。配伍甘寒之玄参、生地黄、麦冬清热养阴,共为臣药。君臣相合,清营热而滋营阴,祛邪扶正兼顾。银花、连翘清热解毒,透热于外,使营分热邪转出气分而解,此即叶天士所说"入营犹可透热转气"之理;黄连、竹叶心专清心热;丹参凉血活血,以防热与血结,均为佐药。诸药合用,共奏清营解毒、泄热养阴之效。

【现代应用】临床常用于流行性乙型脑炎、流行性脑脊髓膜炎、败血症、肠伤寒、银屑病、手足口病、药物性皮炎或其他热病属热入营分者。

清热地黄汤
出自《备急千金要方》原方犀角地黄汤

【组成】水牛角 30g 生地黄 24g 芍药 12g 牡丹皮 12g

【用法】水煎服。1 日 1 剂,分 2 次温服。

【功效主治】清营解毒,凉血散瘀。主治热入血分证,症见身热谵语,斑疹紫黑,或喜忘如狂,大便色黑易解,漱口不欲咽,舌绛起刺,脉象细数。

【方义分析】方用苦咸性寒之水牛角清心肝而解热毒,直入血分而凉血,作为君药。配伍甘苦性寒之生地黄清热凉血,养阴生津,既可复已失之阴血,又可助水牛角解毒止血,为臣药。芍药、牡丹皮清热凉血,活血散瘀,共为佐使药。诸药合用,共奏清热解毒、凉血散瘀之效。

【现代应用】临床常用于急性黄疸型肝萎缩、肝性脑病、弥散性血管内凝血、尿毒症、慢性肾衰竭、紫癜、急性白血病、银屑病、红斑狼疮、败血症属血热毒盛者。

龙胆泻肝汤
录自《医方集解》

【组成】龙胆 6g　黄芩 9g　栀子 9g　泽泻 9g　木通 6g　当归 3g　生地黄 9g　柴胡 6g　生甘草 6g　车前子 9g

【用法】水煎服。1 日 1 剂,分 2 次温服。

【功效主治】清肝胆实火,泻下焦湿热。主治:①肝胆实火上炎证,症见头痛目赤,胁痛,口苦,耳聋,耳肿,舌红苔黄,脉弦数有力;②肝经湿热下注证,症见阴肿,阴痒,阴汗,小便淋浊,或妇女带下黄臭,舌红苔黄腻,脉弦数有力。

【方义分析】方中龙胆大苦大寒,上泻肝胆实火,下清肝经湿热,为君药。黄芩、栀子苦寒泻火,兼以燥湿,增强君药清热除湿之功,共为臣药。车前子、木通、泽泻清利湿热,引湿热从小便而出;肝为藏血之脏,肝经实火易伤阴血,上述苦燥渗利之品亦易伤阴,故配生地黄、当归滋阴补血,使祛邪而不伤正;肝喜条达而恶抑郁,火邪内郁则肝气不舒,大剂苦寒降泄又恐肝气被抑,故用柴胡舒畅肝胆气机,以上六味皆为佐药。生甘草调和诸药,为使药。诸药合用,使火降热清,湿浊得消,则诸症可愈。

【现代应用】临床常用于急性结膜炎、虹膜睫状体炎、外耳道疖肿、鼻窦炎、偏头痛、高血压、头部湿疹、急性黄疸型肝炎、急慢性胆囊炎、急性肾盂肾炎、急性膀胱炎、尿道炎、盆腔炎、外阴炎、睾丸炎、腹股沟淋巴结炎以及带状疱疹等属肝经实火、湿热为患者。

左　金　丸
《丹溪心法》

【组成】黄连 180g　吴茱萸 30g

【用法】上药为末,水丸或蒸饼为丸。每次 2~3g,开水送下,1 日 2~3 次。亦可作汤剂,用量参考原方比例酌定,1 日 1 剂,分 2 次温服。

【功效主治】清泻肝火,降逆止呕。主治肝火犯胃证,症见胁肋疼痛,嘈杂吞酸,呕吐口苦,舌红苔黄,脉弦数。

【方义分析】方中重用苦寒之黄连为君,一方面泻肝火,一方面清胃火,肝火得清自不横逆犯胃,胃火得降则其气自和。然气郁化火之证,纯用苦寒恐郁结不开,又虑折伤中阳,故反佐以辛热疏利的吴茱萸,疏肝开郁,下气降逆,并制黄连之寒,使泻火而无凉遏之弊。吴茱萸性虽热,但因黄连用量为其 6 倍,故无助热之弊。两药相配,肝胃同治,苦降辛开,寒热并投,相反相成,共奏清泻肝火、降逆止呕之效。

【现代应用】临床常用于急慢性胃炎、食管炎、消化性溃疡、胆汁反流性胃炎、浅表性胃炎、胆囊炎等属肝火犯胃者。

香　连　丸
《太平惠民和剂局方》

【组成】萸黄连 800g　木香 200g

【用法】上药黄连用吴茱萸 400g 同炒令赤,去吴茱萸不用,与木香同研末,醋糊为丸,每次 3~6g,一日 2 次,饭饮吞下。

【功效主治】清热燥湿,行气止痛。主治湿热痢疾,症见大便脓血,腹痛,里急后重,舌红苔黄腻,脉数。

【方义分析】方中重用苦寒之黄连清热燥湿,为治湿热泻痢要药。由于黄连苦寒之性太大,与辛苦热之吴茱萸同炒以反佐,既可防止其苦寒太过,又可助黄连燥湿止泻作用,为君药。由于湿热痢疾每有腹痛,故用辛苦温之木香行大肠气滞以止痛,调气则后重自除。两药相配,寒热并投,相反相成,共奏清热燥湿,行气止痛之功。

【现代应用】临床常用于细菌性痢疾、急性肠炎、溃疡性结肠炎、消化性溃疡等属湿热偏盛者。

导 赤 散
《小儿药证直诀》

【组成】生地黄 木通 生甘草梢各 6g

【用法】上药为末,每次 9g,用水 150ml,入竹叶,同煎至 80ml,1 日 1 剂,分 2 次温服。

【功效主治】清心利水通淋。主治心经火热证,症见心胸烦热,口渴面赤,口舌生疮;或心移热于小肠,小便短涩不畅,尿时刺痛,舌红,脉数。

【方义分析】方中木通味苦性寒,清心降火,利水通淋,为君药。生地黄甘凉而润,清热凉血,兼能养阴,与木通配合,利水而不伤阴,补阴而不敛邪,为臣药。竹叶清心除烦,利水通淋,生甘草用梢者,直达茎中而止淋痛,并能调和诸药,且可防木通、生地黄寒凉伤胃,为佐使药。诸药合用,共奏清心利水通淋之功。

【现代应用】临床常用于口腔溃疡、急慢性泌尿系感染、肥大型前列腺炎、手足口病、婴儿湿疹等属实热内蕴者。

黄连解毒汤
崔氏方,录自《外台秘要》

【组成】黄连 9g 黄芩 黄柏各 6g 栀子 9g

【用法】水煎服。1 日 1 剂,分 2 次温服。

【功效主治】泻火解毒。主治三焦火毒热盛证,症见大热烦躁,口燥咽干,错语不眠;或血热吐血、衄血、发斑;或身热下利,湿热黄疸;或外科痈疡疔毒,小便黄赤,舌红苔黄,脉数有力。

【方义分析】方中以大苦大寒之黄连清泻心火,兼泻中焦之火,作为君药。臣以黄芩清上焦之火,佐以黄柏泻下焦之火,使以栀子通泻三焦,导热下行,使火热从下而去。四药苦寒直折,令火邪去而热毒解,则诸症可愈。

【现代应用】临床常用于败血症、脓毒血症、急性细菌性痢疾、急性肠炎、急性黄疸型肝炎、肺炎、泌尿系感染、流行性脑脊髓膜炎、流行性乙型脑炎、糖尿病、肛周脓肿、痤疮等属热毒炽盛者。

五味消毒饮
《医宗金鉴》

【组成】金银花 20g 野菊花 蒲公英 紫花地丁 紫背天葵子各 15g

【用法】水煎,加酒一二匙再滚二三沸。1 日 1 剂,分 2 次温服。

【功效主治】清热解毒,消散疔疮。主治疔疮,症见疮形如粟,坚硬根深,状如铁钉,以及痈疡疖肿,红肿热痛,舌红苔黄,脉数。

【方义分析】方中金银花清热解毒,消散痈肿,故重用为君药。紫花地丁、紫背天葵子、蒲公英、野菊花均为清热解毒、治疗痈疮疔毒之要药,用作臣药。各药合用,清热解毒之力甚强。加酒少量以助药势,行血脉为使,可以加强消散疔疮之效。

【现代应用】临床常用于毛囊炎、疖、痈、智齿冠周炎、化脓性骨髓炎、痤疮、宫颈炎以及各种皮肤局部炎症疾患属热毒壅聚者。

普济消毒饮
《东垣试效方》

【组成】黄芩　黄连　陈皮　甘草　玄参　柴胡　桔梗各6g　连翘　板蓝根　马勃　牛蒡子　薄荷各3g　僵蚕　升麻各2g

【用法】水煎。1日1剂,分2次温服。或上药为末,汤调,时时服之,或蜜拌为丸,嚼化。

【功效主治】清热解毒,疏散风热。主治大头瘟病,症见恶寒发热,头面红肿焮痛,目不能开,咽部红肿疼痛,舌燥口渴,舌红苔白兼黄,脉浮数有力。

【方义分析】方中重用黄连、黄芩清热泻火,祛上部热毒,为君药。牛蒡子、薄荷、连翘、僵蚕疏散头面风热;玄参、马勃、板蓝根可上行加强清热解毒作用,共为臣药。甘草、桔梗载药上行并清利咽喉;升麻、柴胡疏散风热;陈皮理气而疏通壅滞;甘草又调和诸药,共为佐使药。诸药合用,共奏清热解毒,疏散风热之功。

【现代应用】临床常用于腮腺炎、丹毒、急性化脓性扁桃体炎、急性淋巴结炎、急性上呼吸道感染、急性化脓性中耳炎、流行性出血热、带状疱疹等属风热毒邪上攻者。

仙方活命饮
《校注妇人良方》

【组成】白芷　贝母　防风　赤芍　当归　甘草　皂角刺　穿山甲　天花粉　乳香　没药各6g　金银花25g　陈皮9g

【用法】水煎。1日1剂,分2次温服。

【功效主治】清热解毒,散结消肿,活血止痛。主治痈疡肿毒初起,症见红肿焮痛,或身热凛寒,苔薄白或黄,脉数有力。

【方义分析】方中以金银花清热解毒,消散痈肿并兼散热,故重用为君药。臣以当归、赤芍、乳香、没药、陈皮行气通络,活血祛瘀,活血止痛。白芷、防风疏风解表,散结消肿,天花粉、贝母清热化痰排脓,穿山甲、皂角刺解毒消肿排脓,以上同为佐药。甘草清热解毒,并调和诸药,为使药。诸药合用,共奏清热解毒,化瘀散结,疏风消肿之功。

【现代应用】临床常用于化脓性炎症,如蜂窝织炎、化脓性扁桃体炎、毛囊炎、疖、痈、深部脓肿、消化性溃疡、反流性食管炎、阑尾炎、宫颈炎、扁桃体脓肿等属热毒壅盛者。

青蒿鳖甲汤
《温病条辨》

【组成】青蒿6g　鳖甲15g　生地黄12g　知母6g　牡丹皮9g

【用法】水煎服。1日1剂,分2次温服。

【功效主治】养阴透热。主治温病后期,阴液已伤,余热未清证,症见夜热早凉,热退无汗,舌红苔少,脉细数。

【方义分析】方中青蒿苦辛性寒而芳香,能清热透邪;鳖甲咸寒,能直入阴分,滋阴退热,两药相合,透热而不伤阴,滋阴而不恋邪,有相得益彰之妙,共为君药。吴鞠通谓:"此方有先入后出之妙,青蒿不能直入阴分,有鳖甲领之入也;鳖甲不能独出阳分,有青蒿领之出也。"生地黄、知母滋阴清热,助鳖甲养阴退热,均为臣药。牡丹皮凉血清热,助青蒿透泄阴分之伏热,作为佐药。五药合用,滋补已伤之阴液,清透阴分之伏热,标本兼顾,诸症可愈。

【现代应用】临床常用于感染性疾病后期低热不退、术后低热、癌症发热、原因不明的发热、围绝经期综合征、小儿夏季热、结核病等属阴虚内热者。

清热方知识拓展见表12-3。

表 12-3　清热方知识拓展

方名	药物组成	功效	主治
竹叶石膏汤	竹叶、石膏、半夏、麦冬、人参、甘草、粳米	清热生津,益气和胃	伤寒、温病、暑病余热未清,气津两伤证
凉膈散	连翘、栀子、黄芩、大黄、芒硝、薄荷、炙甘草、竹叶、蜜	泻火通便,清上泄下	上中二焦邪郁生热证
清瘟败毒饮	石膏、生地黄、水牛角、黄连、栀子、桔梗、黄芩、知母、赤芍、玄参、连翘、甘草、牡丹皮、竹叶	清热解毒,凉血泻火	温病气血两燔证
泻白散	桑白皮、地骨皮、炙甘草、粳米	清热泻肺,平喘止咳	肺热喘咳证
苇茎汤	苇茎、薏苡仁、桃仁、冬瓜子	清肺化痰,逐瘀排脓	肺痈
清胃散	生地黄、当归身、牡丹皮、黄连、升麻	清胃凉血	胃热牙痛,牙宣出血
玉女煎	石膏、熟地黄、知母、麦冬、牛膝	清胃热,滋肾阴	胃热阴虚证
芍药汤	芍药、当归、大黄、黄连、黄芩、木香、槟榔、官桂、甘草	清热燥湿,调气和血	湿热痢疾
泻心汤	大黄、黄连、黄芩	泻火消痞	邪火内炽,迫血妄行的出血证
六神丸	珍珠粉、牛黄、麝香、雄黄、蟾酥、冰片	清热解毒,止痛	热毒壅盛之咽喉肿痛或溃疡,白喉,扁桃体炎,口疮,痈疽,疔疮,小儿高热抽搐
抗病毒口服液	板蓝根、石膏、芦根、地黄、郁金、知母、石菖蒲、广藿香、连翘	清热解毒,凉血祛湿	风热感冒,温病发热及上呼吸道感染,流感、腮腺炎等病毒感染
茵栀黄口服液	茵陈、栀子、黄芩、金银花	清热解毒,利湿退黄	肝胆湿热之黄疸,面目俱黄,胸胁胀痛,恶心呕吐,小便黄赤
黄连上清丸	黄连、栀子、连翘、蔓荆子、防风、荆芥穗、白芷、黄芩、菊花、薄荷、大黄、黄柏、桔梗、川芎、石膏、旋覆花、甘草	散风清热,泻火止痛	风热上攻,肺胃热盛之头晕目眩,暴发火眼,牙龈疼痛,口舌生疮,咽喉肿痛,耳鸣耳聋,大便秘结,小便短赤
当归六黄汤	当归、生地黄、熟地黄、黄芩、黄连、黄柏、黄芪	滋阴泻火,固表止汗	阴虚火旺之盗汗
清骨散	银柴胡、胡黄连、秦艽、炙鳖甲、地骨皮、青蒿、知母、甘草	清虚热,退骨蒸	肝肾阴亏,虚火内扰,骨蒸潮热
六一散	滑石、甘草	清暑利湿	暑湿证
清暑益气汤	西瓜翠衣、西洋参、石斛、麦冬、黄连、竹叶、荷梗、知母、甘草、粳米	清暑益气,养阴生津	中暑受热,气津两伤证
牛黄上清丸	人工牛黄、薄荷、菊花、荆芥穗、白芷、川芎、栀子、黄连、黄柏、黄芩、大黄、连翘、赤芍、当归、地黄、桔梗、甘草、石膏、冰片	清热泻火,散风止痛	热毒内盛,风火上攻致头痛眩晕,目赤耳鸣,咽喉肿痛,口舌生疮,牙龈肿痛,大便秘结
清开灵口服液	胆酸、猪去氧胆酸、黄芩苷、水牛角、金银花、栀子、板蓝根、珍珠母	清热解毒,镇静安神	外感风热时毒,火毒内盛所致高热不退,烦躁不安,咽喉肿痛,舌质红绛,苔黄,脉数者

续表

方名	药物组成	功效	主治
葛根芩连汤	葛根、黄芩、黄连、炙甘草	解肌透表,清热解毒,利湿止泻	湿热蕴结所致的泄泻腹痛,便黄而黏,肛门灼热;以及风热感冒所致发热恶风、头痛身痛
清瘟解毒丸	大青叶、连翘、玄参、天花粉、桔梗、牛蒡子(炒)、羌活、防风、葛根、柴胡、黄芩、白芷、川芎、赤芍、甘草、淡竹叶	清瘟解毒	外感时疫,憎寒壮热,头痛无汗,口渴咽干,痄腮,大头瘟

小结

　　清热方共介绍正方12首。白虎汤为清气分邪热的代表方,能清热生津,主治阳明气分热盛证,症见壮热面赤,烦渴引饮,汗出恶热,脉洪大有力。清营汤与清热地黄汤为清营凉血方。其中清营汤为清营凉血的常用方,有清营解毒,透热养阴之功,主治热入营分证,症见身热夜甚,心烦不眠,时有谵语,口渴或不渴,或斑疹隐隐,舌绛而干,脉象细数;清热地黄汤能清营解毒,凉血散瘀,主治热入血分证,症见身热谵语,斑疹紫黑,或喜忘如狂,大便色黑易解,漱口不欲咽,舌绛起刺,脉象细数。上三方分别为外感温病邪热壅盛在气分和热入营血的代表方。

　　龙胆泻肝汤、左金丸、香连丸、导赤散均为清脏腑热方。其中龙胆泻肝汤能清肝胆实火,泻下焦湿热,既治肝胆实火上炎证,症见头痛目赤,胁痛,口苦,耳聋,耳肿,舌红苔黄,脉弦数有力;又治肝经湿热下注证,症见阴肿,阴痒,阴汗,小便淋浊,或妇女带下黄臭,舌红苔黄腻,脉弦数有力。左金丸有清泻肝火,降逆止呕之功,主治肝火犯胃证,症见胁肋疼痛,嘈杂吞酸,呕吐口苦,舌红苔黄,脉弦数。香连丸善清热化湿,行气止痛,主治湿热痢疾,症见大便脓血,腹痛,里急后重,舌红苔黄腻,脉数。导赤散能清心利水通淋,主治心经火热证,症见心胸烦热,口渴面赤,口舌生疮;或心移热于小肠,小便短涩不畅,尿时刺痛,舌红,脉数。上四方分别为清不同脏腑火热或湿热的代表方。

　　黄连解毒汤、五味消毒饮、仙方活命饮与普济消毒饮均为清热解毒方,均有清热解毒作用,均治热毒病证。其中黄连解毒汤功善泻火解毒,主治三焦火毒热盛证,症见大热烦躁,口燥咽干,错语不眠;或血热吐血、衄血、发斑;或身热下利,湿热黄疸;或外科痈疡疔毒,小便黄赤,舌红苔黄,脉数有力。五味消毒饮功以清热解毒,消散疔疮见长,主治疔疮,症见疮形如粟,坚硬根深,状如铁钉,以及痈疮疖肿,红肿热痛,舌红苔黄,脉数。仙方活命饮能清热解毒,散结消肿,活血止痛,主治痈疡肿毒初起,症见红肿焮痛,或身热凛寒,苔薄白或黄,脉数有力。普济消毒饮具有清热解毒,疏散风热之功,主治大头瘟病,症见恶寒发热,头面红肿焮痛,目不能开,咽部红肿疼痛,舌燥口渴,舌红苔白兼黄,脉浮数有力。上四方为治疗不同热毒病证的代表方。

清热方　思政及中医药文化

　　青蒿鳖甲汤功能养阴透热,主治温病后期,阴液已伤,余热未清证,症见夜热早凉,热退无汗,舌红苔少,脉细数。

思考题

1. 使用清热方时应注意哪些事项?
2. 白虎汤的证治要点和方剂配伍特点是什么?
3. 试分析龙胆泻肝汤配伍生地黄、当归和柴胡的意义。
4. 试述黄连解毒汤、五味消毒饮和仙方活命饮的功效、主治。

第三节
目标测试

（金华）

第四节 泻下方

学习要求

1. **掌握** 泻下方的概念、分类、使用注意；大承气汤的组成、用法、功效、主治、配伍意义。

2. **了解** 大黄牡丹汤、大黄附子汤、麻子仁丸、十枣汤、黄龙汤的功效、主治。

第四节
教学课件

概述

凡以泻下药为主组成，具有通便、泻热、攻积、逐水等作用，主治里实证的方剂，称为泻下方。其属于"八法"中"下法"的范畴。

泻下方为里实证而设，由于里实证的病因不同，证候表现有热结、寒结、燥结、水结的不同，患者体质又有虚实的差异，故泻下方依据功效分为寒下方、温下方、润下方、逐水方和攻补兼施方5类。

1. **寒下方** 是由寒性的攻下药为主组成，具有泻热攻积等功效，主治里热积滞证的方剂。里热积滞证以大便秘结、腹部胀痛或疼痛拒按，甚或潮热，舌苔黄厚，脉象沉实等为主要表现。代表方有大承气汤、大黄牡丹汤等。

2. **温下方** 是由寒性攻下药与温里药为主组成，具有温阳通便等功效，主治里寒积滞证的方剂。里寒实证以便秘腹痛，手足不温，舌苔白，脉沉紧等为主要表现。代表方有大黄附子汤等。

3. **润下方** 是由润下药为主组成，具有润肠通便的功效，主治肠燥便秘证的方剂。肠燥便秘证以大便秘结，小便短赤，舌红苔黄燥等为主要表现。代表方有麻子仁丸等。

4. **逐水方** 是由峻下逐水药为主组成，具有攻逐水饮等功效，主治水饮壅盛的里实证的方剂。水饮壅盛于里以胸腔积液、腹水，或水肿腹胀，二便不利，脉实有力等为主要表现。代表方有十枣汤等。

5. **攻补兼施方** 是由攻下药与补虚药为主组成，具有泻下与补益的双重功效，主治里实积滞而正气已虚证的方剂。里实正虚之证以腹满便秘而兼气血不足或阴津内亏等为主要表现。代表方有黄龙汤等。

使用注意：①表证未解，里实未成者，不宜用泻下方。②泻下方易伤胃气，见效即止，慎勿过剂。③年老体弱、孕妇、产妇及月经期，病后伤津以及亡血者均应慎用或禁用。④服药期间应忌食油腻及不易消化的食物，以防损伤胃气。

大 承 气 汤
《伤寒论》

【组成】大黄 12g 厚朴 24g 枳实 12g 芒硝 6g

【用法】水煎服。大黄后下,芒硝溶服。

【功效主治】峻下热结。主治阳明腑实证,症见胸腹痞满,大便不通,腹痛拒按,手足濈然汗出,舌苔黄燥起刺,或焦黑燥裂,脉沉实。

【方义分析】方中大黄苦寒泻热通便,荡涤胃肠,为君药;芒硝咸寒助大黄泻热通便,且能润燥软坚,为臣药,两药相须为用,峻下热结之力更强;枳实消痞散结,厚朴行气除满,共为佐使药。共奏峻下热结、承顺胃气下行之效,可使塞者通、闭者畅,故名“承气”。

本方主治证可归纳为“痞、满、燥、实”4字,“痞”是指心下闷塞、压迫感;“满”是指胸胁脘腹胀满;“燥”是指肠有燥屎,干结不下;“实”指腑实,腹中硬满,痛而拒按,大便不通。本方四药的作用与痞满燥实相对应,则总结为枳实消痞,厚朴除满,芒硝润燥,大黄泻实。

【现代应用】临床常用于肠梗阻、肠麻痹、急性胆囊炎、急性胰腺炎、急性阑尾炎、急性肺炎、肺源性心脏病、中风、肝炎、细菌性痢疾、流行性乙型脑炎、呼吸窘迫综合征、感染性休克、破伤风、有机磷农药中毒、泌尿系结石、重症颅脑损伤等,属里热实证者。

<h3 style="text-align:center">大黄牡丹汤</h3>
《金匮要略》

【组成】大黄 18g　牡丹皮 9g　桃仁 12g　冬瓜子 30g　芒硝 9g

【用法】四药水煎。芒硝溶服。

【功效主治】泻热破瘀,散结消肿。主治肠痈初起,症见右少腹疼痛拒按,或右足屈而不伸,伸则痛剧,甚则局部肿痞,小便自调,或时时发热,自汗恶寒,舌苔薄黄而腻,脉滑数。

【方义分析】方中大黄苦寒攻下,泻热破瘀,荡涤肠腑之湿热瘀结;牡丹皮清热凉血,活血散瘀,两者合用以祛瘀热积滞,共为君药。芒硝咸寒泻热导滞,软坚散结,助大黄泻热通便;桃仁活血破瘀,助牡丹皮散瘀消肿,俱为臣药。冬瓜子清肠利湿,排脓散结,善消内痈,故为佐药。诸药合用,既可泻热破瘀,又可散结消肿,使肠中的湿热血瘀得以祛除,肠痈自愈。

【现代应用】临床常用于急性单纯性阑尾炎、阑尾脓肿、肠梗阻、急性胆道感染、胆道蛔虫症、急性胰腺炎、急性盆腔炎、附件炎、输卵管结扎术后感染等属湿热瘀结者。

<h3 style="text-align:center">大黄附子汤</h3>
《金匮要略》

【组成】大黄 9g　附子 9g　细辛 3g

【用法】水煎服,大黄后下。

【功效主治】温里散寒,通便止痛。主治寒积里实证,症见便秘腹痛,胁下偏痛,发热,手足厥逆,舌苔白腻,脉弦紧。

【方义分析】方中附子辛热以温阳散寒;大黄通里攻下,温通并用,共为本方君药。佐以细辛,助附子散寒凝而止痛。细辛、附子之辛散温热之性,亦能制大黄之苦寒,存其泻下之性。三药合用,共奏温下之功。

【现代应用】临床常用于肠梗阻、阑尾炎、胆囊炎、胆石症、胆囊术后综合征、慢性痢疾、慢性肾衰竭等属寒积里实证者。

<h3 style="text-align:center">麻 子 仁 丸</h3>
《伤寒论》

【组成】火麻仁 20g　大黄 12g　白芍　枳实　厚朴各 9g　苦杏仁 10g

【用法】上药为末,炼蜜为丸,每次 3~9g,每日 1~2 次,温开水送服。亦可改为汤剂煎服。

【功效主治】润肠泄热,行气通便。主治胃肠燥热,津液不足,症见大便秘结,小便频数,苔薄黄少津。

【方义分析】本方治证,《伤寒论》称之为"脾约"。本方以火麻仁润肠通便为君药。大黄苦寒泻下,泻热通便;苦杏仁降肺气,润肠腑;白芍养阴和里,共为臣药。枳实、厚朴行气破结;蜂蜜润燥滑肠,共为佐使药。诸药相配,使肠燥得润,胃热得泻,便秘得解。

【现代应用】临床常用于习惯性便秘、痔疮便秘、产后便秘、老年人肠燥便秘等。也可用于肛肠疾病术后通便。

十 枣 汤
《伤寒论》

【组成】芫花 0.5g　甘遂 0.5g　大戟 0.5g

【用法】三药为散,枣汤调服。

【功效主治】攻逐水饮。主治悬饮或水肿,症见咳唾胸胁引痛,心下痞硬胀满,干呕短气,头痛目眩,或胸背掣痛不得息,舌苔滑,脉沉弦;或一身悉肿,尤以身半以下为甚,腹胀喘满,二便不利。

【方义分析】方中甘遂善行经隧水湿为君。大戟和芫花分别擅长于泻脏腑水湿和消胸胁伏饮痰癖,均为臣药。三药峻烈,各有专攻,合用则逐水之力更强,且经隧脏腑胸胁积水皆能攻逐。然三药峻猛有毒,易伤正气,故以大枣十枚为佐,煎汤送服,寓意有二:缓和诸药毒性,益气护胃,减少药后反应;培土制水,邪正兼顾。

【现代应用】临床常用于渗出性胸膜炎、结核性胸膜炎、肝硬化、慢性肾炎所致的胸腔积液、腹水或全身水肿,以及晚期血吸虫病所致的腹水等属于水饮内停里实证者。

黄 龙 汤
《伤寒六书》

【组成】大黄 9g　芒硝 9g　枳实 9g　厚朴 6g　甘草 3g　人参 6g　当归 9g

【用法】加生姜 3 片,大枣 2 枚,桔梗 3g,水煎,芒硝溶服。

【功效主治】泻热通便,益气养血。主治阳明腑实,气血不足证,症见自利清水,色纯青,或大便秘结,脘腹胀满,腹痛拒按,身热口渴,神倦少气,谵语甚或循衣撮空,神昏肢厥,舌苔焦黄或焦黑,脉虚。

【方义分析】方中大黄、芒硝、枳实、厚朴(即大承气汤)泻热通腑,荡涤肠胃实热积滞;人参、甘草、大枣、当归补气养血,扶正以助祛邪,使攻不伤正。用法中加桔梗宣肺通腑;生姜、大枣养胃和中。诸药合用,共成攻下扶正之剂。

【现代应用】临床常用于伤寒、副伤寒、流行性脑脊髓膜炎、流行性乙型脑炎、老年性肠梗阻等属热结里实而兼气血不足者。

泻下方知识拓展见表 12-4。

表 12-4　泻下方知识拓展

方名	药物组成	功效	主治
小承气汤	大黄、枳实、厚朴	轻下热结	痞、满、实之阳明腑实轻证
调胃承气汤	大黄、芒硝、炙甘草	缓下热结	燥、实为主阳明腑实轻证
济川煎	肉苁蓉、当归、牛膝、泽泻、枳壳、升麻	温肾益精,润肠通便	肾虚便秘证
增液承气汤	玄参、麦冬、生地黄、大黄、芒硝	滋阴增液,泻热通便	热结阴亏之便秘证

小结

　　大承气汤为寒下的代表方,以大黄、芒硝配伍枳实、厚朴,泻下行气并重,攻下之力最强,主治痞、满、燥、实俱备的阳明腑实重证。大黄牡丹汤以大黄、芒硝配伍牡丹皮、桃仁泻热破瘀,主治湿热毒瘀互结之肠痈。

　　大黄附子汤为温下的代表方,以大黄配伍大辛大热的附子,主治寒积里实证。

　　麻子仁丸为润下的代表方,以火麻仁配伍小承气汤,主治肠胃燥热,脾津不布,大便秘、小便数的脾约证。

　　十枣汤为逐水方,芫花、甘遂、大戟三药为散,枣汤调服,主治悬饮或水肿。

　　黄龙汤为攻补兼施方,以大承气汤配伍人参、甘草、当归等补气养血药,主治阳明腑实兼气血不足者。

思考题

1. 根据泻下方的功效与主治特征,大致分几类? 其使用注意事项是什么?
2. 试述大承气汤的药物组成、功效、主治以及方解。
3. 大黄附子汤的配伍特点是什么?

第四节
目标测试

（张智华）

第五节 祛 湿 方

第五节
教学课件

学习要求

1. **掌握**　祛湿方的概念、分类、使用注意;平胃散、藿香正气散、茵陈蒿汤的组成、用法、功效、主治、配伍意义。
2. **熟悉**　三仁汤、八正散、五苓散、独活寄生汤的组成、功效、主治。
3. **了解**　二妙散、真武汤、苓桂术甘汤、萆薢分清饮的功效、主治。

概述

　　凡以祛湿药为主组成,具有化湿利水、通淋泄浊作用,主治水湿病证的方剂,称为祛湿方。其属于八法中"消法"的范畴。

　　湿邪为病,有从外袭,有自内生。从外袭者,每由久处湿境、淋雨涉水,常伤及肌表经络,其发病则见恶寒发热,头胀身重,肢节烦疼,或面目浮肿等。自内生者,多因喜好生冷,过饮酒酪,湿浊内生所致,多伤及脏腑,其病则见胸脘痞闷,呕恶泄利,黄疸,淋浊,水肿等。然肌表与脏腑,表里相关,表湿可内传脏腑,里湿亦可外溢肌肤,故外湿内湿,亦可相兼并见。

湿邪为病,常与风、寒、暑、热相兼,人体又有虚实强弱之别,所犯部位又有上下表里之分,病情亦有寒化、热化之异。因此,祛湿之法亦较为复杂。大抵湿邪在上在外者,可散表微汗以解之;在内在下者,可芳香苦燥以化之,或甘淡渗利以除之;从寒化者,宜温阳化湿;从热化者,宜清热祛湿;体虚湿盛者,又当祛湿扶正兼顾。故祛湿方分为燥湿和胃方、清热祛湿方、利水渗湿方、温化水湿方、祛风胜湿方5类。

1. 燥湿和胃方　是由苦温燥湿与芳香化湿药为主组成,具有燥湿健脾、行气和胃等功效,主治湿阻脾胃证的方剂。湿阻脾胃证以脘腹胀满、嗳气吞酸、呕吐泄泻、食少体倦、舌苔白腻等为主要表现。代表方有平胃散、藿香正气散等。

2. 清热祛湿方　是由清热利湿药或清热燥湿药为主组成,具有清湿热功效,主治外感湿热、湿热内蕴和湿热下注所致病证的方剂。湿热为患可见湿温、黄疸、霍乱、热淋、痢疾、泄泻、痿痹等病证。代表方有茵陈蒿汤、三仁汤、八正散、二妙散等。

3. 利水渗湿方　是由利水渗湿药为主组成,具有通利小便等功效,主治水湿壅盛所致病证的方剂。水湿壅盛可见水肿、泄泻、癃闭、淋浊等病证。代表方有五苓散等。

4. 温化水湿方　是由温阳药与利湿药为主组成,具有温阳化湿等功效,主治湿从寒化或阳虚不能化水所致病证的方剂。寒湿为患或阳虚水停可见痰饮、水肿、痹证、脚气等病证。代表方有真武汤、苓桂术甘汤、萆薢分清饮等。

5. 祛风胜湿方　是由祛风胜湿药为主组成,具有祛风除湿、宣痹止痛等功效,主治外感风湿所致病证的方剂。风湿外感主要表现为头痛、身痛、腰膝疼痛、肢节不利等病证。代表方有独活寄生汤等。

使用注意:①祛湿剂多由芳香温燥或甘淡渗利之药组成,燥利太过,易于耗伤阴津,故素体阴虚津亏者不宜。②久用也可耗气伤正,故病后体弱及孕妇水肿者也当慎用,或配伍健脾扶正之品。

平　胃　散
《太平惠民和剂局方》

【组成】苍术15g　厚朴9g　陈皮9g　炙甘草4g

【用法】共为细末,每次3~5g,姜枣煎汤送服。或水煎服。

【功效主治】燥湿运脾,行气和胃。主治湿阻脾胃证,症见脘腹胀满,不思饮食,口淡无味,呕吐恶心,嗳气吞酸,肢体酸痛,怠惰嗜卧,常多自利,舌苔白腻而厚,脉缓。

【方义分析】方中苍术辛苦温燥,归脾、胃二经,辛以散其湿,苦以燥其湿,香烈以化其浊,为燥湿健脾、降浊和胃之要药,故重用为君。厚朴辛苦性温,行气化湿,消胀除满,为臣药。佐以陈皮行气化滞,醒脾和胃,协厚朴以加强下气降逆、散满消胀之效。炙甘草、生姜、大枣调和脾胃,以助健运;甘草兼调和诸药,共为佐使。诸药合用,可使湿浊得化,气机调畅,脾胃复健,诸症自除。

【现代应用】临床常用于急慢性胃肠炎、胃及十二指肠溃疡、消化不良、胃肠功能紊乱、慢性结肠炎等属湿困脾胃者。

藿香正气散
《太平惠民和剂局方》

【组成】藿香15g　大腹皮　白芷　紫苏　茯苓各5g　半夏曲　白术　陈皮　厚朴　桔梗各10g　炙甘草12g

【用法】共为细末,每次6g。姜、枣煎汤送服。或水煎服。

【功效主治】解表化湿,理气和中。主治外感风寒,内伤湿滞证,症见发热恶寒,头痛,胸膈满闷,脘腹疼痛,舌苔白腻,霍乱吐泻或山岚瘴疟等。

【方义分析】方中藿香辛温,其气芳香,外散在表之风寒,内化脾胃之湿滞,辟秽和中,升清降浊,用量独重,为君药。紫苏、白芷辛香发散,外解风寒,兼化湿浊;半夏曲、厚朴燥湿和胃,降逆止呕;此两组助藿香解表化湿,为臣药。桔梗宣利肺气,陈皮理气和中,大腹皮行气消胀,此三味调畅三焦气机,以助解表化湿;白术、茯苓健脾运湿,和中止泻,共为佐药。生姜、大枣、炙甘草健脾和胃,调和诸药,并为佐使药。诸药相合,共奏解表化湿、理气和中之功,使风寒得解,湿浊得化,气机调畅,清升浊降,诸症自除。

【现代应用】临床常用于夏秋季节性感冒、流行性感冒、胃肠型感冒、急性胃肠炎、消化不良等病,属于外感风寒,内伤湿滞者。

茵 陈 蒿 汤
《伤寒论》

【组成】茵陈 18g 栀子 9g 大黄 6g

【用法】水煎服。

【功效主治】清热,利湿,退黄。主治湿热黄疸,症见一身面目俱黄,黄色鲜明,腹微满,口中渴,小便短赤,舌苔黄腻,脉滑数或沉实。

【方义分析】方中茵陈清利湿热,利胆退黄,为治疗黄疸之要药,故重用为君。臣以栀子清热利湿。佐以大黄化瘀泄热,合君、臣药通利二便,以开湿热下行之道。全方三药合用,使湿热前后分消,黄疸自愈。

【现代应用】临床常用于急慢性黄疸型传染性肝炎、胆囊炎、胆石症、钩端螺旋体病,以及疟疾、伤寒、败血症等属湿热蕴结者。

三 仁 汤
《温病条辨》

【组成】苦杏仁 12g 滑石 18g 白通草 6g 白豆蔻 6g 竹叶 6g 厚朴 6g 薏苡仁 18g 半夏 10g

【用法】水煎服。

【功效主治】宣畅气机,清利湿热。主治湿温初起,湿重热轻之证,症见头痛恶寒,身重疼痛,面色淡黄,胸闷不饥,午后身热,苔白不渴,脉弦细而濡。

【方义分析】方中苦杏仁开宣上焦肺气,盖肺主一身之气,气化则湿亦化;白豆蔻芳香化湿,行气宽中,畅中焦之脾气;薏苡仁甘淡,渗利湿热,疏导下焦,使湿热从小便而去,三仁同用,三焦并治,共为君药。半夏、厚朴行气化湿,消痞除满,助白豆蔻以畅中,均为臣药。滑石、白通草、竹叶清热利湿,助薏苡仁以渗下,皆为佐药。诸药相配,宣上、畅中、渗下,使湿热之邪从三焦分消。

【现代应用】临床常用于肠伤寒、黄疸型肝炎、胃肠炎、肾盂肾炎、肾小球肾炎、布鲁氏菌病等属湿重热轻者。

八 正 散
《太平惠民和剂局方》

【组成】车前子 瞿麦 萹蓄 滑石 山栀子 炙甘草 木通 大黄各 500g

【用法】上药为散,每次 6~9g。亦可加灯心草水煎服,用量酌减。

【功效主治】清热泻火,利水通淋。主治湿热淋证,症见小便浑赤,溺时涩痛,淋沥不畅,甚或癃闭不通,小腹急满,口燥咽干,舌苔黄腻,脉滑数。

【方义分析】方中瞿麦、萹蓄味苦性寒,善清利膀胱湿热,有利小便、去淋浊、通癃闭之专长,为君药。木通、车前子、滑石为清热利水通淋之常用品,共助君药清热利水之力,为臣药。山栀子清利三焦湿热,大黄泻热降火利湿,两味相伍,引湿热从二便出,共为佐药。灯心草清心除烦,炙甘草和中,制苦寒渗利太过,兼调诸药,缓急止痛,为佐使药。全方相合,共呈清热泻火、利水通淋之效。

【现代应用】临床常用于急性膀胱炎、尿道炎、肾盂肾炎、前列腺炎、泌尿系结石、肾小球肾炎等属膀胱湿热者。

<h2 style="text-align:center">二 妙 散</h2>
《丹溪心法》

【组成】黄柏　苍术各 15g

【用法】为散,每次 3~5g。或为丸剂。亦可水煎服。

【功效主治】清热燥湿。主治湿热下注证,症见筋骨疼痛,或两足痿软无力,或足膝红肿热痛,或下部湿疮,小便短赤,或湿热带下,舌苔黄腻。

【方义分析】方中黄柏主入下焦,清热燥湿,尤善于祛下焦肾与膀胱之湿热,为君药。苍术主入脾胃,既内燥脾湿以杜生湿之源,又能外散湿邪,为臣药。两药相合,标本并治,洁源清流,湿热同除。

【现代应用】临床常用于风湿性关节炎、阴囊湿疹、神经性皮炎、急性肾小球肾炎、阴道炎等属湿热下注者。

<h2 style="text-align:center">五 苓 散</h2>
《伤寒论》

【组成】猪苓 9g　泽泻 15g　白术　茯苓各 9g　桂枝 6g

【用法】为散。每次 3~6g。或水煎服。

【功效主治】利水渗湿,温阳化气。主治:①伤寒太阳膀胱蓄水证,症见小便不利,头痛发热,烦渴欲饮,水入即吐,苔白,脉浮;②水湿内停证,症见水肿,泄泻,小便不利;③痰饮内停证,症见脐下动悸,吐涎沫而头眩,或短气而咳。

【方义分析】方中重用泽泻,甘淡性寒,直达肾与膀胱,能利水祛湿,兼能清热,为君药。茯苓、猪苓淡渗利水,以增强泽泻利水去湿之力,合而为臣。白术健脾燥湿,合茯苓培土制水;桂枝温通阳气,内助膀胱气化,外散太阳经之邪,共为佐药。五药相合,共奏化气、行水、解表之功。

【现代应用】临床常用于急慢性肾炎、急性胃肠炎、肝硬化、尿潴留、脑积水、梅尼埃病等属水湿或痰饮内停者。

<h2 style="text-align:center">真 武 汤</h2>
《伤寒论》

【组成】茯苓　白芍　生姜　附子各 9g　白术 6g

【用法】水煎服。

【功效主治】温阳利水。主治脾肾阳虚,水饮内停证,症见小便不利,四肢疼痛,甚则肢体浮肿,腹痛下利,苔白不渴,脉沉。

【方义分析】方中附子大辛大热,能温肾助阳以化气行水,并散寒止痛,为君药。茯苓淡渗利水,生姜温胃散寒行水,此二味协君药以温阳散寒,化气行水,为臣药。白术苦甘而温,健脾燥湿;白芍酸而微寒,敛阴缓急而舒筋止痛,并利小便,且制约附子之温燥,为佐药。五药相合,共奏温阳利水之功,使阳复阴化水行。

【现代应用】临床常用于慢性肾炎、肾病综合征、尿毒症、肾积水、肾结石、心力衰竭、心律失常、慢性支气管炎、梅尼埃病等属阳虚水饮内停者。

苓桂术甘汤
《金匮要略》

【组成】茯苓 12g　桂枝 9g　白术 6g　炙甘草 6g

【用法】水煎服。

【功效主治】温阳化饮，健脾利湿。主治中阳不足之痰饮，症见胸胁支满，目眩心悸，短气而咳，舌苔白滑，脉弦滑或沉紧。

【方义分析】方中重用茯苓为君，健脾利水，渗湿化饮。桂枝温阳化气，平冲降逆为臣。苓、桂相合为温阳化气，利水平冲之常用组合。白术为佐，功能健脾燥湿；炙甘草一可合桂枝助温补中阳之力；二可合白术益气健脾，培土以制水；三可调和诸药，功兼佐使之用。四药合用，温阳健脾以助化饮，淡渗利湿以平冲逆，全方温而不燥，利而不峻，标本兼顾，配伍严谨，为治疗痰饮病之和剂。

【现代应用】临床常用于慢性支气管炎、支气管哮喘、心源性水肿、慢性肾小球肾炎水肿、梅尼埃病、神经官能症等属水饮停于中焦者。

萆薢分清饮
《杨氏家藏方》

【组成】益智仁　萆薢　石菖蒲　乌药各 9g

【用法】水煎服，加入食盐少许。

【功效主治】温肾利湿，分清化浊。主治下焦虚寒之膏淋、白浊，症见小便频数，混浊不清，白如米泔，凝如膏糊，舌淡苔白，脉沉。

【方义分析】方中萆薢为治白浊之要药，利湿而分清化浊为君。石菖蒲辛香苦温，化湿浊以助萆薢之力，兼可祛膀胱虚寒，用以为臣。佐入益智仁、乌药温肾散寒。益智仁能补肾助阳，且性兼收涩，故用之温暖脾肾，缩泉止遗；乌药温肾散寒，除膀胱冷气，治小便频数。入盐煎服，取其咸以入肾，引药直达下焦，用以为使。全方利湿化浊以治其标，温暖下元以顾其本。

【现代应用】临床常用于乳糜尿、慢性前列腺炎、慢性肾盂肾炎、慢性肾炎、慢性盆腔炎等下焦虚寒，湿浊不化者。

独活寄生汤
《备急千金要方》

【组成】独活 9g　桑寄生　杜仲　牛膝　细辛　秦艽　茯苓　肉桂心　防风　川芎　人参　甘草　当归　芍药　地黄各 6g

【用法】水煎服。

【功效主治】祛风湿，止痹痛，益肝肾，补气血。主治肝肾亏虚，气血不足之痹证，症见腰膝疼痛，肢节屈伸不利，或麻木不仁，畏寒喜温，心悸气短，舌淡苔白，脉细弱。

【方义分析】方中独活善祛下焦之风寒湿邪，并止腰膝痹痛；桑寄生补肝肾，壮筋骨，祛风湿，共为君药。细辛、肉桂心辛散寒湿，温通经脉而止痛；防风祛风胜湿，透邪外出；秦艽善搜筋肉之风湿，通络止痛；杜仲、牛膝补肝肾，强筋骨，止痹痛，共为臣药。其中细辛、肉桂心、防风、秦艽助独活祛风散寒除湿，止痹痛；杜仲、牛膝助桑寄生补益肝肾，强筋壮骨。地黄、当归、川芎、芍药补血调血，寓"治风先治血，血行风自灭"之意；人参、茯苓、甘草益气健脾，则气血两补，扶正祛邪，此七味为佐药。甘草调和诸药，亦为使药。全方合用，使风湿得除，气血得充，肝肾得补，诸症自愈。

【现代应用】临床常用于慢性风湿性关节炎、慢性腰腿痛、坐骨神经痛、骨质增生症等属风寒湿邪痹阻，肝肾亏损，气血不足者。

祛风湿方知识拓展见表 12-5。

表 12-5　祛风湿方知识拓展

方名	药物组成	功效	主治
三妙丸	黄柏、苍术、川牛膝	清热燥湿	湿热下注证
四妙丸	黄柏、苍术、川牛膝、薏苡仁	清热燥湿	湿热下注证
甘露消毒丹	滑石、茵陈、黄芩、石菖蒲、白豆蔻、藿香、连翘、薄荷、射干、川贝母、木通	利湿化浊，清热解毒	湿温时疫，邪在气分，湿热并重证
连朴饮	黄连、厚朴、山栀、豆豉、石菖蒲、半夏、芦根	清热化湿，理气和中	湿热霍乱
当归拈痛汤	白术、人参、苦参、升麻、葛根、苍术、防风、知母、泽泻、黄芩、猪苓、当归、炙甘草、茵陈、羌活	利湿清热，疏风止痛	风湿热痹证
防己黄芪汤	防己、黄芪、甘草、白术	利气祛风，健脾利水	风水、风湿属表虚湿盛者
猪苓汤	猪苓、茯苓、泽泻、阿胶、滑石	利水，清热，养阴	水热互结伤阴证
五皮散	生姜皮、桑白皮、陈皮、大腹皮、茯苓皮	利湿消肿，理气健脾	脾虚湿盛，气滞水停证
实脾饮	厚朴、白术、木瓜、木香、草果仁、槟榔、附子、茯苓、干姜、炙甘草	温阳健脾，行气利水	脾肾阳虚，气滞水停证
羌活胜湿汤	羌活、独活、藁本、防风、炙甘草、川芎、蔓荆子、生姜	祛风胜湿	风湿在表，头身重痛者
小活络丹	制川乌、制草乌、地龙、制天南星、乳香、没药	祛风除湿，化痰祛瘀	风寒湿痹证
壮骨关节丸	狗脊、淫羊藿、独活、骨碎补、续断、补骨脂、桑寄生、鸡血藤、熟地黄、木香、乳香、没药	补益肝肾，强筋壮骨，活络止痛	肝肾两虚，寒湿阻络之神经根型颈椎病，疼痛、麻木
尪痹颗粒	生地黄、熟地黄、续断、附片、独活、骨碎补、桂枝、淫羊藿、防风、威灵仙、皂角刺、羊骨、白芍、狗脊、知母、伸筋草、红花	补肝肾，强筋骨，祛风湿，通经络	肝肾不足，风湿阻络所致的尪痹；类风湿关节炎
利胆排石颗粒	金钱草、茵陈、黄芩、木香、郁金、大黄、槟榔、炒枳实、芒硝、厚朴	清热利湿，利胆排石	湿热蕴毒、腑气不通之胁痛胆胀，大便不通；胆囊炎、胆石症见上症者
湿毒清胶囊	黄芩、苦参、白鲜皮、蝉蜕、当归、地黄、丹参、甘草、土茯苓	养血润肤，祛风止痒	血虚风燥所致风瘙痒，皮肤干燥脱屑

小结

　　平胃散、藿香正气散均属于燥湿和胃方，都有燥湿和胃的功效，主治湿阻中焦脾胃证。平胃散由苦温燥湿的苍术配伍行气燥湿的厚朴、陈皮，有燥湿运脾、行气和胃的功效，主治湿阻脾胃证。藿香正气散以藿香为主药，既配伍紫苏、白芷外散风寒，又配伍半夏曲、白术、茯苓、厚朴、陈皮等内化湿浊，而有解表化湿、理气和中的功效，是主治外感风寒、内伤湿滞的代表方。

　　茵陈蒿汤、三仁汤、八正散、二妙散均属于清热祛湿方，都有清热祛湿的功效，主治湿热证。茵陈蒿汤由茵陈、栀子、大黄组成，属前后分消法，有清热利湿退黄的功效，是主治湿热黄疸的代表方。三仁汤以苦杏仁、白豆蔻、薏苡仁为主药，有宣畅三焦气机、清利湿热之功效，主治湿温初起，邪在气分，湿重于热之证。八正散集木通、滑石、车前子、瞿麦、萹蓄诸利水通淋之品，伍以栀

祛湿方　思政及中医药文化

子、大黄,有清热泻火、利水通淋之效,主治湿热淋证。二妙散由苍术、黄柏组成,有清热燥湿功效,主治湿热下注证。

五苓散属利水渗湿方,有利水渗湿、温阳化气功效,主治蓄水证。

真武汤、苓桂术甘汤、萆薢分清饮均属温化水湿方,真武汤具温阳利水功效,主治脾肾阳虚,水饮内停证。苓桂术甘汤能温阳化饮,健脾利湿,主治脾阳不足之痰饮病。萆薢分清饮能温肾利湿,分清化浊,主治下焦虚寒之膏淋。

独活寄生汤属祛风胜湿方,以祛风散寒祛湿而止痹痛为重点,以补肝肾、益气血为辅佐,邪正兼顾,祛邪为主,主治肝肾两虚,气血不足之痹证。

思考题

1. 祛湿方分为几类? 各类适应证是什么? 各有哪些代表方?
2. 平胃散、藿香正气散二方在组成、功效、主治等方面有哪些异同?
3. 五苓散中桂枝的配伍意义是什么?
4. 茵陈蒿汤的药物组成、功效、主治分别是什么? 配伍意义是什么?
5. 二妙散、三仁汤、真武汤具有什么功效? 主治什么病证?

第五节
目标测试

（张智华）

第六节　温　里　方

第六节
教学课件

学习要求

1. **掌握**　温里方的概念、分类、使用注意;理中丸、四逆汤的组成、用法、功效、主治、配伍意义。
2. **了解**　吴茱萸汤、当归四逆汤的功效、主治。

概述

凡以温里药为主组成,具有温里助阳、散寒通脉等作用,主治里寒证的方剂,称为温里方。其属于"八法"中"温法"的范畴。

里寒证多因外寒直中三阴,或表寒内传入里,或素体阳虚,寒从中生,或过用寒凉,损伤阳气而成。临床以但寒不热,畏寒喜温,肢冷蜷卧,口淡不渴,小便清长,舌淡苔白,脉象沉迟为主要表现。由于里寒证的病位有脏腑经络之分,病情有缓急轻重之异,其治法亦有所区别,故温里方分为温中祛寒方、回阳救逆方和温经散寒方3类。

1. **温中祛寒方**　是由温中祛寒药为主组成,具有温中祛寒、补气健脾等功效,主治中焦虚寒证的方剂。中焦虚寒证以脘腹疼痛,喜温喜按,恶心呕吐,不思饮食,下利或便溏,肢体倦怠,手足不温,口淡不渴,舌苔白滑,脉沉细或沉迟等为主要表现。代表方有理中丸、吴茱萸汤等。

2. **回阳救逆方**　是由附子、干姜等温里回阳药为主组成,具有回阳救逆、益气固脱等功效,主治心肾阳衰,阴寒内盛,阳气将亡,或格阳、戴阳之证的方剂。阳衰阴盛,阳气欲脱之证病重势急,临床以四肢厥逆,精神萎靡,恶寒蜷卧,下利清谷,甚则大汗淋漓,脉微细或脉微欲绝等为主要表现。若阴盛格阳于外或虚阳浮越于上,还可见有身热烦躁,面红如妆等真寒假热之象。代表方有四逆汤等。

3. **温经散寒方**　是由温经散寒药为主组成,具有温经散寒、通行血脉等功效,主治寒凝经脉之证的方剂。寒邪凝滞经脉可见手足厥寒、肢体痹痛或麻木等症状。代表方有当归四逆汤等。

寒邪为病,最易伤人阳气,所以温里方多配伍补气药,以使阳气得复。

使用注意:①应辨清寒热真假,禁用于真热假寒证;②因人、因时、因地调整用量,对于素体阴虚、火旺或有失血病证者,尤应谨慎,以免伤阴、助火、动血;③对于阴寒太盛,服热药入口即吐者,可少佐寒凉之品,或热药冷服,以免格拒不纳。

理 中 丸
《伤寒论》

【组成】人参　白术　干姜　炙甘草各9g

【用法】上药共为细末,炼蜜为丸。每次6~9g,温开水送下,1日2~3次。亦可作汤剂煎服。

【功效主治】温中祛寒,补气健脾。主治:①脾胃虚寒证,症见脘腹疼痛,喜温喜按,呕吐食少,自利不渴,畏寒肢冷,舌淡苔白,脉沉细或沉迟无力;②阳虚失血证,症见便血、呕血、崩漏等,血色黯淡,质清稀,面色㿠白,肢冷神疲,脉细或虚大无力;③小儿慢惊风、病后喜唾涎沫、胸痹等由脾胃虚寒所致者。

【方义分析】方中干姜大辛大热,温中祛寒,为君药。人参甘温入脾,补中益气,助干姜以复脾胃阳气,为臣药。脾为湿土,中虚不运,易于生湿,故以白术健脾燥湿,为佐药。炙甘草补脾益气,调和诸药,为使药。四药合用,温中阳,祛寒邪,益脾气,助运化,故名"理中"。

脾阳虚弱不能统血者,可将干姜改为炮姜,或酌加止血药。本方作汤剂,在《金匮要略》中称为人参汤,用治胸痹。汤剂较丸剂力强,临床可视病情轻重缓急酌定剂型。

【现代应用】临床常用于慢性胃肠炎、消化性溃疡、胃下垂、胃扩张、慢性结肠炎等属脾胃虚寒者。

吴 茱 萸 汤
《伤寒论》

【组成】吴茱萸5g　人参9g　大枣4枚　生姜18g

【用法】水煎服。

【功效主治】温肝暖胃,降逆止呕。主治肝胃虚寒证,症见食后欲呕,胸膈满闷,胃脘疼痛,吞酸嘈杂,或巅顶头痛,干呕吐涎沫,或呕吐下利,手足逆冷,烦躁欲死,舌淡苔白滑,脉沉弦或迟。

【方义分析】方中吴茱萸味辛性热,温胃暖肝,散寒止痛,下气降逆,为君药。生姜温胃散寒,降逆和中,为呕家圣药,重用为臣。君臣相配,散寒降逆之力益强。人参补脾益气,以复中虚,为佐药。大枣益气补脾,调和诸药,为使药。四药配伍,共奏温补降逆、肝胃并治之功。

【现代应用】临床常用于慢性胃炎、妊娠呕吐、神经性呕吐、神经性头痛、梅尼埃病、高血压等属肝胃虚寒、浊阴上逆者。

四 逆 汤
《伤寒论》

【组成】附子15g　干姜5g　炙甘草6g

【用法】水煎服。

【功效主治】回阳救逆。主治：①少阴病阴盛阳衰证，症见四肢厥逆，恶寒蜷卧，神衰欲寐，呕吐不渴，腹痛下利，舌苔白滑，脉微细；②亡阳证，症见大汗淋漓，手足厥冷，精神萎靡，面色苍白，脉微欲绝。

【方义分析】方中附子大辛大热，回阳救逆，为君药。干姜温中散寒，助附子破阴回阳，为臣药。两者相须为用，则回阳之力尤峻。炙甘草一则益气补虚，二则解附子之毒，缓和附、姜燥烈辛散之性，三则调和诸药，为佐使药。三药合用，功专效宏，可速建回阳救逆之功。

【现代应用】临床常用于心肌梗死、心力衰竭、急慢性胃肠炎吐泻过多或某些急症大汗所致休克等证属阴盛阳衰或亡阳虚脱者。

<h2 style="text-align:center">当归四逆汤
《伤寒论》</h2>

【组成】当归 9g　桂枝 9g　白芍 9g　细辛 3g　炙甘草 6g　木通 6g　大枣 8 枚

【用法】水煎温服。

【功效主治】温经散寒，养血通脉。主治血虚寒厥证，症见手足厥冷，或腰、股、腿、足疼痛，舌淡苔白，脉细欲绝或沉细。

【方义分析】方中当归补血活血；桂枝温经散寒，通行血脉，共为君药。白芍养血和营，助当归补血活血；细辛温经散寒，协桂枝温通血脉，共为臣药。佐以木通通行经脉；炙甘草、大枣益气补脾，以资化源，助君臣药补营血、通阳气，炙甘草兼能调和诸药，又为使药。诸药合用，可使阴血充，寒邪散，阳气振，经脉通，则手足得温，诸症自除。

四逆汤和当归四逆汤同出《伤寒论》，均以"四逆"命名，所治皆属寒厥证。其中四逆汤为大辛大热之剂，具有回阳救逆作用，主治阳虚寒厥证，因肾阳衰微，阴寒内盛，故肢冷严重，冷过肘膝，并见神衰欲寐、腹痛下利、脉微欲绝等症；当归四逆汤以辛温之品为主组成，具有温经散寒、养血通脉之效，主治血虚寒厥证，因血虚寒凝，病在经脉，故其肢厥程度较四逆汤证为轻，并见肢体疼痛、舌淡、脉细等症。

【现代应用】临床常用于血栓闭塞性脉管炎、雷诺病、糖尿病周围神经病变、冻疮、妇女痛经、肩周炎、风湿及类风湿关节炎等属血虚寒凝者。

温里方知识拓展见表 12-6。

表 12-6　温里方知识拓展

方名	药物组成	功效	主治
小建中汤	饴糖、桂枝、芍药、生姜、大枣、炙甘草	温中补虚，和里缓急	中焦虚寒之虚劳腹痛，悸烦，发热
黄芪建中汤	黄芪、饴糖、桂枝、芍药、生姜、大枣、炙甘草	温中补气，和里缓急	脾胃虚寒，中气不足证
大建中汤	饴糖、人参、蜀椒、干姜	温中散寒，降逆止痛	中阳虚衰，阴寒内盛证
参附汤	人参、附子	益气回阳救脱	元气大亏，阳气暴脱证
回阳救急汤	熟附子、肉桂、干姜、人参、白术、茯苓、陈皮、半夏、甘草、五味子、麝香	回阳救急，益气生脉	寒邪直中三阴，真阳衰微证
阳和汤	熟地黄、鹿角胶、肉桂、麻黄、姜炭、白芥子、生甘草	温阳补血，散寒通滞	阴疽
黄芪桂枝五物汤	黄芪、桂枝、芍药、生姜、大枣	益气温经，和营通痹	血痹
艾附暖宫丸	艾叶、香附、吴茱萸、肉桂、当归、川芎、白芍、地黄、炙黄芪、续断	理气养血，暖宫调经	血虚气滞、下焦虚寒之月经不调、痛经
附子理中丸	附子、党参、炒白术、干姜、甘草	温中健脾	脾胃虚寒证，脘腹冷痛，呕吐泄泻，手足不温

小结

　　理中丸和吴茱萸汤均属温中祛寒方,均可温中祛寒、补益脾胃,治疗中焦虚寒证。其中理中丸以干姜配伍人参、白术,长于温中健脾,是治疗脾胃虚寒、运化失常之腹痛吐利的基础方,亦可治疗阳虚失血等证。吴茱萸汤以吴茱萸、生姜配伍人参、大枣,长于温降肝胃,常用于肝胃虚寒、浊阴上逆之呕吐吞酸、巅顶头痛。

温里方　思政及中医药文化

　　四逆汤为回阳救逆的代表方,以大辛大热的附子、干姜为主组成,功专回阳救逆,主治阳气衰微,阴寒内盛,亡阳欲脱之危重病证。

　　当归四逆汤是温经散寒的代表方,由桂枝、细辛与当归、白芍为主组成,具有温经散寒、养血通脉之效,主治血虚寒凝经脉之四逆证及肢体疼痛。

思考题

1. 试述理中丸的配伍意义、功效及主治。
2. 四逆汤和当归四逆汤均治"四逆",两方的功效、主治有何不同?

第六节
目标测试

(杭爱武)

第七节　理　气　方

学习要求

1. **掌握**　理气方的概念、分类、使用注意;越鞠丸的组成、用法、功效、主治、配伍意义。
2. **了解**　半夏厚朴汤、金铃子散、枳实薤白桂枝汤、旋覆代赭汤的功效、主治。

第七节
教学课件

概述

　　凡以理气药为主组成,具有行气或降气作用,主治气滞或气逆病证的方剂,称为理气方。其属于"八法"中"消法"的范畴。

　　气为一身之主,升降出入,周行全身,以维持人体正常的生理活动。若情志失调,饮食不节,寒温不适,或劳逸失当等,均可引起气机运动失常,脏腑功能失调,从而产生气滞或气逆病证。气滞以肝气郁滞与脾胃气滞为主,治当行气而调之;气逆以胃气上逆和肺气上逆为主,治当降气以平之,故理气方分为行气方和降气方两大类。

　　1. **行气方**　是由疏肝解郁、理气和中的药物为主组成,具有调畅气机功效,主治气机郁滞病证的方剂。肝气郁滞以胸胁胀痛、情绪抑郁、疝气疼痛、痛经或月经不调为主要表现；脾胃气滞以脘腹胀痛、嗳气吞酸、呕恶食少为主要表现。代表方有越鞠丸、半夏厚朴汤、金铃子散、枳实薤白桂枝汤等。

2. 降气方　是由降逆和胃药或降气止咳平喘药为主组成，具有降逆止呕或降气化痰、止咳平喘的功效，主治胃气上逆或肺气上逆病证的方剂。胃气上逆以呕吐、呃逆、嗳气等为主要见症，代表方有旋覆代赭汤等。肺气上逆主要表现为咳嗽气喘，其治法方剂请参考化痰止咳平喘方。

使用注意：①辨清虚实，勿犯虚虚实实之戒。气滞、气逆不可误用补气，以免更壅其气；气虚不可误用理气，以免正气更伤；如气滞或气逆兼有气虚者，则宜理气、补气兼顾，以虚实并调。②气滞与气逆常相兼为病，治疗时应分清主次，酌情将行气与降气药物配合使用。③本类方剂多由芳香辛燥之品组成，易于伤津耗气且有助热、动血、伤胎之弊，应适可而止，慎勿过剂，年老体弱、阴虚火旺、有出血倾向者以及孕妇等均当慎用。

越　鞠　丸
《丹溪心法》

【组成】香附　川芎　苍术　神曲　栀子各6g

【用法】上药为末，水丸如绿豆大，每次6~9g，1日2次。亦可作汤剂。

【功效主治】行气解郁。主治六郁证，症见胸膈痞闷，脘腹胀痛，嗳腐吞酸，恶心呕吐，饮食不消。

【方义分析】六郁，即气、血、痰、火、湿、食诸郁。因六郁之中以气郁为主，气行则血行，气畅则痰、火、湿、食诸郁随之而消，故本方以香附为君，行气解郁，治疗气郁。川芎为血中气药，既可活血祛瘀以治血郁，又可行气以增强香附理气解郁之功；栀子清热泻火，以治火郁；苍术燥湿运脾，以治湿郁；神曲消食导滞，以治食郁，共为臣佐药。至于痰郁，或因气滞湿聚而生，或因饮食积滞而致，或因火邪炼津而成，若气机流畅，诸郁得解，则痰郁随之而消，故方中不另用祛痰药，此亦治病求本之意。

本方虽云通治六郁，实则重在示人以治郁大法，临床使用可视何郁偏甚，选择相应药物作为君药，并适当进行加减。

【现代应用】临床常用于胃肠神经官能症、消化性溃疡、慢性胃炎、胆石症、胆囊炎、慢性肝炎、肋间神经痛、偏头痛、抑郁症、妇女痛经、月经不调等而有六郁见症者。

半夏厚朴汤
《金匮要略》

【组成】半夏12g　厚朴9g　茯苓12g　生姜9g　紫苏叶6g

【用法】水煎服。

【功效主治】行气散结，降逆化痰。主治梅核气，症见咽中如有物阻，咯吐不出，吞咽不下，胸膈满闷，或咳或呕，舌苔白润或白腻，脉弦缓或弦滑。

【方义分析】方中半夏、厚朴均为苦辛温燥之品，前者长于化痰散结，降逆和胃，后者功善行气开郁，下气除满，两者相配，痰气并治，共为君药。茯苓渗湿健脾，助半夏化痰；紫苏叶芳香行气，助厚朴开郁，共为臣药。生姜辛温散结，和胃止呕，制半夏之毒，用为佐药。诸药合用，理气化痰，开郁散结，则痰气郁结之梅核气自除。

【现代应用】临床常用于咽异感症、癔症、抑郁症、焦虑性神经症、食管痉挛、反流性食管炎、慢性胃炎、慢性咽炎、慢性支气管炎、恶性肿瘤化疗或放疗所致呕吐等属气滞痰阻者。

金　铃　子　散
《素问病机气宜保命集》

【组成】金铃子　延胡索各9g

【用法】上药为细末。每次 9g,用酒或温开水调服。

【功效主治】疏肝泄热,活血止痛。主治肝郁化火证,症见胸胁脘腹诸痛,时发时止,口苦,舌红苔黄,脉弦数。

【方义分析】方中金铃子(即川楝子)苦寒,行气疏肝,清泻肝火,为君药。延胡索行气活血,尤善止痛,为臣药。两药相配,可使气畅血行,肝火得清,疼痛自止。

【现代应用】临床常用于消化性溃疡、慢性胃炎、慢性肝炎、胆囊炎、胆石症、疝气及妇女痛经等属肝郁化火或气郁血滞者。

枳实薤白桂枝汤
《金匮要略》

【组成】枳实 12g　厚朴 12g　薤白 9g　桂枝 6g　瓜蒌实 12g

【用法】水煎服。

【功效主治】通阳散结,降气祛痰。主治胸痹,症见胸满而痛,甚则胸痛彻背,喘息咳唾,短气,气从胁下上冲心,舌苔白腻,脉沉弦或紧。

【方义分析】方中瓜蒌实(即全瓜蒌)化痰散结,宽胸宣痹;薤白行气通阳,宽胸散结,两者均为治疗胸痹的要药,共用为君。枳实下气破结,消痞除满;厚朴下气除满,燥湿化痰,同为臣药。桂枝通阳散寒,助薤白宣通胸阳,为佐药。诸药相合,使胸阳振奋,气机调畅,痰化寒消,则诸症可除。

【现代应用】临床常用于冠心病心绞痛、慢性支气管炎、非化脓性肋软骨炎、肋间神经痛等属胸阳不振、痰气互结者。

旋覆代赭汤
《伤寒论》

【组成】旋覆花 9g　人参 6g　生姜 15g　代赭石 6g　炙甘草 9g　半夏 9g　大枣 4 枚

【用法】水煎服。

【功效主治】降逆化痰,益气和胃。主治胃虚痰阻气逆证,症见心下痞硬,嗳气频作,或反胃呕吐,吐涎沫,舌淡,苔白滑,脉弦而虚。

【方义分析】方中旋覆花苦辛性温,降气化痰,为君药。代赭石重坠沉降,善降逆气,但因其性寒质重,有碍胃之弊,故用量较小;半夏、生姜化痰散结,降逆和胃,共为臣药。君臣相配,降逆消痰,和胃止呕。人参、大枣、炙甘草甘温益气,补养脾胃,以复中虚之本,并防金石之品伤胃,均为佐药。炙甘草又能调和诸药,兼作使药。诸药相合,标本兼顾,使痰浊得消,逆气得平,中虚得复,诸症自除。

【现代应用】临床常用于神经性呕吐、胃神经官能症、慢性胃炎、消化性溃疡、胃扩张、幽门不完全性梗阻、膈肌痉挛及恶性肿瘤化疗所致呕吐等属胃虚痰阻气逆者。

理气方知识拓展见表 12-7。

表 12-7　理气方知识拓展

方名	药物组成	功效	主治
瓜蒌薤白白酒汤	瓜蒌实、薤白、白酒	通阳散结,行气祛痰	胸痹
瓜蒌薤白半夏汤	瓜蒌实、薤白、半夏、白酒	通阳散结,祛痰宽胸	胸痹痰浊较甚者
天台乌药散	乌药、木香、小茴香、青皮、高良姜、槟榔、川楝子(与巴豆同炒)	行气疏肝,散寒止痛	寒凝气滞的小肠疝气
橘核丸	橘核、海藻、昆布、川楝子、桃仁、厚朴、木通、枳实、延胡索、桂心、木香	行气活血,软坚散结,逐寒祛湿	癩疝

续表

方名	药物组成	功效	主治
厚朴温中汤	厚朴、陈皮、炙甘草、茯苓、草豆蔻、木香、干姜	行气除满,温中燥湿	脾胃寒湿气滞证
柴胡疏肝散	柴胡、陈皮、川芎、香附、枳壳、芍药、炙甘草	疏肝解郁,行气止痛	肝气郁滞证
橘皮竹茹汤	橘皮、竹茹、生姜、人参、大枣、甘草	降逆止呃,益气清热	胃虚有热,气逆不降之呃逆
四磨汤	人参、槟榔、沉香、乌药	行气降逆,宽胸散结	肝郁气逆证
丁香柿蒂汤	丁香、柿蒂、人参、生姜	降逆止呃,温中补虚	虚寒呃逆
气滞胃痛颗粒	柴胡、延胡索、枳壳、香附、白芍、炙甘草	疏肝理气,和胃止痛	肝郁气滞,胸痞胀满,胃脘疼痛
良附丸	高良姜、香附	温胃理气	寒凝气滞,脘痛吐酸,胸腹胀痛
乳块消片	橘叶、丹参、皂角刺、王不留行、川楝子、地龙	疏肝理气,活血化瘀	肝气郁结,气滞血瘀,乳腺增生

小结

越鞠丸、半夏厚朴汤、金铃子散和枳实薤白桂枝汤均属行气方,均能疏利气机,治疗气滞病证。其中越鞠丸以香附配伍川芎、苍术、栀子、神曲,长于行气解郁,适用于以气郁为主的六郁证。

理气方　思政及中医药文化

半夏厚朴汤以厚朴、紫苏叶配伍半夏、生姜、茯苓,长于行气散结,降逆化痰,主治情志不舒,痰气相搏,结于咽喉而致的梅核气。枳实薤白桂枝汤以瓜蒌实、薤白、桂枝配伍枳实、厚朴,长于通阳宽胸,主治胸阳不振,痰阻气滞,逆气上冲之胸痹。金铃子散以川楝子配伍延胡索,长于行气止痛,并能活血清肝,主治肝郁化火之心腹胁肋诸痛。

旋覆代赭汤为降胃气的代表方,以旋覆花、代赭石、半夏、生姜配伍人参为主组成,具有降气化痰、补气和胃之效,主治胃虚痰阻气逆之痞闷、嗳气及反胃呕吐。

思考题

1. 越鞠丸的功效、主治是什么?方中为何以香附为君药?
2. 半夏厚朴汤和旋覆代赭汤的主治是什么?

第七节
目标测试

(杭爱武)

第八节 消 食 方

学习要求

1. **掌握** 消食方的概念、分类、使用注意;保和丸的组成、用法、功效、主治、配伍意义。
2. **了解** 枳实导滞丸、枳术丸、枳实消痞丸的功效、主治。

概述

凡以消食药为主组成,具有消食健脾、化积导滞等作用,主治食积病证的方剂,称为消食方。其属于"八法"中"消法"的范畴。

消法的应用范围较为广泛,凡由气、血、痰、湿、食、虫等壅滞而成的积滞痞块均可用之,包括理气、理血、祛湿、祛痰、驱虫和消食等类方剂。本节主要讨论食积病证的治法与方剂。

食积病证多因饮食不节、积滞内停,或脾虚不运、饮食难消所致,因此,消食方分为消食化滞方和健脾消食方 2 类。

1. **消食化滞方** 是由消食药为主组成,具有消食化滞功效,主治食积内停之证的方剂。食积内停以脘腹痞满,嗳腐厌食,恶心呕吐,腹痛泄泻,苔腻脉滑等为主要表现。代表方有保和丸、枳实导滞丸等。

2. **健脾消食方** 是由消食药和补气健脾药为主组成,具有消食健脾功效,主治脾胃虚弱、食积内停之证的方剂。脾虚食积多见脘腹痞满、不思饮食、面黄体瘦、倦怠乏力、大便溏薄等症状,属虚实夹杂证。代表方有枳术丸、枳实消痞丸等。

消食方与泻下方均能消除体内有形实邪,但消食方以消食药为主组成,以消食导滞为主要功效,多属渐消缓散之剂,适用于病势较缓的食积病证;泻下方以泻下药为主组成,以通便、泻热、攻积、逐水为主要功效,多属攻逐之剂,可使有形之邪迅速从大便排出体外,适用于病势较急、积滞较重的里实证。

食积内停,易阻气机,气机阻滞,又可致积滞不化,故消食方常配理气药,使气行而积消。食积尚有化热、生湿、兼寒之异,又宜酌情配伍相应药物。

使用注意:消食方虽较泻下方缓和,但仍属攻伐之剂,不宜久服,纯虚而无积滞者禁用。

保 和 丸
《丹溪心法》

【组成】山楂 180g 神曲 60g 半夏 茯苓各 90g 陈皮 连翘 莱菔子各 30g

【用法】上药为末,水泛为丸。每次 6~9g,温开水送下,1 日 2 次。

【功效主治】消食和胃。主治食积停滞证,症见脘腹痞满胀痛,嗳腐吞酸,恶食呕吐,或大便泄泻,舌苔厚腻,脉滑。

【方义分析】方中山楂可消一切食积,尤善消肉食油腻之积,故重用为君。神曲消食健脾,善化酒食陈腐之积;莱菔子下气消食,善消谷面之积,共为臣药。君臣相配,能消各种饮食积滞。食阻气机,胃失和降,故用半夏、陈皮行气化滞,和胃止呕;食积易于生湿化热,故又以茯苓渗湿健脾,连翘清热散结,共为佐药。诸药相合,使食积得化,胃气得和,热清湿去,诸症自愈。

本方作用平和,为消食导滞的轻剂,故以"保和"命名。

【现代应用】临床常用于急慢性胃炎、急慢性肠炎、功能性消化不良、婴儿腹泻、脂肪肝、糖尿病胃轻瘫等属食积内停者。

<h3 style="text-align:center">枳实导滞丸</h3>
《内外伤辨惑论》

【组成】大黄 30g　枳实(麸炒)　神曲(炒)各 15g　茯苓　黄芩　黄连　白术各 9g　泽泻 6g

【用法】共为末,水泛为丸,每次 6~9g,饭后温开水送下,每日 2 次。

【功效主治】消食导滞,清热祛湿。主治湿热食积证,症见脘腹胀痛,下痢泄泻,或大便秘结,小便短赤,舌苔黄腻,脉沉滑有力。

【方义分析】本方重用大黄攻积泻热,使积滞邪热从大便而下,为君药。枳实行气导滞,助大黄攻积,除气滞胀痛;神曲消食化积,使食积消而脾胃和,共为臣药。君臣配伍,可增消导攻积之力。黄连、黄芩清热燥湿,茯苓、泽泻利水渗湿,四药相合,除湿热,止泻痢;白术健脾燥湿,并防攻积伤正,共为佐药。诸药相伍,使积滞去,湿热清,气机畅,则诸症自除。

本方以攻下湿热积滞为主,凡湿热食滞互阻肠胃,不论大便通利与否,皆相适宜。用于泄泻、下痢,属通因通用之法。

【现代应用】临床常用于急性肠炎、细菌性痢疾、食物中毒、胃肠功能紊乱及消化不良等属湿热食积证者。

<h3 style="text-align:center">枳　术　丸</h3>
《脾胃论》引张元素方

【组成】枳实 30g　白术 60g

【用法】上药研为极细末,荷叶裹烧饭为丸。每次 6~9g,温开水送下。

【功效主治】健脾消痞。主治脾虚气滞食停证,症见脘腹痞满,不思饮食,舌淡苔白,脉弱。

【方义分析】本方以白术为君,益气健脾燥湿,以助脾之运化;配伍枳实为臣,行气化滞,消痞除满。白术用量倍于枳实,意在健脾为主,寓消于补。荷叶烧饭和药为丸,取荷叶之升清,配枳实之降浊,使清升浊降,脾胃调和;烧饭补养脾胃,以助白术健脾。诸药相合,消补兼施,补重于消,共奏益气健脾、行气消痞之功。

【现代应用】临床常用于消化不良、慢性胃炎、消化性溃疡、糖尿病胃轻瘫、小儿厌食症等属脾虚气滞食停者。

<h3 style="text-align:center">枳实消痞丸</h3>
《兰室秘藏》

【组成】枳实　黄连各 15g　厚朴 12g　半夏曲　人参各 9g　干姜 3g　麦芽　白术　茯苓　炙甘草各 6g

【用法】共为细末,水泛小丸或糊丸,每次 6~9g,饭后温开水送下,一日 2 次。

【功效主治】消痞除满,健脾和胃。主治脾虚气滞、寒热互结证,症见心下痞满,不欲饮食,倦怠乏力,苔腻而微黄,脉弦。

【方义分析】方中枳实行气消痞,为君药。厚朴下气除满,助君药行气消痞,为臣药。半夏曲散结和胃,黄连苦寒清热,干姜辛热温中,三药相合,辛开苦降,调和寒热;麦芽消食和胃,人参、白术、茯苓、炙甘草补中健脾,共为佐药。炙甘草调和诸药,兼为使药。全方消补兼施,寒热并用,消重于补,清大于温。适用于实多虚少、热重寒轻之证。

【现代应用】临床常用于慢性胃炎、胃肠神经官能症、消化不良等属脾虚气滞、寒热互结者。

消食方知识拓展见表 12-8。

表 12-8 消食方知识拓展

方名	药物组成	功效	主治
健脾丸	白术、木香、黄连、甘草、茯苓、人参、神曲、陈皮、砂仁、炒麦芽、山楂、山药、肉豆蔻	健脾和胃,消食止泻	脾虚食积证
木香槟榔丸	木香、槟榔、青皮、陈皮、莪术、黄连、枳壳、黄柏、大黄、香附、牵牛	行气导滞,攻积泻热	湿热积滞之重证
葛花解醒汤	葛花、木香、人参、猪苓、茯苓、陈皮、白术、干姜、神曲、泽泻、青皮、砂仁、白豆蔻仁	分消酒湿,理气健脾	酒积伤脾证
大山楂丸	山楂、六神曲、炒麦芽	开胃消食	食积内停证
健胃消食片	太子参、陈皮、山药、炒麦芽、山楂	健胃消食	脾胃虚弱之食积

小结

　　保和丸与枳实导滞丸均属消食化滞方,前者以山楂、神曲、莱菔子配伍半夏、陈皮、连翘等,作用平和,为消食化滞的通用方,主治一切食积,见有脘痞腹胀,恶食嗳腐等症者;后者以大黄、枳实、神曲配伍黄连、黄芩等,长于行气攻积,泻热除湿,适用于食积湿热内阻肠胃,见有脘腹胀痛,下痢泄泻或大便秘结等症者。

　　枳术丸和枳实消痞丸同为消食健脾方,均可消补兼施,健脾消食,行气除痞,治疗脾虚气滞食积,痞满食少之证。但枳术丸由白术配伍枳实而成,白术用量为枳实的两倍,补重于消,适用于以脾虚为主之证。枳实消痞丸用枳实、厚朴配伍半夏曲、黄连、干姜,佐以人参、白术等,消重于补,长于行气消痞,辛开苦降,调和寒热,主治气滞偏重、寒热互结者。

消食方 思政及中医文化

思考题

1. 哪几类方剂属于消法范畴?
2. 消食方和泻下方有何区别?
3. 为什么说保和丸是消食化滞的通用方?
4. 枳术丸和枳实消痞丸均有消食健脾作用,临床如何区别应用?

第八节
目标测试

（张智华）

第九节　理　血　方

12-9-1

第九节
教学课件

学习要求

1. **掌握**　理血方的概念、分类、使用注意；血府逐瘀汤、补阳还五汤的组成、用法、功效、主治、配伍意义。
2. **熟悉**　桂枝茯苓丸的组成、功效、主治。
3. **了解**　桃核承气汤、复元活血汤、生化汤、失笑散、十灰散、小蓟饮子的功效、主治。

概述

凡以活血化瘀药或止血药为主组成，具有活血祛瘀或止血作用，主治瘀血或出血病证的方剂，称为理血方。

血是营养人体的重要物质，在正常情况下，周流不息地循行于脉中，灌溉五脏六腑，濡养四肢百骸。一旦由于某种原因造成血行不畅，瘀滞内停，或离经妄行，溢于脉外，便可形成瘀血、出血病证。瘀血证治宜活血祛瘀，出血证治宜止血，故理血方分为活血祛瘀方和止血方两类。

1. **活血祛瘀方**　是由活血化瘀药为主组成，具有活血祛瘀功效，主治瘀血病证的方剂。瘀血病证主要表现为刺痛，痛有定处，拒按，包块，舌紫暗或有瘀斑，脉涩，或妇女经闭、痛经、产后恶露不行，或半身不遂，或外伤肿痛，或热病邪传下焦、瘀热互结等。代表方有血府逐瘀汤、补阳还五汤、桂枝茯苓丸、桃核承气汤、复元活血汤、生化汤、失笑散等。

2. **止血方**　是由止血药为主组成，具有止血功效，主治出血证的方剂。出血病证主要表现为衄血、吐血、咯血、便血、尿血、崩漏等身体各部位的出血。代表方有十灰散、小蓟饮子等。

临床运用理血方剂，首先应辨明瘀血或出血的病因病机，分清标本缓急，正确运用急则治标，缓则治本，或标本兼顾的法则。

使用活血祛瘀方当注意：①此类方剂性多破泄，易于动血伤胎，妇女经期尤其月经过多者及孕妇均当慎用或忌用。②逐瘀过猛易耗血伤正，故只能暂用，不可久服，中病即止；肝肾功能不全者不宜使用。③为防祛瘀伤正，可酌情配伍补血扶正之品。

使用止血方当注意：单纯止血易致留瘀，宜适当配伍活血化瘀之品，以防血止瘀留，对出血而兼有瘀滞者尤应如此。

血府逐瘀汤
《医林改错》

【组成】桃仁 10g　红花　当归　生地黄 各9g　川芎 5g　赤芍 6g　牛膝 9g　桔梗 5g　柴胡 3g　枳壳 6g　甘草 3g

【用法】水煎服。

【功效主治】活血祛瘀，行气止痛。主治胸中血瘀证，症见胸痛、头痛日久，痛如针刺而有定处，或呃逆日久不止，或内热烦闷，或心悸失眠，急躁易怒，入暮潮热，唇黯或两目暗黑，舌暗红或有瘀斑，脉涩或弦紧。

【方义分析】方中以桃仁、红花活血祛瘀，共为君药。配伍当归、川芎、赤芍、牛膝助君药活血化瘀，牛膝又可引瘀血下行，均为臣药。生地黄清热滋阴，合赤芍凉血以除瘀热，配当归滋补阴血，使瘀祛而正不伤;气为血之帅,气行则血行,故配柴胡疏肝解郁,桔梗、枳壳一升一降,宽胸理气,三药相合,行气止痛,俱为佐药。桔梗并能载药上行,兼为使药;甘草调和诸药,亦为使药。全方活血为主,佐以行气,散血分之结,解气分之滞;祛瘀之中,寓以养血活血而无耗血之弊;升提与降泄并行,以利通调胸中气血,实为治疗胸中血瘀证的有效良方。

【现代应用】临床常用于冠心病、心绞痛、风湿性心脏病、胸部挫伤、肋软骨炎、脑血栓形成、脑动脉硬化、血管神经性头痛、颅脑损伤后遗症、颈椎病、外周血管病、神经症、高脂血症等属血瘀气滞者。

<h2 style="text-align:center">补阳还五汤</h2>
《医林改错》

【组成】生黄芪30~120g 当归尾6g 赤芍5g 地龙 川芎 红花 桃仁各3g

【用法】水煎服。

【功效主治】补气活血通络。主治中风气虚血瘀证,症见半身不遂,口眼㖞斜,言语謇涩,口角流涎,小便频数或遗尿不禁,舌暗淡,苔白,脉缓无力。

【方义分析】方中重用生黄芪大补元气,使气旺血行,瘀血自消,作为君药。当归尾、川芎、赤芍、桃仁、红花活血化瘀,均为臣药。地龙性善走窜,通经活络,用为佐药。全方重用补气药配伍小量活血祛瘀之品,意在补气以活血,使元气振奋,瘀祛络通而正气不伤。

【现代应用】临床常用于脑出血后遗症、缺血性脑血管病、冠心病、小儿麻痹后遗症、颅脑损伤后遗症、血栓闭塞性脉管炎、下肢静脉曲张、坐骨神经痛、慢性肾炎、糖尿病并发症等属气虚血瘀者。

<h2 style="text-align:center">桂枝茯苓丸</h2>
《金匮要略》

【组成】桂枝 茯苓 牡丹皮 桃仁 芍药各9g

【用法】上药共为末,炼蜜和丸。每日服3~5g。

【功效主治】活血化瘀,缓消癥块。主治瘀阻胞宫证,症见妇人素有癥块,妊娠胎动不安,漏下不止,血色黯或紫黑,腹痛拒按,或经闭腹痛,或产后腹痛拒按而恶露不尽,舌质紫暗或有瘀点,脉沉涩。

【方义分析】方中桂枝通行血脉,作为君药。桃仁、牡丹皮、芍药活血化瘀,助桂枝行血以消癥,共为臣药。水为血之侣,瘀积日久,气机不利,则津液停滞而为水湿,故用茯苓健脾利水,渗泄下行,以助消癥,作为佐药。丸以白蜜,取其甘缓之性,缓和诸药破泄之力。原书中本方用量极轻,意在缓消癥块,使祛瘀而不伤胎元。

【现代应用】临床常用于子宫肌瘤、子宫内膜炎、附件炎、卵巢囊肿、慢性盆腔炎等属瘀血阻滞者。

<h2 style="text-align:center">桃核承气汤</h2>
《伤寒论》

【组成】桃仁10g 大黄12g 桂枝6g 炙甘草6g 芒硝6g

【用法】四味水煎,芒硝溶服。

【功效主治】逐瘀泻热。主治下焦蓄血证,症见少腹急结,小便自利,至夜发热,甚则谵语烦躁,其人如狂,或血瘀经闭、痛经,脉沉实或涩。

【方义分析】方中桃仁活血祛瘀,大黄下瘀泻热,两者配伍,瘀热并治,共为君药。芒硝泻热软坚,助大黄攻逐瘀热;桂枝辛温,通行血脉,助桃仁活血化瘀,并防硝、黄寒凉滞血,共为臣药。炙甘草护胃安中,缓和诸药峻烈之性,用为佐使。全方以活血化瘀药配伍寒性攻下药,并少佐辛温之品使寒而不滞,共成破血下瘀、通便泻热之功。

原书云:服后"当微利",此系邪有出路。瘀热得去,则诸症自平。

本方由调胃承气汤(大黄、芒硝、炙甘草)加桃仁、桂枝组成,故名桃核承气汤。

【现代应用】临床常用于急性盆腔炎、胎盘滞留、附件炎、肠梗阻、子宫内膜异位症、精神分裂症等属瘀热互结下焦者。

复元活血汤
《医学发明》

【组成】柴胡 15g　天花粉　当归各 9g　红花　甘草　穿山甲(炮)各 6g　大黄(酒浸)30g　桃仁 15g

【用法】共为粗末,每次 30g,加黄酒 30ml,水煎服。

【功效主治】活血祛瘀,疏肝通络。主治跌打损伤,瘀血阻滞证,症见胁肋瘀肿,痛不可忍。

【方义分析】方中重用酒制大黄活血化瘀,且引瘀血下行;柴胡疏肝行气止痛,并引诸药入肝经,两药一降一升,以攻散胁下之瘀滞,共为君药。桃仁、红花、穿山甲活血祛瘀,消肿止痛,共为臣药。天花粉"消仆损瘀血"(《日华子本草》),既能入血分消瘀散结,又能清热消肿;当归补血活血,皆为佐药。甘草缓急止痛,调和诸药,为使药。加酒煎服,以增活血通络之功。诸药配伍,使瘀祛新生,气行络通,痛自舒而元自复,故名"复元活血汤"。

方中大黄用量偏重,服后可见微利,利后痛减,不必尽剂,不宜久服,因瘀血已下,免伤正气。

【现代应用】临床常用于胸胁软组织挫伤、肋软骨炎、肋间神经痛、乳腺增生症等属瘀血停滞者。

生　化　汤
《傅青主女科》

【组成】当归 24g　川芎 9g　桃仁 6g　炮姜 2g　炙甘草 2g

【用法】黄酒、童便各半煎服,或水煎服。

【功效主治】化瘀生新,温经止痛。主治产后胞宫寒凝瘀阻证,症见恶露不行,小腹冷痛。

【方义分析】方中重用当归补血活血,生新化瘀。因产后血虚,纵有瘀血,亦不宜纯事攻逐,而本品补中有行,可使新血得生,脉道充盈,血行畅利,瘀血自除,故为君药。川芎活血行气,桃仁活血祛瘀,共为臣药。炮姜温经止痛,为佐药。炙甘草调和诸药,为使药。原方用法中加黄酒温通血脉,以助药力,童便益阴化瘀,引败血下行。众药相合,化瘀兼顾生新,行血寓以温经,则产后腹痛可除。

【现代应用】临床常用于产后诸疾,如产后子宫复旧不良、产后子宫收缩痛、胎盘残留、人工流产后出血不止等属血虚受寒、瘀阻胞宫者。

失　笑　散
《太平惠民和剂局方》

【组成】五灵脂　蒲黄各 6g

【用法】上药共为细末,每次 6g,用醋或黄酒调服,亦可每日取 9~12g,布包,水煎服。

【功效主治】活血祛瘀,散结止痛。主治瘀血停滞证,症见心腹刺痛,或产后恶露不行,或月经不调,少腹急痛等。

【方义分析】方中五灵脂通血脉而散瘀血,蒲黄化瘀血以止痛,两者相须为用,可以增强祛瘀止痛、推陈致新之力。用醋或黄酒调服,取其通血脉,助药力,并制五灵脂之腥臊。此方药仅二味,性质平和,治瘀痛疗效甚佳。前人运用本方,患者每于不觉之中诸症悉除,不禁欣然而笑,故名"失笑散"。

【现代应用】临床常用于慢性胃炎、冠心病、高脂血症、痛经等属瘀血停滞者。

十 灰 散
《十药神书》

【组成】大蓟　小蓟　荷叶　侧柏叶　白茅根　茜草根　栀子　大黄　牡丹皮　棕榈皮各9g

【用法】上药各烧灰存性,研极细末。用藕捣汁或萝卜捣汁,磨京墨半碗,取本方9~15g调服。亦可作汤剂。

【功效主治】凉血止血。主治血热妄行的上部出血证,症见吐血,咯血,衄血,血色鲜红,舌红脉数。

【方义分析】方中大蓟、小蓟、荷叶、茜草根、侧柏叶、白茅根凉血止血;棕榈皮收涩止血;栀子、大黄清热泻火,导热下行,以折气火上冲之势,令火降而血止;凉降止涩,恐其致瘀,故以牡丹皮配大黄凉血祛瘀,使血止而不留瘀。诸药烧炭存性,可加强收涩止血作用。用法中以藕汁或萝卜汁磨京墨调服,意在增强凉血止血之效,因藕汁凉血止血而散瘀,萝卜汁降气清热以止血,京墨亦有止血之功。全方以凉血止血为主,寓以清降、化瘀、收涩,是一首急救止血的有效方剂。

【现代应用】临床常用于支气管扩张及肺结核咯血、消化道出血等属血热妄行者。

小 蓟 饮 子
《济生方》录自《玉机微义》

【组成】生地黄　小蓟　滑石　蒲黄　藕节　淡竹叶　当归　栀子各9g　木通　甘草各6g

【用法】水煎服。

【功效主治】凉血止血,利水通淋。主治血淋、尿血,症见尿中带血,小便频数,赤涩热痛,舌红,脉数。

【方义分析】方中小蓟凉血止血,尤擅治疗尿血,故为君药。藕节、蒲黄凉血止血,并能消瘀,可使血止而不留瘀;生地黄凉血止血,养阴清热,共为臣药。滑石、淡竹叶、木通清热利水通淋;栀子清热泻火,兼利小便,可导邪热从下而出;当归性温,养血和血,引血归经,并防诸药寒凉滞血,皆为佐药。甘草缓急止痛,调和诸药,是为使药。全方凉血止血之中寓有化瘀,止血而不留瘀;泻火通淋之中寓有养阴,利水而不伤阴,是治疗血淋、尿血属膀胱湿热证的常用方剂。

【现代应用】临床常用于急性泌尿系感染、急性肾小球肾炎、蛋白尿、泌尿系结石等属膀胱湿热者。

理血方知识拓展见表12-9。

表12-9　理血方知识拓展

方名	药物组成	功效	主治
七厘散	朱砂、麝香、冰片、乳香、没药、红花、血竭、儿茶	活血散瘀,定痛止血	跌打损伤,筋断骨折之瘀血肿痛,或刀伤出血
温经汤	吴茱萸、当归、芍药、川芎、人参、桂枝、阿胶、丹皮、生姜、甘草、半夏、麦冬	温经散寒,祛瘀养血	冲任虚寒,瘀血阻滞证
丹参饮	丹参、檀香、砂仁	活血祛瘀,行气止痛	血瘀气滞之心胃诸痛
活络效灵丹	当归、丹参、乳香、没药	活血祛瘀,通络止痛	气血凝滞证
大黄䗪虫丸	大黄、黄芩、甘草、桃仁、苦杏仁、芍药、干地黄、干漆、虻虫、水蛭、蛴螬、䗪虫(土鳖虫)	活血消癥,祛瘀生新	正气虚损,瘀血内停之干血劳
四生丸	生荷叶、生艾叶、生柏叶、生地黄	凉血止血	血热妄行之出血证

续表

方名	药物组成	功效	主治
咳血方	青黛、瓜蒌仁、海粉、栀子、诃子	清肝宁肺,凉血止血	肝火犯肺之咯血证
槐花散	槐花、柏叶、荆芥穗、枳壳	清肠止血,疏风下气	肠风脏毒下血
黄土汤	灶心黄土、附子、白术、生地黄、阿胶、黄芩、甘草	温阳健脾,养血止血	脾阳不足之出血证
胶艾汤	阿胶、艾叶、川芎、当归、芍药、生地黄、甘草	养血止血,调经安胎	冲任虚损之崩漏、月经过多、胎漏、产后或流产下血不绝
地榆槐角丸	地榆、槐角、槐花、大黄、黄芩、地黄、当归、赤芍、红花、防风、荆芥穗、枳壳	疏风凉血止血,泻热润燥	脏腑实热、大肠火盛之肠风便血,痔疮肛瘘,便秘,肛门肿痛
复方丹参滴丸	丹参、三七、冰片	活血化瘀,理气止痛	气滞血瘀之胸痹,胸闷,心前区刺痛

小结

　　血府逐瘀汤、补阳还五汤、桂枝茯苓丸、桃核承气汤、复元活血汤、生化汤和失笑散均为活血祛瘀方,均能通利血脉,祛除瘀血,治疗瘀血病证。其中血府逐瘀汤由桃仁、红花、川芎、赤芍、牛膝配伍柴胡、桔梗、枳壳等组成,具有活血祛瘀、行气止痛作用,是行气活血的代表方,主治胸中血瘀之胸痛、头痛。补阳还五汤重用生黄芪配伍当归尾、赤芍、地龙等,为补气活血的代表方,适用于气虚血瘀之中风半身不遂。桃核承气汤由桃仁、桂枝配伍大黄、芒硝组成,活血化瘀,泻热攻下,瘀热同治,主治瘀热互结于下焦的蓄血证。复元活血汤重用大黄、柴胡配伍红花、穿山甲、天花粉等,长于荡涤瘀血,疏肝通络,是伤科常用的内服之剂,主治跌打损伤,胁下瘀血肿痛。生化汤和桂枝茯苓丸均治妇女瘀血病证,生化汤重用当归配伍桃仁、川芎和炮姜,具有祛瘀生新、温经止痛的功效,主治产后血虚寒凝,瘀阻胞宫之恶露不行,小腹冷痛;桂枝茯苓丸以桂枝、牡丹皮、桃仁、芍药配伍茯苓,活血化瘀,缓消癥块,主治妇人少腹素有癥块,妊娠漏下,胎动不安。失笑散由蒲黄、五灵脂组成,具有活血止痛之效,常用于瘀血作痛。

理血方　思政及中医药文化

　　十灰散和小蓟饮子均属止血方,均可凉血止血,治疗血热出血。十灰散由大蓟、小蓟、侧柏叶配伍大黄、牡丹皮等组成,十味药均烧灰存性,止血力强,为常用的急救止血之剂,主治血热妄行的上部出血证。小蓟饮子由小蓟、藕节、蒲黄配伍木通、滑石、淡竹叶等组成,兼可利水通淋,主治膀胱湿热之血淋、尿血。

思考题

1. 活血祛瘀方配伍理气药的机制是什么?请举例说明。
2. 止血方为何常配活血祛瘀药?请举例说明。
3. 试述血府逐瘀汤的配伍意义、功效及主治。
4. 补阳还五汤为何重用黄芪为君药?主治哪种瘀血证?
5. 桃核承气汤中为何配伍大黄、桂枝?
6. 复元活血汤主治何种瘀血证?
7. 十灰散"灰"的含义是什么?为何要用"灰"?
8. 小蓟饮子的功效、主治是什么?

第九节
目标测试

(杭爱武)

第十节　化痰止咳平喘方

学习要求

第十节
教学课件

1. **掌握**　化痰止咳平喘方的概念、分类、使用注意；二陈汤、麻黄苦杏仁石膏甘草汤的组成、用法、功效、主治、配伍意义。
2. **熟悉**　半夏白术天麻汤、小青龙汤的组成、功效、主治。
3. **了解**　温胆汤、清气化痰丸、贝母瓜蒌散、止嗽散的功效、主治。

概述

凡以化痰止咳平喘药为主组成,具有祛除痰饮、止咳平喘作用,主治各种痰饮、咳喘病证的方剂,称为化痰止咳平喘方。

痰和饮异名同类,稠浊为痰,清稀为饮,皆为水液代谢的病理产物。痰饮也可成为一种致病因素,流散于胸膈肠胃、经络四肢、头身关节等,而导致多种疾病。临床常见咳嗽喘促,头痛眩晕,脘闷呕吐,胸痹心痛,中风痰厥以及瘿瘤、瘰疬,痰核等。就其性质而言,痰证又有湿痰、寒痰、热痰、燥痰等区别,治法、选方因之不同。据此,本节化痰止咳平喘方分为燥湿化痰方、清热化痰方、润燥化痰方和止咳平喘方4类。

1. 燥湿化痰方　是由燥湿化痰药为主组成,具有燥湿化痰功效,主治湿痰及寒痰证的方剂。湿痰证以痰多易咳,胸脘痞闷,呕吐恶心,眩晕头痛,肢体困倦,舌苔白腻或白滑,脉缓或滑为主要临床表现;寒痰证以痰清稀量多、色白为主症外,还兼有寒象。代表方有二陈汤、半夏白术天麻汤等。

2. 清热化痰方　是由清热化痰药配合清热药为主组成,具有清热化痰功效,主治热痰证的方剂。热痰证以咳嗽痰黄,黏稠难咳,或气喘,或惊悸眩晕,或发为癫痫,舌红苔黄腻,脉滑数为主要临床表现。代表方有温胆汤、清气化痰丸等。

3. 润燥化痰方　是由润肺化痰药为主组成,具有润燥化痰功效,主治燥痰证的方剂。燥痰证主要表现为痰稠而黏,咳之不爽,咽喉干燥,甚至呛咳、声音嘶哑等。代表方如贝母瓜蒌散等。

4. 止咳平喘方　是由发散风邪药配伍止咳平喘药组成,具有止咳平喘功效,主治咳嗽气喘的方剂。代表方有麻黄苦杏仁石膏甘草汤、小青龙汤、止嗽散等。

使用注意:①应用祛痰剂时,首先要辨别痰病的性质,即寒热燥湿之不同,选择适当的方剂。②痰随气而升降,气壅则痰聚,气顺则痰消,故祛痰方中常配伍理气药物,以助化痰。"善治痰者,不治痰而治气,气顺则一身之津液亦随气而顺矣"。③脾虚生湿,湿聚而成痰,故祛痰剂中又常配伍健脾祛湿药,以杜绝生痰之本。④外感咳嗽初起,不宜单投止咳平喘剂,以防留邪。⑤咯血或痰黏难咳者,不宜用温热燥烈之品。

二　陈　汤
《太平惠民和剂局方》

【组成】半夏　橘红各 15g　茯苓 9g　甘草 5g

【用法】加生姜 7 片,乌梅 1 个,水煎服。

【功效主治】燥湿化痰,理气和中。主治湿痰证,症见咳嗽痰多,色白易咳,胸膈痞闷,恶心呕吐,肢体困倦,不欲饮食,或头眩心悸,舌苔白腻,脉滑。

【方义分析】方中半夏性味辛苦温燥,燥湿化痰、降逆和胃,为君药。橘红理气燥湿,和胃化痰,使气顺则痰消,为臣药。茯苓利湿健脾,使脾健则湿除,湿去则痰消;生姜降逆和胃,温化痰饮,既可助半夏化痰,又可制半夏之毒;复用少许味酸收敛之乌梅,以防祛痰理气药温燥辛散而伤阴。半夏、橘红得乌梅则燥湿化痰而不伤正;乌梅得半夏、橘红则敛阴而不敛邪。如此散收并用,相反相成。茯苓、生姜、乌梅共为佐药。甘草调和诸药、益气健脾,为佐使药。诸药相配,共奏燥湿化痰、理气和中之效。

半夏、橘红以陈久者入药为佳,故方名"二陈"。本方为治疗湿痰证的基本方,随证加减用于多种痰证。风痰加制南星、白附子、皂角、竹沥;寒痰加干姜、细辛;热痰加黄芩、胆南星;湿痰加苍术、白术;燥痰加瓜蒌、苦杏仁。

【现代应用】临床常用于慢性支气管炎、哮喘、肺气肿、慢性胃炎、神经性呕吐、梅尼埃病等属湿痰证者。

半夏白术天麻汤
《医学心悟》

【组成】半夏 4.5g　天麻　茯苓　橘红各 3g　白术 9g　甘草 1.5g

【用法】加生姜 1 片,大枣 2 枚,水煎服。

【功效主治】燥湿化痰,平肝息风。主治风痰上扰证,症见眩晕头痛,胸闷呕恶,舌苔白腻,脉弦滑。

【方义分析】方中半夏燥湿化痰,降逆和胃,为治痰要药;天麻平肝潜阳,以息肝风,为治风要药。二味共为君药。白术健脾燥湿,茯苓健脾利湿,使脾旺健运,湿去痰消;橘红理气化痰,与半夏相伍,又可降逆和胃。三味共为臣药。生姜、大枣调和脾胃;甘草健脾、调和诸药,并为佐使。诸药相合,使风息痰消,诸症自愈。

【现代应用】临床常用于耳源性眩晕、神经性眩晕、高血压等属风痰上扰者。

温　胆　汤
《三因极一病证方论》

【组成】半夏　竹茹　枳实各 6g　陈皮 9g　甘草 3g　茯苓 4.5g

【用法】加生姜 5 片,大枣 5 枚,水煎服。宜食前服。

【功效主治】理气化痰,清胆和胃。主治胆胃不和,痰热内扰证,症见虚烦不眠,胆怯易惊,或呕吐呃逆,癫痫等,苔腻微黄,脉弦滑。

【方义分析】方中以半夏燥湿化痰,降逆和胃,为君药。竹茹清热化痰,除烦止呕,与半夏相伍,化痰清热兼顾,使痰热清则无扰心之患,为臣药。枳实、陈皮理气化痰,使气顺则痰消;茯苓健脾利湿,使湿去则痰不生。此三味共为佐药。生姜和胃化痰,兼制半夏之毒;大枣调和脾胃;甘草益气和中,兼调和诸药。此三味共为佐使。综合全方,能使痰热消,胆胃和,诸症自愈。

【现代应用】临床常用于慢性支气管炎、精神分裂症、神经症、急慢性胃炎、妊娠呕吐、冠心病等属痰热内扰,胆胃不和者。

清气化痰丸
《医方考》

【组成】陈皮　苦杏仁　枳实　黄芩　瓜蒌仁　茯苓各30g　胆南星　制半夏各45g

【用法】姜汁为丸。每次6g,温开水送下。

【功效主治】清热化痰,理气止咳。主治痰热咳嗽,症见咳嗽气喘,咳痰黄稠,胸膈痞闷,甚则气急呕恶,烦躁不宁,舌质红,苔黄腻,脉滑数。

【方义分析】方中胆南星苦凉、瓜蒌仁甘寒,均长于清热化痰,瓜蒌仁尚能导痰热从大便而下,两者共为君药。制半夏虽属辛温之品,但与苦寒之黄芩相配,一化痰散结,一清热降火,既相辅相成,又相制相成,共为臣药。治痰者当须降其火,治火者必须顺其气,故佐以苦杏仁降利肺气以宣上,陈皮理气化痰以畅中,枳实破气化痰以宽胸,并佐茯苓健脾渗湿以杜生痰之源。使以姜汁为丸,用为开痰之先导。诸药合用,化痰与清热、理气并进,气顺则火降,火清则痰消,痰消则火无所附,诸症悉除。

【现代应用】临床常用于肺炎、急性支气管炎、慢性支气管炎急性发作等属痰热内结者。

贝母瓜蒌散
《医学心悟》

【组成】贝母4.5g　瓜蒌3g　天花粉　茯苓　橘红　桔梗各2.5g

【用法】水煎服。

【功效主治】润肺清热,理气化痰。主治燥痰咳嗽,症见咳嗽呛急,咳痰不爽,涩而难出,咽喉干燥哽痛,苔白而干。

【方义分析】方中贝母润肺清热,化痰止咳;瓜蒌清肺润燥、开结涤痰,与贝母相须为用,润肺清热化痰,共为君药。臣以天花粉,既清降肺热,又生津润燥,助君药之力。痰因湿聚,湿自脾生,且痰阻气机,配伍橘红理气化痰,茯苓健脾渗湿,既促脾运,又输津以润肺燥;橘红温燥,茯苓渗利,少量佐于寒性药中,以去性存用。桔梗宣肺祛痰,可引诸药入肺经而为佐使药。全方清润宣化并用,肺脾同调,而以润肺化痰为主,且润肺而不留痰,化痰又不伤津。肺得清润而燥痰自化,宣降有权而咳逆自平。

【现代应用】临床常用于肺结核、肺炎等属燥痰证者。

麻黄苦杏仁甘草石膏汤
《伤寒论》

【组成】麻黄12g　苦杏仁9g　甘草6g　石膏24g

【用法】水煎服。

【功效主治】清宣肺热,平喘止咳。主治热邪壅肺证,症见发热,咳喘气急,甚则鼻翼扇动,无汗或有汗,口渴,舌苔薄黄,脉数。

【方义分析】方中重用石膏,辛甘大寒,清泻肺热,为君药。臣以麻黄宣肺平喘,且有"火郁发之"之意,虽麻黄为辛温解表峻剂,但用量仅为石膏一半,使宣肺而不助热,清肺而不留邪。佐以苦杏仁降利肺气,助麻黄平喘。甘草调和诸药,使发散不致太过,清里而不伤中,是为佐使。四药相配,邪热得清,肺气得宣,身热咳喘自愈。

【现代应用】临床常用于感冒、急性支气管炎、上呼吸道感染、支气管肺炎、大叶性肺炎、支气管哮喘、麻疹合并肺炎等病属邪热壅肺者。

小 青 龙 汤
《伤寒论》

【组成】麻黄 9g　桂枝 9g　细辛 3g　干姜 6g　五味子 6g　白芍 9g　半夏 9g　炙甘草 6g

【用法】先煎麻黄去上沫,再加入其他药物共煮,去渣,温服。

【功效主治】解表散寒,温肺化饮。主治外寒内饮证,症见恶寒发热,无汗,胸痞喘咳,痰多而稀,或痰饮喘咳,不得平卧,或身体疼重,头面四肢浮肿,舌苔白滑,脉浮者。

【方义分析】方中以麻黄、桂枝解表散寒,且麻黄又能宣肺平喘,为君药。臣以干姜、细辛温肺化饮,兼助麻、桂解表散寒;半夏燥湿化痰,和胃降浊。以上诸药均辛散温燥,恐伤肺之气阴,故配五味子、白芍敛肺气,养阴血,并为佐药。炙甘草益气和中,调和诸药,为使药。诸药相合,共奏解表化饮之效。

【现代应用】临床常用于急慢性支气管炎、支气管哮喘、肺气肿、肺炎、过敏性鼻炎等属外寒内饮者。

止 嗽 散
《医学心悟》

【组成】桔梗　荆芥　紫菀　百部　白前各 1 000g　甘草 375g　陈皮 500g

【用法】共为末,每次 6~9g,温开水或姜汤送下。亦可作汤剂,水煎服,用量按原方比例酌减。

【功效主治】宣利肺气,疏风止咳。主治风邪犯肺证,症见咳嗽咽痒,咳痰不爽,或微有恶风发热,舌苔薄白,脉浮缓。

【方义分析】方中紫菀、百部性温不燥,润而不腻,皆可润肺止咳,共为君药。桔梗善开宣肺气,白前长于降气化痰,两者协同,一宣一降,以复肺气之宣降,增强君药润肺止咳,化痰之力,为臣药。荆芥祛风解表,以祛在表之余邪;陈皮理气、化痰,均为佐药。甘草调和诸药,合桔梗能利咽止咳,是为佐使之用。综观全方,温而不燥,润而不腻,散寒不助热,解表不伤正。亦可加减用于新久咳嗽,咳痰不爽者。

【现代应用】临床常用于上呼吸道感染、支气管炎、百日咳等属表邪未尽,肺气失宣者。

化痰止咳平喘方知识拓展见表 12-10。

表 12-10　化痰止咳平喘方知识拓展

方名	药物组成	功效	主治
导痰汤	半夏、天南星、橘红、枳实、茯苓、炙甘草、生姜	燥湿化痰,行气开郁	痰厥眩晕,或痰壅胸满头痛咳喘
涤痰汤	半夏、天南星、橘红、枳实、茯苓、石菖蒲、人参、竹茹、甘草、生姜	涤痰开窍	中风痰迷,舌强不能言
小陷胸汤	黄连、半夏、瓜蒌	清热化痰,宽胸散结	痰热互结,脘腹闷痛
川贝枇杷糖浆	川贝母、枇杷叶、桔梗、薄荷	清热宣肺,化痰止咳	风热犯肺,痰热内蕴
苓甘五味姜辛汤	茯苓、甘草、干姜、细辛、五味子	温肺化饮	寒饮咳嗽
三子养亲汤	白芥子、紫苏子、莱菔子	温肺化痰,下气消食	痰壅气逆食滞证
定喘汤	麻黄、白果、苏子、苦杏仁、半夏、款冬、桑白皮、黄芩、甘草	宣肺降气,清热化痰	风寒外束,痰热内蕴之哮喘
桂龙咳喘宁	桂枝、龙骨、白芍、生姜、大枣、炙甘草、牡蛎、黄连、法半夏、瓜蒌皮、苦杏仁	降气平喘,止咳化痰	外感风寒,痰湿内阻之咳嗽、气喘,痰涎壅盛
蛇胆川贝液	蛇胆汁、川贝	清肺止咳除痰	肺热咳嗽,痰多

续表

方名	药物组成	功效	主治
蛤蚧定喘丸	蛤蚧、紫苏子、瓜蒌子、苦杏仁、麻黄、石膏、甘草、紫菀、鳖甲、黄芩、麦冬、黄连、百合、煅石膏	滋阴清肺,止咳平喘	肺肾两虚、阴虚肺热之虚劳咳喘、气短胸满、自汗盗汗
橘红痰咳液	化橘红、百部、茯苓、半夏、白前、甘草、苦杏仁、五味子	理气化痰,润肺止咳	痰浊阻肺之咳嗽、气喘、痰多

小结

　　二陈汤为燥湿化痰的基础方,半夏、橘红、茯苓同用,有燥湿化痰、理气和中的功效,主治湿痰证。半夏白术天麻汤以二陈汤加味而成,加入健脾燥湿之白术,平肝息风之天麻,而有化痰息风功效,主治风痰眩晕。温胆汤以二陈汤加竹茹、枳实组成,以清胆和胃、理气化痰为功效,主治胆胃不和,痰热内扰证。

　　清气化痰丸、贝母瓜蒌散均能清热化痰、理气,清气化痰丸长于清热止咳,主治热痰咳嗽,贝母瓜蒌散则以润肺见长,主治燥痰咳嗽。

　　小青龙汤、麻黄苦杏仁甘草石膏汤和止嗽散均为止咳平喘方,都有止咳平喘功效,主治咳嗽气喘病证。小青龙汤麻黄、桂枝和干姜、细辛、半夏同用,具有解表散寒、温肺化饮的功效,主治外寒内饮证。麻黄苦杏仁甘草石膏汤以石膏倍麻黄,清宣肺热,平喘止咳,主治热邪壅肺之咳喘证。止嗽散以紫菀、百部为君,配伍桔梗、白前、荆芥、陈皮及甘草,宣利肺气,疏风止咳,主治风邪犯肺证。

思考题

1. 二陈汤的方名含义、配伍意义、功效及主治是什么?
2. 麻黄苦杏仁甘草石膏汤中麻黄、石膏的配伍意义是什么?
3. 半夏白术天麻汤、温胆汤、小青龙汤具有什么功效? 主治什么病证?

第十节
目标测试

(赵志英)

第十一节　平肝息风方

学习要求

1. **掌握**　平肝息风方的概念、分类、使用注意;镇肝熄风汤的组成、用法、功效、主治、配伍意义。
2. **了解**　天麻钩藤饮、羚角钩藤汤、牵正散的功效、主治。

第十一节
教学课件

概述

凡以平肝息风药为主组成,具有平肝潜阳、息风止痉的作用,主治肝阳上亢、肝风内动病证的方剂,称为平肝息风方。

风病的范围很广,病情变化比较复杂,但可概括为外风与内风两大类。外风是指风邪外袭,侵入人体,病变在肌表、经络、肌肉、筋骨、关节等。主要表现为头痛、恶风、肌肤瘙痒、肢体麻木、筋骨挛痛、关节屈伸不利或口眼㖞斜,甚至角弓反张等症。治当疏散外风。内风是指内生之风,由于脏腑功能失调所致的风病,其发病机制有肝阳上亢、肝风内扰、热盛动风、阴虚风动及血虚生风等。主要表现为眩晕、震颤、四肢抽搐、言语謇涩、足废不用,甚或猝然昏倒、不省人事、口角㖞斜、半身不遂等症。治当平肝息风。本节主要讨论用于内风病证的方剂,根据功效与主治的不同,平肝息风药分为平肝潜阳方和息风止痉方两类。

1. 平肝潜阳方　是由平肝潜阳药为主组成,具有平肝潜阳功效,主治肝阳上亢证的方剂。代表方如镇肝熄风汤、天麻钩藤饮等。

2. 息风止痉方　是由息风止痉药为主组成,具有平息内风功效,主治肝风内动证的方剂。代表方如羚角钩藤汤、牵正散等。

应用平肝息风方,应根据引起阳亢、动风的病因选择方剂,配伍适当的药物。如邪热炽盛,热盛动风者,应配伍清热药;阴虚阳亢,或热病后期,阴虚风动者,应配伍滋阴潜阳药;若兼有外风或痰浊者,应配伍祛风化痰之品。

镇肝熄风汤
《医学衷中参西录》

【组成】怀牛膝　生赭石各30g　生龙骨　生牡蛎　生龟甲　白芍　玄参　天冬各15g　川楝子　生麦芽　茵陈各6g　甘草4.5g

【用法】水煎服。

【功效主治】镇肝息风,滋阴潜阳。主治阴虚阳亢,肝风内动之证。症见头目眩晕,目胀耳鸣,心中烦热,或时有噫气,或肢体渐觉不利,口眼渐形㖞斜,面色如醉,甚或眩晕颠仆,昏不知人,移时始醒,或醒后不能复原,脉弦长有力。

【方义分析】方中重用怀牛膝引血下行,折其亢阳,并能滋养肝肾,用为君药。赭石、龙骨、牡蛎、龟甲均取其生用,共奏潜阳、镇痉、息风之功,共为臣药。白芍、玄参、天冬滋阴养肝;川楝子、茵陈、生麦芽清泻肝热,条达肝气,以利于肝阳的平降镇潜,均为佐药。甘草调和诸药,并能和中益胃,防止金石类药物的碍胃之弊,为佐使药。本方配伍特点,重用镇潜诸药,配伍滋阴之品,镇潜以治其标,滋阴以治其本,标本兼顾,以治标为主。诸药成方,共奏镇肝息风之效。

【现代应用】临床常用于高血压、脑血管意外、血管性头痛、牙痛、三叉神经痛、经前期紧张症、血小板减少症等属肝肾阴亏,肝阳上亢者。

天麻钩藤饮
《杂病证治新义》

【组成】天麻9g　钩藤12g　石决明18g　川牛膝12g　栀子　黄芩　杜仲　益母草　桑寄生　首乌藤　朱茯神各9g

【用法】水煎服。其中石决明先煎,钩藤后下。

【功效主治】平肝息风,清热安神,补益肝肾。主治肝阳偏亢、肝风上扰证,症见头痛,眩晕,失眠,舌红苔黄,脉弦数。

【方义分析】方中以天麻、钩藤平肝息风,为君药。石决明平肝潜阳;川牛膝引血下行,共为臣药。栀子、黄芩清热泻火;桑寄生、杜仲补益肝肾;益母草活血通络;首乌藤、朱茯神安神定志,均为佐药。全方共奏平肝息风,清热安神,补益肝肾之效。

【现代应用】临床常用于高血压、内耳眩晕症、三叉神经痛、面肌痉挛、小儿抽动秽语综合征等属肝阳上亢者。

羚角钩藤汤
《通俗伤寒论》

【组成】羚羊角 4.5g 桑叶 6g 钩藤 菊花 白芍 茯神各 9g 川贝母 12g 生地黄 淡竹茹各 15g 生甘草 3g

【用法】水煎服。

【功效主治】凉肝息风,滋阴舒筋。主治肝热生风证,症见高热不退,烦闷躁扰,手足抽搐,发为痉厥,甚则神昏,舌绛而干,或舌焦起刺,脉弦而数。

【方义分析】方中以羚羊角、钩藤清热凉肝息风,为君药。桑叶、菊花辛凉疏泄,助君药清热息风,为臣药。生地黄、白芍、生甘草酸甘化阴,滋养阴液以柔肝缓急舒筋;邪热亢盛,每易灼津成痰,故又用淡竹茹、川贝母清热化痰;热扰心神,故以茯神宁心安神,六药均为佐药。生甘草调和诸药,兼为使药。本方的配伍特点是以凉肝息风药为主,配合滋阴化痰、安神之品。故为凉肝息风的代表方。

【现代应用】临床常用于血管性头痛、高热痉厥、面肌痉挛、妊娠子痫、高血压、流行性乙型脑炎等属肝经热盛,热极风动或阳亢风动者。

牵 正 散
《杨氏家藏方》

【组成】白附子 6g 白僵蚕 6g 全蝎 3g

【用法】上为细末,每次 3g,热酒调下,不拘时候。

【功效主治】祛风化痰止痉。主治风中经络,症见口眼㖞斜,舌淡红,苔白。

【方义分析】方中白附子性味辛温,功效祛风化痰,善治头面之风,为君药。白僵蚕、全蝎均能祛风止痉,共为臣药。使用热酒调服,可疏通血脉,引药入经,并能直达病所。诸药合用,力专效宏,使风散痰消,经络通畅,则病证可愈。

【现代应用】临床常用于颜面神经麻痹、三叉神经痛、偏头痛等属风痰痹阻经络者。

平肝息风方知识拓展见表 12-11。

表 12-11 平肝息风方知识拓展

方名	药物组成	功效	主治
钩藤饮	钩藤、羚羊角、全蝎、人参、天麻、炙甘草、生姜	清热息风,益气止痉	小儿急惊风
大定风珠	生白芍、阿胶、生龟甲、干地黄、火麻仁、五味子、生牡蛎、麦冬、炙甘草、鸡子黄、鳖甲	滋阴息风	温病后期,阴虚风动证
三甲复脉汤	炙甘草、干地黄、生白芍、麦冬、生牡蛎、阿胶、麻仁、生鳖甲、生龟甲	滋阴复脉,潜阳息风	温病邪热久羁下焦,阴虚风动证
阿胶鸡子黄汤	阿胶、鸡子黄、生白芍、络石藤、石决明、双钩藤、大生地、生牡蛎、茯神木、炙甘草	滋阴养血,柔肝息风	邪热久羁,阴血不足,虚风内动证

续表

方名	药物组成	功效	主治
山菊降压片	山楂、菊花、泽泻、夏枯草、小蓟、决明子	平肝潜阳	阴虚阳亢之头痛眩晕、耳鸣健忘、五心烦热；高血压
牛黄降压丸	羚羊角、珍珠、水牛角、人工牛黄、冰片、白芍、党参、黄芪、决明子、川芎、黄芩、甘松、薄荷、郁金	清心化痰、平肝安神	心肝火盛、痰热壅盛之头痛目眩、烦躁不安；高血压
清脑降压片	黄芩、夏枯草、槐米、煅磁石、牛膝、当归、地黄、丹参、水蛭、钩藤、决明子、地龙、珍珠母	平肝潜阳	肝阳上亢型高血压，头痛头晕项强

小结

　　镇肝熄风汤、天麻钩藤饮、羚角钩藤汤均属于平肝息风方，都有平息肝风功效，用于内风病证。但因组成药物不同，各方功效又有差异。镇肝熄风汤重用怀牛膝引血下行，补益肝肾，既有赭石、龙骨、牡蛎、龟甲潜阳、镇惊、息风，又有白芍、玄参、天冬滋阴养肝，具镇肝息风、滋阴潜阳功效，主治阴虚阳亢，肝风内动之证。天麻钩藤饮以天麻、钩藤、石决明平肝潜阳息风，川牛膝引血下行，常用于肝阳偏亢，肝风上扰的头痛、眩晕、失眠。羚角钩藤汤中羚羊角、钩藤和桑叶、菊花共用，长于清热凉肝息风，主治肝经热盛，热极生风之证。

　　牵正散由白附子、白僵蚕、全蝎组成，以祛风化痰止痉为主要功效，主治风中经络，口眼㖞斜。

平肝息风方思政及中医药文化

思考题

1. 天麻钩藤饮与镇肝熄风汤在功效、主治上有何异同？
2. 镇肝熄风汤具有什么功效？主治什么病证？

第十一节
目标测试

（赵志英）

第十二节　安　神　方

学习要求

1. **掌握**　安神方的概念、分类、使用注意；酸枣仁汤的组成、用法、功效、主治、配伍意义。
2. **了解**　甘麦大枣汤、天王补心丹、安神补心丸的功效、主治。

第十二节
教学课件

概述

凡以安神药为主组成,具有安神定志作用,主治神志不安病证的方剂,称为安神方。

神志不安疾患,多表现为心悸失眠,烦躁惊狂等症。导致神志不安的病因很多,或邪热郁火,扰动心神;或暴受惊恐,神识迷乱;或劳伤虚损,心失所养;或痰浊闭窍;或血脉瘀阻等,大致分为虚实两类。外邪扰心者,多为实证;虚损失养者,多为虚证。施治之法,证属实者,宜镇惊安神,或参以清热、涤痰、化瘀诸法;证属虚者,宜养心安神。故安神方分镇惊安神方与养心安神方两类。

1. 镇惊安神方 是由镇惊安神药为主组成,具有重镇安神功效,主治神志不安实证的方剂。其证多由心阳偏亢、火热扰心所致,症见失眠多梦、惊悸、躁狂等。代表方如朱砂安神丸、磁朱丸等。

2. 养心安神方 是由滋阴养血药与养心安神药为主组成,具有补养安神功效,主治神志不安虚证的方剂。其证多由阴血不足、心失所养所致,症见心悸健忘、虚烦失眠等。代表方如酸枣仁汤、甘麦大枣汤、天王补心丹、安神补心丸等。

使用注意:①镇惊安神方中的金石重坠之品,久服易伤正气,只宜暂用,不宜久服,中病即止。②某些安神药如朱砂等具有一定的毒性,久服能引起慢性中毒,亦应注意。

酸枣仁汤
《金匮要略》

【组成】酸枣仁 12g　知母　茯苓　川芎各 6g　甘草 3g

【用法】水煎服。

【功效主治】养血安神,清热除烦。主治肝血不足、虚热内扰之失眠证,症见失眠心悸,虚烦盗汗,头目眩晕,咽干口燥,舌红少苔,脉弦细或细数。

【方义分析】方中重用酸枣仁养肝宁心,安神敛汗,为治虚烦不眠之要药,为君药。知母清虚热,养肝肾,为臣药。川芎活血利气,疏肝解郁,与酸枣仁相伍,一酸收,一辛散,既补养肝阴,又调顺肝气,而达相反相成之效;茯苓宁心安神,共为佐药。甘草调和诸药为使。诸药相合,共收养血安神,清热除烦之功。

【现代应用】临床常用于神经衰弱、神经症、眩晕、期前收缩、焦虑症、围绝经期综合征等属肝血不足,虚热内扰者。

甘麦大枣汤
《金匮要略》

【组成】小麦 30g　甘草 9g　大枣 5 枚

【用法】水煎服。

【功效主治】养心安神,和中缓急。主治心阴不足、肝气失和之脏躁证,症见精神恍惚,郁闷不舒,常悲伤欲哭,像如神灵所作,数欠伸,睡卧不宁,舌红少苔,脉弦细。

【方义分析】方中重用小麦,性甘凉,养肝补心,除烦安神,为君药。甘草甘平,补养心气,和中缓急,为臣药。大枣甘温质润,益气和中,润燥缓急,为佐药。三药合用,甘润平补,共奏养心安神,和中缓急之功。

【现代应用】临床常用于癔症、神经衰弱、神经症、精神分裂症、围绝经期综合征、梅核气、慢性咽炎、房性期前收缩等属心阴不足,肝气失和者。

天王补心丹
《摄生秘剖》

【组成】酸枣仁　柏子仁　当归　天冬　麦冬各 9g　生地黄 12g　人参　丹参　玄参　茯

苓   远志   桔梗   五味子各 5g

【用法】共为细末,炼蜜为小丸,朱砂为衣,每次 9g,温开水送下,1 日 2~3 次。或按原方用药比例,酌定药量为汤剂,水煎服。

【功效主治】滋阴养血,补心安神。主治阴虚血少、神志不安证,症见心悸失眠,虚烦神疲,梦遗健忘,手足心热,口舌生疮,舌红少苔,脉细而数。

【方义分析】方中重用生地黄,滋阴养血为君药。天冬、麦冬、玄参滋阴清热;当归补血,共为臣药。人参补气,使气旺则阴血自生;远志、茯苓、酸枣仁、五味子、柏子仁以养心安神;丹参凉血活血,使补而不滞;朱砂镇心安神,均为佐药。桔梗载药上行而归于心,为使药。诸药相伍,滋阴血,清虚热,安心神,可谓配伍周全。

【现代应用】临床常用于神经衰弱、心脏神经症、心律失常、围绝经期综合征、甲状腺功能亢进、复发性口腔溃疡等属阴亏血少,虚火上炎者。

安神补心丸
《中华人民共和国药典》2020 年版

【组成】丹参 300g   五味子 150g   石菖蒲 100g   安神膏 560g(合欢皮、菟丝子、墨旱莲、女贞子、首乌藤、地黄、珍珠母)。

【用法】口服。1 次 15 丸,1 日 3 次。

【功效主治】养心安神。主治心血不足,虚火内扰之心神不宁证,症见心悸失眠、头晕耳鸣等。

【方义分析】方中丹参养血凉血,除烦安神为君。石菖蒲宁神定志;五味子补肾宁心,益气生津,共为臣药。首乌藤、地黄、墨旱莲、女贞子、菟丝子滋养肝肾,补益精血,宁心安神;合欢皮养血安神;珍珠母镇惊安神,共为佐助。诸药合用,可奏滋阴补血,养心安神之功。

【现代应用】临床常用于神经衰弱、神经症、精神分裂症、抑郁症、焦虑症等属阴血不足,虚火内扰者。

安神方知识拓展见表 12-12。

表 12-12   安神方知识拓展

方名	药物组成	功效	主治
朱砂安神丸	朱砂、黄连、炙甘草、生地黄、当归	镇心安神,泻火养心	心火偏亢,阴血不足之心烦失眠证
磁朱丸	磁石、朱砂、神曲	重镇安神,潜阳明目	水火不济,心悸失眠,耳鸣耳聋,视物昏花
柏子养心丸	柏子仁、党参、炙黄芪、川芎、当归、茯苓、制远志、酸枣仁、肉桂、醋五味子、半夏曲、炙甘草、朱砂	养心安神,补肾滋阴	营血不足,心肾失调,心悸失眠,气短健忘
孔圣枕中丹	龟甲、龙骨、远志、石菖蒲	补肾宁心,益智安神	心肾阴亏,心神不安
安神胶囊	酸枣仁、川芎、知母、麦冬、制何首乌、五味子、丹参、茯苓	补血滋阴,养心安神	阴血不足,失眠多梦,心悸不宁,五心烦热,盗汗耳鸣

小结

酸枣仁汤、甘麦大枣汤、天王补心丹均属养心安神方,均有补养安神功效,主治心烦失眠,心悸健忘属虚证者。但因组成药物不同,各方功效又有差异。酸枣仁汤以酸枣仁、川芎、知母相配,养血调肝,清热除烦。甘麦大枣汤重用小麦,加甘草、大枣而成,长于养心安神,和中缓急,善治心阴不足,肝气失和的脏躁证。天王补心丹既有生地黄、天冬、麦冬、玄参、当归滋阴补血;又有远志、茯苓、酸枣仁、五味子、柏子仁养心安神,故主治阴虚血少,神志不安证。

安神补心丸以丹参养血凉血,配合石菖蒲、五味子宁神定志,主治心血不足,虚火内扰者。

思考题

1. 根据安神方的功效与主治特征,分为几类?
2. 试述酸枣仁汤的药物组成、功效、主治以及方解。

第十二节
目标测试

(赵志英)

第十三节 开 窍 方

学习要求

第十三节
教学课件

1. **熟悉** 开窍方的概念、分类、使用注意。
2. **了解** 安宫牛黄丸、苏合香丸的功效、主治。

概述

凡由芳香开窍药为主组成,具有开窍醒神功效,主治闭证神昏(神昏窍闭证)的方剂,称为开窍方。

开窍方适宜于闭证神昏,症见昏迷,口噤不开,两手握固,脉象有力。闭证又有热闭与寒闭之分。根据"热者寒之""寒者热之"理论,故开窍方又分凉开方、温开方两类。

1. 凉开方 是由芳香开窍药麝香、冰片、牛黄等为主组成,具有清热开窍功效,主治热闭神昏的方剂。适用于温邪热毒内陷心包的热闭证,症见高热、神昏谵语、甚或痉厥等。若中风、痰厥或感受秽浊之气,猝然昏倒不省人事,症见热象者,亦可选用。代表方如安宫牛黄丸等。

2. 温开方 是由芳香开窍药苏合香、麝香、冰片等配合辛温行气药为主组成,具有芳香开窍,温中止痛功效,主治寒闭神昏的方剂。适用于中风、中寒、痰厥等属于寒闭证,症见突然昏倒,牙关紧闭,神昏不语,苔白脉迟者。代表方如苏合香丸。

使用注意：①脱证禁用。症见汗出肢冷、气微遗尿、口开目合的脱证属虚者,即使昏迷,不宜使用开窍方。②阳明腑实证,见神昏谵语者,治应寒下。阳明腑实又兼邪陷心包者,应根据病情的缓急,先予开窍,或选投寒下,或开窍与攻下并用,才能切合病情。③开窍方为治标之剂,药多芳香走窜,久服易伤元气,故临床用于急救,中病即止,不可久服。④本类方剂多为芳香辛散之品,如加热煎煮,有效成分易于挥发,会降低药效;有的药物不溶于水,故一般不入煎剂,多用丸剂、散剂或注射剂等新剂型。⑤开窍方多含辛香走窜之品,易伤胎元,故孕妇慎用或忌用。

<h3 style="text-align:center">安宫牛黄丸</h3>
《温病条辨》

【组成】牛黄　郁金　水牛角(原方为犀角)　黄连　黄芩　栀子　朱砂　雄黄各 30g　冰片　麝香各 7.5g　珍珠 15g

【用法】上为极细末,炼蜜为丸,金箔为衣,每丸 3g。每次 1 丸,病重体实者日二三服,口服或鼻饲。

【功效主治】清热开窍,化痰解毒。主治热陷心包证,症见高热烦躁,神昏谵语,口干舌燥,舌红或绛,脉数。也可治疗中风昏迷,小儿惊厥属邪热内闭者。

【方义分析】方中牛黄性凉味苦,清心解毒,化痰开窍,息风止痉;麝香辛温走窜,通行十二经,开窍醒神,共为君药。臣以水牛角清心凉血解毒;黄连、黄芩、栀子清热泻火解毒,助牛黄以清心火;冰片、郁金芳香辟秽,通窍开闭,以加强麝香开窍醒神之效。佐以朱砂、珍珠、金箔镇心安神,雄黄助牛黄以豁痰解毒。蜂蜜和胃调中,是为使药。本方以清热泻火、凉血解毒之品与芳香开窍药同用,体现了凉开方的配伍特点。

【现代应用】临床常用于流行性乙型脑炎、流行性脑脊髓膜炎、颅脑外伤、小儿高热惊厥及感染或中毒引起的高热昏迷等属热闭心包者。

<h3 style="text-align:center">苏　合　香　丸</h3>
《太平惠民和剂局方》

【组成】苏合香　冰片　乳香各 30g　麝香　安息香　青木香　香附　白檀香　丁香　沉香　荜茇　白术　诃子　朱砂　水牛角各 60g

【用法】上为细末,入研药匀,用安息香膏并炼白蜜和之为丸,口服,1 次 1 丸,1 日 2 次。

【功效主治】芳香开窍,温中化湿,行气止痛。主治寒闭神昏,症见突然昏倒,牙关紧闭,不省人事;或心腹猝痛,甚则昏厥,苔白,脉迟等。亦治中风、中寒、感受时行瘴疠之气属寒闭者。

【方义分析】方中用苏合香、麝香、冰片、安息香芳香开窍,合为君药。青木香、白檀香、沉香、丁香、香附、乳香行气解郁,散寒化浊,化瘀止痛,共为臣药。佐以荜茇温中散寒,与各药配合,增强散寒、止痛、开郁之效。水牛角清心解毒;朱砂镇心安神;白术益气健脾,燥湿化浊,诃子收敛肺气,与诸香药配伍,补气收敛,防止辛香太过,耗伤正气。本方以芳香开窍为主,配伍大量行气解郁、辟秽化浊、温中止痛之品,少佐补气及收涩药,是治疗寒闭神昏证的代表方剂,又是治疗寒凝气滞心腹疼痛的有效之方。

【现代应用】临床常用于脑血管意外、冠心病心绞痛、肝性脑病、心肌梗死等属寒闭者。

开窍方知识拓展见表 12-13。

表 12-13　开窍方知识拓展

方名	药物组成	功效	主治
牛黄清心丸	牛黄、朱砂、黄连、黄芩、栀子、郁金	清热解毒,开窍醒神	温邪内陷心包,高热神昏

续表

方名	药物组成	功效	主治
紫雪散	石膏、寒水石、滑石、磁石、水牛角、羚羊角、沉香、青木香、玄参、升麻、甘草、丁香、芒硝、硝石、麝香、朱砂	清热开窍,息风止痉	热邪内陷心包,热盛动风,高热神昏,手足抽搐
至宝丹	水牛角、朱砂、雄黄、玳瑁、琥珀、麝香、龙脑、金箔、银箔、牛黄、安息香、人参	清热开窍,化浊解毒	痰热内闭心包,神昏身热,痰盛气粗
冠心苏合丸	苏合香、冰片、乳香、檀香、青木香	芳香开窍,行气活血,宽胸止痛	心绞痛
麝香保心丸	人工麝香、人工牛黄、人参、肉桂、苏合香、蟾酥、冰片	芳香温通,益气强心	气滞血瘀之胸痹,心前区疼痛、固定不移、心肌缺血所致的心绞痛、心肌梗死见上症者

小结

安宫牛黄丸、苏合香丸均有开窍醒神功效,均治闭证神昏。安宫牛黄丸属于凉开方,方以牛黄、水牛角、黄连等清热药配伍麝香、冰片、郁金等开窍药为主组成,具有清热开窍、豁痰解毒的功效,主治温病热陷心包或中风昏迷、小儿惊厥属热闭者。苏合香丸属于温开方,以芳香开窍药配伍理气药为主组成,汇集十种"香"药(苏合香、沉香、麝香、檀香、丁香、乳香、安息香、青木香、香附、冰片)以芳香开窍、行气解郁、散寒化浊,适用于中风、中寒、痰厥等属于寒闭证者,亦常用于寒凝气滞的心腹疼痛。

思考题

1. 开窍方可分为哪几类? 使用时应注意什么?
2. 安宫牛黄丸和苏合香丸分别具有什么功效? 主治什么病证?

第十三节
目标测试

（赵志英）

第十四节　补　虚　方

学习要求

1. **掌握**　补虚方的概念、分类、使用注意;四君子汤、补中益气汤、生脉散、四物汤、六味地黄丸的组成、用法、功效、主治、配伍意义。
2. **熟悉**　肾气丸的组成、功效、主治。
3. **了解**　参苓白术散、当归补血汤、二至丸、沙参麦冬汤的功效、主治。

第十四节
教学课件

概述

凡由补虚药为主组成,具有补益人体气、血、阴、阳等作用,主治各种虚证的方剂,称为补虚方。其属于"八法"中"补法"的范畴。

虚证由先天不足或后天失调所致,根据病变性质,可归纳为气虚、血虚、阴虚、阳虚四种基本类型。治疗当遵循"虚则补之"(《素问·三部九候论》)、"损者益之"(《素问·至真要大论》)的原则,采用补益方法,以补其虚损不足。因此,补虚方主要分为补气方、补血方、补阴方、补阳方四类。

1. 补气方　是由补气药为主组成,具有补气功效,主治气虚证的方剂。气虚证主要表现为肢体倦怠,少气懒言,动则气促,面色萎白,食少便溏,舌淡苔白,脉虚弱,甚或虚热自汗,或脱肛、子宫脱垂等。代表方如四君子汤、参苓白术散、补中益气汤、生脉散。

2. 补血方　是由补血药为主组成,具有补血功效,主治血虚证的方剂。血虚证主要表现为面色萎黄,头晕目眩,唇甲色淡,心悸失眠,舌淡,脉细;妇女月经后期,量少色淡,或经闭不行等。代表方如四物汤、当归补血汤。

3. 补阴方　是由补阴药为主组成,具有滋阴养液的功效,主治阴虚证的方剂。阴虚证主要表现为形体消瘦,头晕耳鸣,盗汗失眠,腰酸遗精,口干咽燥,干咳少痰,颧红潮热,五心烦热,舌红少苔,脉细数等。代表方如六味地黄丸、二至丸、沙参麦冬汤。

4. 补阳方　是由温阳药或补阳药为主组成,具有补阳功效,主治阳虚证的方剂。阳虚以肾阳虚为主,主要表现为面色苍白,形寒肢冷,腰膝酸痛,下肢软弱无力,小便不利或小便频数,小腹拘急冷痛,男子阳痿早泄,女子宫寒不孕,舌淡苔白,脉沉细或沉迟。代表方如肾气丸。

使用注意:①分清虚实真假。若真实假虚之证,误用补益,则实者更实。②注意脾胃功能。补虚药味甘,易壅中滞气,可酌情配伍理气健脾之品,以助运化,使补而不滞。若脾胃素弱,虚不受补者,宜先调理脾胃。③若作汤剂,宜文火久煎,务使药力尽出。服药时间一般以空腹或饭前为宜,但急证不受此限。

四 君 子 汤
《太平惠民和剂局方》

【组成】人参(或党参)　白术　茯苓各9g　炙甘草6g

【用法】水煎服。

【功效主治】益气健脾。主治脾胃气虚证,症见面色萎白,语声低微,气短乏力,食少便溏,舌淡苔白,脉虚弱。

【方义分析】方中人参甘温益气,补养脾胃,为君药。白术甘温而兼苦燥之性,益气补虚,燥湿健脾,为臣药。茯苓甘淡,渗湿健脾,为佐药。因脾为湿土,喜燥恶湿,脾虚运化无力,易于生湿,故配白术、茯苓,或燥或利,以助运化。炙甘草益气和中,调和诸药,为使药。诸药相合,共成益气健脾之功。因四味药性平和,犹如君子之有中和之德,故方以"四君子"为名。

本方为补气健脾的基本方,后世补气健脾之剂多由本方衍化而成。

【现代应用】临床常用于慢性胃炎、消化性溃疡、慢性肝炎、小儿缺铁性贫血、小儿感染后脾虚综合征等属脾胃气虚者。也可加减用于肺源性心脏病、周期性肌肉麻痹、肾上腺功能低下、肿瘤等疾病。

补 中 益 气 汤
《脾胃论》

【组成】黄芪18g　炙甘草9g　人参　白术　陈皮　升麻　柴胡　当归各6g

【用法】水煎服。

【功效主治】补中益气,升阳举陷。主治:①脾胃气虚证,症见面色㿠白,气少懒言,倦怠食少,大便稀薄,脉虚无力。②气虚下陷证,症见气短乏力,久泻久痢,甚则脱肛,子宫脱垂,崩漏,舌淡,脉弱无力。③气虚发热证,症见身热自汗,气短乏力,渴喜温饮,舌淡,脉虚大无力。

【方义分析】本方重用黄芪,取其味甘性温,入脾、肺经,补益中气,升阳举陷,固表止汗,作为君药。人参、白术、炙甘草益气健脾,以助黄芪补益中气,共为臣药。当归补血和营;陈皮理气和胃,使诸药补而不滞,同为佐药。升麻、柴胡升阳举陷,以助黄芪升提下陷之中气,李杲云:"胃中清气在下,必加升麻、柴胡以引之"(《内外伤辨惑论》),用为佐使药。诸药配伍,能使气虚者得补,气陷者得升,气虚发热者,得甘温益气而除。

本方是李杲宗《素问·至真要大论》"损者益之""下者举之""劳者温之"之旨而设,为补气升阳、甘温除热的代表方。

【现代应用】临床常用于肌弛缓性疾病,如子宫脱垂、胃肾等内脏下垂、胃黏膜脱垂、脱肛、疝气、膀胱肌麻痹所致癃闭、重症肌无力等,还用于原因不明的低热、慢性胃肠炎、乳糜尿、功能失调性子宫出血、习惯性流产、原发性低血压等属中气不足、清阳不升者。

生 脉 散
《医学启源》

【组成】人参 9g　麦冬 9g　五味子 6g

【用法】水煎服。1 日 1 剂,分 2~3 次服。

【功效主治】益气生津,敛阴止汗。主治气阴两虚证,症见汗多疲乏,气短懒言,咽干口渴,或干咳少痰,舌干红少苔,脉虚细或虚数。

【方义分析】方中人参益气生津以补肺,为君药。麦冬养阴清热,润肺生津,为臣药。五味子酸收敛肺,止汗生津,为佐药。药仅三味,一补一润一敛,共奏益气生津、敛阴止汗之效。气复津生,汗止阴存,脉得气充,则可复生,故名"生脉"。

本方既可用于邪热伤人,汗出过多,气耗津伤之重证,又能敛肺止咳,治疗久咳伤肺,气阴两虚者。

本方为益气养阴的代表方,尤善于养心肺之阴。方中人参性味甘温,若气阴不足、阴虚有热者,可以西洋参代替。

【现代应用】临床常用于冠心病、心律不齐、心绞痛、心肌梗死、心肌炎等心血管系统疾病,肺源性心脏病、肺结核、慢性支气管炎等呼吸系统疾病,还可用于休克、中暑、神经衰弱、内分泌疾病等属气阴两虚者。

参苓白术散
《太平惠民和剂局方》

【组成】人参　白术　茯苓　山药各 15g　莲子肉　白扁豆　薏苡仁　甘草各 9g　砂仁 6g　桔梗 6g

【用法】上药研细末,每次 6g,枣汤调下。亦可作汤剂煎服。

【功效主治】益气健脾,渗湿止泻。主治脾虚夹湿证,症见食少便溏,或泻或吐,或咳嗽痰多色白,胸脘闷胀,面色萎黄,四肢乏力,形体消瘦,舌淡苔白腻,脉虚缓。

【方义分析】方中人参益气补脾,白术益气健脾燥湿,茯苓健脾渗湿,共为君药。臣以山药、莲子肉补气涩肠,助人参益气补脾而止泻;白扁豆健脾化湿,薏苡仁健脾利湿,助白术、茯苓健脾除湿以止泻。佐以砂仁化湿和胃,行气宽中;桔梗宣肺利气,通调水道,并载药上行以益肺,而成培土生金之功。甘草益气和中,调和诸药,为使药。全方合用,共奏补气渗湿,调气行滞,健脾和胃之效。

《古今医鉴》之参苓白术散较本方多一味陈皮,理气化湿祛痰功效有所加强。

本方由四君子汤加味而成,既能益气健脾,又能渗湿、保肺,是健脾渗湿止泻的常用方,又是"培土生金"的代表方,临床主要用于脾胃气虚夹湿的泄泻,以及肺脾气虚兼有痰湿的咳嗽。

【现代应用】临床常用于慢性胃肠炎、小儿腹泻、胃肠功能紊乱、慢性支气管炎、贫血、肺结核、慢性肾炎、糖尿病、妇女带下等属脾虚夹湿者。

四　物　汤
《太平惠民和剂局方》

【组成】熟地黄 12g　当归　白芍各 9g　川芎 6g

【用法】水煎服。

【功效主治】补血调血。主治营血虚滞证,症见头晕目眩,面色少华,心悸失眠,女子月经不调,量少或经闭不行,少腹作痛,舌淡,脉细弦或细涩。

【方义分析】方中熟地黄甘温味厚,其质柔润,长于滋阴养血,为君药。当归补血养肝,活血调经,为臣药。佐以白芍养血柔肝,敛阴和营;川芎活血行气,调畅气血。四药配伍,补血而不滞血,行血而不伤血。

本方为补血的常用方,又为调经的基本方。

【现代应用】临床常用于月经不调、痛经、功能失调性子宫出血、胎产疾病、慢性盆腔炎等,还用于贫血、慢性肝炎、神经性头痛、过敏性紫癜、荨麻疹、皮肤瘙痒等属营血虚滞证者。

当归补血汤
《内外伤辨惑论》

【组成】黄芪 30g　当归 6g

【用法】水煎,空腹温服。

【功效主治】补气生血。主治血虚发热证,症见面赤肌热,烦渴欲饮,脉洪大而虚,重按无力;妇人经期、产后血虚发热头痛;或疮疡溃后,久不愈合。

【方义分析】方中重用黄芪大补脾肺之气,以资气血生化之源,为君药。配伍当归补血和营,为臣药。君臣配伍,可使阳生阴长,气旺血生,诸症自愈。

妇人经期、产后血虚发热,取本方益气养血,使阴能维阳,阳不外越则热自退。若疮疡溃后久不愈合,可用本方补气养血,托疮生肌。

【现代应用】临床常用于贫血、白细胞减少症、过敏性紫癜、妇女经期或产后发热、月经过多以及疮疡久溃不愈等属血虚气弱或气不摄血者。

六味地黄丸
《小儿药证直诀》

【组成】熟地黄 24g　山萸肉 12g　山药 12g　泽泻 9g　牡丹皮 9g　茯苓 9g

【用法】上为末,炼蜜为丸。每次 9g,1 日 2~3 次。亦可水煎服。

【功效主治】滋阴补肾。主治肾阴虚证,症见头晕目眩,耳鸣耳聋,腰膝酸软,盗汗遗精,消渴,手足心热,骨蒸潮热,舌燥咽痛,牙齿松动,足跟疼痛,小儿囟门不合,舌红少苔,脉细数。

【方义分析】本方重用熟地黄滋阴补肾,填精益髓,为君药。山萸肉滋养肝肾而涩精;山药补益脾阴而固精,共为臣药。三药配伍,滋养肾肝脾之阴,是为"三补",可补其不足以治本。因熟地黄用量为山萸肉与山药两味之和,故"三补"之中,以补肾阴为主。肾主水,肾虚易致湿浊内停,故配泽泻利湿泄浊,又防熟地黄之滋腻恋邪;阴虚则生内热,故以牡丹皮清泻相火,并制山萸肉之温性;茯苓淡渗脾湿,协泽泻以泄肾浊,助山药以健脾运,俱为佐药。此三药为"三泻",可渗湿浊,清虚热,平其偏胜以治标。六药合用,共成滋阴壮水之剂,体现了"壮水之主,以制阳光"之法。

本方为滋阴补肾的基本方,其配伍特点是三补三泻,以补为主;肝脾肾三阴并补,以补肾阴为主。

【现代应用】临床常用于慢性肾炎、高血压、肺结核、糖尿病、肾结核、甲状腺功能亢进、神经衰弱、中心性浆液性脉络膜视网膜病变、围绝经期综合征等属肾阴亏虚者。

二 至 丸
《扶寿精方》

【组成】女贞子(蒸)500g　墨旱莲 500g

【用法】上为丸,每次 9g,一日 2 次。

【功效主治】补益肝肾,滋阴止血。主治肝肾阴虚证,症见眩晕耳鸣,咽干鼻燥,腰膝酸痛,须发早白,月经量多,舌红少苔,脉象细数。

【方义分析】方中女贞子甘苦而凉,功善滋补肝肾阴液,为君药。墨旱莲甘酸而寒,既能滋补肝肾,又可凉血止血,为臣药。两药相合,甘凉平补,滋而不腻,共成滋肾养肝,凉血止血之功。

因女贞子以冬至日收采者为佳,墨旱莲以夏至日收采者为优,在二至之时采撷两药制成丸剂,故名"二至丸"。

【现代应用】临床常用于神经衰弱、月经过多、功能失调性子宫出血等属肝肾阴虚者。

沙参麦冬汤
《温病条辨》

【组成】沙参 9g　玉竹 6g　生甘草 3 g　麦冬 9g　生扁豆　天花粉　桑叶各 4.5g

【用法】水煎服。

【功效主治】清养肺胃,生津润燥。主治燥伤肺胃阴分证,症见咽干口渴,或发热,或干咳少痰,舌红少苔,脉细数。

【方义分析】方中沙参、麦冬滋阴生津,清养肺胃,共为君药;玉竹养阴润燥,天花粉清热生津,助君药滋阴生津、清热润燥,均为臣药;桑叶轻宣燥热;生扁豆健脾和胃,培土生金,共为佐药;生甘草和中清热,调和诸药,为使药。合而成方,共奏滋养肺胃、生津润燥、轻宣燥热之功。

本方原为秋燥损伤肺胃阴津之证而设,现常用于肺胃阴虚证。

【现代应用】临床常用丁支气管炎、肺炎、肺结核、慢性胃炎、慢性咽炎、糖尿病等属肺胃阴虚者。

肾 气 丸
《金匮要略》

【组成】干地黄 24g　山药 12g　山茱萸 12g　泽泻 9g　茯苓 9g　牡丹皮 9g　桂枝 3g　附子 3g

【用法】上为细末,炼蜜为丸。每次 6~9g,1 日 2 次。亦可水煎服。

【功效主治】温补肾阳。主治肾阳不足证,症见腰痛脚软,下半身常有冷感,少腹拘急,小便不利,或小便反多,入夜尤甚,阳痿早泄,舌淡而胖,苔薄白不燥,脉虚弱,尺部沉细;或痰饮,水肿,消渴,脚气等。

【方义分析】本方以附子、桂枝温肾助阳,为君药。干地黄滋阴补肾,山茱萸、山药滋补肝脾,助干地黄补肾填精,共为臣药。补阴之品与温阳药相配,一则阴中求阳,使阳有所化而增强补阳之力,二则借阴药之柔润,使阳药温而不燥。方中温阳之品药少量轻而滋阴之品药多量重,意在微微生火,鼓舞肾气,即取"少火生气"之义,而非峻补元阳。佐以泽泻、茯苓利水湿,牡丹皮通血脉,与君、臣药配伍,则补中寓泻,使邪去而补药得力,并防滋阴之品助湿碍邪。诸药相合,使肾阳振奋,气化得复,诸症自除。体现了"益火之源,以消阴翳"之法。

本方是温补肾阳的代表方。临床可将干地黄改为熟地黄,桂枝改为肉桂,以增强温补肾阳之力。

【现代应用】临床常用于慢性肾炎、糖尿病、醛固酮增多症、甲状腺功能减退、肾上腺皮质功能减退、慢性支气管炎、支气管哮喘、围绝经期综合征、精子减少症等属肾阳不足者。

补虚方知识拓展见表 12-14。

表 12-14　补虚方知识拓展

方名	药物组成	功效	主治
异功散	四君子汤加陈皮	益气健脾,行气化滞	脾胃气虚兼气滞证
六君子汤	人参、白术、茯苓、甘草、陈皮、半夏	益气健脾,燥湿化痰	脾胃气虚兼痰湿证
香砂六君子汤	六君子汤加木香、砂仁	益气健脾,行气化湿	脾胃气虚,湿阻气滞证
归脾汤	黄芪、白术、茯神、龙眼肉、酸枣仁、人参、木香、远志、当归、炙甘草	益气补血,健脾养心	心脾气血两虚证;脾不统血证
炙甘草汤	炙甘草、生姜、人参、生地黄、桂枝、阿胶、麦冬、麻仁、大枣	滋阴养血,益气通阳,复脉定悸	气虚血弱,脉结代,心动悸;虚劳肺痿
八珍汤	当归、川芎、白芍、熟地黄、人参、白术、茯苓、甘草	补益气血	气血两虚证
人参养荣汤	白芍、当归、黄芪、陈皮、人参、白术、茯苓、熟地黄、甘草、桂心、五味子、远志	益气补血,养心安神	积劳虚损,气血不足证
龟鹿二仙胶	鹿角、龟甲、枸杞子、人参	填阴补精,益气壮阳	真元虚损,精血不足证
益胃汤	沙参、麦冬、冰糖、生地黄、玉竹	养阴益胃	胃阴亏损证
右归丸	熟地黄、山药、山茱萸、杜仲、枸杞子、鹿角胶、菟丝子、当归、肉桂、附子	温补肾阳,填精补血	肾阳不足,命门火衰证
左归丸	熟地黄、山药、枸杞子、山茱萸、牛膝、菟丝子、鹿角胶、龟甲胶	滋阴补肾,填精益髓	真阴不足证
知柏地黄丸	六味地黄丸加知母、黄柏	滋阴降火	阴虚火旺证
杞菊地黄丸	六味地黄丸加枸杞子、菊花	滋养肝肾	肝肾阴虚证
大补阴丸	黄柏、知母、龟甲、熟地黄、猪脊髓	滋阴降火	阴虚火旺证
百合固金汤	百合、熟地黄、生地黄、当归、白芍、甘草、桔梗、玄参、贝母、麦冬	滋肾保肺,止咳化痰	肺肾阴虚,虚火上炎,咳嗽气喘,痰中带血
补肺阿胶汤	阿胶、牛蒡子、甘草、马兜铃、苦杏仁、糯米	养阴补肺,清热止血	肺虚有热,咳喘咽燥,痰少或痰中带血等
十全大补丸	党参、炒白术、茯苓、炙甘草、当归、川芎、酒白芍、熟地黄、炙黄芪、肉桂	温补气血	气血两虚证
七宝美髯颗粒	制何首乌、当归、补骨脂、枸杞子、菟丝子、茯苓、牛膝	滋补肝肾	肝肾不足,须发早白
五子衍宗丸	枸杞子、菟丝子、覆盆子、五味子、车前子	补肾益精	肾虚精亏,阳痿不育、遗精早泄

续表

方名	药物组成	功效	主治
河车大造丸	紫河车、熟地黄、天冬、麦冬、盐杜仲、牛膝、黄柏、龟甲	滋阴清热、补肾益肺	肺肾两虚,虚劳咳嗽、骨蒸潮热、盗汗遗精、腰膝酸软
复方阿胶浆	阿胶、红参、熟地黄、党参、山楂	补气养血	气血两虚证,白细胞减少症,贫血

小结

　　四君子汤、参苓白术散、补中益气汤与生脉散均有补气功效,主治气虚证。四君子汤由人参配伍白术、茯苓、甘草而成,为益气健脾的基本方,适用于脾胃气虚证。参苓白术散在四君子汤基础上,加入山药、莲子肉、薏苡仁及桔梗等,益气健脾之中兼有渗湿止泻之效,并善培土生金,主治脾虚夹湿证。补中益气汤以黄芪配伍人参、白术,并佐以升麻、柴胡,长于补气升阳,宜于脾胃气虚,中气下陷和气虚发热之证。生脉散以人参配伍麦冬、五味子,一补一润一敛,具益气养阴、敛汗生脉功效,主治气阴两虚证。

　　四物汤、当归补血汤均有补血功效,主治血虚证。四物汤以熟地黄、白芍配伍当归、川芎,补血之中兼有行血之效,适用于营血虚滞证,为妇科调经之良方。当归补血汤以大剂黄芪配伍少量当归,有补气生血之功,主治血虚发热证。

　　六味地黄丸、二至丸和沙参麦冬汤均有滋阴功效,主治阴虚证。六味地黄丸以熟地黄、山茱萸、山药配伍泽泻、牡丹皮、茯苓,三补三泻,以补为主,肾肝脾三阴并补,以补肾阴为主,是滋阴补肾的基本方,适用于肾阴虚证。二至丸由女贞子、墨旱莲组成,是平补肝肾的代表方,滋阴养液之中,兼有凉血止血之效,主治肝肾阴虚证,尤宜于兼有出血者。沙参麦冬汤以沙参、麦冬配玉竹、天花粉、桑叶、生扁豆,长于清养肺胃,生津润燥,适用于燥伤肺胃证及肺胃阴虚证。

　　肾气丸为补阳的代表方。方以少量附子、桂枝与大剂滋阴药配伍,阴中求阳,少火生气,且补中寓泻,补不助邪,适用于肾阳不足证。

思考题

1. 试述四君子汤的组成、配伍意义、功效及主治。
2. 为什么说四物汤是补血的代表方,又是妇科调经的常用方? 请联系其组方配伍加以阐述。
3. 黄芪在补中益气汤和当归补血汤中的配伍意义是什么?
4. 生脉散的功效、主治是什么?
5. 六味地黄丸的配伍意义和配伍特点是什么?
6. 肾气丸为补肾阳的代表方,方中为何配伍补阴药?
7. 六味地黄丸、肾气丸的组成、功效及主治有何异同?

12-14-2

第十四节
目标测试

（龙泳伶）

第十五节　固　涩　方

第十五节
教学课件

学习要求

1. **掌握**　固涩方的概念、分类、使用注意；玉屏风散、四神丸的组成、用法、功效、主治、配伍意义。
2. **了解**　缩泉丸、金锁固精丸、完带汤的功效、主治。

概述

凡以固涩药为主组成，具有收敛作用，主治正气虚弱，气、血、精、津耗散滑脱之证的方剂，称为固涩方。

气、血、精、津为人体的宝贵物质，既不断被利用，又不断得到补充。一旦脏腑失调，正虚不固，则可致滑脱散失。由于病因和病位的区别，滑脱病证有自汗盗汗、久泻久痢、遗精遗尿、崩漏带下等不同临床表现。根据"散者收之"（《素问·至真要大论》）的原则，治当以固涩为先，及时制止气、血、精、津的滑脱散失。固涩方按照功效分为固表止汗方、固精止遗方、固崩止带方、涩肠止泻方4类。

1. **固表止汗方**　是由益气固表、收敛止汗的药物为主组成，具有益卫固表止汗功效，主治体虚卫外不固，阴液不能内守的自汗、盗汗的方剂。代表方如玉屏风散。

2. **固精止遗方**　是由固精缩尿的药物为主组成，具有补肾固精缩尿功效，主治肾虚封藏失职，精关不固的遗精滑泄，或肾虚膀胱失约所致尿频、遗尿等证的方剂。代表方如缩泉丸、金锁固精丸。

3. **固崩止带方**　是由收涩止带、固崩止血的药物为主组成，具有补肾固崩止带功效，主治崩漏、带下的方剂。代表方如完带汤。

4. **涩肠止泻方**　是由涩肠止泻的药物为主组成，具有温补脾肾，涩肠止泻功效，主治脾肾虚寒，久泻久痢的方剂。代表方如四神丸。

使用注意：①本类方剂的适应证以正虚为本，气血精津耗散滑脱为标，治疗宜标本兼顾，酌情配伍补虚药。②元气大虚，亡阳欲脱所致的大汗淋漓、小便失禁等，需急用大剂参附之类补气回阳固脱，非固涩方所能治疗。③固涩方是为正虚无邪者而设，若邪气尚甚，误用固涩，有闭门留寇之弊。如热病汗出、咳嗽痰多、火扰遗精、食滞泻痢、实热崩漏等，均非本类方剂所宜。

玉　屏　风　散
《究原方》，录自《医方类聚》

【组成】黄芪(蜜炙)30g　白术60g　防风30g

【用法】上药为散，每次9g，加大枣1枚，水煎去滓，饭后热服。亦可作汤剂，用量按原方比例酌减。

【功效主治】益气固表止汗。主治表虚自汗，症见汗出恶风，面色㿠白，舌淡苔白，脉浮虚；或体虚易于感冒。

【方义分析】方中黄芪益气固表止汗，为君药。白术健脾益气，助黄芪以加强益气固表之功，为臣药。君臣相配，使气旺表实，汗不外泄，邪难入侵。佐以防风走表而祛风邪，与君药相伍，补中寓散，黄芪得防风，则固表而不留邪；防风得黄芪，则祛邪而不伤正。全方共奏益气固表、止汗御邪之功。方名玉屏风散，是取其有益气固表之功，犹似御风的屏障，且又珍贵如玉之意。

【现代应用】临床常用于预防或治疗反复发作的上呼吸道感染、过敏性鼻炎、肾小球肾炎、支气管哮喘等因气虚受风而反复发作者，以及术后、产后、小儿等因表虚不固所致的多汗。

四 神 丸
《内科摘要》

【组成】肉豆蔻 60g　补骨脂 120g　五味子 60g　吴茱萸 30g

【用法】四药为末。取生姜 120g、红枣 50 枚,用水 1 碗,煮姜、枣,水干,取枣肉制丸。每次 6~9g,空腹或食前用淡盐水或温开水送下。亦可作汤剂,用量按原方比例酌减。

【功效主治】温补脾肾,涩肠止泻。主治脾肾阳虚之五更泻,症见五更泄泻,不思饮食,食不消化,或久泻不愈,腹痛喜温,腰酸肢冷,神疲乏力,舌淡苔白,脉沉迟无力。

【方义分析】方用补骨脂辛苦性温,补命门之火以温养脾土,为君药。肉豆蔻温中涩肠,为臣药。君臣配伍,温肾暖脾,收涩止泻。五味子酸温,固肾益气,涩肠止泻;吴茱萸温暖脾肾,驱散阴寒,合五味子以助君臣药温涩之力,共为佐药。用法中加生姜温胃散寒,大枣补脾养胃。全方温补与收涩并用,而温补治本为主。

本方由《普济本事方》的二神丸与五味子散合成。二神丸由肉豆蔻、补骨脂组成,功能温肾暖脾,涩肠止泻;五味子散由五味子、吴茱萸组成,功能温中涩肠。今两方组合为四神丸,则温补脾肾、涩肠止泻之功更强。

【现代应用】临床常用于慢性结肠炎、过敏性结肠炎、肠结核、肠易激综合征等属脾肾阳虚者。

缩 泉 丸
《魏氏家藏方》

【组成】乌药　益智仁各 9g

【用法】上为末,山药糊为丸,每次 3~6g,1 日 2~3 次。亦可作汤剂,加山药 6g,水煎服。

【功效主治】温肾祛寒,缩尿止遗。主治膀胱虚寒证,症见小便频数,或遗尿不禁,舌淡,脉沉弱。

【方义分析】方中益智仁温肾固精,缩尿止遗,为君药。乌药调气散寒,以助膀胱气化而止小便频数,为臣药。山药健脾补肾,固涩精气,为佐药。诸药相合,温中兼补,涩中有行,共奏温肾缩尿之效。

【现代应用】临床常用于神经性尿频、尿崩症、小儿或成人遗尿、久病体虚之尿失禁等属膀胱虚寒者。

金锁固精丸
《医方集解》

【组成】沙苑子 60g　芡实 60g　莲须 60g　煅龙骨 30g　煅牡蛎 30g　莲子适量

【用法】莲子粉糊为丸,每次 9g,1 日 2 次,淡盐汤或开水送下。亦可按原方用量比例酌定,加入莲子肉,水煎服。

【功效主治】补肾涩精。主治肾虚精亏证,症见遗精滑泄,腰酸耳鸣,神疲乏力,四肢酸软,舌淡苔白,脉细弱。

【方义分析】方用沙苑子补肾涩精,为君药。芡实、莲子益肾固精,又补脾气,莲子并能交通心肾,共为臣药。君臣相配,以增补肾固精之力。莲须、煅龙骨、煅牡蛎收敛固精,均为佐使药。诸药合用,既能补肾,又能固精,标本兼顾,而以固精治标为主。

本方专为肾虚遗精滑精者而设,功能秘肾气、固精关,效如金锁,故名曰"金锁固精"。

【现代应用】临床常用于性神经功能紊乱、男子不育、慢性肾炎、乳糜尿、慢性前列腺炎等属肾虚精关不固者。

完 带 汤
《傅青主女科》

【组成】白术(土炒)30g　山药 30g　人参 6g　白芍 15g　苍术 9g　陈皮 1.5g　柴胡 1.8g　黑芥穗 1.5g　车前子 9g　甘草 3g

【用法】水煎服。

【功效主治】健脾疏肝,化湿止带。主治脾虚肝郁,湿浊下注证,症见女子带下色白量多,清稀不臭,面色少华,倦怠便溏,舌淡苔白,脉缓或濡弱。

【方义分析】本方重用白术、山药补气健脾,白术尤善燥湿化浊,山药兼能固肾止带,共为君药。人参补中益气,助君药补脾;苍术燥湿运脾,车前子淡渗利湿,助君药祛湿;白芍柔肝扶脾,共为臣药。陈皮行气健脾,既可使气行湿化,又可使补药补而不滞;柴胡疏肝升清,合白芍柔肝疏肝,使肝气条达,不犯脾土,又使湿气不致下流;黑芥穗祛风胜湿以止带,共为佐药。甘草和中调药,为使药。诸药配伍,使脾气健旺,肝气条达,清阳得升,湿浊得化,则带下自止。

【现代应用】临床常用于阴道炎、宫颈炎、子宫内膜炎、子宫附件炎等属脾虚肝郁,湿浊下注者。

固涩方知识拓展见表 12-15。

表 12-15　固涩方知识拓展

方名	药物组成	功效	主治
牡蛎散	黄芪、麻黄根、牡蛎、小麦	益气固表,敛阴止汗	体虚自汗、盗汗
易黄汤	山药、芡实、黄柏、车前子、白果	补益脾肾,清热除湿,收涩止带	湿热带下,量多色黄
桃花汤	赤石脂、干姜、粳米	温中涩肠止痢	虚寒痢,下痢不止,便脓血,色暗不鲜
固经丸	黄芩、白芍、龟甲、椿根皮、黄柏、香附	滋阴清热,止血固经	阴虚内热之崩漏
乌鸡白凤丸	乌鸡、鹿角胶、鳖甲、煅牡蛎、桑螵蛸、人参、黄芪、当归、白芍、香附、天冬、甘草、生地黄、熟地黄、川芎、银柴胡、丹参、山药、芡实、鹿角霜	补气养血,调经止带	气血两虚,形体瘦弱,腰膝酸软,月经不调,崩漏带下

小结

固涩方　思政及中医药文化

　　玉屏风散为固表止汗之剂,方以黄芪、白术配伍防风,具有益气固表之功,适用于气虚卫表不固之自汗及体虚易感风邪之证。缩泉丸与金锁固精丸均为固精止遗之剂,前者以益智仁配伍乌药、山药,长于温肾缩尿,主治下元虚冷之尿频、遗尿;后者以沙苑子、芡实、莲子肉配伍莲须、煅龙骨、煅牡蛎,功善补肾涩精,收涩之力较强,主治肾虚精关不固之滑精。完带汤属固崩止带方,方以白术、人参、山药配伍苍术、车前子和柴胡、黑芥穗,具有健脾疏肝、除湿止带作用,主治脾虚肝郁,湿浊下注,带脉失约之带下证。四神丸属于涩肠止泻方,方以补骨脂配伍肉豆蔻、吴茱萸、五味子,具有温补脾肾、涩肠止泻的作用,主治脾肾阳虚之五更泻。

思考题

1. 固涩方为何常配补虚药？
2. 玉屏风散为何配伍黄芪与防风？该方的功效、主治是什么？
3. 四神丸的组成中包含哪两首小方子？主治何种病证？
4. 完带汤具有什么功效？主治什么病证？
5. 缩泉丸与金锁固精丸同为涩精止遗方，其功效、主治有何区别？

第十五节
目标测试

（龙泳伶）

第十六节　驱　虫　方

学习要求

了解　驱虫方的概念、使用注意；乌梅丸的功效、主治。

第十六节
教学课件

概述

凡以驱虫药为主组成，具有驱虫或杀虫作用，主治人体消化道寄生虫病的方剂，称为驱虫方。

人体消化道的寄生虫病种类很多，治法、方剂各异。本节方剂主要用于蛔虫病。蛔虫病多由饮食不洁，虫卵随饮食入口而引起。临床表现为脐腹疼痛，时发时止，能食而瘦，面色萎黄，或青或白，或生白斑，或见赤丝，或夜寐龂齿，或胃脘嘈杂，呕吐清水，舌苔剥落，脉象乍大乍小等。若迁延日久，可呈现肌肉消瘦、毛发枯槁、肚腹胀大、青筋暴露等，而成疳积之证。

驱虫方常以乌梅、花椒、槟榔、使君子等驱虫药为主组成，具有温脏安蛔功效，主治蛔虫病的方剂。并根据病情的寒、热、虚、实，适当配合温里、清热、补虚、泻下等药物。代表方有乌梅丸。

使用注意：①服药以空腹为宜，并忌油腻食物。②必须把握好剂量，因有些驱虫药有毒，用量过大易致中毒，用量不足又难以奏效。③驱虫方药多具攻伐之性，年老、体弱及孕妇等当慎用或禁用。④用驱虫方后见有脾胃虚弱者，宜适当调补脾胃，以善其后。⑤临床宜结合现代医学检测手段以明确寄生虫病的诊断，再辨证使用驱虫方剂。

乌　梅　丸
《伤寒论》

【组成】乌梅 480g　炮附子 180g　细辛 180g　干姜 300g　黄连 480g　当归 120g　花椒 120g　桂枝 180g　人参 180g　黄柏 180g

【用法】乌梅用50%醋浸泡一宿,去核打烂,和余药打匀,烘干或晒干,研末,加蜜制丸,每次9g,1日2~3次,空腹温开水送下。亦可水煎服,用量按原方比例酌减。

【功效主治】温脏安蛔。主治蛔厥证,症见腹痛阵作,手足厥冷,烦闷呕吐,时发时止,得食即吐,甚则吐蛔。亦治久痢,久泻。

【方义分析】方中重用乌梅为君,以其味酸能安蛔,使蛔静而痛止。花椒、细辛皆辛温之品,辛可伏蛔,温可祛寒;黄连、黄柏味苦性寒,苦可下蛔,寒可清热,四味共为臣药。君臣相配,使"蛔得酸则静,得辛则伏,得苦则下"(《古今名医方论》)。佐以炮附子、干姜、桂枝助花椒、细辛温脏祛寒;人参、当归补养气血。全方酸、苦、辛并用,以酸为主,令蛔安而痛止;寒热并用,以温为主,使阳复寒散而厥回;邪正两顾,以攻邪为主,使邪去而正安。

本方温清补涩合法,既有大剂乌梅之涩肠止泻,又有附子、干姜、桂枝、花椒、细辛配人参、当归之温补散寒,还有黄连、黄柏之清肠燥湿,故又可治寒热错杂、虚中夹实之久泻、久痢。

【现代应用】临床常用于胆道蛔虫症、肠道蛔虫病、蛔虫性肠梗阻、慢性细菌性痢疾、慢性肠炎、肠易激综合征等属寒热虚实错杂者。

驱虫方知识拓展见表12-16。

表12-16　驱虫方知识拓展

方名	药物组成	功效	主治
理中安蛔汤	人参、白术、茯苓、花椒、乌梅、干姜	温中安蛔	中阳不振之蛔虫腹痛
连梅安蛔汤	胡黄连、花椒、雷丸、乌梅、黄柏、槟榔	清热安蛔	肝胃郁热之虫积腹痛
肥儿丸	神曲、胡黄连、肉豆蔻、使君子、麦芽、槟榔、木香	杀虫消积,健脾清热	虫积脾虚内热证
伐木丸	苍术、皂矾、黄酒面曲	消积燥湿,泻肝驱虫	虫积脾虚之黄肿病(钩虫病)

驱虫方　思政及中医药文化

小结

乌梅丸是安蛔止痛的代表方,方中重用乌梅配伍花椒、细辛、黄连、黄柏,酸苦辛并进以治蛔,且寒热并调,虚实兼顾,主治蛔厥证,症见腹痛时作,呕吐烦闷,手足厥冷者。

思考题

1. 驱虫方的使用注意有哪些?
2. 乌梅丸为何酸、苦、辛合用? 其主治病证是什么?

第十六节
目标测试

(龙泳伶)

参考文献

［1］ 邓铁涛 . 中医诊断学 . 上海 : 上海科学技术出版社 , 1984.
［2］ 贺志光 . 中医学 . 4 版 . 北京 : 人民卫生出版社 , 1996.
［3］ 张珍玉 . 中医学基础 . 北京 : 中国中医药出版社 , 1997.
［4］ 孙国杰 . 针灸学 . 上海 : 上海科学技术出版社 , 1997.
［5］ 谢鸣 . 中医方剂现代研究 . 北京 : 学苑出版社 , 1997.
［6］ 李向中 . 中医学基础 . 4 版 . 北京 : 人民卫生出版社 , 1999.
［7］ 谢宗万 . 应用中药品种理论 , 迎接中药质量新世纪 . 中药研究与信息 , 1999 (1): 22-23.
［8］ 高月 , 日秋军 , 刘永学 , 等 . 中药复方物质基础的研究 . 中国新药杂志 , 2000, 9 (5): 307-308.
［9］ 段富津 . 方剂学 . 上海 : 上海科学技术出版社 , 2000.
［10］ 张廷模 . 中药学 . 北京 : 高等教育出版社 , 2001.
［11］ 孙广仁 . 中医基础理论 . 北京 : 中国中医药出版社 , 2002.
［12］ 朱文峰 . 中医诊断学 . 北京 : 中国中医药出版社 , 2002.
［13］ 谢鸣 . 方剂学 . 北京 : 人民卫生出版社 , 2002.
［14］ 邓中甲 . 方剂学 . 北京 : 中国中医药出版社 , 2003.
［15］ 张廷模 . 临床中药学 . 北京 : 中国中医药出版社 , 2004.
［16］ 张家锡 . 中医学基础 . 上海 : 上海科学技术出版社 , 2006.
［17］ 王建 , 张冰 . 临床中药学 . 北京 : 人民卫生出版社 , 2012.
［18］ 李冀 . 方剂学 . 北京 : 中国中医药出版社 , 2012.
［19］ 国家药典委员会 . 中华人民共和国药典 (2020 年版第 1 部). 北京 : 中国医药科技出版社 , 2020.
［20］ 国家药品监督管理局执业药师资格认证中心 . 中药学专业知识 (二). 北京 : 中国医药科技出版社 , 2021.

中药中文名索引

A

艾叶　179
安息香　215

B

巴豆霜　146
巴戟天　228
白扁豆　230
白矾　241
白附子　196
白果　201
白花蛇舌草　139
白及　178
白茅根　180
白前　196
白芍　222
白头翁　134
白薇　139
白鲜皮　138
白芷　118
白术　218
百部　199
百合　230
柏子仁　204
败酱草　135
斑蝥　242
板蓝根　134
半边莲　138
半夏　192
半枝莲　139
北刘寄奴　189
北沙参　224
荜茇　165
萹蓄　161
鳖甲　224
槟榔　175
冰片　214
薄荷　119
补骨脂　229

C

苍耳子　123
苍术　154
草豆蔻　155
草果　155
侧柏叶　182
柴胡　120
蝉蜕　122
蟾酥　215
常山　238
车前子　158
沉香　169
陈皮　167
赤芍　132
赤石脂　236
重楼　136
臭梧桐　152
楮实子　231
川贝母　193
川楝子　170
川牛膝　189
川乌　151
川芎　184
穿山甲　190
穿山龙　152
穿心莲　138
垂盆草　139
椿皮　236
磁石　204
刺五加　230

D

大黄　142
大蓟　182
大青叶　134
大蒜　242
大血藤　139
大枣　230
丹参　184
胆矾　238

淡豆豉　123
淡竹叶　138
当归　220
党参　218
稻芽　174
灯心草　161
地肤子　161
地骨皮　137
地黄　130
地锦草　139
地龙　211
地榆　178
丁香　165
冬虫夏草　228
冬葵子　161
豆蔻　154
独活　147
杜仲　227

E

阿胶　221
莪术　187
儿茶　242

F

番泻叶　143
防风　116
防己　149
榧子　176
蜂房　242
佛手　170
茯苓　157
浮萍　123
浮小麦　236
附子　163
覆盆子　236

G

干姜　163
干漆　190
甘草　219
甘松　170
甘遂　144
高良姜　165
藁本　123
葛根　121

蛤蚧　231
钩藤　210
狗脊　231
枸杞子　223
谷精草　138
骨碎补　231
瓜蒂　239
瓜蒌　193
广藿香　154
广金钱草　161
龟甲　223
桂枝　115

H

哈蟆油　230
海风藤　151
海浮石　196
海蛤壳　196
海金沙　161
海马　231
海螵蛸　235
海藻　196
诃子　236
合欢皮　204
何首乌　221
核桃仁　231
鹤草芽　176
红大戟　146
红花　185
红景天　230
厚朴　167
胡黄连　139
虎杖　190
琥珀　204
花椒　165
滑石　159
化橘红　170
槐花　180
黄柏　129
黄精　225
黄连　128
黄芪　217
黄芩　128
黄药子　196
火麻仁　144

J

鸡冠花 182

鸡内金 174

鸡血藤 189

蒺藜 207

姜黄 189

僵蚕 211

绞股蓝 230

桔梗 192

芥子 196

金钱草 159

金荞麦 139

金银花 133

金樱子 236

京大戟 146

荆芥 116

景天三七 182

菊花 120

橘红 170

决明子 138

K

苦参 130

苦楝皮 176

苦杏仁 198

款冬花 201

昆布 196

L

莱菔子 173

雷公藤 152

雷丸 176

藜芦 239

荔枝核 170

连钱草 161

连翘 133

莲子 236

羚羊角 209

刘寄奴 189

硫黄 240

龙胆 129

龙骨 203

龙眼肉 230

芦根 127

芦荟 143

炉甘石 241

鹿茸 226

鹿衔草 152

路路通 152

罗布麻叶 208

络石藤 152

M

麻黄 115

麻黄根 236

马勃 139

马齿苋 136

马兜铃 201

马钱子 242

麦冬 222

麦芽 173

蔓荆子 123

芒硝 142

猫爪草 242

毛茛 242

玫瑰花 171

梅花 170

礞石 196

密蒙花 138

绵萆薢 160

绵马贯众 176

没药 189

墨旱莲 230

牡丹皮 131

牡蛎 206

木瓜 148

木蝴蝶 139

木通 161

木香 169

木贼 123

N

南瓜子 176

南沙参 224

牛蒡子 121

牛黄 210

牛膝 186

女贞子 223

糯稻根 236

O

藕节　182

P

胖大海　201
炮姜　182
佩兰　155
硼砂　240
砒石　242
枇杷叶　200
蒲公英　135
蒲黄　181

Q

蕲蛇　151
千金子　146
千年健　151
牵牛子　145
铅丹　242
前胡　196
芡实　236
茜草　181
羌活　116
秦艽　149
秦皮　139
青黛　138
青风藤　151
青蒿　137
青木香　171
青皮　170
青葙子　138
轻粉　241
瞿麦　161
全蝎　212

R

人参　217
肉苁蓉　231
肉豆蔻　235
肉桂　164
乳香　189

S

三棱　189
三七　179

桑白皮　199
桑寄生　150
桑螵蛸　234
桑椹　230
桑叶　119
桑枝　152
沙苑子　231
砂仁　155
山豆根　138
山药　230
山楂　172
山茱萸　234
蛇床子　241
射干　138
麝香　213
伸筋草　151
神曲　173
升麻　122
升药　240
生姜　117
石菖蒲　214
石膏　125
石斛　230
石决明　206
石榴皮　236
石韦　160
使君子　175
柿蒂　171
首乌藤　204
熟地黄　220
水牛角　132
水蛭　188
丝瓜络　152
苏合香　215
苏木　188
酸枣仁　202
锁阳　231

T

太子参　230
桃仁　187
天冬　230
天花粉　138
天麻　210
天南星　194
天竺黄　196

葶苈子　200
通草　161
土鳖虫　188
土茯苓　138
土荆皮　242
菟丝子　227

W

瓦楞子　196
王不留行　190
威灵仙　148
乌梅　234
乌梢蛇　151
乌药　170
吴茱萸　164
蜈蚣　212
五倍子　236
五加皮　151
五灵脂　189
五味子　233

X

西河柳　123
西红花　189
西洋参　219
豨莶草　150
细辛　118
夏枯草　127
仙鹤草　180
仙茅　231
香附　168
香加皮　151
香薷　123
香橼　170
小蓟　181
薤白　169
辛夷　123
雄黄　241
徐长卿　151
续断　227
玄参　131
旋覆花　194
血竭　189
血余炭　182

Y

鸦胆子　139

延胡索　186
芫花　145
洋金花　201
野菊花　139
饴糖　230
益母草　185
益智　229
薏苡仁　157
茵陈　158
淫羊藿　226
银柴胡　137
罂粟壳　236
鱼腥草　135
玉竹　225, 230
郁金　186
郁李仁　144
远志　203
月季花　190

Z

泽泻　159
赭石　207
浙贝母　193
珍珠　204
珍珠母　207
知母　126
栀子　126
枳壳　171
枳实　168
朱砂　204
猪苓　160
竹沥　195
竹茹　195
竹叶　138
苎麻根　182
紫草　138
紫河车　228
紫花地丁　139
紫苏　117
紫苏子　199
紫菀　200
紫珠叶　182
自然铜　189
棕榈炭　182

中药拉丁名索引

A

ACANTHOPANACIS CORTEX　151

ACHYRANTHIS BIDENTATAE RADIX　186

ACONITI LATERALIS RADIX PRAEPARATA　163

ACORI TATARINOWII RHIZOMA　214

ADENOPHORAE RADIX　224

AGRIMONIAE HERBA　180

ALISMATIS RHIZOMA　159

ALLII MACROSTEMONIS BULBUS　169

ALOE　143

ALPINIAE OXYPHYLLAE FRUCTUS　229

AMOMI FRUCTUS　155

AMOMI FRUCTUS ROTUNDUS　154

ANEMARRHENAE RHIZOMA　126

ANGELICAE DAHURICAE RADIX　118

ANGELICAE PUBESCENTIS RADIX　147

ANGELICAE SINENSIS RADIX　220

AQUILARIAE LIGNUM RESINATUM　169

ARCTII FRUCTUS　121

ARECAE SEMEN　175

ARISAEMATIS RHIZOMA　194

ARMENIACAE SEMEN AMARUM　198

ARTEMISIAE ANNUAE HERBA　137

ARTEMISIAE ARGYI FOLIUM　179

ARTEMISIAE SCOPARIAE HERBA　158

ASARI RADIX ET RHIZOMA　118

ASINI CORII COLLA　221

ASTERIS RADIX ET RHIZOMA　200

ASTRAGALI RADIX　217

ATRACTYLODIS MACROCEPHALAE RHIZOMA　218

ATRACTYLODIS RHIZOMA　154

AUCKLANDIAE RADIX　169

AURANTII FRUCTUS IMMATURUS　168

B

BAMBUSAE CAULIS IN TAENIAS　195

BLETILLAE RHIZOMA　178

BOMBYX BATRYTICATUS　211

BORAX　240

BORNEOLUM SYNTHETICUM　214

BOVIS CALCULUS　210

BUBALI CORNU　132

BUPLEURI RADIX　120

C

CANNABIS FRUCTUS　144

CARTHAMI FLOS　185

CARYOPHYLLI FLOS　165

CERVI CORNU PANTOTRICHUM　226

CHAENMELIS FRUCTUS　148

CHRYSANTHEMI FLOS　120

CHUANXIONG RHIZOMA　184

CICADAE PERIOSTRACUM　122

CIMICIFUGAE RHIZOMA　122

CINNAMOMI CORTEX　164

CINNAMOMI RAMULUS　115

CIRSII HERBA　181

CITRI RETICULATAE PERICARPIUM　167

CITRI RETICULATAE PERICARPIUM VIRIDE　170

CLEMATIDIS RADIX ET RHIZOMA　148

CODONOPSIS RADIX　218

COICIS SEMEN　157

COPTIDIS RHIZOMA　128

CORDYCEPS　228

CORNI FRUCTUS　234

CORYDALIS RHIZOMA　186

CRATAEGI FRUCTUS　172

CURCUMAE RADIX　186

CURCUMAE RHIZOMA　187

CUSCUTAE SEMEN　227

CYPERI RHIZOMA　168

D

DESCURAINIAE SEMEN LEPIDII SEMEN　200

DICHROAE RADIX　238

DIOSCOREAE SPONGIOSAE RHIZOMA　160

DIPSACI RADIX　227

DRACONIS OS　203

E

EPHEDRAE HERBA　115

EPIMEDII FOLIUM　226

ERIOBOTRYAE FOLIUM　200

EUCOMMIAE CORTEX　227

EUODIAE FRUCTUS　164

EUPOLYPHAGA STELEOPHAGA　188

F

FARFARAE FLOS　201

FORSYTHIAE FRUCTUS　133

FRITILLARIAE CIRRHOSAE BULBUS　193

FRITILLARIAE THUNBERGII BULBUS　193

G

GALAMINA　241

GARDENIAE FRUCTUS　126

GASTRODIAE RHIZOMA　210

GENKWA FLOS　145

GENTIANAE MACROPHYLLAE RADIX　149

GENTIANAE RADIX ET RHIZOMA　129

GINSENG RADIX ET RHINZOMA　217

GLEHNIAE RADIX　224

GLYCYRRHIZAE RADIX ET RHIZOMA　219

GYPSUM FIBROSUM　125

H

HAEMATITUM　207

HALIOTIDIS CONCHA　206

HIRUDO　188

HOMINIS PLACENTA　228

HORDEI FRUCTUS GERMINATUS　173

HOUTTUYNIAE HERBA　135

HYDRARGYRI OXYDUM　240

I

IMPERATAE RHIZOMA　180

INULAE FLOS　194

ISATIDIS FOLIUM　134

ISATIDIS RADIX　134

K

KANSUI RADIX　144

L

LAMINARIAE THALLUS ECKLONIAE THALLUS　196

LEONURI HERBA　185

LIGUSTRI LUCIDI FRUCTUS　223

LONICERAE JAPONICAE FLOS　133

LYCII CORTEX　137

LYCII FRUCTUS　223

LYSIMACHIAE HERBA　159

M

MAGNOLIAE OFFICINALIS CORTEX　167

MANTIDIS OÖTHECA　234

MARGARITIFERA CONCHA　207

MEDICATED LEAVEN　173

MELIAE CORTEX　176

MENTHAE HAPLOCALYCIS HEABA　119

MORI CORTEX　199

MORI FOLIUM　119

MORINDAE OFFICINALIS RADIX　228

MOSCHUS　213

MOUTAN CORTEX　131

MUME FRUCTUS　234

MYRISTICAE SEMEN　235

N

NATRII SULFAS　142

NOTOGINSENG RADIX ET RHIZOMA　179

NOTOPTERYGII RHIZOMA ET RADIX　116

O

OPHIOPOGONIS RADIX　222

OSTREAE CONCHA　206

P

PAEONIAE RADIX ALBA　222

PAEONIAE RADIX RUBRA　132

PANACIS QUINQUEFOLII RADIX　219

PARIDIS RHIZOMA　136

PATRININAE HERBA　135

PERILLAE　117

PERILLAE FRUCTUS　199

PERSICAE SEMEN　187

PHARBITIDIS SEMEN　145

PHELLODENDRI CHINENSIS CORTEX　129

PHERETIMA　211

PHRAGMITIS RHIZOMA　127

PINELLIAE RHIZOMA　192

PLANTAGINIS SEMEN　158

PLATYCLADI SEMEN　204

PLATYCODONIS RADIX　192

POGOSTEMONIS HERBA　154

POLYGALAE RADIX　203

POLYGONATI ODORATI RHIZOMA　225

POLYGONATI RHIZOMA　225

POLYGONI MULTIFLORI CAULIS　204

POLYGONI MULTIFLORI RADIX　221

POLYPORUS　160

PORIA　157

PORTULACAE HERBA　136

PRUNELLAE SPICA　127

PRUNI SEMEN　144

PSORALEAE FRUCTUS　229

PUERARIAE LOBATAE RADIX　121

PULSATILLAE RADIX　134

PYRROSIAE FOLIUM　160

Q

QUISQUALIS FRUCTUS　175

R

RAPHANI SEMEN　173

REHMANNIAE RADIX　130

REHMANNIAE RADIX PRAEPARATA　220

RHEI RADIX ET RHIZOMA　142

RUBIAE RADIX ET RHIZOMA　181

S

SAIGAE TATARICAE CORNU　209

SALVIAE MILTIORRHIZAE RADIX ET RHIZOMA　184

SANGUISORBAE RADIX　178

SAPOSHNIKOVIAE RADIX　116

SAPPAN LIGNUM　188

SCHISANDRAE CHINENSIS FRUCUTUS　233

SCHIZONEPETAE HERBA　116

SCROPHULARIAE RADIX　131

SCUTELLARIAE RADIX　128

SENNAE FOLIUM　143

SEPIAE ENDOCONCHA　235

SIEGESBECKIAE HERBA　150

SOPHORAE FLAVESCENTIS RADIX　130

SOPHORAE FLOS　180

STELLARIAE RADIX　137

STEMONAE RADIX　199

STEPHANIAE TETRANDRAE RADIX　149

STYRAX　215

SUCCUS BAMBUSAE　195

SULFATE PENTAHYDRATE COPPER　238

SULFUR　240

T

TALCUM　159

TARAXACI HERBA　135

TAXILLI HERBA　150

TESTUDINIS CARAPAX ET PLASTRUM　223

TRIBULI FRUCTUS　207

TRICHOSANTHIS FRUCTUS　193

TRIONYCIS CARAPAX　224

TSAOKO FRUCTUS　155

TYPHAE POLLEN　181

U

UNCARIAE RAMULUS CUM UNCIS　210

Z

ZANTHOXYLI PERICARPIUM　165

ZINGIBERIS RHIZOMA　163

ZINGIBERIS RHIZOMA RECENS　117

ZIZIPHI SPINOSAE SEMEN　202

方剂索引

A

艾附暖宫丸　282

安宫牛黄丸　306

安神补心丸　304

安神胶囊　304

B

八正散　276

八珍汤　312

白虎汤　265

百合固金汤　312

柏子养心丸　304

败毒散　258

半夏白术天麻汤　296

半夏厚朴汤　284

半夏泻心汤　262

保和丸　287

贝母瓜蒌散　297

鼻渊丸　258

萆薢分清饮　278

补肺阿胶汤　312

补阳还五汤　291

补中益气汤　308

C

柴葛解肌汤　257

柴胡疏肝散　286

川贝枇杷糖浆　298

川芎茶调散　258

磁朱丸　304

D

大补阴丸　312

大柴胡汤　262

大承气汤　271

大定风珠　301

大黄附子汤　272

大黄牡丹汤　272

大黄䗪虫丸　293

大建中汤　282

大山楂丸　289

丹参饮　293

当归补血汤　310

当归六黄汤　269

当归拈痛汤　279

当归四逆汤　282

导赤散　267

导痰汤　298

涤痰汤　298

地榆槐角丸　294

丁香柿蒂汤　286

定喘汤　298

独活寄生汤　278

E

阿胶鸡子黄汤　301

二陈汤　296

二妙散　277

二至丸　311

F

伐木丸　318

防风通圣散　263

防己黄芪汤　279

肥儿丸　318

附子理中丸　282

复方阿胶浆　313

复方丹参滴丸　294

复元活血汤　292

G

甘露消毒丹　279

甘麦大枣汤　303

葛根黄芩黄连汤　263

葛根芩连汤　270

葛花解醒汤　289

蛤蚧定喘丸　299

钩藤饮　301

固经丸　316

瓜蒌薤白白酒汤　285

瓜蒌薤白半夏汤　285

冠心苏合丸　307
归脾汤　312
龟鹿二仙胶　312
桂龙咳喘宁　298
桂枝茯苓丸　291
桂枝汤　256

H

蒿芩清胆汤　261
河车大造丸　313
厚朴温中汤　286
槐花散　294
黄连解毒汤　267
黄连上清丸　269
黄龙汤　273
黄芪桂枝五物汤　282
黄芪建中汤　282
黄土汤　294
回阳救急汤　282
活络效灵丹　293
藿香正气散　275

J

济川煎　273
加减葳蕤汤　258
健脾丸　289
健胃消食片　289
胶艾汤　294
金铃子散　284
金锁固精丸　315
九味羌活汤　256
橘核丸　285
橘红痰咳液　299
橘皮竹茹汤　286

K

抗病毒口服液　269
咳血方　294
孔圣枕中丹　304

L

理中安蛔汤　318
理中丸　281
利胆排石颗粒　279
连梅安蛔汤　318
连朴饮　279

良附丸　286
凉膈散　269
苓甘五味姜辛汤　298
苓桂术甘汤　278
羚角钩藤汤　301
羚羊感冒片　259
六君子汤　312
六神丸　269
六味地黄丸　310
六一散　269
龙胆泻肝汤　266

M

麻黄汤　256
麻黄苦杏仁甘草石膏汤　297
麻子仁丸　272
牡蛎散　316
木香槟榔丸　289

N

牛黄降压丸　302
牛黄清心丸　306
牛黄上清丸　269

P

平胃散　275
普济消毒饮　268

Q

七宝美髯颗粒　312
七厘散　293
杞菊地黄丸　312
气滞胃痛颗粒　286
牵正散　301
羌活胜湿汤　279
青蒿鳖甲汤　268
清骨散　269
清开灵口服液　269
清脑降压片　302
清气化痰丸　297
清热地黄汤　265
清暑益气汤　269
清胃散　269
清瘟败毒饮　269
清瘟解毒丸　270
清营汤　265

R

人参养荣汤 312
乳块消片 286

S

三甲复脉汤 301
三妙丸 279
三仁汤 276
三子养亲汤 298
桑菊饮 257
沙参麦冬汤 311
山菊降压片 302
芍药汤 269
蛇胆川贝液 298
麝香保心丸 307
参附汤 282
参苓白术散 309
肾气丸 311
升麻葛根汤 258
生化汤 292
生脉散 309
失笑散 292
湿毒清胶囊 279
十灰散 293
十全大补丸 312
十枣汤 273
实脾饮 279
双黄连口服液 258
四君子汤 308
四妙丸 279
四磨汤 286
四逆散 261
四逆汤 281
四神丸 315
四生丸 293
四物汤 310
苏合香丸 306
酸枣仁汤 303
缩泉丸 315

T

桃核承气汤 291
桃花汤 316
天麻钩藤饮 300
天台乌药散 285

天王补心丹 303
调胃承气汤 273
痛泻要方 262

W

完带汤 316
尪痹颗粒 279
苇茎汤 269
温胆汤 296
温经汤 293
乌鸡白凤丸 316
乌梅丸 317
吴茱萸汤 281
五苓散 277
五皮散 279
五味消毒饮 267
五子衍宗丸 312

X

仙方活命饮 268
香连丸 266
香薷散 257
香砂六君子汤 312
消风散 258
逍遥散 261
小柴胡汤 260
小承气汤 273
小活络丹 279
小蓟饮子 293
小建中汤 282
小青龙汤 298
小陷胸汤 298
泻白散 269
泻心汤 269
辛芩颗粒 258
旋覆代赭汤 285
血府逐瘀汤 290

Y

阳和汤 282
异功散 312
易黄汤 316
益胃汤 312
茵陈蒿汤 276
茵栀黄口服液 269
银黄口服液 259

银翘散　257

右归丸　312

玉女煎　269

玉屏风散　314

越鞠丸　284

Z

增液承气汤　273

真武汤　277

镇肝熄风汤　300

正柴胡饮颗粒　258

知柏地黄丸　312

止嗽散　298

枳实导滞丸　288

枳实消痞丸　288

枳实薤白桂枝汤　285

枳术丸　288

至宝丹　307

炙甘草汤　312

朱砂安神丸　304

猪苓汤　279

竹叶石膏汤　269

壮骨关节丸　279

紫雪散　307

左金丸　266

左归丸　312